Albert Moll

Der Hypnotismus

unikum

Albert Moll

Der Hypnotismus

ISBN/EAN: 9783845723105

Erscheinungsjahr: 2012

Erscheinungsort: Bremen, Deutschland

www.unikum-verlag.de | office@unikum-verlag.de

Bei diesem Titel handelt es sich um den Nachdruck eines historischen, lange vergriffenen Buches. Da elektronische Druckvorlagen für diese Titel nicht existieren, musste auf alte Vorlagen zurückgegriffen werden. Hieraus zwangsläufig resultierende Qualitätsverluste bitten wir zu entschuldigen.

Albert Moll

Der Hypnotismus

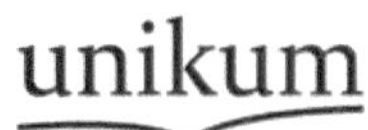

Der

HYPNOTISMUS.

Von

Dr. med. Albert Moll
in Berlin.

Zweite vermehrte und umgearbeitete Auflage.

BERLIN.
FISCHER's MEDICINISCHE BUCHHANDLUNG.
H. Kornfeld.
1890.

Vorwort zur ersten Auflage.

Bei Abfassung dieses Buches leitete mich der Gedanke, dem Leser eine Uebersicht über das Wichtigste auf dem ganzen Gebiete des Hypnotismus zu bieten. Während in ein und der anderen der gerade in letzter Zeit zahlreicher erschienenen ausführlichen Arbeiten über diesen Gegenstand, bald der therapeutischen, bald der forensischen Bedeutung desselben einseitig Rechnung getragen ist, habe ich mich bemüht, den Hypnotismus gleichmässig übersichtlich, alles Ueberflüssige vermeidend, darzustellen und war, durch eigene Experimente unterstützt, in der Lage, Bekanntem manches Neue anfügen zu können.

Herrn Professor Dr. August Forel, Director der kantonalen Irrenanstalt in Zürich, welcher mir einige seiner werthvollsten Versuche für dieses Buch zur Verfügung stellte, Herrn Dr. Max Dessoir in Berlin, welcher mich sowohl durch seine reiche Litteraturkenntniss auf dem Gebiete des Hypnotismus als auch anderweitig durch manchen guten Rath unterstützte, endlich allen, die mich sonst bei der Arbeit gefördert haben, spreche ich an dieser Stelle meinen herzlichsten Dank aus.

Berlin, im April 1889.

Dr. Moll, Arzt.

Vorwort zur zweiten Auflage.

Unter Berücksichtigung der neuesten Arbeiten und auf Grund eigener, bis in die letzte Zeit fortgesetzter Versuche habe ich die zweite Auflage wesentlich erweitert, wobei einzelne Abschnitte, z. B. der theoretische eine vollkommene Umarbeitung erfuhren. Den Wünschen, die in zahlreichen Besprechungen der ersten Auflage ausgedrückt wurden, bin ich bereitwilligst nachgekommen. Das an mich gestellte Verlangen Einiger, das Buch lediglich für Aerzte zu schreiben, kann ich indessen nicht befriedigen, weil meiner Ueberzeugung nach der Hypnotismus ein Gebiet der Psychologie ist, und daher Psychologen und Juristen ein eben so grosses Interesse an ihm haben, wie die Aerzte. Um jedoch die letzteren durch in den Text eingeschobene Uebersetzungen medicinischer Ausdrücke nicht zu ermüden, werde ich die Erklärung dieser in dem Sachregister geben, das sich am Schlusse des Buches befindet.

Es ist mir eine angenehme Pflicht, allen denen, die mir bei Abfassung der zweiten Auflage mit Rath zur Seite standen, meinen Dankestribut darzubringen. Insbesondere gebührt ein solcher Herrn Professor Dr. August Forel in Zürich, Herrn Dr. Eduard von Hartmann in Gross-Lichterfelde, sowie Herrn Dr. Max Dessoir und Herrn Dr. Arthur Sperling in Berlin.

Berlin, im Januar 1890.

Dr. Moll, Arzt.

Inhalt.

I. Geschichtliches.

Um die allmähliche Entwickelung des modernen Hypnotismus aus dem thierischen Magnetismus zu verstehen, müssen wir zwei verschiedene Punkte auseinanderhalten: erstens nämlich den Glauben, dass es Menschen gebe, die auf andere einen persönlichen Einfluss ausüben können, sei es durch unmittelbare Berührung, sei es selbst aus der Entfernung, und zweitens die Thatsache, dass man durch gewisse Manipulationen besondere psychische Zustände beim Menschen herbeiführen kann.

Dieses Factum war besonders bei den orientalischen Völkern schon lange bekannt und wurde dort zu religiösen Zwecken verwerthet. Das frühere Wahrsagen durch Edelsteine glaubt Kiesewetter auf Hypnose zurückführen zu müssen, die durch Fixation der Edelsteine hervorgerufen wurde. Ein Gleiches gilt vom Wahrsagen durch Hinstarren auf Gefässe und Kristalle, wie es bei den Aegyptern schon lange Zeit geübt (Rossi) und wie es später auch vielfach in Europa, z. B. durch Cagliostro, gezeigt wurde. Besonders aber findet man diese hypnotischen Erscheinungen schon vor mehreren Jahrtausenden bei den persischen Magiern (Fischer), sowie bis auf den heutigen Tag bei den indischen Yogis und Fakiren, die sich durch Fixation in hypnotische Zustände versetzen. Dasselbe geschah vom 11. Jahrhundert an in manchen christlichen griechischen Klöstern (Fischer). Am bekanntesten sind die Hesychasten oder Omphalopsychiker auf dem Berge Athos, die sich durch den Blick auf den Nabel hypnotisirten. Abgesehen von diesen religiösen Bräuchen war auch im Volke vielfach die Thatsache bekannt, dass man durch Fixation eines bestimmten Punktes z. B. der Nasenspitze in Schlaf kommen könne. Bei Naturvölkern scheinen hypnotische Zustände ebenfalls oft vorzukommen, wie aus den Berichten vieler Reisender deutlich hervorgeht, und wie es insbesondere der Altmeister der Ethnologie, Bastian, gezeigt hat, der ebenso wie Stoll auf die nahe Verwandtschaft vieler Erscheinungen bei Naturvölkern mit den hypnotischen Phänomenen hinweist. Bastian glaubt, dass durch genaueres Studium des Hypnotismus seitens einzelner Reisender der Völkerpsychologie ein grosser Dienst geleistet werden würde; es könnten alsdann die bei den Naturvölkern mitunter spontan auftretenden Zustände genauer untersucht und zum Hypnotismus in engere Beziehung gebracht werden.

Unabhängig hiervon bestand zu allen Zeiten in vielen Kreisen der Glaube, dass einzelne Menschen durch besondere Kräfte andere beeinflussen könnten. Dieser Einfluss könnte sowohl zum Guten als auch zum Bösen verwendet werden. An das erstere erinnert uns das Handauflegen beim Segnen; ebenso die Heilungen, die durch Berührung mit den Händen schon bei den alten Aegyptern und anderen orientalischen Völkern erzielt wurden; zahlreiche alte Denkmäler weisen hierauf hin. Mag auch manches von ihnen nicht immer richtig gedeutet sein, so besteht bei anderen kaum ein Zweifel an der richtigen Auffassung. Auch der Papyrus Ebers, der die ägyptische Medicin vor dem Jahre 1552 v. Chr. darstellt, enthält eine Angabe, wonach das Auflegen der Hand auf den Kopf eines Kranken bei dessen Behandlung eine Rolle spielte.[1]) Später sehen wir Aehnliches bei den Heilungen, die König Pyrrhus und Kaiser Vespasian erzielt haben sollen. Bekannt ist, dass Franz I. von Frankreich und andere französische Könige bis zu Karl X. (Perty) durch Handauflegen heilten. Wir sehen hier schon, dass gewöhnlich diese individuelle Kraft durch Berührungen sich äusserte; doch schien dies nicht immer nöthig, wie uns z. B. der lange Zeit hindurch verbreitete Glaube an Zauberer zeigt, die andere Menschen verzaubern könnten. Der Glaube an Zauberer weist darauf hin, dass keineswegs immer eine Berührung nothwendig war, um einen Effect auszuüben, dass dieser vielmehr angeblich selbst aus einer grossen Entfernung herbeigeführt werden konnte.

Es handelt sich hierbei stets nur um einzelne Facta, in denen sich ein wissenschaftliches System nicht erkennen lässt; dieses wird uns erst nach dem Ende des Mittelalters geboten. Es entwickelte sich aus der Lehre von dem Einfluss der Gestirne auf den Menschen, welche sich bekanntlich in der Astrologie zeigt. Auch heute finden wir noch einen Rest davon, speciell in dem Glauben an den Einfluss, den der Mond ausüben soll. Es ist bekannt, dass viele Leute, wenn der Mond abnimmt, das Verschwinden von Warzen und dergleichen erwarten; auch haben noch neuere

---

[1]) Ich verdanke die Kenntniss hiervon einer Privatmittheilung des Herrn Dr. Heinrich Joachim in Berlin, der eine deutsche Uebersetzung des Papyrus Ebers vorbereitet.

Psychiater den Einfluss des Mondes herbeigezogen, um einzelne periodische Geistesstörungen zu erklären.

Damals, am Ende des Mittelalters, trat besonders Theophrastus Paracelsus (um 1530) für die Wirkung der Gestirne auf den Menschen, besonders auch auf die Krankheiten desselben ein. Allmählich entwickelte sich hieraus der Glaube, dass nicht nur die Gestirne den Menschen, sondern diese gegenseitig sich beeinflussen, ein Glaube, der, wie wir soeben sahen, schon früher gelegentlich bestand.

Van Helmont führte genauer aus, dass der Mensch eine Kraft in sich besitze, mittelst deren er auf andere, besonders auf Kranke, magnetisch wirken könne. Vielleicht hatte Helmont die Grundzüge seiner Lehre von Goclenius.

Später behauptete der Schotte Maxwell (um 1600) etwas Aehnliches. Er mass den Excrementen, auch der Mumie des Menschen, eine Wirkung auf andere bei; sie könne zur Heilung von Krankheiten benützt werden (Sympathetische Curen); auch könne man sich von Krankheiten befreien, indem man sie auf Thiere oder Pflanzen übertrage. Ein Rest dieses von Maxwell entwickelten Systems besteht auch heute noch auf dem Lande, wo man sich gelegentlich selbst Auswurfsstoffe auf Wunden legt. Besonders aber nahm schon Maxwell einen allgemein verbreiteten Lebensgeist (spiritus vitalis) an, durch welchen alle Körper unter einander Beziehungen hätten. Dieser Lebensgeist scheint dasselbe zu bedeuten, was später Mesmer unter dem allgemein verbreiteten Fluidum verstand.

Anfangs des 18. Jahrhunderts sehen wir ähnliche Behauptungen durch Santanelli in Italien vertreten. Alles Materielle enthalte eine ausströmende Atmosphäre, die magnetisch wirke. Es erkannte aber auch Santanelli den hohen Werth der Einbildung (Avé-Lallemant).

Wenn nun auch hiermit zu der Lehre vom thierischen Magnetismus der Grund gelegt war, so zog dieselbe doch erst die allgemeine Aufmerksamkeit auf sich durch Mesmer,[1]) einen Wiener Arzt (1734—1815). In seiner Dissertation studirte er den Einfluss der Planeten auf den menschlichen Körper. Anfangs wendete

---

[1]) Man findet, dass statt ‚Mesmer' öfter ‚Messmer' geschrieben wird; es ist aber entschieden die Schreibweise mit einem s die richtige. Wenigstens findet sie sich in dem von Mesmer selbst herausgegebenen Buch „Allgemeine Erläuterungen über den Magnetismus von Mesmer, Carlsruhe 1815“; ebenso haben Mesmers Freund Wolfart und sein Biograph Justinus Kerner die gleiche Schreibweise mit einem s angewendet.

Mesmer in der Behandlung der Krankheiten viel den Magneten an. Im Jahre 1775 versandte er ein Rundschreiben, besonders auch an mehrere Akademien. In diesem behauptete er die Existenz des thierischen Magnetismus, durch welchen Menschen gegenseitig auf einander wirken könnten; er trennte den thierischen Magnetismus jedoch vollkommen vom mineralischen, den er später nicht mehr anwendete. Von den Akademien antwortete ihm nur die Berliner Akademie auf Sulzers Veranlassung, und zwar ablehnend. Ungefähr gleichzeitig wurde Mesmer jedoch zum Mitglied der Kurbaierischen Akademie ernannt.

Mesmer wendete den „thierischen Magnetismus" viel zur Behandlung von Krankheiten an. Er heilte anfangs durch Berührungen, glaubte aber später, dass verschiedene Gegenstände aus Holz, Glas, Eisen u. s. w., gleichfalls den Magnetismus annähmen; daher benützte er diese als Mittel, um seinen Magnetismus zu übertragen, zumal später in Paris, wohin er sich 1778 hauptsächlich in Folge der Anfeindungen, die er in Wien fand, begab. In Paris construirte Mesmer das Baquet, welches von ihm magnetisirt war, und das den Magnetismus übertragen sollte. Bailly stellt es als einen sehr complicirten Apparat dar, als einen Eichenkasten mit Zubehör (Eisen u. s. w.). In Paris fand Mesmer viele Anhänger, — der dortige Arzt Deslon schloss sich ihm vor allem an, — aber er traf auch viele Gegner. Mehrere wissenschaftliche Commissionen, welche die Frage untersuchten, sprachen sich 1784 gegen das Vorhandensein des thierischen Magnetismus aus, besonders die eine in dem Berichte von Bailly. Ein Commissionsmitglied, Jussieu, machte jedoch einen Separatbericht, der nicht absprechend gehalten war. Die Thatsache übrigens, dass durch die Einbildungskraft weitgehende Effecte hervorgerufen wurden, leugnete niemand; man bestritt lediglich, dass es sich hier um ein dem mineralischen Magnetismus ähnliches physikalisches Agens handele. Trotz aller Angriffe machte Mesmer Schule. Seine Schüler und Nachfolger nennt man gewöhnlich Mesmeristen, die Lehre vom thierischen Magnetismus auch Mesmerismus, Lebensmagnetismus, Biomagnetismus oder Zoomagnetismus.

Ich verzichte auf die traurige Rolle, in den Chor der berufsmässigen Verläumder Mesmers einzustimmen. Er ist todt und kann sich nicht mehr gegen diejenigen vertheidigen, die ihn verunglimpfen, ohne auf die Zeitumstände, unter denen er lebte, Rücksicht zu nehmen. Gegenüber den allgemeinen Behauptungen, dass er voller Geldgier gewesen sei, bemerke ich, dass er sowohl in Wien, als später in Paris und Mörsburg[1]) den Armen stets unentgeltlich seine

[1]) Der Ort wird auch Meersburg geschrieben.

Hilfe zu Theil werden liess. Ich glaube, dass er sich in seinen Lehren geirrt hat, halte es aber für richtig, diese und nicht seine Person zu bekämpfen. Mesmer wurde schon bei Lebzeiten viel verläumdet und diese Angriffe gegen ihn wurden bis in die neueste Zeit fortgesetzt. Betrachten wir doch aber genauer — ich halte es für nöthig, die Ehre eines Todten zu vertheidigen — welches sein angebliches grosses Verbrechen gewesen ist. Er glaubte anfangs durch den Magneten, später durch eine persönliche ihm innewohnende Kraft, die er auf das Baquet übertragen könne, zu heilen. Dies war offenbar seine feste Ueberzeugung, und er hat niemals hieraus ein Geheimniss gemacht. Andere glaubten, dass bei den Patienten lediglich die Einbildung eine Rolle spiele, oder dass Mesmer mit irgend einem von ihm verheimlichten Mittel wirke. Nun bildete sich allmählich die Legende, dass Mesmer irgend ein Geheimniss besitze, durch welches er im Stande sei, Wirkungen auf Menschen z. B. Heilungen herbeizuführen, dass er aber dieses Geheimniss nicht preisgeben wolle. In Wirklichkeit handelte es sich aber keineswegs um ein von ihm absichtlich zurückgehaltenes Geheimniss, da er über eine individuelle Kraft zu verfügen meinte, wie er stets betonte. Wenn er schliesslich seine vermeintliche persönliche Kraft dazu benützte, um Geld zu verdienen, so hat er nichts Schlimmeres gethan als die modernen Aerzte und Anstaltsbesitzer, die gleichfalls nicht lediglich aus Nächstenliebe ihrem Beruf nachgehen, sondern die mit vollem Recht ihren eigenen Lebensunterhalt dadurch zu verdienen suchen. Mesmer hat nicht schlechter gehandelt, als diejenigen, die irgend ein neues Medicament heute entdecken und dessen Fabrication gleichfalls als ein Mittel betrachten, sich selbst zu bereichern. Man sei doch endlich gerecht und verläumde nicht Mesmer, der eben nichts anderes gethan hat, als die eben genannten Männer, denen niemand aus ihrem Vorgehen einen Vorwurf macht, selbst wenn das Medicament eine wesentliche Heilkraft nicht ausübt. Dass übrigens die wenigsten, die Mesmer beschimpfen, seine Lehren kennen, dass die wenigsten sich mit seinen Lebensumständen bekannt gemacht haben, dies geht ganz klar aus einer ganzen Reihe von Büchern über den modernen Hypnotismus hervor.

Ein Anhänger Mesmers, Chastenet de Puységur, an dessen bona fides nicht zu zweifeln ist (Dechambre), entdeckte 1784 einen Zustand, der als künstlicher Somnambulismus bezeichnet wurde. Ausser einigen wohl falsch aufgefassten Erscheinungen (Gedankenübertragung, Hellsehen etc.) fand sich als Hauptcharakteristikum desselben ein Schlafzustand, in welchem die Ideen und Handlungen des Magnetisirten durch den Magnetiseur geleitet werden konnten. Ob Mesmer diesen Zustand gekannt hat oder nicht, ist ungewiss, doch dünkt es mir wahrscheinlich. Ungefähr gleichzeitig beschäftigte sich Pétetin, ein Arzt in Lyon, mit dem Magnetismus; ausser der Katalepsie beschreibt Pétetin Erscheinungen von Sinnesverlegung (Hören mit dem Magen). Die französische Revolution und die Kriege drängten die Beschäftigung mit dem Magnetismus bald in Frankreich zurück und zwar etwa bis zum Jahre 1813.

Was Deutschland betrifft, so wurde der thieriche Magnetismus hier gleichzeitig in zwei verschiedenen Gegenden bekannt: am

Oberrhein und in Bremen. Im Jahre 1786 machte Lavater einen Besuch in Bremen und zeigte hier die magnetisirenden Manipulationen mehreren Aerzten, besonders Wienholt, durch den Olbers, Bicker und später auch Heineken gleichfalls mit dem Magnetismus bekannt gemacht wurden (Sierke, Wienholt). Lange Zeit war Bremen ein Hauptherd für die neue Lehre; ja die Stadt war vielfach im übrigen Deutschland bei der grossen Abneigung, die man gegen den thierischen Magnetismus hatte, sehr verrufen. Ungefähr gleichzeitig wurde in der Rheingegend die Lehre vom thierischen Magnetismus von Strassburg aus bekannt; zumal Böckmann in Karlsruhe und Gmelin in Heilbronn beschäftigten sich mit ihm; später schloss sich ihnen Pezold in Dresden an. Von Bremen aus ermuntert, machte man aber auch bald in anderen Gegenden Deutschlands gelegentlich Versuche; so stellte Selle in Berlin im Jahre 1789 eine Reihe von Experimenten in der Charité an, wobei er einen Theil der behaupteten Erscheinungen bestätigte, aber alles Uebernatürliche (Hellsehen), ausschloss.

Trotz anfänglicher Abneigung gewann in Deutschland der Magnetismus schliesslich an Terrain. Besonders in den ersten 20 Jahren des 19ten Jahrhunderts blühte der thierische Magnetismus in Deutschland sehr. Nur in Oesterreich hatte er wenig Glück, es wurde sogar für ganz Oesterreich i. J. 1815 das Magnetisiren vollkommen verboten. Es fingen aber viele Aerzte im übrigen Deutschland an, sich mit der Frage zu beschäftigen und anfangs in ganz wissenschaftlicher Weise. Ich gehe auf die Lehren der Einzelnen nicht genauer ein, da sie mit dem Hypnotismus keine nähere Verwandtschaft haben. Im Grossen und Ganzen kann man zwei Richtungen unterscheiden, eine wissenschaftlich-kritische und eine mystische (Avé-Lallemant). Während die erstere anfangs die Oberhand hatte, trat später die letztere mehr hervor und grub dem Magnetismus das Grab. Unter den wissenschaftlichen Forschern nenne ich ausser den genannten: Treviranus, Schelling, Kieser, Passavant, Kluge, ausserdem Pfaff, der besonders das Hellsehen bestreitet; ferner Stieglitz und Hufeland. Der letztere, anfangs vollkommener Gegner, erkannte später gewisse Thatsachen an, schloss aber alles Uebernatürliche aus. Er zog sich dadurch auch den Hass der Mystiker zu. Noch im Jahre 1834 sprach Hufeland sich ziemlich anerkennend über den thierischen Magnetismus und seinen Heilwerth aus. Unter den Mystikern erwähne ich Ziermann, Eschenmayer, Justinus Kerner, den bekannten Dichter und Herausgeber der „Seherin von Prevorst“; speciell ist hier jedoch Wolfart in Berlin zu nennen.

Im Jahre 1812 sandte die preussische Regierung Wolfart zu Mesmer nach Frauenfeld, um sich dort über die Frage zu orientiren. Als unbedingter Anhänger Mesmers kehrte Wolfart zurück, führte die Magnetisirung in der Hospitalbehandlung ein und wurde später Universitätsprofessor. Eine Preisaufgabe, die auf Veranlassung der preussischen Regierung von der Berliner Akademie der Wissenschaften projectirt war und den thierischen Magnetismus zum Thema hatte, wurde, wie es scheint, zurückgezogen. Jedenfalls aber florirte damals der Magnetismus in Berlin so, dass, wie Wurm mittheilt, Berliner Aerzte auf dem Grabe Mesmers in Mörsburg ihm ein Denkmal setzten. Wie der Magnetismus damals in Berlin blühte, geht u. a. daraus hervor, dass hier auch Candidaten der Theologie Unterricht über Physiologie, Pathologie und Krankheitsbehandlung durch Lebensmagnetismus erhielten. Es war Mesmers Idee, die Geistlichkeit denselben zu lehren. Auch der bekannte Arzt Koreff, den Varnhagen von Ense als einen der begabtesten Menschen bezeichnete und von dem Cuvier sagte, man müsse ihn nach Paris zu kommen bitten, wenn er nicht schon dort wäre, interessirte sich sehr für den Magnetismus und verwendete ihn, so lange er in Berlin lebte, oft zu Heilzwecken.

Im übrigen Deutschland beschäftigte der thierische Magnetismus ebenfalls viele Forscher, an mehreren Universitäten wurden die Erscheinungen desselben durch Vorlesungen allgemeiner bekannt gemacht z. B. in Berlin durch Wolfart, in Breslau durch Bartels. Wie mehrere Schriftsteller berichten, wurde im Februar 1817 durch eine königliche Verordnung das Magnetisiren in Preussen zum Privilegium der Aerzte gemacht; in der officiellen Gesetzsammlung findet sich jedoch nichts darüber. Gleichzeitig wurden ähnliche Gesetze auch in andern Ländern erlassen. Ueberall, besonders in Russland, Dänemark, wurde der Magnetismus eingeführt. In der Schweiz und in Italien wurde er anfangs mit weniger Sympathie aufgenommen.

Nachdem Mesmer Frankreich in der Revolutionszeit verlassen hatte, um sich nach längeren Reisen in seine Heimath am Bodensee zurückzuziehen, gewann der Magnetismus in Frankreich erst am Anfang dieses Jahrhunderts wieder an Bedeutung. In Deutschland waren es mehr Aerzte, die sich dem Studium thierischen Magnetismus zuwandten, während er in Frankreich zum grossen Theil in die Hände von Laien kam. Zu erwähnen ist hier unter den ernsten Forschern Deleuze. Einen Hauptstoss erhielt jedoch die ganze Lehre sehr bald durch den Abbé Faria, der aus

Indien nach Paris kam. Er zeigte 1814 und 1815 durch Versuche, deren Ergebnisse er 1819 veröffentlichte, dass eine fremde Kraft zur Herbeiführung der Erscheinungen nicht nöthig sei; die Ursache des Schlafes liege in dem, der einschlafen solle, alles sei subjectiv. Dies ist das Grundprincip des Hypnotismus und der Suggestion, die Faria bereits zum Einschläfern anwendete. In Frankreich sind von sonstigen Forschern Bertrand und Noizet zu nennen, die entschieden die Suggestionslehre trotz mancher Anlehnung an den thierischen Magnetismus vorbereiteten. Im Jahre 1820 begannen Experimente in Pariser Hospitälern wesentlich auf Veranlassung von du Potet. Auf Foissacs Vorschlag und auf Hussons Empfehlung hin, ernannte die Pariser medicinische Akademie 1826 eine Commission, um die Frage des thierischen Magnetismus zu untersuchen. Die Commission arbeitete 6 Jahre und gab 1831 einen günstigen Bericht ab; die Akademie wurde aber offenbar dennoch nicht überzeugt. Trotz mehrerer anderer Versuche, z. B. Bernas, wurde ein anderes Resultat nicht erzielt. Gerade dadurch, dass man den Hauptnachdruck immer auf das Mystische legte, wurde den principiellen Gegnern des Mesmerismus, unter denen Dubois hervorragte, der Kampf wesentlich erleichtert. Den berühmten Burdinschen Preis für Hellsehen konnten die Bewerber Pigeaire, Hublier und Teste nicht erhalten; 1840 lehnte die Akademie jede weitere Discussion der Frage ab.

In Deutschland beschäftigte sich unterdessen noch eine Reihe Forscher mit dem Mesmerismus. Im Grossen und Ganzen aber ging seit etwa 1820 der Glaube an den Magnetismus mehr und mehr verloren; auch mit den verwandten Erscheinungen beschäftigte man sich bald nicht mehr. Dieser Rückgang wurde sowohl durch das Emporblühen der exacten Naturwissenschaften als auch durch das unwissenschaftliche und kritiklose Haschen nach mystischen Phänomenen, das die ernsten Forscher abstossen musste, verursacht. Relativ am längsten blühte der Mesmerismus in Bremen und in Hamburg, wo Siemers, sowie in Baiern, wo Hensler und Ennemoser noch in den 30er und 40er Jahren für ihn eintraten. Auch in einigen anderen Städten finden wir noch eine Reihe besonnener Forscher, die sich weder durch die Sucht nach dem Wunderbaren, noch durch die Angriffe der principiellen Gegner des Magnetismus beeinflussen liessen, und die in vollkommen wissenschaftlicher Weise ihren Standpunkt zu wahren suchten; erwähnt seien Most, Fr. Fischer und Hirschel. Auch sei ausdrücklich betont, dass eine Reihe von Philosophen, ohne dass man darauf allzu grosse Rücksicht genommen hätte, an der Realität der Erscheinungen dauernd festhielten und sogar ganze wissenschaftliche Systeme damit begründeten: Schopenhauer, Carus, Pfuor. Sonst aber verlor der Magnetismus viele Anhänger in der wissenschaftlichen Welt; im Volke jedoch bestand vielfach der Glaube an die geheimnissvolle Kraft fort. Je mehr sich die Wissenschaft zurückzog, um so schamloser wurde die Ausbeutung, wenn auch ein so ausgedehnter Schwindel wie in Frankreich bei uns in Deutschland nicht aufkam (Perty). Der Missbrauch wurde so stark, dass auch die katholische Kirche mehrfach dagegen auftrat. Je mehr aber der Schwindel und Betrug zunahm, um so weniger hatten ernste Männer Lust, sich mit diesen Dingen zu beschäftigen.

In England konnte trotz der Bemühungen der Londoner Aerzte Elliotson und Ashburner der Magnetismus nicht festen Fuss fassen. Als der französische Magnetiseur Lafontaine 1841 in Manchester magnetische Versuche zeigte, trat Braid, ein dortiger Arzt, der Frage näher. Wie Faria, so zeigte er, aber mit mehr Methode, dass die Erscheinungen subjectiver Natur wären. Durch aufmerksames Fixiren irgend eines Objectes werde ein schlafähnlicher Zustand erzeugt, den Braid „Hypnotismus“ nannte.

Doch ist dieser Name in sofern nicht ganz neu, als bereits früher Hénin de Cuvillers schon von Hypnoskop und Hypnobat mit Bezug auf die magnetischen Zustände gesprochen hatte (Max Dessoir).

Anfangs hielt Braid den Hypnotismus für identisch mit den mesmerischen Zuständen, gab diese Ansicht aber bald auf; er meinte, dass die Zustände nur analoge wären und liess den Mesmerismus neben dem Hypnotismus selbständig bestehen. Braid kannte die kataleptischen Erscheinungen, gewisse Suggestionen, und verwerthete den Hypnotismus therapeutisch; besonders verwendete er ihn auch, um schmerzlose chirurgische Operationen auszuführen. Schon früher hatte man sich mehrfach des Mesmerismus zu chirurgischen Operationen bedient. In der Folge sehen wir ihn und den Braidismus, wie man gelegentlich den durch Braid untersuchten Zustand nennt, zu dem gleichen Zwecke von einzelnen benützen. Unter denen, die den thierischen Magnetismus oder den Hypnotismus chirurgisch verwertheten, verdienen Erwähnung: Loysel, Fanton, Toswel, Joly, Ribaud, Kiaro (nach Max Dessoir), Varges, Herzog. Eine allgemeine Ausbreitung fand der Hypnotismus aber nicht, trotzdem ein bekannter Physiologe Carpenter, sowie Laycock, James Simpson, Mayo u. a. die Thatsachen bestätigten.

In Amerika hatte unterdessen der thierische Magnetismus

Wurzel gefasst; New-Orleans bildete lange Zeit ein Hauptcentrum. Wenige Jahre später als Braid, trat in Nord-Amerika Grimes auf, der, unabhängig von Braid, ähnliche Resultate erreichte wie dieser. Seine Methode war nicht wesentlich verschieden von der Braids; die von Grimes herbeigeführten Zustände nannte man elektrobiologische. Unter seinen Anhängern sind Dods und Stone zu nennen; 1850 kommt Darling aus Amerika nach England, woselbst er die Erscheinungen der Elektrobiologie zeigte; bald erkannte man die Identität derselben mit dem Hypnotismus. Durand de Gros,[1]) ein französischer Arzt, der in Amerika gelebt hatte, kehrte 1853 von dort nach Europa zurück, zeigte die Erscheinungen der Elektrobiologie in mehreren Ländern, erregte aber wenig Interesse.

Erst 1859 wurde Braids Entdeckung durch Azam in Bordeaux bekannter. Von Bazin ermuthigt, von anderen verspottet, machte Azam eigene hypnotische Versuche; die Resultate theilte er Broca in Paris mit. Dieser brachte den Hypnotismus in der Académie des sciences zur Sprache. Man wandte ihn bald mehrfach an, um schmerzlose Operationen zu machen; besonders machten Versuche Velpeau, Follin, Guérineau. Andere Aerzte, Demarquay und Giraud-Teulon zeigten ebenso wie Berend in Berlin, Pincus in Glogau und Heyfelder in Petersburg den geringen Werth des Hypnotismus für die Chirurgie. Infolge dessen konnte er damals in die Medicin nicht Eingang finden. Lasègues Versuche im Jahre 1865, wo er kataleptische Erscheinungen durch Augenschluss erzielte, erregten kein besonderes Interesse.

Unterdessen hatte Liébeault, der später nach Nancy übersiedelte, sich mit den Erscheinungen des Hypnotismus und thierischen Magnetismus vertraut gemacht. Den letzteren suchte er zu widerlegen und er ward der eigentliche Begründer der wissenschaftlichen Suggestionstherapie. Sein auch heute sehr lesenswerthes Buch vom Jahre 1866 (Du Sommeil etc.) enthält seine Ideen; dasselbe wurde wenig bekannt, der Verfasser viel verspottet. Unabhängig von ihm trat Charles Richet in Paris 1875 für die Existenz des Hypnotismus, den er als „somnambulisme provoqué" bezeichnet, ein. Im Jahre 1878 begannen Charcots Demonstrationen, bei denen er auf die körperlichen Zustände hysteroepileptischer Personen während der Hypnose hinwies; 1881 veröffentlichte Paul Richer in seinem Buch über die grande hystérie viele hypnotische Versuche im Sinne Charcots. Unter den späteren

[1]) Schrieb unter dem Pseudonym Philips.

Schülern Charcots nenne ich: Binet, Féré, Gilles de la Tourette, Babinski, Barth, Bourneville, Regnard.

Ungefähr gleichzeitig beschäftigten sich in Deutschland, veranlasst durch die Schaustellungen Hansens, 1880 mehrere Forscher mit der Frage, besonders Weinhold, Opitz und Rühlmann in Chemnitz, Heidenhain, Berger in Breslau, ausserdem Möbius, Benedikt, Eulenburg, Senator, Adamkiewicz, Börner, Meyersohn, Bäumler. Die von Czermak 1872 und nach ihm von Preyer veröffentlichten Untersuchungen über den Hypnotismus bei Thieren erregten kein nachhaltiges Interesse. Auch die Bewegung von 1880 liess bald nach, trotzdem Preyer öfter auf die Bedeutung des Braidismus hinwies.

Auch die Charcot'schen Untersuchungen regten wenig zur weiteren Verfolgung der Frage an, ebenso wenig wie das 1880 erschienene Buch von Prosper Despine über den Somnambulismus. In einzelnen Krankenhäusern wurden zwar Untersuchungen aufgenommen; besonders von Dumontpallier in Paris, Pitres in Bordeaux, auch von Ladame in Genf, später von Binswanger in Jena; die Untersuchungen waren jedoch sporadisch.

Erst als eine zweite medicinische Fakultät in Frankreich der Frage näher trat, nämlich die in Nancy, wurde das Interesse allgemeiner. Professor Bernheim daselbst, der, durch Dumont veranlasst, den Hypnotismus bei Liébeault studirt und sich dessen Ansichten angeschlossen hatte, veröffentlichte 1886 ein Buch „De la Suggestion etc." Er gab darin Beispiele für die Heilwirkung des Hypnotismus, dessen Erscheinungen sämmtlich psychischer Natur seien. Ausserdem wurde in Nancy auch die Physiologie des Hypnotismus durch Beaunis, die forensische Seite durch Liégeois bearbeitet. Es folgte nun in Frankreich der noch nicht ganz erledigte Streit zwischen der Schule Charcots und der von Nancy; letztere gewann aber immer mehr Terrain.

Ebenso wie in Frankreich fing man, meistens auf Grund der Lehren der Nancyer Schule, an, sich in anderen Ländern mit dem Hypnotismus zu beschäftigen. Zwar hatte man, wie schon erwähnt wurde, gelegentlich bereits im Anschluss an Charcots Arbeiten in verschiedenen Ländern sich dem Studium des Hypnotismus zugewendet. Da aber in Folge des ziemlich einseitigen Standpunktes dieser Untersuchungen, die verschiedenen Forscher eine dauernde Befriedigung nicht finden konnten, so vermochte selbst der Name Charcots nicht, dem Studium des Hypnotismus eine allgemeine

Ausdehnung zu geben. Erst als die eben erwähnte Schule von Nancy dem Hypnotismus durch eine tiefere psychologische Auffassung eine sichere Basis schuf, erst da fing man auch anderweitig an, sich in grösserem Massstab ihm zu widmen. In Frankreich selbst wurde die Bedeutung der Nancyer Forscher mehr und mehr anerkannt; A. Voisin, Bérillon und zahlreiche andere Experimentatoren beschäftigten sich mit der Frage und zwar selbst diejenigen, die anfangs Charcots Untersuchungen den Hauptwerth beigemessen hatten, schlossen sich jetzt mehr und mehr der Nancyer Schule an.

In vielen andern Ländern fand der Hypnotismus Eingang und es scheint, dass zumal in dem Norden von Europa der Hypnotismus relativ mehr Forscher beschäftigt, als in Frankreich. In Belgien wurde ihm durch einen hervorragenden Psychologen Delboeuf in Lüttich die Bahn gebrochen; zahlreiche Aerzte, van Renterghem, van Eeden, de Jong u. a. verwerthen in Holland den Hypnotismus zu Heilzwecken. In Dänemark, Schweden und Norwegen finden wir gleichfalls eine Reihe Forscher: Johanessen, Sell, Fränkel, Carlsen, Schleisner, Velander und ganz besonders Wetterstrand in Stockholm, der den Hypnotismus in weitestem Masse therapeutisch anwendet. Auch in Russland, wo Stembo und Tokarski zu nennen sind, in Griechenland, Italien und Spanien, wo schon Pulido viele Jahre vor Bernheim die Suggestion therapeutisch angewendet hatte, gewinnt der Hypnotismus an Bedeutung. In England ist es eine Privatgesellschaft von Forschern, die Society for Psychical Research, die neben der Untersuchung gewisser mystischer Phänomene den Hypnotismus studirt; speciell sind hier Gurney und F. Myers zu nennen. Vorher hatte in England schon Hack Tuke mehrfach auf den Hypnotismus und auf dessen therapeutischen Werth aufmerksam gemacht.

Auch in andern Erdtheilen, besonders in Amerika, erregte der Hypnotismus ein grösseres Interesse. Hier hatte zwar schon vor längerer Zeit Beard sich eingehend mit der Frage beschäftigt; leider aber sind seine Untersuchungen nicht in dem Masse bekannt geworden, wie sie es wohl verdient hätten. Auch in Nord-Amerika bildete sich, ähnlich wie in England, eine wissenschaftliche Gesellschaft, die „American Society for Psychical Research“. In mehreren südamerikanischen Staaten wenden sich ernste Forscher dem Studium der hypnotischen Phänome zu, z. B. Octavio Maira und David Benavente in Chile.

Ganz besonders aber hatte unterdessen der Hypnotismus in

der Schweiz durch Forel an Boden gewonnen, und von hier aus ging auch zweifellos die Hauptanregung für Deutschland aus. Obersteiner in Wien, Fränkel in Dessau und Möbius hatten schon vorher versucht, durch klare und unparteiische Arbeiten resp. Referate, die Aufmerksamkeit in Deutschland auf den Hypnotismus zu lenken. Es waren auch schon kleinere therapeutische Versuche vorher gemacht worden, so von Creutzfeldt, Wiebe, Fischer, Berkhan. Eine wirklich rege Thätigkeit ist aber erst in allerneuester Zeit, seit etwa zwei Jahren in Folge der Publicationen Forels erfolgt, die in deutschen Zeitschriften erschienen; sie bewiesen die hohe Bedeutung des Hypnotismus für die Therapie. Man hatte früher die wesentliche Bedeutung der Suggestion gar nicht in der nöthigen Weise gewürdigt, und daher mögen auch viele hypnotische Versuche erfolglos geblieben sein. Viele andere Forscher haben in der letzten Zeit, dem Beispiel Forels folgend, in Deutschland hypnotische Heilversuche gemacht; unter ihnen seien besonders genannt: Sperling, Nonne, Michael, Hess, von Schrenck-Notzing, v. Hösslin, Baierlacher, der durch die Entdeckung der Entartungs-Reaction bekannt geworden war und leider kürzlich verstorben ist, v. Corval, Schuster, Hirt, Ad. Barth, Brügelmann. Ebenso finden wir eine Reihe von Aerzten in Oesterreich auf demselben Gebiete thätig, es seien genannt v. Krafft-Ebing, Freud, Frey, Schnitzler, F. Müller. Andere Männer z. B. Ziemssen, Seeligmüller, Köberlin wendeten sich allerdings sehr entschieden gegen die therapeutische Verwerthung des Hypnotismus. Andere Schriftsteller wiederum bearbeiteten besondere mit dem Hypnotismus zusammenhängende Fragen, ohne gerade dessen therapeutischen Werth ausschliesslich zu betonen und hier sind die Arbeiten von Forel, v. Lilienthal und Rieger zu nennen, welche die forensische Seite durchforschten; v. Krafft-Ebing veröffentlichte eine sehr detaillirte experimentelle Studie über einen Fall, Max Dessoir stellte eine werthvolle Bibliographie des modernen Hypnotismus zusammen, ferner seien noch genannt Bleuler, Hückel, Maack, Weiss, Sallis, Dreher.

Trotz der grossen Bedeutung des Hypnotismus für die Therapie muss ich es für vollkommen verfehlt erachten, wenn einige Aerzte lediglich den therapeutischen Werth des Hypnotismus als Massstab anlegen für dessen Beurtheilung, da hierbei ein anderer Factor, die Begründung einer experimentalen Psychologie vollkommen in Frage gestellt wäre. In der That haben eine ganze Reihe von Forschern die hohe Bedeutung des Hypnotismus gerade nach dieser Richtung hin erkannt, vor allem v. Krafft-Ebing, Forel, Max Dessoir, und es haben sich schon in Deutschland mehrere wissenschaftliche Gesellschaften nach dem Muster der oben genannten englischen gebildet, in deren Programm ganz wesentlich die Benützung des Hypnotismus behufs Vornahme psychologischer Experimente eine Rolle spielt, so die psychologische Gesellschaft in München, und die Gesellschaft für Experimental-Psychologie in Berlin, der wir bereits eine Reihe ausgezeichneter Arbeiten von Max Dessoir, Bastian, v. Hellwald und v. Bentivegni verdanken.

Uebrigens hat der Hypnotismus bereits seinen Einzug in die Hörsäle mehrerer deutscher Hochschulen gehalten; es finden Vorlesungen über ihn statt in Berlin, wo der bekannte Physiologe Preyer, und in Freiburg i. B., wo Münsterberg, ein ausgezeichneter Psychologe, über ihn Vorträge hält.

Um eine Auseinandersetzung über die wichtigsten Fragen auf dem Gebiete des Hypnotismus zu ermöglichen, fand im August 1889 ein Congress in Paris statt, auf dem fast alle Culturstaaten, unter ihnen auch Deutschland, vertreten waren, und wo über einige wichtige Punkte eine wesentliche Klärung der Ansichten erreicht wurde. Im Allgemeinen kann man wohl sagen, dass die Anschauungen der Nancyer Schule hierbei den Sieg davon trugen.

Jedenfalls hat der Hypnotismus augenblicklich eine grosse Bedeutung gewonnen, und man kann dies vielleicht auch daraus ermessen, dass er selbst auf die Belletristen seinen Einfluss ausübt. Aehnlich wie früher der thierische Magnetismus Alexandre Dumas, Balzac Stoff für Romane lieferte, ebenso haben in neuerer Zeit mehrere Autoren aus dem Gebiet des Hypnotismus ihr Thema gewählt. Am bekanntesten geworden sind Claretie, Belot, Meding, Epheyre.

Endlich jedoch muss erwähnt werden, dass auch der thierische Magnetismus, aus dem der Hypnotismus sich entwickelte, einzelne Anhänger in der wissenschaftlichen Welt behalten hat, F. Myers, Richet, Langley, so dass wir gegenwärtig drei grosse Schulen mit vielen Uebergängen unterscheiden können (Max Dessoir): 1. die Schule Charcots, 2. die Nancyer Schule, 3. die Schule der Mesmeristen.

II. Allgemeines.

Um dem Leser einen Begriff von den Erscheinungen des Hypnotismus zu geben, ist es wohl das Beste, wenn ich zunächst einige Versuche schildere. Leichter als durch jede Definition dürften auf diese Weise die Erscheinungen klar werden.

Versuch I. Ich beginne die Versuche mit einem 20jährigen jungen Manne. Ich fordere ihn auf, sich auf einen Stuhl zu setzen und gebe ihm einen Knopf in die Hand, um denselben mit den Augen fest zu fixiren. Nach drei Minuten fallen die Augenlider zu, der Herr bemüht sich vergebens, die Augen zu öffnen; sie sind fest geschlossen, die Hand, die bisher den Knopf festhielt, ist auf das Knie herunter gefallen. Auf meine Frage an den Herrn, wie er sich fühle, erklärt er, dass er müde sei. Ich versichere ihm dass es ihm unmöglich sei, die Augen zu öffnen. (Der Herr macht vergebliche Bemühungen, die Augen zu öffnen). Ich sage ihm nun: „Ihre Hände haften fest am Knie; es ist Ihnen unmöglich, die Hände in die Höhe zu heben.“ (Er hebt seine Hände dennoch in die Höhe). Ich unterhalte mich weiter mit dem Herrn; ich finde, dass er volles Bewusstsein hat, und dass ich in keiner Weise sonst eine wesentliche Veränderung an ihm finde. Ich hebe einen Arm in die Höhe; sobald ich ihn loslasse, senkt der Herr ihn nach Belieben. Darauf blase ich der Person auf die Augen, sofort öffnen sich dieselben, und der Herr ist in demselben Zustand wie vor dem Versuch. Der junge Mann erinnert sich an alles, was ich mit ihm gesprochen habe.

Das Einzige, was auffällt, ist mithin, dass er seine Augen nicht öffnen konnte und ein gewisses Müdigkeitsgefühl.

Versuch II. Hier ist eine 53jährige Frau. Nachdem sie sich auf einen Stuhl gesetzt, stelle ich mich vor sie hin; ich nehme meine Hände in die Höhe und bewege meine Handflächen stets parallel der Körperoberfläche der Person von oben nach unten; vom Scheitel etwa bis zur Magengrube. Ich halte die Hände so, dass ich die Person nicht berühre, sondern ein Abstand von 2 bis 4 Centimeter zwischen Hand und Körper besteht. Sobald die

Hände unten angelangt sind, führe ich sie in weitem Bogen mit ausgebreiteten Armen in die Höhe über den Kopf der Person. Ich mache dann genau dieselben Bewegungen, d. h. Striche von oben nach unten in der Nähe des Körpers; etwa 10 Minuten lang setze ich dies fort. Nach dieser Zeit sehe ich die Person mit geschlossenen Augen tief und ruhig athmend sitzen. Auf meine Aufforderung, die Arme zu heben, hebt die Frau sie nur wenig in die Höhe; dann fallen ihr dieselben wieder schwer herab. Auf meine Anfrage, wie sie sich fühle, erklärt die Person, dass sie sehr müde sei. Die Augen verbiete ich ihr zu öffnen. (Sie macht vergebliche Anstrengungen, sie zu öffnen). Nun hebe ich den rechten Arm in die Höhe; derselbe bleibt in der Luft stehen, auch nachdem ich ihn losgelassen habe. Ich befehle der Person, den Arm zu senken, sie senkt ihn. Ich hebe ihn abermals in die Höhe, er bleibt wiederum stehen. Darauf fordere ich die Frau auf, den Versuch zu machen, den Arm zu senken, erkläre aber gleichzeitig, dass es ihr unmöglich sein würde. (Die Frau macht jetzt vergebliche Anstrengungen dazu, der Arm bleibt hoch in der Luft stehen). Dasselbe geschieht mit dem anderen Arm. Bei meinem Verbot ist die Frau nicht im Stande, ihn zu senken; ihren Namen kann die Frau nicht sprechen, sobald ich sage, sie sei stumm. (Sie macht nur noch Bewegungen mit dem Munde, ohne einen Laut herauszubringen). Ich sage ihr, sie könne jetzt sprechen. (Sofort ist die Sprache da). Ich sage ihr: „Sie hören doch die Musik". (Die Frau schüttelt mit dem Kopf, um zu zeigen, dass sie keine Musik hört). Ich wecke diese Person mittelst Handbewegungen, die ich von unten nach oben mache. Dieselben sind parallel der Körperoberfläche der Frau; jedoch ist der Handrücken dem Körper der Frau zugewendet. (Sie öffnet nun die Augen und ist aller ihrer Bewegungen mächtig).

Wir sehen hier also, dass während der Hypnose nicht nur die Augen geschlossen sind, sondern dass die verschiedensten Bewegungen der Frau unmöglich werden, wenn ich sie ihr verbiete.

Versuch III. Hier ist ein von mir mehrfach hypnotisirter junger Mann von 16 Jahren. Ich fordere ihn auf, mir scharf ins Auge zu sehen. Nachdem er dies einige Zeit gethan hat, fasse ich seine Hand und ziehe ihn an derselben mit mir fort. Ich lasse ihn nun los, unsere Augen bleiben aber auf einander gerichtet. Ich hebe darauf meinen rechten Arm in die Höhe, (die Person thut dasselbe), ich hebe meinen linken Arm, (der junge Mann macht dasselbe). Ich deute ihm durch eine Geste an, dass er niederknien solle, (er thut dies). Er bemüht sich aufzustehen;

es gelingt ihm aber nicht, so lange ich ihn fixire und durch eine Handbewegung an den Boden fessele. Endlich unterlasse ich das Fixiren; der ganze Bann ist sofort gelöst.

Wir sehen hier also einen jungen Mann, dessen Bewegungen den Charakter der Nachahmungsbewegungen tragen, dessen Augen dabei starr geöffnet und auf die meinen gerichtet sind.

Versuch IV. Es ist ein 41jähriger Herr X. bei mir. Er nimmt auf einem Stuhl Platz. Ich sage dem Herrn, er solle etwas zu schlafen versuchen. „Denken Sie nur daran, dass Sie einschlafen sollen;“ nach einigen Secunden fahre ich fort: „jetzt fangen Ihre Augenlider schon an zuzufallen, die Augen werden immer müder, die Lider zucken immer mehr, das Zwinkern derselben nimmt zu. Sie spüren, wie im ganzen Körper eine Ermüdung eintritt, wie Ihre Arme einschlafen, wie die Beine matter werden, wie im ganzen Körper ein Gefühl der Schwere und des Schlafbedürfnisses entsteht. Es fallen Ihnen die Augen zu, der Kopf wird immer dumpfer; Ihre Gedanken verwirren sich immer mehr, jetzt können Sie nicht mehr widerstehen, die Augenlider schliessen sich jetzt, schlafen Sie!“ Nachdem sich die Augenlider geschlossen, frage ich den Herrn, ob er sie öffnen könne; er versucht dies, doch sind sie ihm zu schwer. Ich hebe den linken Arm hoch. (Er bleibt in der Luft stehen und kann trotz aller Bemühungen nicht heruntergebracht werden). Ich frage den Herrn, ob er schlafe. (Ja!) Fest? (Ja!) „Sie hören hier das Singen des Canarienvogels?“ (Ja!) „Sie hören jetzt hier das Concert?“ (Jawohl!) Ich nehme darauf ein schwarzes Tuch und gebe es ihm in die Hand. „Sie fühlen doch deutlich diesen Hund?“ (Ganz deutlich!) „Sie können jetzt die Augen öffnen und werden den Hund ganz deutlich sehen, Sie werden dabei weiter schlafen und nicht munter werden, bis ich Ihnen sage, Sie sollen aufwachen.“ (Der Herr öffnet die Augen und sieht den imaginären Hund an und streichelt ihn.) Ich nehme das Tuch aus der Hand und lege es auf die Erde. (Der Herr steht auf und holt es sich). Der Herr, der in meinem Zimmer sich befindet, glaubt im Thiergarten zu sein, sobald ich ihm dieses sage; er sieht die Bäume u. a. m.

Wir haben hier also einen Fall, wo X. dadurch in die Hypnose gebracht ist, dass ich das Bild des Schlafes in ihm erzeugte. Diese Methode zu hypnotisiren stammt aus Nancy und ist als Nancyer Verfahren zu bezeichnen. Der Herr selbst ist vollkommen willenlos. Es ist nicht nur leicht möglich, bei ihm durch einfaches Verbot die verschiedensten Bewegungen unmöglich zu machen; auch seine Sinneswahrnehmungen werden von mir beherrscht. Er glaubt auf meine Versicherung hin, einen Canarienvogel zu hören, Musik zu vernehmen; er sieht ein Tuch für einen Hund an und glaubt inmitten meines Zimmers, dass er im Thiergarten sei. Noch auffallender ist aber folgende Erscheinung: alles, was ich zu X. sage, hört er und lässt sich in jeder Weise von mir beeinflussen. Zwei andere Herren, A. und B., die anwesend sind, werden anscheinend von dem Hypnotisirten gar nicht bemerkt. A. hebt den Arm des Hypnosirten in die Höhe, der Arm fällt schlaff herunter; auch auf den Befehl des A. hin, der Arm bleibe in der Luft stehen, reagirt der Hypnotisirte gar nicht. Er gehorcht nur meinen Befehlen; er ist nur mit mir in Rapport. Um X. zu wecken, rufe ich ihm jetzt zu: „Wachen Sie auf!“ Sofort erwacht er; er erinnert sich nur des Einschlafens; was während des Schlafes vorgegangen, davon weiss er nichts.

Ich breche hiermit die Beschreibung der Versuche einstweilen ab; ich werde im Laufe der Arbeit noch andere schildern und werde auch gelegentlich auf die bereits beschriebenen zurückkommen. Ich will nur resumiren, dass man in allen diesen Versuchen, so verschieden dieselben auch sonst waren, stets die willkürlichen Bewegungen beschränkt sah, dass in dem einen Falle auch Sinnestäuschungen hervorgerufen werden konnten, dass es mir ferner in allen Fällen möglich war, mit dem Hypnotisirten mich zu unterhalten, resp. zu verständigen. Ich wollte diese Beispiele nur anführen, damit dem Leser in Ermangelung von Demonstrationen doch einigermassen klar werde, was für Zustände man unter dem Begriff Hypnose zusammenfasst, wie man dieselben herbeiführt und beendet. Die geschilderten Versuche sind typisch, und jeder, der richtig experimentirt, wird sie stets wiederholen können.

Am Schlusse dieser Versuche füge ich noch eine kurze Terminologie hinzu, die aber keineswegs vollständig ist, da einzelne Begriffe erst im weitern Verlauf der Arbeit erläutert werden können.

Hypnose nennen wir den Zustand, in dem sich die Personen während der eben geschilderten Versuche befinden.

Hypnotismus nennen wir nicht den Zustand, sondern die ganze Wissenschaft, die sich mit den hierher gehörigen Phänomenen beschäftigt.

Hypnotisirt, hypnotisch oder auch Hypnotiker heisst derjenige, der sich in Hypnose befindet.

Hypnotist wird derjenige genannt, der zu wissenschaftlichen Zwecken hypnotisirt, Hypnotiseur heisst derjenige, der berufsmässig hypnotisirt.

Die verschiedenen Befehle, die dem Hypnotisirten bei den geschilderten Versuchen gegeben wurden, alles was ihm eingegeben oder eingeredet wurde, bezeichnet man als Suggestion, ein Begriff, auf den ich später noch genauer zurückkomme.

Eine Suggestion geben, eine Eingebung machen, wird als suggeriren bezeichnet.

Ist die Eingebung angenommen, so sagt man vom Standpunkt des Hypnotischen aus, er ist suggestionnirt.

Wie man aus den obigen Beispielen ersieht, giebt es verschiedene Mittel, die Hypnose zu erzeugen. Wir theilen dieselben, um uns einen schematischen Ueberblick zu sichern, in zwei Gruppen ein, in die psychischen und somatischen.

Die psychischen Mittel erzeugen die Hypnose dadurch, dass dem Vorstellungsinhalt der Versuchsperson eine besondere Richtung gegeben wird; dies geschieht entweder dadurch, dass die Aufmerksamkeit auf einen beliebigen Punkt concentrirt wird (Braid) oder dadurch, dass das Bild der Hypnose in der Versuchsperson erweckt wird. Es erfolgt dies letztere am leichtesten durch Worte, wie wir oben beim vierten Beispiel gesehen haben. Das Verfahren stammt von Liébeault und verdient in erster Linie berücksichtigt zu werden, da unangenehme Nebenerscheinungen hierbei am sichersten ausbleiben. Natürlich modificirt man die Methode ein wenig dem speciellen Falle angemessen, wie überhaupt das Individualisiren bei psychischen Zuständen eine ungleich grössere Rolle spielt, als bei gewöhnlichen physiologischen Untersuchungen. Natürlich kann man auch auf andere Weise, als durch Worte das Bild der Hypnose und dadurch diese selbst hervorrufen; hierauf beruht der Einfluss der Imitation. Dadurch, dass jemand bei anderen hypnotische Zustände sieht, wird gelegentlich dasselbe erreicht, wie bei Erzeugung der Hypnose durch Worte. In gleicher Weise wirkt auch die Erinnerung an frühere Hypnosen; darauf beruht das briefliche Hypnotisiren, ferner die Hypnose durch Telephon (Liégeois). Dass diese psychischen Einflüsse in der gesammten Hypnosigenese [1]),

[1]) Trotzdem die bisherige Nomenclatur sehr mangelhaft ist, werde ich neue

d. h. in der Entstehung und Erzeugung der Hypnose eine Hauptrolle spielen, ist sicher. Ebenso steht es fest, dass sie in vielen Fällen genügen, um die Hypnose herbeizuführen, zumal wenn schon früher bei der betreffenden Person eine Hypnose erzeugt wurde. Bernheim nnd Forel halten sogar das psychische Moment für unentbehrlich zum Eintritt der Hypnose; sie nehmen an, dass auch all die gleich zu erwähnenden anderen Methoden nur dann zum Ziele führen, wenn sie im Stande sind, die Vorstellung der Hypnose zu erwecken. Da nun unter Umständen, wie wir später sehen werden, die Hypnose eine momentane sein kann (d. h. sie kann sehr schnell vorüber gehen), und da sie ferner unter Umständen nur in einem einzigen erkennbaren Symptome zu bestehen braucht, so braucht die Vorstellung, die dazu nothwendig wäre, keineswegs ein sehr complicirtes Bild zu umfassen (v. Bentivegni). Es genügt z. B. unter Umständen etwa die Vorstellung, dass ein Arm bewegungslos sei, um eine Hypnose herbeizuführen, in der gerade diese Bewegungslosigkeit das einzige oder doch ein vorwiegendes Symptom ist.

Hierher gehört auch die Autohypnose oder Selbsthypnose. Bei ihr wird die Idee der Hypnose nicht durch eine andere Person erweckt, sondern der zu Hypnotisirende erzeugt die Idee selbst. Dies kann nun durch einen Willensact geschehen. Ebenso wie der Wille auch sonst im Stande ist, bestimmte Gedanken zu produciren, ebenso kann er auch die Idee der Hypnose so mächtig werden lassen, dass schliesslich eine Hypnose eintritt; es ist dies aber eine Seltenheit. Gewöhnlich kommt die Autohypnose vielmehr durch irgend einen Zufall zu Stande, durch welchen die Idee der Hypnose erzeugt wird; es ist dieses letztere besonders bei öfterer Wiederholung der Hypnose der Fall. Freilich ist ein scharfer Unterschied zwischen Autohypnose und gewöhnlicher Hypnose hier nicht immer zu machen. Vielleicht gehören einzelne als pathologisch aufgefasste Schlafzustände zur Autohypnose.

Schon Faria bediente sich wesentlich eines psychischen Mittels, um Hypnose zu erzielen. Nachdem er die Aufmerksamkeit der Versuchsperson möglichst angespannt, ruft er ihr plötzlich zu: „Dormez!“ (Schlafen Sie!) Wesentlich ausgebildet und vervollkommnet wurde dieses Verfahren durch Liébeault; Bernheim machte dasselbe allgemeiner bekannt.

Ich bespreche nunmehr die somatischen Mittel, die lange Zeit hindurch ausschliesslich angewendet wurden. Dieselben be-

Ausdrücke nicht anwenden. Nur werde ich statt „hypnogen“ und „Hypnogenese“ stets „hypnosigen“ und „Hypnosigenese“ anwenden. Hypnogen stammt von ὕπνος Schlaf und wird oft auch für schlaferzeugend gebraucht. Hypnosigen stammt von Hypnosis und schliesst Verwechselungen aus.

stehen darin, dass gewisse Reize bald auf das Auge, bald auf das Ohr, bald auf das Gefühl einwirken. Geschmack und Geruch (Binet, Féré) sind nur selten und gewöhnlich mit negativem Resultat untersucht worden.

Am bekanntesten ist das sogenannte Braid'sche Verfahren. Hier wird durch längeres Fixiren irgend eines Objectes die Hypnose herbeigeführt. Ob der Gegenstand glänzt oder nicht glänzt (Gigot-Suard, Durand de Gros), ist ziemlich gleichgiltig. Auch gab Braid eine solche Annäherung des Objectes, dass dabei eine Convergenz der Augäpfel erzeugt wurde, später auf. Es gilt für vortheilhaft, das Object so hoch zu halten, dass die Augenlider möglichst angestrengt sind, um das Auge offen zu halten. Statt eines leblosen Objectes, wie es beim ersten Versuche oben angewendet wurde, lässt der Experimentator wohl auch seinen Finger fixiren, oder, wie es die Berufsmagnetiseure mit Vorliebe thun, sein Auge (du Potet). In neuerer Zeit schlug Luys einen schnell rotirenden Spiegel vor, um dadurch eine recht starke Ermüdung des Auges herbeizuführen. Ganz ebenso wie auf das Auge kann man auf das Gehör wirken. Mit Vorliebe benützt man hier das Ticktack der Taschenuhr (Weinhold, Heidenhain). Bei wilden Völkerschaften werden bestimmte Instrumente zur Herbeiführung analoger Zustände benützt, z. B. bei den Lappen der Schall der Zaubertrommel; bei anderen Völkern die Monotonie einförmiger Rhythmik im Gesange (Bastian). Statt dieser lang dauernden, monotonen, schwachen Sinnesreize sehen wir auch plötzliche und stark wirkende anwenden, z. B. in der Salpêtière, der Arbeitsstätte Charcots, den lauten Schall eines Tamtams oder den plötzlich einwirkenden Strahl des Drummond'schen Lichtes. Ob jedoch diese plötzlichen und starken Sinnesreize wahre Hypnose ohne jedes psychische Element herbeiführen können, ist mehr als fraglich. Vielleicht haben wir es hier mit Zuständen zu thun, die von den Schrecklähmungen nicht so weit entfernt sind; wenigstens haben derartig Hypnotisirte oft den Ausdruck des Schreckens im Gesicht (Richer). Auf den Tastsinn kann man gleichfalls wirken und zwar durch leichtes Streicheln der Haut oder auch durch Ausübung eines Druckes auf dieselbe. Schon Celsus giebt an, dass leises Streicheln der Haut Schlaf herbeiführe. Auch durch thermische Reize (warme Metallplatten) suchten einige Hypnose zu erzeugen (Berger). Ich erinnere hierbei an die bekannte Erfahrung, dass Wärme auch natürlichen Schlaf leicht herbeiführt, während Kälte, wenn sie nicht zu gross ist, ihn fernhält.

Besonders erwähne ich hier die sogenannten mesmerischen,

mesmerisirenden oder magnetischen Striche (passes), auf die Richet einen grossen Werth legt. Ich habe sie bereits oben bei dem zweiten Versuche gezeigt und beschrieben, in welcher Weise sie gemacht werden; ich erwähne sie an dieser Stelle, obwohl die Frage, wie sie wirken, noch nicht endgiltig gelöst ist. Ob die Temperaturreize, wie Heidenhain und Berger annahmen, ob die leichte Bewegung der Luft oder der psychische Einfluss hierbei das Wirksame sind, ist nicht sicher. Für das Wahrscheinlichste halte ich es, dass es sich um eine combinirte Wirksamkeit handelt, dass aber das psychische Moment vorwiegt. Eine besondere Kraft (magnetisches Fluidum der Mesmeristen) anzunehmen, ist nicht nöthig. In letzterer Zeit ist eine ältere Hypothese von neuem aufgetaucht, nämlich die, dass es sich um eine elektrische Wirkung handele (Rostan, J. Wagner). Tarchanoff hat gezeigt, dass bei ganz leichten Reizungen der Haut in dieser schwache elektrische Ströme entstehen, dass aber diese selbst bei starker Willensconcentration (in deren Folge stets Muskelcontractionen auftreten) entstehen. Da nun die Mesmeristen während des Mesmerisirens eine starke Willensanstrengung seitens des Mesmerisirenden für nöthig halten, so entstehe vielleicht bei diesem eine periphere Elektricitätsentwickelung, die auf den Mesmerisirten wirkt. Es ist diese Annahme jedoch nur die Vermuthung einzelner Forscher; etwas Sicheres wissen wir noch nicht.

Es sei erwähnt, dass die ‚mesmerische Striche' genannten Manipulationen von Mesmer nicht angewendet wurden; zwar suchte er auch durch Berührung zu beeinflussen, aber gerade diese eigenthümlichen gleichförmigen lange fortgesetzten Striche, die ich oben schilderte, kannte Mesmer nicht.

Dass bestimmte Körperstellen für Hautreize besonders empfänglich sind, behauptet Pitres. Diese von ihm beschriebenen zones hypnogènes sind bald ein-, bald doppelseitig vorhanden. Reizung derselben soll bei einzelnen Personen Hypnose erzeugen, wie auch anderweitig behauptet wird. Besonders werden unter diesen Körperstellen Scheitel, Nasenwurzel, Ellenbogen, Daumen u. s. w. genannt. Nach Chambard und Laborde soll leichtes Kratzen der Haut des Halses Hypnose herbeiführen. Ich selbst habe mehrere Personen gesehen, die behaupteten, nur dann hypnotisch zu werden, wenn ich ihre Stirn berührte. Dass Berührungen der Stirn ein eigenthümlich schläfriges Gefühl bei vielen erzeugen, wird oft angegeben (Purkinje, Spitta). Ein Engländer Catlow benützte leichtes Streicheln der Stirn zum Magnetisiren (Bäumler). Ebenso sind mir Personen bekannt, die, um leichter einschlafen zu können, sich andere Körperstellen leicht reizen lassen, z. B. Kopf oder Fusssohle. Eulenburg behauptet, dass Druck auf die Nackenwirbel im Stande sei, Hypnose herbeizuführen.

Endlich erwähne ich noch die Wirkung der Influenzmaschine, deren Elektricität nach Weinhold ähnliche Wirkungen hervorbringen soll wie die mesmerischen Striche. Doch hält Weinhold in seiner mit kritischem Geiste geschriebenen Schrift den psychischen Einfluss hierbei nicht für ausgeschlossen. Wenn Eulenburg durch Galvanisirung des Kopfes einen lethargischen Zustand erzielt, der an die Hypnose erinnert, so ist dieser Versuch für die Hypnose nicht beweisend, weil die betreffende Person früher an lethargischen Anfällen litt. Dass manche Fälle, wo Hypnose angeblich durch Elektrisirung des Kopfes herbeigeführt sein soll, nur dadurch Hypnose darbieten, dass die Person glaubt, die Elektricität bewirke Hypnose, ist sicher. Hirt bedient sich nach dieser Richtung hin öfter der Elektricität, wobei er sich aber vollkommen darüber klar ist, dass nicht die Elektricität, sondern der Glaube an deren Wirkung seitens der Versuchsperson die Hypnose erzeugt.

Zum Schlusse erwähne ich noch Reizungen des Muskelsinnes, wie sie beim Schaukeln in der Wiege als Einschläferungsmittel kleiner Kinder benützt werden; ich lasse es dahin gestellt, ob man dadurch wirkliche Hypnose erzielen kann. Ich füge hinzu, dass ähnliche Zustände bei einigen Naturvölkern durch starke Dreh- und Tanzbewegungen auftreten sollen; dieselben sind allerdings von Musik und besonderen psychischen Erregungen begleitet. Am bekanntesten sind die Aïssaouas in Algier (Figuier, Bert, Delphin). „Hauptsächlich treiben sie in der dortigen Stadt Constantine ihr Wesen. Durch Tanz und Gesang wissen sie sich in eine schwer zu beschreibende Extase zu versetzen, in welcher ihr Leib gegen äussere, mitunter schwere Verwundungen unempfindlich oder wie gefeit erscheint. Sie bohren sich spitze Eisen, scharfe Messer in Kopf, Augen, Hals und Brust, ohne Schaden zu nehmen" (v. Hellwald). Ein Gleiches wird von den buddhistischen Klöstern Tibets erzählt (v. Hellwald, Gabriel Huc). Wie mir Herr Dr. Sperling privatim mittheilt, hat er selbst in Constantinopel Derwische gesehen, die ihm nach dem Ausdruck der Augen, nach dem sonstigen Aussehen, sowie durch die lange innegehaltenen eigenthümlichen Stellungen durchaus den Eindruck Hypnotisirter machten, die durch die Monotonie des Gesanges und gleichförmige Drehbewegungen in Hypnose kämen. Da gerade Herr Dr. Sperling auf dem Gebiete der Hypnose eine ausserordentliche Erfahrung hat und zu den competentesten Personen auf diesem Gebiete gehört, so ist sein Urtheil von ganz besonderem Werth.

Ich habe bisher unter den somatischen Methoden nur Sinnesreize besprochen. Es darf nicht unerwähnt bleiben, dass auch das Fehlen von Sinnesreizen als hypnosigenes Mittel angegeben wird. Jendrássik in Budapest spricht die Ansicht aus, dass Fixation nur dadurch wirke, dass sie zu einer Ermüdung des Sehnerven und dadurch zu einer Reizunempfänglichkeit führe. Vielleicht gehört hierher auch der Fall von Strümpell, der eine Person beobachtete, die beim Wegfall von Sinnesreizen sofort in Schlaf kam.

Diese Trennung der hypnosigenen Mittel ist nur eine theoretische (Forel, Levillain); und zwar aus zwei Gründen. Erstens nämlich können wir Körper und Geist nicht als zwei Factoren betrachten, die von einander unabhängig sind. Sinnesreize, welche den Körper treffen, üben fast stets eine gewisse Einwirkung auf den Geist aus; diesen kann andererseits nichts beeinflussen, was nicht vorher durch eines der Sinnesorgane eingedrungen ist. Zweitens werden gewöhnlich in praxi mehrere hypnosigene Mittel gleichzeitig angewendet. Es wird dies ganz klar, wenn man die Versuchspersonen beobachtet; man sage einer Person, sie solle irgend eine Idee im Geiste festhalten, sie solle ihre ganze Aufmerksamkeit auf den Schlaf concentriren, so wird sie, um dem Befehle nachzukommen, einen Punkt fixiren oder gleichzeitig die Augen schliessen, um eine Zerstreuung der Gedanken möglichst zu verhindern.

So benützt Bernheim gelegentlich ausser den psychischen Mitteln gleichzeitig die Fixation. Braid wiederum, der ganz wesentlich die Fixation anwendete, hält eine besondere psychische Thätigkeit dabei für nothwendig. Es ist dies desswegen besonders zu bemerken, weil einige heute glauben, dass sie Braids Methode anwenden, wenn sie dem Sujet sagen, es solle einen Gegenstand fixiren. In Wirklichkeit hat Braid eine gleichzeitige einseitige Anspannung der Aufmerksamkeit für unumgänglich nöthig gehalten, wenn eine Hypnose erzielt werden sollte; die Person musste fest an den Gegenstand denken, den sie fixirte und durfte sich durchaus nicht zerstreuen. Nach Braid kann man dann sogar im Dunklen hypnotisiren.

Aber auch theoretisch können wir diese Dinge nicht immer auseinander halten. Der Augenschluss, ev. mit leichtem Druck auf die Augen verbunden, führt öfter, wie Lasègue zeigte, zu hypnotischen Zuständen. Wie diese eintreten, ob durch Fortfall der Sinnesreize oder durch die Idee des Schlafes, die der Augenschluss doch gewiss leicht hervorbringt, ist nicht festzustellen.

Nach diesen Ausführungen ist auch die viel discutirte Streitfrage zu beantworten, ob eine Person, ohne eine Ahnung von der Hypnose zu haben, hypnotisirt werden kann; ob jemand lediglich durch Sinnesreize in Hypnose versetzt werden kann, ohne dass sie das Bild der Hypnose erwecken. Ich kenne keinen sicher verbürgten Fall, wo ein Sinnesreiz die Hypnose herbeigeführt hätte, lediglich durch eine physiologische Wirkung. Die meisten, an denen derartige Experimente gemacht werden, wissen, dass es sich um einen Hypnotisirungsversuch handelt; man hat sie bereits früher hypnotisirt und der Sinnesreiz erweckt bewusst oder unbewusst das Erinnerungsbild der Hypnose; oder sie haben derartige Experimente bei anderen gesehen oder davon gehört. Selbst wenn das nicht der Fall ist, bleibt noch der von Bernheim und Forel gemachte Einwand zu berücksichtigen, dass der Sinnesreiz zu einem Müdigkeitsgefühl führe und dadurch die Idee der Hypnose mittelbar erzeuge.

Welche von den oben erwähnten Methoden, resp. welche Combination für den praktischen Gebrauch die beste sei, ist eine Frage, deren Beantwortung doch nicht so einfach ist, dass jeder nach ein Dutzend Versuchen dazu berechtigt scheint. Wenn Richet mit den mesmerischen Strichen fast alle Leute in Hypnose zu versetzen meint, wenn Liébeault mit dem erwähnten Nancyer Verfahren fast alle seine Patienten hypnotisirt, ebenso wie Bernheim und Forel, wenn Braid mittelst Fixation gelegentlich von 14 Personen 10 hypnotisirt, so sehen wir, dass verschiedene Methoden hier nahezu identische Resultate hervorbringen. Ich bin entschieden der Ansicht, dass in jedem einzelnen Fall diejenige Methode zu wählen ist, durch welche in der Versuchsperson möglichst lebhaft das Bild der Hypnose und die Ueberzeugung von dem Eintritt derselben hervorgebracht wird. Ich hebe hervor, dass in einzelnen Fällen Personen gegen eine Methode refractär erscheinen, während eine andere zum Ziele führt. Ich fand Personen unempfänglich bei Anwendung der Fixation oder der Nancyer Methode, während ich mit mesmerischen Strichen zum Ziele kam. Selbstverständlich beweist dies nichts gegen die psychische Wirkung, da manche Person glaubt, sie könne nur durch ein bestimmtes Mittel beeinflusst werden. Andererseits sah ich, dass angestrengtes Fixiren mitunter Hypnose herbeiführte, wenn andere Mittel nichts nützen, vielleicht weil durch langes angestrengtes Fixiren viel eher die innere Ueberzeugung von dem Eintritt der Hypnose erweckt wird als durch Worte. Bei einzelnen wiederum ist es gut, schnell und durch eine gewisse Ueberrumpelung zum Ziele zu kommen (Sperling, Forel, van Eeden, van Renterghem).

Erwähnen will ich an dieser Stelle noch, dass nach Landouzy, Proust, Ballet und Benedikt auch der Magnet eine hypnotisirende Wirkung haben soll; zahlreiche von mir gemachte Versuche waren jedoch durchaus erfolglos. Dass Zurückbeugen des Kopfes, wie Eulenburg annimmt, Hypnose herbeiführe, dürfte wohl auf Irrthum beruhen.

Chambard rechnet zu den hypnosigenen Mitteln auch Chloroform, Aether etc. In dem durch diese Mittel herbeigeführten Schlaf sind allerdings mehrfach (Spring, Rifat, Herrero, Roth) analoge Erscheinungen wie in der Hypnose beobachtet worden. Ich halte es aber für besser, diese Mittel von der Hypnose zu trennen (F. Myers).

Das Erwecken aus der Hypnose (Dehypnotisiren) kann ebenfalls auf doppelte Weise geschehen, durch unmittelbare Einwirkung auf die Vorstellung oder durch einen Sinnesreiz; ganz ebenso wie ein Erwachen aus dem natürlichen Schlafe bald auf psychischem Wege erfolgt, z. B. durch Gewohnheit oder durch den Vorsatz, zu einer bestimmten Stunde aufzuwachen, bald auch durch stärkere Sinnesreize z. B. ein starkes Geräusch. Fast immer ist man im Stande, durch psychisch wirkende Mittel die Hypnose zu beendigen, d. h. durch die Aufforderung aufzuwachen oder bei einem bestimmten Signale aufzuwachen. Kaum jemals ist es nöthig, andere Mittel, wie Anblasen mit Luft, Reizung mit dem faradischen Strom, Bespritzen mit Wasser, starkes Anschreien und dergleichen zu benützen. Dass, wie einige behaupten, Kälte erweckend wirke, kann ich nicht bestätigen. Ebenso wie die oben beschriebenen mesmerisirenden Striche Hypnose herbeiführen, sollen demesmerisirende, wie ich sie beim zweiten obigen Versuche anwendete, die Hypnose zum Verschwinden bringen. Ob der kühle Luftzug, der fast immer dabei erzeugt wird, zum Erwachen führt oder, was ich für wahrscheinlicher halte, der Glaube der Versuchsperson, dass sie aufwachen solle, bleibe dahin gestellt. Pitres u. a. meinen, dass es Körperstellen gebe, deren Reizung zum Erwachen führe; man nennt sie zones hypno-frénatrices. Besonders werden hierzu die Ovarialgegenden gerechnet. Endlich erwähne ich das gewaltsame Oeffnen der Augen als Mittel, die Hypnose zu beendigen. Andere Mittel, die angegeben wurden, und die durch physikalische Wirkung das Erwecken herbeiführen sollen, wie Annäherung von Kohle, wirken nur psychisch, indem der Hypnotisirte dieselben als den Befehl zu erwachen auffasst. In seltenen Fällen führen diese künstlichen Erweckungsmittel nicht schnell zum Ziele; es besteht dann noch ein Müdigkeitsgefühl fort; dasselbe empfinden wir auch gelegentlich, wenn wir aus dem natürlichen Schlafe erwachen. Auch kommt nach tiefen und langen Hypnosen ein Uebergangszustand vor, ähnlich der Schlaftrunkenheit, in welchem gewisse hypnotische Erscheinungen fortbestehen.

Geschieht das Erwecken nicht künstlich, so pflegen Personen, die sich in leichter Hypnose befinden, wie etwa bei den zwei ersten Versuchen, nach kurzer Zeit, oft schon nach wenigen Minuten, ja Secunden, spontan zu erwachen; besonders tritt dies ein, wenn man die Fortdauer der Hypnose nicht ausdrücklich befiehlt. Einige erwachen in demselben Moment, wo der Experimentator sie verlässt, da sie sich dann nicht mehr unter dessen Einfluss glauben. Andere erwachen selbst aus tiefen Hypnosen bei irgend einem unvermutheten starken Geräusch oder bei erregenden Träumen. So sah ich eine erwachsene Person durch ihr eigenes Schreien aufwachen, als sie in Hypnose glaubte, ein kleines Kind zu sein und als soches zu weinen anfing. Merkwürdig und ganz unerklärt ist noch ein gelegentlich ohne jede weitere Veranlassung erfolgendes Erwachen (mouvement psychique). Dasselbe wird in ähnlicher Weise auch mitunter bei dem natürlichen Schlafe, besonders beim Beginne desselben beobachtet; O. Rosenbach führt es hier auf eine Steigerung der Reflexe zurück. Das Gewöhnliche ist jedoch, dass die tiefen Hypnosen längere Zeit fortbestehen, wenn man sie nicht künstlich beendet. Es vergehen oft viele Stunden, ehe die Personen erwachen.

Als ein seltenes Vorkommniss bei den Hypnotisirungsversuchen wird schon von den alten Mesmeristen (du Potet, Lafontaine) ein lethargischer Zustand beschrieben, aus welchem ein künstliches Erwecken nicht möglich ist. Es tritt nach einiger Zeit spontanes Erwachen ein, ohne dass sonst üble Nachwirkungen beobachtet würden. Guermonprez berichtete kürzlich von einer Person, die 3 Tage in Hypnose blieb, ohne dass jemand im Stande gewesen wäre, ein Erwachen herbeizuführen. Es scheint, dass diese Zufälle bei Anwendung von Sinnesreizen, z. B. der Fixation oder den mesmerischen Strichen häufiger eintreten. Ferner ist dieser Zustand, soviel mir bekannt, nur bei Hysterischen beobachtet worden. Bernheim glaubt, dass es sich hier um einen hysterischen Schlafzustand handelt. Auch ich glaube, dass diese Lethargie von der Hypnose getrennt werden muss, deren Hauptsymptome hier fehlen. Desswegen weil der Zustand durch ähnliche Proceduren herbeigeführt wird, wie die Hypnose, dürfen wir eine Identificirung nicht zulassen; diese darf sich nur aus einer Gleichheit der Symptome, nicht des Entstehungsmodus ergeben. Wenn eine Person einen Schlag auf das Ohr erhält, und hierbei eine Blutung unter der Haut entsteht, bei einer anderen auf einen ähnlichen Schlag das Trommelfell springt, so sind dies zwei verschiedene Verletzungen, die nicht dadurch identisch werden, dass sie eine gleiche Ursache haben.

Wer ist hypnotisirbar? Um die Disposition zur Hypnose ohne hypnotische Versuche festzustellen, hat Ochorowicz ein eigenes Instrument, das Hypnoskop angegeben; es stellt einen ringförmigen Eisenmagneten dar; die zu untersuchende Person steckt ihren Finger in denselben hinein. Bei hypnotisirbaren Personen sollen nun gewisse Hautempfindungen oder Muskelzuckungen auftreten, während bei nicht empfänglichen etwas derartiges nicht stattfinde. Untersuchungen anderer Forscher vermochten diese Behauptungen nicht zu bestätigen (Obersteiner, Gessmann, Grasset, Bottey). Andere Kennzeichen, die man glaubt, angeben zu können, um die Hypnotisirbarkeit zu erkennen, muss ich als ganz unzuverlässig bezeichnen.

Weder die Neurasthenie noch blasses Aussehen, weder Hysterie noch allgemeine Schwächlichkeit geben eine besondere Disposition für die Hypnose. Was die Hysterie betrifft, so ist sie nach meinen Erfahrungen nicht besonders geeignet zu hypnotischen Vesuchen. Unsere alltägliche Hysterie mit dem wechselnden Bilde: Kopfschmerz, Globus etc. mit dem hysterischen Charakter, dem Bedürfniss, sich interessant zu machen, mit der Uebertreibung der Beschwerden, giebt nach meinen Erfahrungen eine geringe Disposition zur Hypnose. Der Widerspruchsgeist, der bei derartigen Patienten so lebhaft ausgebildet ist, trägt nicht wenig hierzu bei. Der Irrthum, dass Hysterische oder Nervöse besonders empfänglich für Hypnose seien, kommt wohl daher, dass die meisten Aerzte nur an ihnen ihre Versuche gemacht haben. Ausserdem aber ist es sehr leicht, bei den meisten Menschen etwas zu finden, was als Zeichen der Hysterie gedeutet werden kann, wenn man daraufhin sein Bestreben richtet. Wenn man freilich, wie es Morand thut, jeden, der sich einem hypnotischen Versuch unterwirft, als nervös betrachtet, so kann natürlich auch nur der in Hypnose kommen, der nervös ist; doch ist wohl diese Ansicht nicht ernst zu nehmen. In Wirklichkeit muss man, wenn man pathologische Beschaffenheit des Organismus für eine Bedingung für die Hypnose annimmt, zu der Ueberzeugung kommen, dass fast jeder Mensch einen Sparren hat und ein krankes Geschöpf sei (Sperling). Uebrigens haben schon zum Theil alte Mesmeristen (Wirth u. a.) die Behauptung aufgestellt, dass nur die Hysterie zum magnetischen Schlaf befähige.

Wenn ferner allgemeine Schwächlichkeit für ein prädisponirendes Moment hervorgehoben wird, so betone ich, dass ich viele sehr muskulöse Personen hypnotisirt habe. Es ist bekannt, dass Hansen, dessen praktische Erfahrung nicht werthlos ist, muskulöse Personen zu seinen Versuchen stets vorzog. Auffallend ist die grosse Empfänglichkeit der Tuberculösen (Bernheim).

Was die geistigen Fähigkeiten betrifft, so glaubt Forel, dass jeder geistig gesunde Mensch hypnotisirbar sei. Erwähnen will ich, dass nach Liébeaults Ansicht die Erblichkeit in der Disposition zur Hypnose eine grosse Rolle spielt. Dass Geisteskranke, besonders Idioten, wenn auch nicht ganz unempfänglich, so doch viel schwerer zu hypnotisiren sind, als gesunde Personen, wird übereinstimmend berichtet. Doch giebt A. Voisin an, dass es ihm bei Anwendung der nöthigen Geduld gelungen sei, 10 % aller Geisteskranken zu hypnotisiren. Was die Intelligenz anlangt, so sind intelligente Personen leichter hypnotisirbar als die geistig schwerfälligen und stumpfsinnigen. Ich füge hinzu, dass aus den niederen Klassen die geistig hervorragenderen zweifellos besser hypnotisirbar sind, als andere. Gemüthserregung verhindert leicht den Eintritt der Hypnose. Zum Theil mag damit auch die mehrfach u. a. von Wetterstrand und Ringier gemachte Beobachtung zusammenhängen, dass einzelne Personen zeitweise gegen die Hypnose refractär sind. Dieses zeitweise Schwinden der Disposition zur Hypnose konnte auch ich in einer ganzen Reihe von Fällen constatiren.

Für ganz irrig erkläre ich es, die Hypnotisirbarkeit für ein Zeichen von Willensschwäche zu halten. Die Möglichkeit, sich in eine gewisse Passivität zu versetzen, wirkt freilich prädisponirend. Daher kommt es, dass Soldaten im Allgemeinen eine gute Disposition zur Hypnose besitzen. Sehr günstig ist es auch, wenn jemand im Stande ist, seine Ideen in eine bestimmte Richtung zu leiten. Da wir gewöhnt sind, dieses letztere als ein Zeichen von Willensstärke zu betrachten, so würde hiernach die Disposition zur Hypnose eher ein Zeichen von Willensstärke, als von Willensschwäche sein. Diese Fähigkeit, seinen Gedanken eine bestimmte vorgeschriebene Richtung zu geben, ist theils Anlage, theils Sache der Uebung, oft guter Wille. Dahingegen sind diejenigen, die in keiner Weise ihre Aufmerksamkeit fixiren können, die an fortwährender Zerstreutheit leiden, kaum zu hypnotisiren. Gerade unter den Nervösen findet man aber auffallend viele, die hierzu gehören, die keinen Gedanken festhalten können und bei denen eine fortwährende Gedankenwanderung vorherrscht. Auch ist Disposition zur Hypnose nicht gerade gewöhnlich bei denen vorhanden, die sich sonst als leicht impressionabel erweisen. Es giebt bekanntlich Leute, die man im Leben sehr leicht beeinflussen kann, die alles glauben, was man erzählt, auf die die unbedeutendsten

Dinge einen Eindruck machen; dennoch begegnet man bei ihnen oft einem sehr lebhaften Widerstande, wenn man Hypnose herbeiführen will, und es gelingt nicht, deren typische Symptome hervorzurufen.

Die Nationalität (Ewald) oder locale Verhältnisse der Bevölkerung (Brugia) haben keinen Einfluss auf die Hypnotisirbarkeit. Forel in Zürich, Renterghem in Amsterdam, Wetterstrand in Stockholm haben gezeigt, dass Germanen ebenso hypnotisirbar sind wie die Romanen. Letzterer konnte in Stockholm von 718 Personen nur 18 nicht hypnotisiren. Uebrigens beweisen schon Braids Erfahrungen in England ziemlich dasselbe. In neuerer Zeit wird von mehreren Seiten auf die leichte Hypnotisirbarkeit der Russen hingewiesen, die nach Poirault und Drzewiecki grösser sei, als die irgend eines anderen Volkes. Jedenfalls dürfte es wohl endgiltig feststehen, dass die Hypnotisirbarkeit kein besonderes Privilegium der romanischen Racen ist. Was das Alter anlangt, so sind Kinder unter 3 Jahren gar nicht, aber auch noch ältere, etwa bis zu 8 Jahren, schwer hypnotisirbar. Trotzdem dieselben sonst leicht beeinflusst werden, sind die Gedanken bei ihnen noch zu sehr zerstreut, sie können ein bestimmtes Bild, wie das der Hypnose, nicht festhalten. Das höhere Alter ist keineswegs refractär gegen die Hypnose. Nach den Erfahrungen der Nancyer, mit denen die meinigen übereinstimmen, behalten jedoch ältere Personen nach dem Aufhören der Hypnose öfter die Erinnerung an alles Vorgefallene, als jüngere. Was das Geschlecht betrifft, so übt es einen wesentlichen Einfluss nicht aus; es ist ein Irrthum, anzunehmen, dass das weibliche Geschlecht geeigneter sei, als das männliche.

Ausserdem werden noch von einzelnen Beobachtern (Brémaud, Maack) bestimmte Umstände angegeben, die zur Hervorrufung der Hypnose günstig oder ungünstig sein sollen. Jener giebt z. B. Alkoholgenuss als günstig, dieser als ungünstig an. Man sollte aber nicht immer aus wenigen Beobachtungen allgemeine Schlüsse ziehen, da das nicht zu einer Aufklärung beiträgt. Aus dem gleichen Grunde bezweifle ich einstweilen auch die allgemeine Richtigkeit einzelner Angaben Ringiers, dessen Bemerkungen im übrigen einen grossen praktischen Werth haben; nach diesem Autor soll im Winter die Hypnotisirbarkeit kleiner sein, als im Sommer, weil die Kälte hierfür ungünstig sei; so seien selbst Personen, die im Sommer leicht hypnotisirt wurden, im Winter refractär gewesen.

Von hoher Wichtigkeit für die Frage ist die Häufigkeit, mit der man die Versuche bei derselben Person wiederholt. Während nach Hähnle bei dem ersten Versuch von 10 Personen nur 1 empfänglich ist, nimmt die Zahl mit der Frequenz der Sitzungen enorm zu. Bei der psychischen Erregung, die viele anfangs zeigen, kann dies nicht verwundern. Da es ferner für den Eintritt der

Hypnose sehr werthvoll ist, dass die Aufmerksamkeit nicht zerstreut werde, müssen viele erst die Gedanken concentriren lernen. Es giebt sogar Experimentatoren, die behaupten, dass bei längerer Fortsetzung der Versuche alle Menschen zu hypnotisiren sein. Ohne diese Annahme für falsch zu erklären, bemerke ich, dass ich bei mehreren Personen 40 und mehr Versuche gemacht habe, ohne eine Hypnose zu erreichen. Vielleicht wäre bei längerer Fortsetzung der Versuche schliesslich noch ein Resultat erzielt worden, wie ich es in der That auch mehrfach noch nach 40 vergeblichen Versuchen erzielte. Es mag hier die Sache ähnlich liegen wie mit dem grossen Loos, dass jeder Mensch nach der Wahrscheinlichkeitsrechnung einmal gewinnt, wenn er lange genug lebt und spielt.

Ausser diesen in der Versuchsperson liegenden Bedingungen giebt es noch einzelne, die ausserhalb derselben gelegen sind. So z. B. vermögen störende Geräusche bei den ersten Versuchen den Eintritt der Hypnose zu verhindern; sie lenken die Aufmerksamkeit ab und verhindern dadurch den zur Hypnose nothwendigen psychischen Zustand. Später, wenn die Person die Concentrirung der Gedanken gelernt hat, sind Geräusche weniger störend. Für hypnotische Versuche ist aber in der Umgebung die absolute Vermeidung irgend eines Zeichens von Misstrauen nöthig; das geringste Wort, eine Geste können jeden hypnotischen Versuch vereiteln. Da nun die Stimmung einer grossen Gesellschaft oft von Misstrauen beherrscht wird, da ferner mitunter ein ganzes Zeitalter unter der Herrschaft von Misstrauen steht, so erklären sich schon hieraus die grossen Schwankungen, die die Disposition zur Hypnose zu verschiedenen Zeiten und an verschiedenen Orten zeigt. Es kann demnach nicht mehr auffallen, wenn man gelegentlich von 10 Personen alle hintereinander hypnotisirt, während bei einer anderen Gelegenheit sich 10 andere Personen sämmtlich refractär zeigen können.

Von Seiten des Hypnotisirenden ist die Kenntniss der psychischen Eigenschaften des Menschen und Erfahrung unerlässlich. Diese ist unentbehrlich; sie ist nothwendiger, als die Kenntniss der Anatomie und Physiologie. Durch die Erfahrung lernt man sehr bald individualisiren und auf die einzelnen Eigenschaften der Versuchsperson eingehen. Uebung und gute Beobachtungsgabe führen dazu, im richtigen Moment auf das Fixiren oder auf den Augenschluss den Nachdruck zu legen. Der erfahrene Experimentator weiss zu beurtheilen, ob es im einzelnen Falle nöthig ist, durch Worte die Hypnose zu erzielen, oder ob diese, wie es auch vorkommt, deren Eintritt selbst verhindern, und man auf das Fixiren u. s. w. den Hauptnachdruck zu legen hat. Wer leicht hypnotisirbar ist, kann von jedem, derjenige, der schwerer hypnotisirbar ist, nur von einem guten und erfahrenen Experimentator in Hypnose versetzt werden. Damit steht es keineswegs in Widerspruch, dass der persönliche Eindruck des Experimentators sehr wesentlich sein kann und gleichfalls von Einfluss ist; daher kann es kommen, dass eine bestimmte Person A zwar von B in Hypnose versetzt werden kann, während sie bei den Versuchen von C refractär bleibt. Es kann andererseits vorkommen, dass eine Person D von C, nicht aber von B hypnotisirt wird. Es zeigt sich hierbei, dass der Einfluss, den eine Person auf eine zweite ausübt, von der Individualität beider abhängig ist. Den gleichen Vorgang finden wir recht oft im Leben, so in dem Verhältniss des Lehrers zum Schüler, und des Schülers zum Lehrer, in dem gegenseitigen Verhältniss von Freunden, in der geschlechtlichen Liebe u. s. w. Der Einfluss einer Person auf die andere ist hier stets von der Individualität beider abhängig.

Dass es übrigens eine individuelle Beanlagung zum Hypnotisiren und zu dem später noch zu besprechenden Suggeriren giebt — auf die der Verfasser dieses Buches keinerlei Anspruch erhebt — ist sicher. Freilich dürfen wir uns eine derartige Anlage nicht im Sinne der alten Mesmeristen denken, welche annahmen, dass einzelne Menschen über eine besondere physikalische Kraft verfügten; wir müssen uns vielmehr diese Anlage ähnlich wie manche andere vorstellen, bei der es sich um besondere psychische Fähigkeiten handelt. Ruhe, Geistesgegenwart, Geduld sind wesentlich, und man glaube nicht etwa, dass jeder über diese Eigenschaften verfügt. Täglich stundenlang sich mit einer Person behufs Hypnotisirung zu beschäftigen, erfordert schon eine Ausdauer, die nicht jeder hat. Es ist hierzu eine ungleich grössere Geduld nöthig, als z. B. zum Schreiben von Recepten, von denen man in der gleichen Zeit mehrere Schock herstellen könnte.

Nicht unwichtig ist die Frage, ob eine Hypnose ohne resp. gegen den Wunsch einer Person möglich sei. Es ist hierbei zu unterscheiden, ob sie die gestellten Bedingungen erfüllt, oder ob sie dies nicht thut. Erfüllt sie die gestellten Bedingungen, concentrirt sie z. B. genügend ihre Aufmerksamkeit, oder fixirt sie mit der nothwendigen Anspannung ihres Geistes, so kann eine Hypnose selbst bei dem ersten Versuche auch gegen den Willen der Versuchsperson erzeugt werden. Indessen ist zu berücksichtigen, dass jemand, der sich nicht hypnotisiren lassen will, sich schwer in den nöthigen psychischen Zustand versetzen wird. Er wird gewöhnlich die Bedingungen nicht erfüllen, er wird fixiren, aber seine Aufmerksamkeit dabei zerstreuen. Dennoch glaube ich, behaupten zu können, dass einzelne, die es gewöhnt sind, sich unterzuordnen, auch ohne die nöthige angespannte Aufmerksamkeit schon beim ersten Versuche gegen ihren Wunsch in Hypnose gebracht werden können, wenn man ihnen den Eintritt derselben versichert; doch scheinen dies seltene Fälle zu sein. Dass, wenn sie öfter hypnotisirt wurden, bei vielen gegen ihren Wunsch und ohne dass sie sonstige Bedingungen absichtlich erfüllen, Hypnose zu erzielen ist, kann nicht bezweifelt werden. Dass Leute gegen ihren Wunsch hypnotisirt werden können, zeigen die Versuche von Heidenhain. Er hypnotisirte Soldaten, denen das Einschlafen von ihren Vorgesetzten streng verboten war, in Gegenwart der letzteren. Ein solcher Befehl eines Vorgesetzten ist wohl gleichbedeutend für den Soldaten mit dem Wunsche, nicht in Hypnose zu gelangen. Die posthypnotische Suggestion, von der ich später berichten werde, ist auch ein Mittel, Personen gegen ihren Wunsch zu hypnotisiren. Eine dritte Möglichkeit ist noch die, dass ein Wunsch weder nach der einen noch nach der anderen Richtung hin besteht. Es können sich die nothwendigen Bedingungen zum Eintritt der Hypnose einmal zufällig und ohne dass dies der Person bewusst wird, zusammenfinden (Max Dessoir). Es fixirt jemand z. B. bei einer Arbeit sehr scharf einen festen Punkt; dies genügt, eine Hypnose zu erzeugen, (zumal nach früheren unzweckmässigen Versuchen), ohne dass die Person daran denkt. Hier ist also der Wille weder pro noch contra betheiligt. Die Angabe Preyers, dass bei Photographen Personen zuweilen starr sitzen bleiben, nachdem die photographische Aufnahme beendet ist, wäre gleichfalls auf einen unvermutheten hypnotischen Zustand zu beziehen, der durch die feste Fixation hervorgerufen wurde. Es ist bekannt, dass in der Salpêtière in Paris bei einem starken unvermutheten Geräusch einzelne Insassen sofort in Katalepsie verfallen. Interessant ist der Fall, wo ein öfter durch plötzliche Geräusche hypnotisirtes Mädchen an einen Schub ging, um sich aus ihm Photographieen anzueignen. Der zufällige laute Schlag eines Tamtams versetzte die Person in Katalepsie, sodass sie mitten in der Ausführung des Diebstahls stehen blieb und entdeckt wurde. Hack

Tuke bedauert es, dass nicht alle Diebe so bequem gefasst werden können.

Wie schon Bertrand erzählt, kann man einzelne aus dem natürlichen Schlafe in den magnetischen überführen. In neuerer Zeit sind eine ganze Reihe Versuche gemacht worden, Personen aus dem gewöhnlichen Schlafe in Hypnose überzuführen. Baillif, Gscheidlen, Berger, Bernheim, Forel haben derartige Experimente zum Theil selbst bei Personen gemacht, die noch gar nicht hypnotisirt oder vorher gegen die Hypnose refractär waren. Ich selbst habe nur eine hierfür gehörige Beobachtung machen können; sie betrifft einen Herrn, den ich schon öfter hypnotisirt hatte, und den ich aus seinem Nachmittagsschlaf, ohne dass er erwachte, mehrfach in Hypnose bringen konnte. Ob derartige Versuche bei Personen gelingen, die noch nichts von Hypnose gehört haben, ist zweifelhaft.

Noch zweifelhafter scheinen die Angaben von Pitres zu sein, der es für möglich hält, dass in dieser Weise auch durch Reizung der zones hypnogènes ein hypnotischer Zustand herbeigeführt werde. Ich erwähne noch die Behauptung von Coste, dass man auch aus dem durch Chloroform und Morphium erzeugten Schlaf eine Hypnose erzeugen könne. Herrero hat sogar in neuerer Zeit die Behauptung aufgestellt, dass jede Chloroformnarkose in einem bestimmten Stadium in Hypnose übergeführt werden könne, und dass man hierdurch ein Mittel besitze, anscheinend refractäre Personen zu hypnotisiren. Meine bisherigen Versuche in dieser Richtung fielen negativ aus.

Jedenfalls aber ist die vorherige Einwilligung nicht unumgänglich nöthig, um in Hypnose zu kommen, und andererseits giebt es Leute, die trotz des entschiedenen Wunsches, in Hypnose zu kommen, refractär sind (Preyer, Forel). Im Allgemeinen ist jedoch ein absichtlicher Widerstand der Person dem Eintritt der Hypnose hinderlich und zwar schon desshalb, weil in Wirklichkeit eine Person, die sich hypnotisiren lassen will, viel leichter die nöthigen Bedingungen erfüllt, als eine andere. Es kann daher auch nicht verwundern, dass Patienten, die zum Arzt kommen, um hypnotisirt zu werden, zumal wenn sie mit dem vollen Vertrauen kommen, leichter zu hypnotisiren sind, als andere. Diese lassen oft einen Versuch an sich machen mit der stillschweigenden Absicht zu beweisen, dass sie „nicht 'rum zu kriegen sind“, oder sie setzen sich, wie Nonne es nennt, „nur zum Spass“ hin. Glaubt doch mancher, dass die Hypnotirsirbarkeit einen Defect des Willens oder der Intelligenz bedeute!

Da nun so viele Bedingungen auf den Eintritt der Hypnose von Einfluss sind, so kann es nicht verwundern, dass die Zahl der hypnotisirbaren Personen verschieden angegeben wird. Wenn Ewald im Berliner Frauen-Siechenhaus nur 2 Personen hypnotisiren kann, während Liébeault mehr als 92 % unter seinen Patienten hypnotisirt, so liegt dieser enormen Differenz die Ungleichartigkeit der Bedingungen zu Grunde; besonders ist hieran wohl auch die mangelnde psychische Vorbereitung der Versuchspersonen Ewalds Schuld. Bottey nimmt 30 %, Morselli 70 % an, Delboeuf giebt über 80 % als empfänglich an; seine Angaben scheinen mir desswegen von besonderem Werthe, weil sie offenbar mit grosser Kritik zusammengestellt sind, wie jeder, der Delboeufs Arbeiten liest, vorurtheilslos anerkennen muss. Er schliesst auf das genaueste die Simulanten aus und ist in dieser Beziehung vielleicht noch skeptischer, als die Forscher von Nancy. Bernheim bestreitet allen Hospitalsärzten, die nicht mindestens 80 % ihrer Patienten hypnotisiren können, das Recht, über Hypnotismus zu urtheilen; Forel stimmt dem voll und ganz bei.

Je öfter hypnotische Versuche gemacht wurden, um so schneller pflegt die Hypnose einzutreten. Beim ersten Versuch dauert es oft etwas länger, 5 Minuten und mehr, wenn auch manchmal schon wenige Secunden genügen. Ist der Versuch einige Male gelungen, so genügen fast stets einige Momente, um den Erfolg zu sehen. Es kommt dies daher, dass das Erinnerungsbild der früheren Hypnose wesentlich den Neueintritt derselben begünstigt. Ausserdem ist durch die frühere Hypnose deren mächtigster Feind überwunden; es ist dies der Glaube der Person, dass sie gar nicht oder nur durch bestimmte Leute hypnotisirbar sei; er hindert oft den Eintritt der Hypnose. Die Sicherheit, mit der bekannte Hypnotiseure sehr leicht andere Personen hypnotisiren, beruht theilweise darauf, dass die letzteren glauben, sie können von einem renommirten Hypnotiseur in Hypnose gebracht werden, von einem anderen nicht. Es kann auch die Disposition zur Hypnose wieder schwinden, wenn man die Versuche längere Zeit ausgesetzt hat. So sah ich einen hochgradig empfänglichen Herrn wieder refractär werden, als 6 Monate hindurch keine Versuche bei ihm gemacht waren. Aehnliches beobachtete ich bei mehreren Personen; doch wird alsdann gewöhnlich nach kurzer Zeit die Disposition zur Hypnose wieder erzeugt, wenn man einige Versuche macht.

Aus den obigen Beispielen geht schon hervor, dass die einzelnen hypnotischen Zustände unter einander sehr verschiedenartig sind und insbesondere, was die Tiefe der Hypnose betrifft, ausserordentlich variiren. Es lag desshalb nahe, um eine Uebersicht zu erhalten, eine Eintheilung zu versuchen.

Am meisten bekannt geworden ist die Charcots, der 3 besondere hypnotische Stadien annimmt: das kataleptische, lethargische und das somnambule. Ich werde auf dieselben noch ausführlich zu sprechen kommen, bemerke jedoch schon hier, dass diese Eintheilung einen allgemeinen Werth nicht hat, wie übrigens Charcot selbst nicht behauptet. Die von Gurney stammende Eintheilung in 2 Stadien (alert und deep stage) trifft meines Erachtens nur für wenige Fälle das Richtige. Ebenso sind die von Richet, Fontan und Ségard angegebenen 3 Grade für den praktischen Gebrauch nicht genügend charakterisirt.

Auch die Eintheilung von Delboeuf erscheint mir nicht besonders annehmbar. Nach dieser werden zwei Stufen der Hypnose angenommen, die mit Analgesie und die ohne Analgesie. Da aber eine vollkommene Analgesie sehr selten ist, und da die Uebergänge wiederum zu vage sind, so erscheint mir die Analgesie kein geeignetes Characteristikum zu sein. Sehr bekannt geworden sind auch die Eintheilungen, die Liébeault, Bernheim und Forel machten. Da sie im Princip mit einander übereinstimmen und nur in der Zahl der Grade — nach Liébeault 6, nach Bernheim 9, nach Forel 3 — von einander abweichen, so will ich nur Forels Eintheilung anführen.

Grad I Somnolenz; der Hypnotische kann nur mit grosser Anstrengung Suggestionen widerstehen.

Grad II Hypotaxie (charme); die Augen sind fest geschlossen, können nicht geöffnet werden, der Hypnotische muss verschiedenen Suggestionen gehorchen.

Grad III Somnambulismus; er ist charakterisirt durch die Amnesie nach dem Erwachen; d. h. der Hypnotische erinnert sich nach dem Erwachen nicht der Vorgänge während der Hypnose.

Die Eintheilung Forels, Liébeaults und Bernheims beruht wesentlich auf der Amnesie, indem eine besondere Gruppe (Grad III Forels) von hypnotischen Zuständen mit Amnesie den anderen (Grad I und II Forels), wo keine Amnesie besteht, gegenübergestellt wird.

Diejenigen hypnotischen Zustände, bei welchen Amnesie besteht, werden von den genannten Autoren als Somnambulismus bezeichnet. Uebrigens hat schon Wienholt sich dahin ausgesprochen, dass man die magnetischen Zustände mit nachfolgender Amnesie als Somnambulismus bezeichne.

Ich glaube jedoch, es ist besser, wenn wir die Beurtheilung des Grades der Hypnose nicht von der Amnesie abhängig machen, sondern von den Erscheinungen während der Hypnose selbst. Ich werde zeigen, dass die Erinnerung nach der Hypnose von vielen anderen Momenten abhängig ist, welche mit der Tiefe der Hypnose nichts zu thun haben. Der zufällige Anblick eines äusseren Objectes vermag eine ganze Kette von Erinnerungsbildern zu erwecken; wir werden sehen, dass die Erinnerung beeinflusst wird durch die Suggestion. Ich möchte desshalb die Tiefe der Hypnose nur nach den Erscheinungen während der Hypnose selbst beurtheilen. Delboeuf, der oft mit sehr tiefen Hypnosen Versuche machte, giebt dennoch an, dass die Sujets über die hypnotischen Vorgänge sich nach dem Erwachen Rechenschaft gaben.

Die zahlreichen Unterabtheilungen, die Liébeault und Bernheim angeben, sind desshalb nicht gut zu verwerthen, weil kein Princip für die Eintheilung besteht (Max Dessoir). So ist z. B. der eine Grad durch den absoluten Augenschluss, ein tieferer Grad durch Bewegungsstörungen in den Armen ausgezeichnet. Da aber diese bei offenen Augen vorkommen können (Max Dessoir), so sind sie nicht als eine Vertiefung jenes Zustandes mit Augenschluss aufzufassen. Denn bei einer Vertiefung müssen die Erscheinungen aller vorhergehenden, aller leichteren Zustände bei den tiefen gleichfalls vorhanden sein.

Um diesen Schwierigkeiten zu entgehen, hat in neuerer Zeit Max Dessoir eine ebenso einfache wie übersichtliche und klare Eintheilung der hypnotischen Zustände veröffentlicht. Danach zerfallen diese in zwei grosse Gruppen, die sich durch die Ausdehnung der Functionsstörungen von einander abgrenzen; ich will einstweilen diese Eintheilung gleichfalls acceptiren. In der ersten Gruppe zeigen lediglich die willkürlichen Bewegungen Veränderungen, in der zweiten Gruppe treten hierzu noch Abweichungen in der Function der Sinnesorgane. Es sind also in der ersten Gruppe lediglich diejenigen Functionen abnorm, die wir den centrifugalen Bahnen des Nervensystems zurechnen, während in der zweiten Gruppe auch die Functionen der centripetalen Bahnen gestört sind. Dieses Eintheilungsprincip war übrigens schon Kluge bekannt. Nur die wenigsten Versuchspersonen gehören zur Gruppe II; wenn wir 75 % im Ganzen als empfänglich annehmen, so gehören etwa 55 % zu Gruppe I und 20 % zu Gruppe II. Nach Kron ist dieses Verhältniss vielleicht noch zu hoch gegriffen; nach seiner Ansicht gehören zur Gruppe II relativ weniger Personen, als ich angebe. Indessen spricht Kron die Vermuthung aus, dass durch Uebung und andere Momente diese Zahlen wesentlich variiren können.

In diesen zwei Gruppen lassen sich nun selbstverständlich mancherlei Abstufungen und Typen unterscheiden. So z. B. sehen wir, dass mancher zur Gruppe I gehörige hypnotische Zustand lediglich durch den Augenschluss charakterisirt ist, wobei der Hypnotische die Augen willkürlich nicht öffnen kann, wie (S. 15) bei Versuch I. Man pflegte, wie erwähnt, diesen Zustand früher als einen besonderen Grad der Hypnose aufzufassen; doch stellt er sich nach den eben gemachten Ausführungen nur als eine besondere Form von Gruppe I dar. Man pflegte ihn gewöhnlich desswegen als einen besonderen Grad darzustellen, weil in sehr vielen Fällen die Hypnose durch einen Augenschluss eingeleitet wird, während erst später andere Muskeln ergriffen werden. Indessen ist dies in der That nur ein reiner Zufall (Max Dessoir); wir haben uns mehr und mehr daran gewöhnt, die Hypnose durch Einwirkung auf das Auge hervorzurufen und den Augenschluss möglichst schnell zu provociren; es ist dies aber nur eine Gewohnheit, die von der Identificirung der Hypnose mit dem Schlaf herrührt. Es giebt eine ganze Reihe von Hypnotisten, welche die Hypnose bei starr geöffneten Augen erzeugen, wie es bei der unten zu besprechenden Fascination der Fall ist, (vgl. Versuch III). Mir selbst sind mehrere Personen begegnet, bei denen man überhaupt nicht im Stande ist, im Auge eine Bewegungsstörung hervorzurufen, während die anderen Muskeln leicht beeinflusst werden. Aus diesem Grunde muss ich die Angabe Michaels für irrig erklären, man solle das Bestehen der Hypnose erst da annehmen, wo die Augen vollkommen geschlossen seien. Freilich hat Michael darin vollkommen Recht, dass wir die Zustände, bei denen nach langem Fixiren, eine Ermüdung, vielleicht auch etwas Schwindelgefühl im Kopf eintritt, nicht zur Hypnose rechnen, wenn nicht andere für diese typische Erscheinungen eintreten.

Dass die zwei Gruppen nicht schroff von einander getrennt sind, ist selbstverständlich. Im Gegentheil, überall findet man ganz allmähliche Uebergänge, so dass ein Zustand dem andern recht ähnlich ist. Auch der Uebergang vom normalen Leben zur Hypnose ist ein stufenweiser und durchaus nicht so schroff, wie einige denken. Selbst bis zum einfachen Augenschluss, der doch gewiss eine tiefe Hypnose nicht bedeutet, finden wir viele Uebergänge: zuerst nur Schwere in den Augenlidern, alsdann das Bedürfniss, die Augen zu schliessen, dann Erschwerung des Oeffnens der Augen und endlich den absoluten Augenschluss. Alle möglichen Abstufungen zeigen sich, und es wäre nicht so schwer, hundert verschiedene Grade der Hypnose zu beschreiben.

Ferner wird nicht immer die volle Tiefe der Hypnose momentan erreicht; es werden oft erst die leichten Zustände durchlaufen, ehe die volle Tiefe eintritt. Genau den Eintritt der Hypnose zu bestimmen, ist bei diesen allmählichen Uebergängen natürlich schwer. Ein tiefer Seufzer, der manchmal im Beginn der Hypnose eintritt, wird mit Unrecht von einzelnen Seiten als diagnostisch wichtiges Moment betrachtet, zumal derselbe durch Imitation sich sehr leicht weiter verbreitet (Delboeuf). Ebensowenig haben Schluckbewegungen, die besonders beim längeren Fixiren vorkommen, irgend eine Bedeutung für die Hypnose.

III. Symptomatologie.

Ich komme jetzt zu dem wichtigsten und ausführlichsten Capitel, der Symptomatologie der Hypnose. Um eine möglichst übersichtliche Darstellung zu geben, muss ich eine schematische Eintheilung in die Physiologie und Psychologie machen. Man glaube aber nur nicht, dass es sich hier um eine wirkliche Trennung handelt; davon kann gar keine Rede sein. Denn die körperlichen Functionen, die ich unter Physiologie besprechen werde, zeigen lediglich in Folge des psychischen Zustandes Abweichungen von der Norm. Ebenso wie jemand, der durch Schreck gelähmt stehen bleibt, bewegungsunfähig ist infolge eines psychischen Chocs und nicht infolge einer Verletzung der Muskeln, ebenso wie religiös erregte Leute Visionen haben, nicht weil ihr Auge anders functionirt, sondern weil sie in einem abnormen seelischen Zustand sich befinden; ebenso functioniren in der Hypnose die Muskeln, die Sinnesorgane u. s. w. nur desshalb abnorm, weil der psychische Zustand ein anderer ist. Nur unter diesem Gesichtspunkt soll eine Trennung im Folgenden gemacht werden.

Ob es in der Hypnose ausser den primären psychischen und den secundären somatischen Veränderungen überhaupt noch primäre somatische Abweichungen giebt, ist zweifelhaft. Es sind zwar oft auch solche beschrieben worden, worauf ich im Folgenden zu sprechen kommen werde; indessen kranken viele derartige Untersuchungen schon daran, dass nicht streng genug geschieden wird, ob es sich um eine Folge der zur Erzeugung der Hypnose angewendeten Mittel oder um eine wesentliche Erscheinung der Hypnose handelt. Um zu erklären, was damit gemeint ist, nehme ich an, dass eine Person lange Zeit hindurch einen Knopf fixirt. Hierbei werden schliesslich die Augen zu thränen beginnen; die Augen thränen aber jedenfalls, ob die Hypnose eintritt oder nicht. Es ist mithin das Thränen der Augen nicht ein wesentliches Symptom der Hypnose, sondern lediglich die Folge eines zur Erzeugung der Hypnose angewendeten Mittels.

Bei dem engen Connex, der sich überall zwischen den psychischen und somatischen Erscheinungen findet, kann es nicht verwundern, dass ich bei Besprechung der letzteren öfter auf die ersteren mich beziehen muss und umgekehrt; eine ganz strenge Trennung ist nicht möglich. Um innerlich Zusammengehöriges nicht durch äusserliche Momente auseinander zu reissen, werde ich zuweilen von dem rein Schematischen abweichen.

Eine besondere Eigenschaft des Bewusstseins werden wir sehr oft in der Hypnose finden: diejenige, die man als Suggestibilität oder besser als vermehrte Suggestibilität bezeichnet. Ich werde diese und damit zusammenhängende Wörter so oft brauchen, dass es gut ist, wenn wir uns erst über den Begriff klar werden. Zu diesem Zweck muss ich zunächst eine kleine Abschweifung machen.

Jede Vorstellung im Menschen hat eine gewisse Wirkung, die sich bald in einem innerlichen, bald in einem äusserlichen Vorgange zu erkennen giebt. Um einige Beispiele anzuführen, so erwähne ich, dass auf Grund der verschiedenen Reproductionsgesetze eine Vorstellung eine andere erweckt. Die Vorstellung von St. Helena erweckt sofort die von Napoleon I. Diese eigenthümliche Erweckung von Vorstellungen durch andere wurde nun von einer grossen schottischen Psychologenschule (Th. Brown u. a.) als Suggestionsgesetz bezeichnet, und Paul Janet meint, dass durch diesen Ausdruck Braid dazu veranlasst wurde, für ähnliche Erscheinungen — die unten noch zu besprechende Suggestion d'attitude — das Wort „suggeriren“ einzuführen. Es kann aber ferner eine Vorstellung auch durch Erweckung eines Gefühles eine Wirkung ausüben: stellt man sich einen verstorbenen Anverwandten vor, so entsteht das Gefühl der Trauer, die Vorstellung eines freudigen Ereignisses erweckt ein freudiges Gefühl. Ebenso werden Triebe hervorgerufen; die Vorstellung eines Gegenstandes, nach dem man ein lebhaftes Verlangen hat, erweckt den Trieb, den Gegenstand zu besitzen. In ähnlicher Weise werden auch Empfindungen erzeugt. Ein Beispiel liefert uns das Jucken, das viele Personen spüren, sobald vom Floh gesprochen wird. Die Vorstellung des Flohes erweckt hier die Empfindung des Juckens. Diese durch eine Vorstellung erweckten Vorstellungen, Gefühle, Empfindungen und Triebe bilden innere Vorgänge, die wir durch innere Erfahrung kennen. Es kann nun aber auch eine Vorstellung irgend einen nach aussen sich zeigenden Effect haben, z. B. es ruft die Vorstellung bestimmte Bewegungen hervor.

Sehen wir uns hier einmal einen Vorgang an, den man als Gedankenlesen bezeichnet, das in etwas modificirter Form als willing-game schon lange in England ein Gesellschaftsspiel war und in Deutschland durch Cumberlands Schaustellungen populär wurde. Gewiss haben es die meisten schon gesehen; ich will aber den Vorgang noch einmal beschreiben. Eine Person A. wird veranlasst, das Zimmer zu verlassen; unter den Zurückbleibenden wird B. ausgewählt, sich einen vorhandenen Gegenstand zu denken, den A. finden soll. A. kommt zurück, fasst eine Hand von B. und fordert diesen auf, fest an den Ort, wo der gedachte Gegenstand sich befindet, zu denken; nehmen wir an, es sei die Lampe. B. denkt fest daran, und man sieht nun, wie A und B zusammen auf die Lampe zugehen, bis A., auf die Lampe hinweisend, erklärt: „Dies war das Gedachte.“ So einfach dieser von Beard, Gley, Richet, Obersteiner, Preyer in neuerer Zeit erklärte, von Chevreul schon vor 50 Jahren gekannte Vorgang ist, so räthselhaft erschien er anfangs vielen. Derselbe ist folgender: B. denkt fest an den Ort der Lampe und macht dabei mit seinem Körper, besonders auch mit dem Arme, Muskelzuckungen, die nach der Lampe zu gerichtet sind. A. fühlt diese Muskelzuckungen und folgt ihnen; er lässt sich von diesen Zuckungen hinziehen und findet auf diese Weise den gedachten Gegenstand. B. hat natürlich die Bewegungen nicht absichtlich gemacht, mithin waren es unwillkürliche, er hat sie auch nicht bemerkt, es waren also auch unbewusste. Dennoch waren diese Bewegungen stark genug, um A. den Weg zu zeigen. An diesem Beispiel sehen wir nun Folgendes: B. hatte eine bestimmte Vorstellung (nämlich die des Ortes der Lampe) im Kopf, und diese Vorstellung rief Bewegungen hervor. In dasselbe Gebiet ist das Bewegen der Lippen zu rechnen, das, wenn man intensiv an ein Wort denkt, entsteht (Stricker).

Wir sahen also im Vorhergehenden, dass in uns erregte Vorstellungen eine Wirkung hatten, die sich bald innerlich (als Vorstellung, Empfindung etc.), bald äusserlich als Bewegung zeigte; in vielen Fällen, vielleicht immer, tritt eine innerliche und äusserliche Wirkung auf. Welcher Effect eintritt, welche Vorstellung, welches Gefühl, welche Bewegung durch die erste Vorstellung bewirkt wird, ist abhängig von der Individualität der Person, von ihren Erinnerungsbildern, ihrem Charakter, ihren Gewohnheiten und von der Art der Vorstellung; stets aber findet eine gewisse Wirkung statt.

In vielen Fällen ist nun eine Person A. im Stande, eine ganz bestimmte Wirkung, die sie gerade beabsichtigt, zu erzielen, indem sie eine bestimmte Vorstellung in B. erweckt, und zwar wird die Wirkung oft unabhängig von dem Willen B.'s, ja sogar gegen seinen Willen erreicht. Sehen wir uns ein solches Beispiel beim Taschenspieler an; er will mit der rechten Hand irgend einen

Gegenstand greifen, ohne dass es das Publikum merkt. Um dies zu erreichen, sieht er nach irgend einem anderen Punkt, z. B. auf seine linke Hand; die Augen der Zuschauer folgen unwillkürlich den seinen. Durch seinen Blick nach der linken Hand hat der Taschenspieler es bewirkt, dass auch die Zuschauer nach derselben Richtung sehen. Durch seinen Blick nach der linken Hand hat er nämlich fast blitzschnell in den Zuschauern die Vorstellung erweckt, dass an der linken Hand etwas stattfände, und diese Vorstellung hat auch einen Effect gehabt, nämlich den, dass die Zuschauer nach der linken Hand hinsahen. Der Taschenspieler weiss durch ähnliches Vorgehen recht oft den Zuschauer zu beeinflussen; dieser wird durch jenen nicht selten veranlasst, nach einer Richtung zu sehen, die der Taschenspieler wünscht, um an einer anderen nun nicht beobachteten Stelle Gegenstände zu vertauschen oder zu verbergen. Wir sehen also hier, dass der Taschenspieler einen Effect erzielte, den er wünschte, nämlich den, dass die Personen nach einer bestimmten Richtung sahen. Freilich aber hütet sich der Taschenspieler, dem Zuschauer es zu sagen, dass er nach jener Richtung sehen solle; würde dies gesagt werden, so würde der Zuschauer die Absicht merken und gerade nicht nach der Stelle hinsehen, die der Taschenspieler wünscht; es würde alsdann der gewünschte Effect nicht eintreten.

Hingegen giebt es nun auch gewisse Fälle, wo man eine gewünschte Wirkung gerade dadurch erzielt, dass man den Eintritt der Wirkung ganz direct der Person versichert. In den meisten Fällen ist diese zwar im Stande, willkürlich den Eintritt solcher Wirkungen zu verhindern, aber doch nicht immer. Ein Beispiel, das Bonniot anführt, dürfte dies klar machen. Man sagt einer Person, die sich in Verlegenheit befindet: „Aber, Sie werden ja jetzt ganz roth im Gesicht!“ Es ist bekannt, dass viele Personen dadurch, dass man in ihnen die Ueberzeugung vom Rothwerden erweckt, wirklich erröthen. Einen solchen Vorgang nun, bei dem man eine bestimmte Wirkung dadurch erzielt, dass man die Ueberzeugung von deren Eintritt in der Person erweckt, nennt man eine Suggestion. Wir werden sie ausserordentlich oft in der Hypnose finden, und ich habe oben schon bei den Beispielen eine Anzahl solcher Suggestionen gezeigt. Das Nancyer Verfahren, um die Hypnose herbeizuführen, ist auch auf einen solchen Process zurückzuführen. Bei ihm sucht man die Ueberzeugung von dem Eintritt der Hypnose in der Versuchsperson und dadurch die Hypnose selbst zu erzeugen.

Nun giebt es auch Fälle, wo die Vorstellung von dem Eintritt einer Wirkung nicht durch eine fremde Person erweckt wird, sondern wo man selbst diese Vorstellung erzeugt. Es tritt nun auch hierbei sehr oft die entsprechende Wirkung ein, und zwar selbst gegen den eigenen Willen. Unter pathologischen Verhältnissen finden wir diesen Vorgang sehr häufig; ein Stotterer z. B. kann, wenn er gar nicht daran denkt, dass er stottert, sehr gut sprechen, sobald er aber daran denkt, und sobald ihm die Ueberzeugung kommt, dass er nicht würde ohne Stottern sprechen können, in demselben Augenblick fängt er an zu stottern. Da nun aber die Vorstellung des Stotterns hier durch die Person selbst erzeugt wird, während die oben erwähnte Vorstellung von dem Erröthen durch einen Fremden erzeugt wurde, nennt man diesen letzteren Vorgang, wo der Fremde die Vorstellung erweckt, eine Fremdsuggestion oder Heterosuggestion (v. Bentivegni), den ersteren eine Selbstsuggestion oder Autosuggestion.

Solche Autosuggestionen finden sich gar nicht so selten als pathologische Vorgänge. Hierher gehört die Platzangst oder Agoraphobie, die nichts ist als eine Autosuggestion. Der Patient wird hier von dem Gedanken beherrscht, dass er einen freien Platz allein nicht überschreiten könne; keine Vernunftgründe helfen hier. Der Patient erkennt deren Richtigkeit an, ohne jedoch sich durch sie beeinflussen zu lassen, weil seine Autosuggestion zu mächtig ist. Ueberhaupt ist meistens das logische Denken gegenüber diesen Autosuggestionen machtlos. Viele hysterische Lähmungen sind gleichfalls Autosuggestionen; so kann mancher Patient die Beine nicht bewegen, weil er die Ueberzeugung hat, dass die Bewegung unmöglich sei; gelingt es, ihn von dieser Ueberzeugung abzubringen, so ist die Bewegung sofort ausführbar.

Die Autosuggestionen können mitunter durch einen Anlass hervorgerufen werden, und dieser kann von aussen auf die Person einwirken und dadurch eine Autosuggestion herbeiführen. Einzelne traumatische Lähmungen führt Charcot auf einen derartigen Entstehungsmechanismus zurück, obwohl die Discussionen hierüber noch nicht geschlossen sind. Nach dieser Auffassung kann ein heftiger Stoss auf einen Arm infolge gewisser Störungen der Sensibilität in der betroffenen Person die Ueberzeugung hervorrufen, dass der Arm bewegungslos sei. Da der Stoss nun diese Ueberzeugung hervorrief, so steht dieser Fall etwa in der Mitte zwischen der Fremd- und der Autosuggestion. Wir wollen alle Fälle, wo die Autosuggestion nicht unmittelbar entstand, sondern durch irgend einen anderen Vorgang z. B. einen Stoss erzeugt wurde, als indirecte Suggestionen bezeichnen; im Gegensatze zu der directen

Suggestion, welche unmittelbar eine bestimmte Vorstellung erweckt, wovon ich schon mehrere Beispiele gezeigt habe. Es ist übrigens nicht immer nöthig, dass bei der Suggestion eine bewusste Ueberlegung stattfindet; Individualität und Gewohnheit ersetzen diese mitunter und spielen eine grosse Rolle bei der noch zu besprechenden Dressur. Hat z. B. irgend ein äusseres Zeichen, etwa ein Stoss auf den Arm, mehrere Male in Folge bewusster Ueberlegung die Autosuggestion bewirkt, dass der Arm gelähmt sei, so kann dieselbe später bei jedem Stosse sich mechanisch wiederholen, ohne dass eine genauere Ueberlegung über die Wirkung des Stosses stattfindet.

Voraussetzung für das Auftreten aller Suggestionen ist, dass ein bestimmter psychischer Zustand vorhanden ist, der die Disposition hierfür bietet. Die Disposition zur Suggestion wird als Suggestibilität bezeichnet; sie muss vorhanden sein, wenn die Suggestion gelingen soll und muss dieser vorausgehen (v. Bentivegni); die Person, die sich in einem derartigen Zustand befindet, bezeichnet man als suggestibel.

Wir werden nun sehen, dass wir in dieser Weise während der Hypnose viele Wirkungen durch Suggestion erzielen. Wir werden aber weiter sehen, dass wir nicht nur in der Hypnose selbst dadurch Wirkungen erzielen (hypnotische oder intrahypnotische Suggestion), dass vielmehr diese Wirkungen sich auch auf die Zeit nach der Hypnose erstrecken. Wir nennen dies posthypnotische Suggestion. Bei ihr sagen wir der Person in der Hypnose, dass nach dem Erwachen aus derselben ein bestimmter Erfolg eintreten wird. Man kann auch noch eine weitere Art unterscheiden, bei der man vor dem Eintritt der Hypnose etwas der Person eingiebt, was während der Hypnose eintreten soll: prähypnotische Suggestion (Maack).

---

1) Physiologie.

Gehen wir nun zur Besprechung der Functionen der einzelnen Organe über. Die Veränderungen, die wir hier in der Hypnose finden, betreffen die willkürliche und unwillkürliche Muskulatur, sodann die Sinnesorgane und die Gemeingefühle, die Secretionen, den Stoffwechsel und in seltenen Fällen auch die organisirende Zellenthätigkeit.

Am häufigsten zeigt die willkürliche Muskulatur Abweichungen, und zwar übt auf deren Function während der Hypnose die Suggestion einen ausserordentlichen Einfluss aus.

Fragen wir zunächst: wie verhält sich die Function der willkürlichen Muskeln in der Hypnose, wenn keinerlei äussere Einwirkung stattfindet? Wir sehen hierbei die grössten Differenzen vorwalten, je nach der Methode, die zur Hypnotisirung gewählt wurde und je nach der Individualität der Versuchsperson. Einzelne sind im Stande, während der Hypnose sich vollkommen frei zu bewegen, bis der Befehl des Experimentators irgend eine Bewegung inhibirt; mancher hingegen bietet den Eindruck einer schlafenden Person; hier sehen wir gar keine oder ganz seltene Bewegungen vorkommen, die noch dazu einen äusserst langsamen und schwerfälligen Charakter haben. Wir werden bei Besprechung der Suggestionserscheinungen sehen, dass diese Bewegungsunfähigkeit in seltenen Fällen auch nicht durch den Befehl des Hypnotisten gehoben werden kann. Dass zwischen diesen Extremen der vollkommen freien Beweglichkeit und der Bewegungsunfähigkeit alle Uebergänge vorkommen, ist selbstverständlich. Gleichviel nun, welcher von diesen Charakteren vorwiegt; fast stets ist die Muskelthätigkeit durch die Suggestion[1]) in hohem Maasse zu beeinflussen. Durch sie können wir die vorhandenen Bewegungen unmöglich machen und vorher unmögliche Bewegungen hervorbringen.

Ich habe (S. 16) bei der zweiten Versuchsperson gezeigt, wie leicht ich im Stande bin, deren Arm unbeweglich zu machen und zwar lediglich dadurch, dass ich in ihr die Vorstellung erweckte, dass der Arm bewegungslos sei. In ganz gleicher Weise nun lassen sich die Bewegungen der Beine, des Rumpfes, des Kehlkopfes u. s. w. der Willkür der Versuchsperson entziehen. „Sie können ihren Arm nicht hoch heben, nicht die Zunge herausstrecken;“ dies genügt, und die verbotene Bewegung wird unmöglich. In einigen Fällen entsteht nun hierbei die Bewegungslosigkeit dadurch, dass die Person willkürlich keinen Muskel contrahiren kann, so dass der Arm vollkommen erschlafft liegen bleibt, während in anderen Fällen eine Contractur der Antagonisten jede willkürliche Bewegung vereitelt (Bleuler). In gleicher

---

[1]) Ich werde im Folgenden der Kürze halber Suggestion stets für Fremdsuggestion brauchen, wenn nicht das Gegentheil ausdrücklich gesagt ist.

Weise wird auf Befehl das Bein unbeweglich. Wir haben (S. 16) beim Versuch II. gesehen, wie man ebenso die Sprache nehmen kann. Ja man ist im Stande, die Function der Muskeln nur für eine bestimmte Leistung zu gestatten. Man sage einem Hypnotischen: „Sie können nur Ihren Namen aussprechen, sonst aber sind Sie vollkommen stumm;" mit vollster Sicherheit tritt der gewünschte Effect ein. Ebenso ist man im Stande, die Bewegungen des Armes für bestimmte Functionen auszuschliessen; so kann man es einer Person unmöglich machen zu schreiben, während sie gleichzeitig alle anderen Arbeiten ausführen kann. Sie kann alsdann nähen, Clavier spielen etc.; sobald sie aber zu schreiben versucht, sind alle Anstrengungen vergebens. Die Bewegungen werden meistens erst in dem Moment möglich, wo der Experimentator die Erlaubniss ertheilt. Auffallend ist, dass man bei einigen Personen diese, bei anderen jene Muskeln durch Suggestion leichter beeinflussen kann. So z. B. ist man im Stande, eine Person durch Suggestion stumm zu machen, während die anderen Muskeln trotz aller Suggestionen nach dem Willen der Person functioniren. Bei einer anderen wiederum werden zunächst die Arme unbeweglich, während die Sprache ungestört bleibt.

In ganz gleicher Weise, wie durch Suggestion die Bewegungen von Muskeln verhindert werden, werden auch durch Suggestion gegen oder ohne den Willen der Versuchsperson Bewegungen hervorgebracht. Wir haben (S. 16) gesehen, wie die dritte Versuchsperson auf Befehl niederkniete, mir folgte u. s. w. Einer anderen Person sage ich: „Ihr rechter Arm hebt sich und legt sich auf den Kopf;" es geschieht dies sofort. Ich hebe ausdrücklich hervor, dass geschieden werden muss, ob solche Bewegungen ohne oder gegen den Willen [1]) der Person zu Stande kommen, da das letztere bereits eine Erhöhung der Suggestibilität beweist. Ich sage einer Person: „Ihr linker Arm wird sich jetzt in die Höhe heben" und, wie von einem Faden gezogen, hebt sich der Arm, ohne dass die Versuchsperson eine absichtliche Bewegung macht, aber auch ohne dass sie daran denkt, die Bewegung zu verhindern. An einer gewissen Gleichmässigkeit und Ruhe unterscheidet man oft diese, ohne den Willen hervorgebrachten Bewegungen, von denen, die gegen den Willen zu Stande kommen. Diese letzteren sind fast immer durch

---

[1]) Um nicht allgemein verständliche Ausdrücke durch andere zu ersetzen, brauche ich hier und auch sonst gelegentlich das Wort „Wille", obwohl streng psychologisch vielleicht statt dessen „Willkür" oder „Wunsch" angewendet werden müsste.

starke Zuckungen und durch Zittern charakterisirt, worin sich die hochgradige Anstrengung, gegen den Willen des Hypnotisten zu handeln, zeigt.

Ganz ebenso muss der Hypnotisirte auf Befehl husten, lachen, sprechen, springen u. s. w.

Man ist ferner im Stande, durch Suggestion das Bild einer Lähmung einzelner Extremitäten zu erzeugen. Diese isolirten Lähmungen haben grosse Aehnlichkeit mit den ohne Hypnose entstehenden psychischen Lähmungen, wie sie 1869 Russell Reynolds als paralysis dependent on idea und später Erb als Lähmung durch Einbildung beschrieben haben. Die Schüler Charcots haben sich bemüht, objective Merkmale dieser durch Suggestion erzeugten Lähmungen zu finden. Dass durch eine besondere Association von Symptomen derartige objective Veränderungen vorkommen können, ist zweifellos und ist auch von v. Krafft-Ebing bestätigt. Wir müssen uns darüber jedoch klar sein, dass dies nicht als Regel aufgefasst werden darf. Nach Lober, Gilles de la Tourette und Richer ist der klinische Charakter dieser Lähmungen ausgezeichnet durch absoluten Verlust der Motilität und Sensibilität, Steigerung der Sehnenreflexe, Fussklonus, ev. Klonus an der Hand, vollkommenen Verlust des Muskelgefühls, d. h. der Fähigkeit, über die Stellung der Glieder und über die Thätigkeit der Muskeln Gewissheit zu haben, veränderte elektrische Erregbarkeit, vasomotorische Störungen; diese letzteren sollen objectiv besonders als lebhafte Röthung der Haut bei kleinen Reizen sich zeigen. Diese Art von Lähmungen kann sowohl hypnotisch wie posthypnotisch producirt werden. Ebenso wie diese schlaffen Lähmungen, bei denen die Muskeln vollkommen erschlafft sind, können auch Lähmungen mit Contractur, bei denen die Muskeln sich in einem andauernden Contractionszustand befinden, suggestiv hervorgerufen werden.

In ganz gleicher Weise, wie die oben gezeigten einzelnen Bewegungen, kommen auch sehr complicirte Bewegungen, ja Handlungen, wenn ich mich dieses Ausdruckes bedienen darf, bei solchen willenlosen Subjecten durch Suggestion zu Stande. Ich sage der Person: „Sie werden sich dreimal im Kreise drehen“ oder auch „Sie holen diesen Gegenstand vom Tische herunter, Sie müssen hingehen, Sie können nicht anders handeln;“ die Versuchsperson führt die anbefohlene Handlung aus.

Die Suggestion selbst wird auf verschiedene Weise gemacht. Die Hauptsache ist nur, und darauf kommt alles an, dass die Versuchsperson richtig versteht, was der Experimentator will. Jedes Sinnesorgan kann als Eingangspforte der Eingebung gelten. Das Häufigste ist natürlich unser gewöhnliches Unterhaltungsmittel, die Sprache (Verbalsuggestion), mittels deren wir dem Sujet sagen, was wir wünschen. Sehr wichtig und viel wirksamer, wie Worte allein, ist die Begleitung derselben durch Ausführung der Bewegung seitens des Experimentators, die der Hypnotische machen soll. Berufsmagnetiseure haben daher auch die Gewohnheit, Bewegungen durch Imitation zu veranlassen. Heidenhain wurde dadurch anfangs zu der irrigen Meinung verleitet, dass alle derartigen Bewegungen von Hypnotischen auf Imitation beruhten.

Die Imitation tritt besonders bei dem hypnotischen Zustande auf, den einzelne Autoren (Brémaud, Morselli, Tanzi) eingehend studirt haben, bei der Fascination oder Captation wie sie Descourtis nennt. Ich habe (S. 16) bei dem Versuch III. einen hierher gehörigen Fall gezeigt. Ein Berufsmagnetiseur, Donato, hat insbesondere diesen Zustand genauer demonstrirt, und Morselli sowie andere haben desshalb diese Form der Hypnose auch als Donatismus bezeichnet. Donato bedient sich, wie ich bei ihm in Paris sah, eines besonderen Verfahrens, um diesen Zustand hervorzubringen; dasselbe bezweckt wesentlich eine primäre forcirte Contractur aller Muskeln des Körpers, um dadurch die Willkürbewegungen möglichst zu beschränken; von Anfang an sind hierbei die Augen des Hypnotisten und des Sujets fest auf einander gerichtet. Das letztere folgt alsdann schliesslich jeder Bewegung des Experimentators; weicht dieser zurück, so folgt jenes, geht er vor, so geht das Sujet zurück. Ebenso ahmt das letztere jede andere Bewegung des Experimentators nach, vorausgesetzt jedoch, dass es weiss, dass es die Bewegung nachahmen soll; dies ist die Hauptsache. Hier sehen wir, wie oben beim Versuch III, dass die Fascination primär entsteht. Man kann sie aber auch secundär aus den anderen hypnotischen Zuständen entstehen lassen, und dies ist das häufigere. Es kann der Experimentator, nachdem er das Individuum auf eine andere Weise hypnotisirt und die Augen hat öffnen lassen, diese scharf fixiren und nun dieselben Erscheinungen hervorbringen. Eine Abart der Fascination ist das Bannen der Augen des Sujets an irgend ein anderes Object, z. B. den Finger des Experimentators; hierbei folgt der Fascinirte allen Bewegungen, die mit dem Finger gemacht werden.

Auch ausserhalb der Fascination spielt die Imitation in der Hypnose eine grosse Rolle. Es beruht dies darauf, dass der Anblick der Bewegung ein viel lebhafteres Bewegungsbild in dem

Hypnotischen erweckt, als der einfache Befehl; dieses aber ist die Bedingung zum Gelingen der Suggestion.

Ebenso sind auch andere Gesten im Stande, die Verbalsuggestion zu erleichtern. Um jemanden zum Niederknieen zu zwingen, ist die Ertheilung des Befehles mit einer entsprechenden energischen Handbewegung sehr wirksam, wie bei Versuch III. Hierher gehört auch die Erscheinung, welche die Magnetiseure mit Vorliebe zu demonstriren pflegen; nämlich die Anziehung des Hypnotisirten durch den Experimentator. Handbewegungen, die dieser macht, deuten dem Hypnotisirten an, dass er sich dem Experimentator nähern solle. In gleicher Weise aber kann dieser den Hypnotischen fortstossen, indem er ihm andeutet, dass er fortgehen solle; besonders geschieht dies durch abweisende Handbewegungen. Es ist hierbei gar nicht nöthig, dass der Hypnotisirte die Bewegungen des Experimentators sieht; es genügt ihm, sie zu erkennen, sei es, dass sie durch ein Geräusch, sei es, dass sie durch einen Luftzug sich verrathen; so gehorcht der Hypnotische dem Experimentator, selbst wenn er diesem mit dem Rücken zugekehrt ist. Auf der gleichen Erscheinung beruht die Anziehung und Abstossung einzelner Glieder des Hypnotischen, die gleichfalls durch Gesten, resp. durch deren Wahrnehmung seitens des Hypnotischen geschieht. Es kann der Experimentator, ohne ein Wort zu reden, lediglich durch Zeichen mit seiner Hand die Hand des Sujets sich erheben und senken lassen; auch mit seinem Blick erreicht der Experimentator viele Wirkungen. Es ist nicht nöthig, wie bei der Fascination, die Augen des Hypnotischen zu fixiren. Jener sieht das Bein desselben an, sofort ist es unbeweglich. Der Hypnotische geht; plötzlich fixirt der Experimentator eine Stelle des Fussbodens, der Hypnotische bleibt hier festgebannt stehen. Es erinnern diese Erscheinungen lebhaft an den „Bösen Blick,“ an den Zauberblick und dergl., mittelst dessen man im Stande sein sollte, durch blosses Anblicken einen unheilvollen Einfluss auszuüben.

Ich will auch schon hier erwähnen, dass nicht nur die Sprache, sondern auch das Hören von Musik suggestiv wirkt. Beim Spielen eines Tanzstückes tanzt der Hypnotische, dem Rhythmus folgend, den betreffenden Tanz, um eventuell beim Spielen eines neuen Tanzes den Schritt entsprechend zu verändern. Der Einfluss der Musik auf den Menschen ist schon lange bekannt und tritt in der Hypnose ganz besonders hervor. Ich füge hinzu, dass man während der Hypnose mittelst der Musik die verschiedensten Stimmungen und Gefühle erweckt, entsprechend der Art der Musik. Selbstverständlich muss der Hypnotische ein Verständniss hierfür haben, da ohne Erfüllung dieser Vorbedingung die Musik einen Einfluss nicht ausübt. Schon Mesmer kannte diesen Einfluss der Musik und benützte zur Erzielung der nöthigen Wirkung ein damals neu erfundenes Instrument, die Glockenharmonika.

Eine besondere Besprechung als Eingangsweg der Suggestion verdient der Muskelsinn, der uns jederzeit über die Stellung unserer Glieder aufklärt. Er bewirkt die Erscheinung, welche die Nancyer als Suggestivkatalepsie[1]) bezeichnen; sie findet sich auch ausserhalb der Hypnose, z. B. bei einigen Typhuskranken (Bernheim). Sie ist in der Hypnose sehr häufig und zeigt sich in dem folgenden Beispiel: ich hebe den Arm eines Hypnotischen auf, halte ihn in der Luft und lasse ihn dann los; der Arm bleibt stehen, wie ich ihn gestellt habe, ohne dass ich etwas sage. Warum geschieht dies? Weil die Versuchsperson glaubt, dass sie ihn stehen lassen soll, und weil diese Suggestion durch den Muskelsinn ihr zugeführt wurde. Eine andere Person lässt den Arm fallen, ich hebe ihn nochmals in die Höhe und sage dabei: „Der Arm bleibt stehen;“ das geschieht nun; ebenfalls nur, weil die Person jetzt weiss, dass sie ihn stehen lassen soll, während das einfache Hochheben von ihr nicht verstanden wurde. Kehren wir zur ersten Versuchsperson zurück; ich hebe den Arm nochmals in die Höhe und sage gleichzeitig: „Der Arm fällt herab,“ es geschieht dies in der That; offenbar nur, weil die Person glaubt, dass sie ihn jetzt herabfallen lassen soll. In ganz gleicher Weise können nun die Beine, Kopf, Rumpf u. s. w. in die verschiedensten Stellungen gebracht und in dieser gehalten werden; lediglich der Muskelsinn ist hier der Vermittler der Suggestion. Die Neigung der Versuchsperson, kataleptische Stellungen beizubehalten, ist so gross, dass Heidenhain den hypnotischen Zustand als eine künstlich erzeugte Katalepsie auffasste. Die Suggestivkatalepsie hat mit physischen Veränderungen des Muskels gar nichts zu thun.

Die Hauptsache, um die Katalepsie zu erreichen, ist, dass die Idee von der betreffenden Stellung seitens des Sujets angenommen wird. Mitunter muss die Idee sich erst festsetzen, ehe man das gewünschte Resultat erreicht. Man muss zu diesem Behufe durch

[1]) Da über den Begriff „Katalepsie“ die verschiedensten Ansichten bestehen, so bemerke ich, dass ich der Kürze halber hierunter jeden Zustand bezeichnen werde, wo die Willkürbewegungen verloren gehen, und die Glieder in einer Stellung verharren, die ihnen vom Experimentator gegeben wird — ohne Rücksicht darauf, wie lange die Zeit dauert, bis die Glieder frei beweglich sind oder, der Schwere folgend, herabfallen.

irgend welche Mittel eine Zeit lang die Idee einwirken lassen. Dies geschieht sowohl durch Worte wie durch andere Zeichen; viele Personen können erst dann zur Suggestivkatalepsie gebracht werden, wenn man die betreffende Stellung eine Zeit lang beibehält.

An dieser Stelle verdienen auch eine besondere Erwähnung die mesmerischen Striche, die wir (S. 22) als Hypnotisirungsmittel kennen gelernt haben. Man kann nämlich die mesmerischen Striche in der Hypnose auch localisirt anwenden, z. B. längs eines Armes, um diesen kataleptisch zu machen. Die Wirkung derselben ist oft frappant; kataleptische Stellungen, die man durch Verbalsuggestionen gar nicht erreichen kann, treten auf diese Weise oft ein. Soweit ich diese Erscheinungen studiren konnte, ist es auch hier nicht nöthig, zur Erklärung eine besondere Kraft anzunehmen. Vielmehr ist nach meiner Ansicht die Wirksamkeit der mesmerischen Striche dadurch bedingt, dass durch sie die ganze Aufmerksamkeit des Subjects längere Zeit auf den Arm hingelenkt wird. Dadurch hat die Idee Zeit, sich festzusetzen. Man versuche es in dieser Weise, sich einen Arm oder ein Bein mesmerisiren zu lassen, und man wird finden, wie die ganze Aufmerksamkeit diesem Körpertheil zugekehrt ist und zwar viel stärker zugekehrt ist, als wenn man in anderer Weise auf diese Glieder die Aufmerksamkeit concentrirt. Daher kommt es auch, dass die Contraction oft erst dann eintritt, wenn die mesmerischen Striche eine Zeit lang die Aufmerksamkeit auf den entsprechenden Körpertheil hingelenkt haben. Ganz ebenso wie die ohne Berührung vorgenommenen Striche wirken auch die mit Berührung vorgenommenen. Jedenfalls, und dies ist festzuhalten, findet die Wirkung derselben nur dann statt, wenn das Individuum eine Vorstellung von dem hat, was eintreten soll. Dass centrifugal gemachte Striche die Contraction hervorrufen, centripetale sie zum Verschwinden bringen, ist eine oft angegebene Erscheinung; doch scheint es sich hierbei um eine unbeabsichtigte Suggestion zu handeln. Ich war übrigens oft im Stande, durch centripetale Striche dasselbe zu erreichen, wie durch centrifugale.

In dieser Weise also, sehen wir, wirkt die Suggestion auf die Bewegungen. Eine bestimmte Stellung wird von der Person eingenommen, weil ihr die Idee dazu vom Experimentator eingepflanzt wird.

Eine derartige eingepflanzte Idee hat aber noch eine besondere Wirkung in der Hypnose. Sie hat nämlich oft die Neigung, sich festzusetzen und in Folge dessen eine längere Wirkung auszuüben. Diese Fortdauer der Wirkung kann sich in dreierlei

Weise äussern, einmal dadurch, dass ein bestimmter Contractionszustand längere Zeit beibehalten wird, d. h. es tritt eine Contractur ein, zweitens aber auch dadurch, dass eine bestimmte Bewegung längere Zeit fortgesetzt wird, drittens dadurch, dass wenn die Muskeln erschlafft sind, eine Contraction derselben gar nicht oder nur schwer zu erreichen ist. Ich bin entschieden der Ansicht, dass man diese Erscheinungen im Gebiete der Muskeln von der Suggestion trennen muss, die zwar eine bestimmte Function herbeiführt, deren lange Dauer aber nicht erklärt. Mitunter ist es selbst nicht einmal möglich, durch eine neue Suggestion die Wirkung der ersteren zu unterbrechen.

Ich gebe einer Person den Befehl, sie solle den rechten Arm stark ausstrecken. Der Arm wird ausgestreckt, und es ist der Person nicht möglich, ihn nun durch den eigenen Willen zu beugen, d. h. die Muskeln befinden sich in dem Zustande der Contractur. In den meisten Fällen wird auf meinen Befehl, den Arm zu beugen, dies sofort erreicht. Aber es giebt doch einzelne Fälle, wo auch der Experimentator nicht im Stande ist, diesen Contracturzustand schnell zu beseitigen, weil die frühere Idee noch nachwirkt. Je stärker die Muskelcontraction war, um so schwerer ist es zuweilen, den Contracturzustand momentan zu heben.

Ebenso kann aber auch eine bestimmte Bewegung längere Zeit fortgesetzt werden. In dieses Gebiet gehören die sogenannten automatischen Bewegungen (Liébeault, Bernheim), oder fortgesetzte Bewegungen, wie sie Max Dessoir nennt. Dreht man die Arme eines Hypnotisirten um einander herum, so hat der Hypnotisirte die Neigung, diese Bewegung noch fortzusetzen, auch wenn der Experimentator nicht selbst mehr dreht. Es geschieht dies gleichfalls, weil jener glaubt, dass ihm der Befehl zum Drehen gegeben ist. In manchen Fällen dreht er ganz passiv während er in anderen, besonders auf Aufforderung hin, einen möglichst starken Widerstand versucht, um die Arme anzuhalten. Dieser Widerstand ist jedoch erfolglos; gegen jede Willensanstrengung wird die Bewegung fortgesetzt. In den meisten Fällen genügt eine neue Suggestion des Experimentators, dass die Arme stehen bleiben, um sofort die Bewegungen zu hemmen. Mitunter ist die Idee so lebhaft eingedrungen, dass es dem Experimentator nicht möglich ist, durch einen Gegenbefehl den sofortigen Stillstand zu erreichen. Ich sah es in dieser Weise öfter, dass trotz meines Befehles die Bewegung noch eine ganze Weile fortgesetzt wurde. In gleicher Weise werden nun die verschiedensten Bewegungen fortgesetzt, wenn einmal der Anfang gemacht ist.

Ich hebe einen Arm in die Höhe und lasse ihn in leichte Beugebewegung im Ellenbogengelenk übergehen; sobald ich ihn loslasse, setzt er die angefangene Bewegung fort. Wenn der Hypnotisirte gehen soll, aber dem Befehl nicht nachkommt, so ziehe man ihn ein kleines Stückchen vorwärts; sobald man ihn nun sich selbst überlässt, setzt er automatisch die Gehbewegung fort (Heidenhain). Hierher gehört auch das unwillkürliche Lachen, das ich öfter fand; es tritt auf Befehl oder auf leichte Veranlassung ein. Weder durch den Befehl des Experimentators noch durch den Willen des Hypnotischen kann dasselbe beendet werden; Obersteiner, der in Oesterreich zuerst für das wissenschaftliche Studium des Hypnotismus eintrat, hat das hypnotische Lachen bei sich selbst beobachtet und beschrieben. Ebenso kann man als automatische Bewegungen abwechselnde Beuge- und Streckbewegungen im Armgelenk oder Kniegelenk erzeugen, dessgleichen Nick- oder Schüttelbewegungen des Kopfes u. s. w.

In einzelnen Fällen ist übrigens die Passivität des Individuums so gross, dass die Idee einer Bewegung überhaupt sich nicht festsetzt. Hier ist auch die Suggestion des Experimentators nicht im Stande, die Muskelschlaffheit zu überwinden. Derartige Personen lassen, wenn man den Arm hebt, ihn trotz aller Suggestion sofort wieder herabfallen. Fragen werden nicht beantwortet, oder nur ganz leichte Bewegungen mit den Lippen zeigen an, dass sie gehört wurden. Je nach dem Fehlen oder Vorwiegen dieser Muskelschlaffheit kann man zwei verschiedene Charaktere der Hypnose unterscheiden, die als active und passive bezeichnet werden. Die letztere Form hat äusserlich grosse Aehnlichkeit mit dem natürlichen Schlafe, während die erstere bei oberflächlicher Beobachtung leicht für einen wachen Zustand gehalten wird. Die passive Hypnose wird von einzelnen Autoren (Braid) nicht als eine Form der Hypnose angesehen, sondern zum Schlaf gerechnet, weil eben diejenige Eigenschaft fehlt, welche jene Forscher als das Charakteristikum der Hypnose ansehen, nämlich die Katalepsie. Mir scheint diese nicht absolut nothwendig, um Hypnose anzunehmen. Die passive Hypnose zeigt sich oft schon bei Beginn als solche; sobald die Augen sich schliessen, senkt sich der Kopf nach vorn oder nach hinten, indem die stützenden Halsmuskeln erschlaffen. Dass übrigens zahlreiche Uebergänge zwischen activer und passiver Hypnose bestehen, dass man eine oft in die andere überführen kann, ist selbstverständlich.

Eine besondere Besprechung erfordern an dieser Stelle die Bewegungsstörungen, die sich am Auge zeigen. Wir sahen schon oben, dass manche Hypnose nur durch den Augenschluss charakterisirt ist, während er in vielen Fällen zu anderen Symptomen hinzukömmt. Er steht gleichfalls unter dem Einfluss der Suggestion, und es genügt in den meisten Fällen der Befehl des Experimentators, um das Oeffnen der Augen augenblicklich herbeizuführen. Der Augenschluss ist sehr günstig für den Eintritt anderer hypnotischer Phänomene, aber doch nicht unumgänglich nothwendig. Es giebt sogar Personen, die beim Fixiren in den tiefsten Grad der Hypnose kommen, ohne dass die Augen sich dabei geschlossen hätten (Gurney).

Nicht unerwähnt darf bleiben, dass bereits Heidenhain den Augenschluss als alleiniges Symptom der Hypnose kannte und anerkannte. Um so mehr ist es zu verwundern, dass die Kenntniss dieser leichten hypnotischen Zustände vollkommen verloren ging. Als ich vor zwei Jahren eine Person aus dem Berliner Frauensiechenhause mittelst des Nancyer Verfahrens in diesen Zustand der Hypnose bei dem ersten Versuch versetzte, glaubte Herr Professor Ewald, der an derselben Person früher vergebliche Versuche mittelst Fixirens gemacht hatte, den Augenschluss für eine Simulation halten zu müssen. Es waren eben diese leichten Zustände damals ziemlich unbekannt.

Trotzdem nun, wie wir sahen, ein Augenschluss nicht absolut nöthig ist, um eine Hypnose einzuleiten, so sind doch in den meisten Fällen die Augen geschlossen, und es ist oft nicht möglich, die Augen öffnen zu lassen, ohne dass dabei gleichzeitig die ganze Hypnose beendet würde. Selbst wenn unter Fortdauer derselben die Augen geöffnet sind, so besteht dennoch in vielen Fällen eine gewisse Schwere in den Augenlidern und das Bedürfniss, das Auge zu schliessen. Indessen liegt hier auch viel an der Methode, und speciell die primäre Fascination findet stets bei weit geöffneten Augen statt. Der Augenschluss selbst ist mitunter ganz leicht und nicht krampfhaft; in einer ganzen Reihe von Fällen sah ich jedoch, dass der Augenschliessmuskel krampfhaft contrahirt ist. Uebrigens machen schon Braid und Heidenhain darauf aufmerksam, dass, wo die Augenlider schliessen, auch bei der tiefen Hypnose, der Augenschluss nicht immer ein absoluter ist. Es bleibt oft eine kleine Spalte offen, die desswegen nicht unwichtig ist, weil mancher Versuch des Hellsehens, auch manches angebliche Lesen mit der Magengrube, auf dem Sehen durch diese kleine Spalte beruht. Jedenfalls ist der Augenschluss ein häufiges Vorkommen bei der Hypnose, und speciell bei Anwendung des Nancyer Verfahrens das gewöhnliche. Jeder wird hier wohl daran erinnert, dass auch beim Eintritt des natürlichen Schlafes die Schwere in den Augenlidern, das Müdigkeitsgefühl um die Augen herum eines der ersten Symptome ist.

Während die Augen geschlossen sind, befinden sich nicht selten die Lider in einer vibrirenden, zitterartigen Bewegung; doch hat dieses Zeichen keinen wesentlichen diagnostischen Werth, da es einerseits mitunter fehlt, andrerseits aber ohne Hypnose oft eintritt. Während die Augen sich schliessen, sehen wir nicht selten die Bulbi nach oben rotiren. Während jedoch in einzelnen Fällen diese Rotation bestehen bleibt, kann in anderen Fällen unmittelbar nach dem Augenschluss der Bulbus seine natürliche Stellung einnehmen. Findet dies nicht statt, so erblickt man bei dem künstlichen Heben der Augenlider nur die weisse Sclera. Die von einigen beschriebene Convergenz der Augäpfel in der Hypnose konnte ich nur in einem Falle von Hysteroepilepsie finden. Dass man gelegentlich Convergenz durch Suggestion erzielen kann, wird von Borel angegeben. Sind die Augen geöffnet, so soll, wie mehrfach beschrieben ist, ein leichter Grad von Exophthalmus beobachtet werden; dieses Symptom scheint jedoch nur bei Anwendung der Fixationsmethode constatirt zu sein.

Der willkürliche Bewegungsapparat steht also während der Hypnose, wie wir sahen, ganz wesentlich unter dem Einfluss der Fremdsuggestion. Eine weitere Eigenthümlichkeit ist, dass eine bestimmte Bewegung oder ein bestimmter Contractionszustand der Muskeln nicht immer schnell gehemmt werden kann, und endlich sahen wir, dass in einzelnen Fällen die Muskeln gar nicht oder nur wenig zur Contraction gebracht werden können. Irgend eine dieser Functionsstörungen der Muskeln besteht in jedem hypnotischen Zustande. Wenn dieselbe sich auch mitunter nur auf die Unmöglichkeit, das Auge zu öffnen, beschränkt, so sehen wir in anderen hypnotischen Zuständen, dass auch die anderen Muskeln des Körpers von der Functionsstörung ergriffen werden.

Durch verschiedene Combination der erwähnten Abnormitäten und durch die verschiedene Localisation in den Muskeln kommen nun die wechselndsten Bilder zu Stande. Die verschiedenen Arten der Katalepsie entstehen auf diese Weise. Bernheim unterscheidet mehrere Formen von dieser Katalepsie, je nach der Leichtigkeit, mit der man im Stande ist, die kataleptischen Stellungen zu ändern. Bald gelingt dies sehr leicht, bald schwerer, wie bei der tonischen Contractur; die flexibilitas cerea bildet eine Mittelstufe. Diese verschiedenen Arten der Katalepsie sind Sache der Dressur und Suggestion (Berger). Eine typische flexibilitas cerea habe ich, ausser wenn daraufhin gerichtete Dressur bestand, niemals deutlich in der Hypnose gesehen. Aus einer auf die flexibilitas cerea bezüglichen Bemerkung Nonnes scheint hervorzugehen, dass Nonne mit Bezug hierauf andere Erfahrungen gesammelt hat. Ich betone desshalb, dass ich hier die typische flexibilitas cerea meine, bei der man deutlich das Widerstandsgefühl haben muss, als ob man Glieder aus Wachs biegt; dieses Widerstandsgefühl muss ferner stets gleichmässig sein, es darf nicht in dem einen Augenblick stärker sein, als im anderen. In dieser Bedeutung ist die flexibilitas cerea während der Hypnose nach meiner Erfahrung nur durch Dressur zu erreichen. Jedenfalls aber sind alle diese Erscheinungen lediglich psychischer Natur.

Eines der bekanntesten Bilder in der Hypnose ist die Starre des gesammten Körpers. Es handelt sich hier um eine vollkommen tonische Contractur fast aller willkürlichen Muskeln, durch welche Kopf, Hals, Rumpf, Beine starr werden, wie ein Brett. Man kann sodann das bekannte Schaustück ausführen, den Kopf auf einen Stuhl, die Ferse auf einen andern zu legen, ohne dass der Körper zusammenknickt. Ja man ist alsdann im Stande, noch durch ein grosses Gewicht, z. B. das eines Menschen, den Körper zu belasten. Dass man diese Starre nicht immer durch Verbalsuggestion allein erreicht, dass man vielmehr die mesmerischen Striche gern zu Hilfe nimmt, kann nach dem, was ich über die Wirksamkeit derselben gesagt habe, nicht verwundern. Gewöhnlich genügt der Befehl des Experimentators oder irgend ein Zeichen desselben, die Starre zu lösen.

Es frägt sich nun, ob sich im Gebiete der willkürlichen Muskulatur noch andere Abweichungen während der Hypnose zeigen. Es sind sehr oft Veränderungen, die nicht psychischer Natur seien, angenommen worden. Sehr häufig wird behauptet, dass die Reflexthätigkeit in der Hypnose verändert sei, dass hier Reflexe auftreten, die unter normalen Verhältnissen nicht vorkommen. Unter denen, die ganz besonders diese Ansicht äusserten, sind Heidenhain und Charcot zu nennen. Letzterer basirt seine Eintheilung der hypnotischen Zustände auf der Veränderung der Reflexe; ich will daher an dieser Stelle kurz die Hauptkennzeichen der drei Charcot'schen Stadien angeben.

Charcot unterscheidet einen grand hypnotisme und einen petit hypnotisme. Den letzteren schildert er nicht genauer, bei dem ersteren, der sich bei der Hysteroepilepsie findet, unterscheidet er drei Stadien: 1) Das kataleptische Stadium, das unter dem Einfluss eines plötzlichen starken Geräusches entsteht oder auch durch Oeffnen der Augen aus dem lethargischen Stadium hervorgeht, zeigt bei geöffneten Augen eine grosse Leichtigkeit, die Stellungen der Körpertheile zu verändern. Jede Position, die man ihnen giebt, wird ziemlich lange beibehalten; aber auch vom Experimentator leicht geändert, ohne dass ein Widerstand besteht; also keine wächserne Biegsamkeit (flexibilitas cerea). Keine Sehnenreflexe, keine Steigerung der muskulären Erregbarkeit. Es besteht Analgesie, aber vermittelst des Gesichts, Gehörs und Muskelsinnes gelingt es oft, einen gewissen Einfluss auf das Individuum zu gewinnen. 2) Das lethargische Stadium; es kann durch Fixation primär oder durch künstlichen Augenschluss aus dem kataleptischen secundär erzeugt werden. Das Individuum ist bewusstlos und äusseren Einflüssen nicht zugänglich, Analgesie. Die Glieder sind schlaff und fallen der Schwere nach herab; Augen geschlossen, Sehnenreflexe gesteigert. Es findet gesteigerte Erregbarkeit der Muskeln statt, die sogenannte neuromuskuläre Hyperexcitabilität. Man zeigt diese Steigerung durch mechanische Reizung von Muskel, Nerv oder Sehne. Drückt man z. B. auf den Nervus ulnaris, so entsteht Contraction aller Muskeln, die von ihm versorgt werden, sodass eine ganz charakteristische Stellung der Finger zu Stande kommt; reizt man einen Muskel, so contrahirt sich dieser ganz allein. Man erreicht dabei dasselbe, wie unter normalen Verhältnissen durch localisirte Faradisation, die Duchenne zeigte. Während an den Extremitäten die Contraction in Contractur übergeht, d. i. dauernd wird, findet im Gesichte bei Reizung des Nervus facialis nur einfache Contraction statt, die bald nachlässt. Die Lösung der entstehenden Contractur wird durch Erregung der Antagonisten erzeugt; so z. B. wird die Beugecontractur des Handgelenks durch mechanische Erregung der Streckmuskeln beseitigt; die Contractur eines Sternocleidomastoideus durch Reizung des anderen. Auffallend ist, dass man nach Charcot die motorischen Hirnbezirke durch den Schädel hindurch mittelst des galvanischen Stromes reizen kann, sodass in den entsprechenden Muskeln Contractionen entstehen. 3) Das somnambule Stadium. Es entsteht bei einigen primär durch Fixation; bei allen kann es aus dem lethargischen oder kataleptischen durch leichte Reibung des Scheitels hervorgebracht werden. Die Augen sind halb oder ganz geschlossen. Durch leichte Hautreize werden die darunter liegenden Muskeln in rigide Contraction versetzt; nicht aber wie im lethargischen Stadium durch Reizung der Muskeln, Nerven oder Sehnen. Auch schwindet nicht, wie in ihm, die Contractur durch Reizung der Antagonisten. Die im Somnambulismus durch Contractur herbeigeführten Stellungen der Glieder können auch nicht mit der Leichtigkeit, wie in der Katalepsie geändert werden; vielmehr ist ein gewisser Widerstand vorhanden, wie bei der flexibilitas cerea; kataleptoider Zustand nennt ihn Charcot. Um die Contracturen zu beseitigen, wendet man denselben Hautreiz an, mit dem man sie erzeugt hat. Im Somnambulismus sind viele äussere Einflüsse vermöge der Suggestion möglich, die ich später im Zusammenhang besprechen werde.

Was diese Charcot'schen Stadien betrifft, so bezweifeln die meisten Forscher, ob sie wirklich bestehen, und sie nehmen an, dass sie nur ein Kunstproduct sind, das durch eine zwar unbeabsichtigte, aber dennoch angewendete Dressur erzeugt wurde. Auffallend ist es gewiss, dass, seitdem die Schule von Nancy hierauf hingewiesen, seitdem sie die vielen Fehlerquellen gezeigt hat, die vermieden werden müssen, die Charcot'schen Stadien immer seltener beobachtet wurden. Wetterstrand hat sie unter 3589 verschiedenen Personen niemals gefunden (Pauly); Experimentatoren, die sie gelegentlich constatirten, geben selbst an, dass sie erst nach zahlreichen Versuchen bei einzelnen Personen auftreten (Stembo). Ich selbst konnte ebensowenig, wie viele andere, die Charcot'schen Stadien bei meinen Versuchen beobachten; doch sind selbst tausend negative Resultate nicht im Stande, ein positives Resultat Charcots umzustossen. Ich habe übrigens auch an mehreren hysteroepileptischen Personen oft experimentirt, konnte aber dennoch die Stadien nicht beobachten, trotzdem Richer meint, dass jeder, der an solchen Personen experimentire, identische Resultate wie Charcots Schule erreichen werde. Dennoch halte ich es für möglich, dass für einige wenige Fälle von Hysteroepilepsie die Stadien existiren. Nur beschränke man sie auf diese wenigen Fälle; man gebe ihnen keine weitere Bedeutung, als Charcot selbst, der eine Verallgemeinerung dieser drei Stadien keineswegs behauptet. Selbst diejenigen Autoren, die im grossen und ganzen Charcots Stadien für richtig halten, geben übrigens mannichfache Abweichungen zu.

Charcot selbst legt den Hauptwerth auf die Veränderungen der Muskelerregbarkeit in den verschiedenen Stadien. Dumontpallier und Magnin jedoch behaupten, dass die neuromuskuläre

Erregbarkeitssteigerung keineswegs sich auf die Lethargie beschränke, sondern in allen Stadien vorkomme. Ebenso haben sie darauf hingewiesen, dass es mannichfache gemischte Zustände (états mixtes) gebe, bei denen theilweise die Symptome des einen, z. B. des lethargischen, theilweise die des andern, des kataleptischen sich zeigten. Richer findet einzelne Fälle, in welchen die Katalepsie durch grössere Steifigkeit und Neigung zu Contracturen ausgezeichnet ist. Tamburini und Seppilli finden eine Lethargie mit Hyperästhesie der Ovarien. Jules Janet wiederum hat bei Wit., einer der berühmtesten Versuchspersonen Charcots, ein viertes Stadium erzeugt, das sich somatisch und psychisch von allen drei anderen unterscheidet, Auch sonst findet man in den Schriften von Charcots Schülern viele Abweichungen von dem Typus der drei Stadien. So beschreibt Richer Formen von der Lethargie, in welchen die Versuchsperson auf Befehl Bewegungen ausführe, Gilles de la Tourette eine léthargie lucide, bei der keine Bewusstlosigkeit bestehe. Jedenfalls ist der Begriff der Stadien, da man alles Mögliche unter sie bringen wollte, etwas confus geworden. Jeder suchte die Stadien; wenn er sie nicht ganz genau fand, was das Gewöhnliche war, so glaubte er, gewisse neue Kennzeichen hinzufügen zu müssen.

Die Mittel, um die verschiedenen Stadien herbeizuführen, haben einen sehr zweifelhaften Werth. Magnin behauptet, dass man durch einen bestimmten Reiz, z. B. Druck auf den Scheitel, alle Stadien herbeiführen könne; welches Stadium eintrete, sei nur von der Dauer des Reizes abhängig. Dumontpallier und Magnin haben ausserdem die Behauptung aufgestellt, dasselbe Mittel, welches ein bestimmtes Stadium erzeuge, bringe es auch zum Schwinden (L'agent qui fait défait): wird beispielsweise die Katalepsie durch einen grellen Lichtstrahl herbeigeführt, so schwindet sie auch, wenn ein neuer Lichtstrahl das Auge trifft. Etwas Aehnliches hatte übrigens schon Braid behauptet (Max Dessoir).

Die Hauptsache aber ist, dass nach Charcots Angaben, resp. denen seiner Schüler, Erscheinungen in dem Gebiete des Muskelsystems angegeben werden, die ohne jeden psychischen Einfluss zu Stande kommen sollen. So sollen, wie wir gesehen haben, durch Druck auf die Nerven während des lethargischen Stadiums Muskelcontractionen entstehen; während des somnambulen sollen durch Reizung der Haut gleichfalls Muskeln in Contraction gesetzt werden, ohne dass dabei ein psychischer Act stattfindet, d. h. ohne dass die Person weiss, dass und welche Muskeln sie contrahiren soll.

Ganz dasselbe hat Heidenhain angegeben; nur fand er keine Contracturen durch Druck auf den Nerven, sondern wesentlich nur durch die Reizung der Haut. Heidenhain glaubt auch, dass diese Contracturen ohne jede Betheiligung des Bewusstseins zu Stande kämen, dass es sich um Reflexe handele, die durch Reizungen der Haut ausgelöst würden. Durch leichte Reizung sollten sich nach Heidenhains Annahme nur die darunter gelegenen Muskeln, durch stärkere auch die benachbarten contrahiren, und sollte die hierbei auftretende Contractur immer weiter fortschreiten, entsprechend der Stärke des Reizes. In dieser Weise fasst Heidenhain den in Hypnose entstehenden Starrkrampf als einen Reflex auf. Heidenhain hat sich bemüht, neue Reflexe zu finden. Durch Reizung bestimmter Hautstriche sollten gewisse Bewegungen ausgelöst werden; so sollten durch Berührung des Nackens — analog dem Goltzschen Quarrversuche — Laute ausgestossen werden. Auch Born hat eine Reihe neuer Reflexe zu finden geglaubt, die bei dem Streichen bestimmter Hautstellen aufträten.

Die viel discutirte Frage, ob es sich bei Heidenhains resp. Charcots Versuchen wirklich um Reflexe handle oder nicht, ist desswegen nicht so leicht zu beantworten, weil sehr oft und gerade von vielen Physiologen zwei Arten von Reflexen nicht scharf genug von einander getrennt werden: die somatischen und die psychischen Reflexe. Um dies klar zu machen, muss ich eine kleine Abschweifung machen und einige Worte über die Reflexthätigkeit sprechen. Unter Reflexthätigkeit der Muskeln verstehen wir diejenige Thätigkeit derselben, die durch Erregung eines sensiblen Nerven hervorgerufen wird, und wobei die Mitwirkung des Willens ausgeschlossen ist. Wenn z. B. ein Insekt in das Auge fliegt, so schliesst sich dasselbe; dieser Augenschluss ist aber ein Reflex, weil er ohne den Willen entsteht. Wird bei einer anderen Gelegenheit das Auge willkürlich geschlossen, so ist das kein Reflex, sondern eine Willkürbewegung, so dass die gleiche Bewegung sowohl reflectorisch wie willkürlich ausgeführt werden kann. Nehmen wir nun folgenden Fall an: ich berühre das Auge einer Person A.; dasselbe schliesst sich in Folge des Reizes reflectorisch, d. h. ohne Betheiligung des Willens. Bei einer anderen Person B. nähere ich meine Hand dem Auge derselben; noch lange ehe dieses berührt wird, schliesst es sich, und zwar nicht nur ohne, sondern auch gegen den Willen B.s. Der Augenschluss B.s ist gleichfalls reflectorisch: der Reiz wird hier auf den Sehnerven ausgeübt. Dennoch besteht zwischen dem Augenschluss von A. und

B. ein grosser Unterschied. Während bei A. keinerlei psychische Thätigkeit vorhanden zu sein braucht, um den Reflex auszulösen, ist dies bei B. anders. Er schliesst — wenigstens der gewöhnlichen Annahme gemäss — das Auge, weil er durch die Vorstellung dazu getrieben wird, es könnte das Auge berührt werden. Nähert B. seine eigenen Finger dem Auge, so schliesst es sich nicht, weil jene Vorstellung dann nicht entsteht. Jedenfalls aber findet bei B.s Augenschluss eine entschiedene psychische Thätigkeit statt, nicht aber bei dem A.s. Wir nennen desshalb den Augenschluss B.s einen psychischen, den A.s einen somatischen Reflex. Die psychischen Reflexe sind ausserordentlich häufig: das Bücken beim Pfeifen einer Kugel, das Lachen beim Anblick eines Clowns, das Brechen bei einem ekelhaften Geruch sind psychische Reflexe. Die ohne den Willen eintretende Muskelthätigkeit wird durch einen Reiz, der auf das Ohr, Auge, resp. den Geruch ausgeübt wird, veranlasst, nachdem der Reiz durch das Bewusstsein eine besondere Deutung erfahren hat.

Die Eintheilung der Reflexe in somatische und psychische ist für uns nicht werthlos; ich halte es für richtig, vorläufig an dieser Eintheilung festzuhalten, obwohl sie nur ein Schema ist, und obwohl eine so hohe Autorität wie Lewes bei allen Reflexen eine psychische Thätigkeit annimmt. Gurney, Max Dessoir und Hückel haben treffend auf die Bedeutung der psychischen Reflexe für die Hypnose hingewiesen. Heidenhain und Charcot leugneten bei den von ihnen hervorgerufenen Contracturen jede psychische Thätigkeit; die Nancyer hingegen nehmen an, dass eine solche stattfindet, dass der Hypnotische weiss, was eintreten solle, dass sein Wille aber nicht im Stande ist, den Eintritt der Contractur zu verhindern; man nennt diesen Vorgang eine Suggestion, die demnach nur eine Art des psychischen Reflexes ist. Es wäre mithin die oben aufgeworfene Frage, ob Heidenhains resp. Charcots Contracturen Reflexe seien, dahin zu modificiren, ob es sich, wie diese Autoren annehmen, um somatische oder ob es sich um psychische Reflexe handelt.

Ohne a priori behaupten zu wollen, dass die Heidenhain'schen und Charcot'schen Angaben falsch seien, constatire ich, dass dieselben mindestens eine exacte Nachprüfung beanspruchen würden, ehe sie anerkannt werden dürfen. Heute, wo wir durch Bernheim, Forel, Delboeuf u. a. wissen, dass diese Dinge alle oder fast alle durch Suggestion zu Stande gebracht werden können, d. h. dadurch, dass der Hypnotische glaubt, dass die Erscheinungen eintreten sollen, müssen wir vermuthen, dass dies thatsächlich der

Fall ist, wenn die Suggestion nicht streng bei den Versuchen ausgeschlossen ist. Heidenhains Experimente bieten in dieser Beziehung keine Garantie. Da man damals den Einfluss der Suggestion nicht kannte, so schloss man ihn auch nicht aus, und es scheint sogar nach Heidenhains Veröffentlichungen, dass man vor den Versuchspersonen über die zu machenden Versuche sprach. Wenn nun Heidenhain behauptet, dass die Contracturen gesetzmässig fortschreiten und zwar genau den von Pflüger für die somatischen Reflexe aufgestellten Gesetzen entsprechend, so bezweifle ich dies nach meinen eigenen Erfahrungen; nach ihnen schreiten die Contracturen so fort, wie der Hypnotische den Befehl resp. Wunsch des Experimentators auffasst, sodass von einer Gesetzmässigkeit nicht die Rede ist.

Was Charcots Behauptungen betrifft, so werde ich auf einzelne Punkte, z. B. die Bewusstlosigkeit in der Lethargie, noch anderweitig zu sprechen kommen. Hier will ich nur bemerken, dass die meisten Erscheinungen gleichfalls durch die Suggestion erklärt werden können. Klar liegt die Sache bei den Contracturen des Somnambulismus. Nichts ist leichter, als durch Suggestion derartige Contracturen hervorzubringen. Wenn dieselben ohne Suggestion zu Stande kommen sollen, dann wäre zunächst diese auszuschliessen. Die Ueberzeugung jedoch, dass sie ausgeschlossen war, wäre nur dadurch zu geben, dass man genauer als bisher und detaillirt die ersten Versuche, die an den Personen gemacht wurden, publicirt. Die unbewusste und unbeabsichtigte Suggestion ist die grösste Fehlerquelle, welche hypnotische Untersuchungen darbieten. Ich vermuthe, dass die Contracturen des Somnambulismus nur durch eine psychische Thätigkeit zu Stande kommen. Das geht auch aus einer anderen Erscheinung hervor. Wir sahen oben bei Versuch IV, dass bei der tiefen Hypnose nur eine Person, der Experimentator, die Versuchsperson beeinflussen kann, mit ihr in Rapport ist, wie der terminus technicus lautet. Nur der Experimentator kann Muskelcontractionen hervorrufen; Reize von Seiten anderer Personen sind unwirksam. Würden die Contractionen ohne Betheiligung des Bewusstseins zu Stande kommen, so wäre ein derartiges Verhalten ganz unbegreiflich. Auch Charcots Schüler sprechen von dieser Erscheinung; sie geben an, dass im Somnambulismus nur einige Personen die Muskelthätigkeit der Hypnotischen durch Hautreize beeinflussten; nämlich diejenigen, die mit der Versuchsperson in Rapport sind; dies spricht entschieden dafür, dass die Contracturen durch eine Thätigkeit des Bewusstseins zu Stande kommen; freilich haben Charcots Schüler diesen naheliegenden Schluss nicht gezogen.

Etwas complicirter liegt die Sache bei den Contracturen in der Lethargie; zumal bei denen, wo durch Druck auf den Nerven eine bestimmte Muskelgruppe, z. B. die des Nervus ulnaris, in Thätigkeit gesetzt oder bei denen irgend ein isolirter Muskel gereizt wird. Indessen wäre es auch hier nöthig, dass über die ersten Versuche etwas Genaues veröffentlicht würde. Denn dass bei häufiger Wiederholung derselben Versuche einzelne Aeusserungen geschehen, aus denen die Versuchsperson entnimmt, was sie zu machen hat, ist kaum zu vermeiden. Dass aber durch solche Aeusserungen auch ziemlich complicirte Bewegungen, z. B. isolirte Ulnariscontractur, entstehen können, d. h. lediglich auf dem Wege der Suggestion, unterliegt für mich gar keinem Zweifel. Bei der leichten Auffassungsgabe, die Hypnotisirte haben, können sie sehr leicht dazu gebracht werden; ich halte es keineswegs für etwas so Unwahrscheinliches, die wenigen Bewegungen durch Suggestion herbeizuführen, die Charcot gewöhnlich bei seinen Demonstrationen erzeugt. Ich erwähne übrigens ausdrücklich, dass selbst ein Anhänger Charcots, der seine Stadieneintheilung anerkennt, Jendrássik, gleichfalls meint, dass auch die Contractur der Lethargie lediglich auf dem Wege der Suggestion zu Stande komme. Richer behauptet allerdings ausdrücklich, dass bei diesen Versuchen, die tausendfach variirt wurden, die Resultate stets identisch waren, dass Imitation ausgeschlossen war, und dass momentan die Reizung von Muskeln und Nerven die entsprechenden Contracturen hervorbrachte, die selbst nur wenige Aerzte absichtlich erzeugen könnten. Dass aber die Sache nicht so klar liegt, geht aus der Angabe von Vigouroux hervor, der den Musculus deltoideus von diesem Gesetze ausschliesst, sowie aus der Angabe von Gilles de la Tourette, dass die Resultate erst nach längeren Vorversuchen erreicht würden. Ich möchte mir ein Endurtheil speciell über die Contracturen in der Lethargie nicht erlauben; die Frage ist meines Erachtens nicht gelöst, wie dieselben zu Stande kommen, ob mit, ob ohne Suggestion.

In dieses Gebiet gehören auch die von Heidenhain und Berger seinerzeit beobachteten Erscheinungen der Echolalie. Nach Art eines Phonographen, wie Berger sich ausdrückt, sprechen die Hypnotisirten alles nach, was man ihnen vorsagt. Ja sogar das, was sie in fremden Sprachen hören, wird mit einer gewissen Vollkommenheit nachgesprochen. Dass etwa nur bestimmte Bezirke der Körperoberfläche geeignet sein sollen (Heidenhain, Berger), dieses Nachsprechen zu vermitteln, ist als ein Irrthum aufzufassen, der veranlasst wurde durch die mangelhafte Kenntniss der Suggestibilität seitens der Breslauer Forscher. Ich glaube, dass der Hypnotisirte nachspricht, wenn er glaubt, dass er nachsprechen soll. Dass einzelne, zumal nach der nöthigen Uebung, auch im Stande sind, grössere Leistungen hierbei zu zeigen, indem sie ihnen unbekannte Sprachen schnell und sicher nachsprechen, steht fest. Ob man hierbei gegen den Magen oder gegen den Nacken — dies sollten die empfindlichen Bezirke sein — oder gegen irgend einen anderen Körpertheil spricht, ist vollkommen gleichgiltig. Die Hauptsache ist, dass der Hypnotisirte weiss, dass er nachsprechen soll.

Auch gewisse Reflexe, die zu Stande kommen sollen durch Berührungen des Kopfes, das Entstehen von Aphasie oder von Zuckungen oder Contracturen im Arm oder Bein bei Berührung bestimmter Schädelstellen, ist wohl in genau derselben Weise aufzufassen; derartige Angaben wurden von Heidenhain gemacht und in der letzten Zeit besonders auch von Silva, Binet und Féré. Diese glauben sogar einzelne Glieder dadurch in Somnambulismus zu versetzen, dass sie eine bestimmte Schädelstelle reizen und zwar diejenige, die dem motorischen Centrum des betreffenden Gliedes entspricht. Die Versuche sind wohl nicht mit der genügenden Vorsicht angestellt worden. Wie man durch jenen Druck auf die Schädelstellen das Resultat erreicht, ist unerklärlich und wird selbst dadurch nicht erklärlich, dass jene Autoren auf die Gall'sche Schädellehre hinweisen. Chalande will sogar auf diese Weise Physiologie des Gehirns studiren (Delboeuf). Was werden unsere Physiologen dazu sagen, dass man, um einen Bezirk des Gehirns zu reizen, nur den Schädel über der betreffenden Stelle während der Hypnose zu reiben braucht! Das Mittel wäre zwar wegen seiner Einfachheit recht praktisch; leider ist es auf ungenauen Beobachtungen begründet und vollkommen unbrauchbar. Auch Braid beschrieb schon ähnliche Erscheinungen als Phreno-Hypnotismus. Er hat versucht, Erklärungen von allerdings sehr unverständlicher Natur zu finden. Die eine Vermuthung Braids war, dass es sich um reflectorische Reizungen handelte. Durch Druck einer Schädelstelle werde ein Nerv gereizt, der reflectorisch einen Hirnbezirk erregte und dadurch z. B. den Wohlthätigkeitssinn erregte; durch Reizung einer anderen Schädelstelle werde ein anderer Nerv gereizt, der reflectorisch vom Gehirn aus den Ausdruck der Andacht zu Wege brächte etc. Braid selbst gab wahrscheinlich später den Phreno-Hypnotismus auf (Preyer).

Es sei an dieser Stelle auch darauf hingewiesen, dass man im Stande ist, durch Suggestion halbseitige Hypnose (Hemihypnose) hervorzubringen, oder auch jede Körperhälfte in verschiedener Weise zu beeinflussen. Schon Braid war es bekannt, dass man durch Anblasen des einen Auges ein halbseitiges Erwachen hervorbringen kann und zwar auf derselben Seite. In verschieden modificirter Weise wurden sodann die Versuche aufgenommen von Descourtis, Charcot, Dumontpallier, Bérillon, Lépine, Strohl sowie auf Kaysers Veranlassung von Grützner, Heidenhain und Berger, welch letzterer seine Ansicht später änderte. Wenn diese Autoren die halbseitige Hypnose als einen physiologischen Zustand betrachten, hervorgerufen durch einseitigen Augenschluss, oder durch einseitiges Reiben der Kopfhaut, so sind diese Behauptungen heute nicht beweisend. Wir wissen, dass wir durch psychische Einwirkung alle diese Zustände hervorbringen können, und es müsste die Suggestion zunächst ausgeschlossen sein, wenn die Versuche beweisend sein sollten. Aus Heidenhains Veröffentlichungen geht aber mit grosser Wahrscheinlichkeit hervor, dass in Gegenwart der Versuchspersonen über die zu erwartenden Resultate gesprochen wurde; das erwartete Resultat braucht aber der Hypnotische nur zu ahnen, um in entsprechender Weise darauf zu reagiren. Die Angaben der verschiedenen Autoren sind übrigens hier so widerspruchsvoll, dass die Zweifel dadurch noch verstärkt werden. Bald soll Streichen der rechten Kopfhälfte die linke Körperseite hypnotisch machen, bald wird die rechte Seite davon befallen. Die von Heidenhain hierüber aufgestellten Gesetze sind nicht aufrecht zu erhalten. Die Hauptsache ist und bleibt, dass die Person weiss, was mit ihr geschehen soll, und welcher Effect von den Manipulationen erwartet wird.

Wie aus dem Gesagten einleuchtet, fasse ich die functionellen Veränderungen, welche die willkürliche Muskulatur in der Hypnose zeigt, als central bedingt auf; eine suggerirte Idee bewirkt die Lähmungen, die Bewegungen der Glieder. Weiter wäre nun die Frage zu erörtern, ob durch diese suggestive centrale Thätigkeit Veränderungen in der Function der Muskeln auftreten können, die normaliter sich nicht finden, d. h. ob dadurch objective Abweichungen veranlasst werden, die durch den eigenen Willen des Hypnotischen nicht herbeigeführt werden können.

A priori halte ich die Wahrscheinlichkeit, dass objective Veränderungen eintreten, für nicht gross. Denn dass die Idee, die ich dem Sujet eingebe, mehr leisten soll, als die Idee, die es sich selbst macht, ist nicht so nahe liegend. Wenn nun dennoch gelegentlich sich objective Merkmale finden, so beweist dies, dass die durch Fremdsuggestion hervorgerufene Idee in anderer Weise auf die Functionen wirken kann, als eine Idee, die durch den eigenen Willen entsteht, oder dass in der Hypnose zur Suggestion noch etwas anderes hinzukommt, was die Muskeln beeinflusst; es ist dies insbesondere die Neigung zur Contractur, über die ich oben gesprochen habe. Auf die eine oder die andere Art müssen wir die objectiven Erscheinungen auffassen. Ich habe schon von den somatischen Kennzeichen suggerirter Lähmungen gesprochen. Ich will hier noch einige andere Fälle erwähnen, wo die Suggestion die normale Leistungsfähigkeit der Muskeln erhöhte.

Die kataleptischen Stellungen der Glieder werden mitunter ausserordentlich lange, selbst mehrere Stunden hindurch, beibehalten. Einmal blieb eine Person sogar 17 Stunden in dieser kataleptischen Stellung. Berger berichtet einen Fall, wo ein junges Mädchen, das fortwährend beobachtet wurde, 7 Stunden ohne sichtbare Veränderung diese Stellung innehielt. In diesen Fällen fehlt auch das sonst bei starker Muskelanstrengung bestehende Müdigkeits- und Schmerzgefühl in den Muskeln; es ist ferner eine Seltenheit, dass nachher ein starkes Müdigkeitsgefühl auftritt, selbst wenn lange Zeit hindurch, z. B. eine Stunde, dieselbe Stellung beibehalten wurde. Hierher gehören auch einzelne Fälle von Echolalie, die gelegentlich sehr stark ausgeprägt ist. Braid erzählt einen Fall, wo ein hypnotisches Mädchen Lieder vollkommen nachsang, die die berühmte Sängerin Jenny Lind vortrug, trotzdem jenes Mädchen im wachen Zustande dazu gar nicht im Stande war. Braid führt diese Leistung auf die Feinheit des Gehörs und des Muskelsinnes in der Hypnose zurück.

Wir finden übrigens in der Hypnose überall Anknüpfungspunkte an das normale Leben. Wir sehen, dass in der Hypnose ein Arm auf Befehl hin länger in einer bestimmten Stellung bleibt, als z. B. ein Bein, da auch sonst die Muskeln des Beines viel schwieriger dasselbe in einer bestimmten Stellung fixiren, als die Muskeln des Armes diesen; jenes sinkt durch die Schwere schneller nach unten.

Auch dynamometrische Untersuchungen, d. h. Messungen der Muskelkraft wurden mehrfach während der Hypnose vorgenommen. Ich selbst habe eine ganze Reihe diesbezüglicher Versuche gemacht, die grösstentheils mit den Erfahrungen von Beaunis übereinstimmen. Als der wichtigste Punkt erscheint mir der, dass in den meisten Fällen während der Hypnose die Muskelkraft geringer ist, als vor derselben. Ich habe derartige Untersuchungen in den verschiedensten hypnotischen Zuständen gemacht; ich konnte nur selten eine Vermehrung finden. Uebrigens kommen auch hier Schwankungen vor, und ich sah gelegentlich auch die Kraft einer Hand zunehmen, die der anderen abnehmen. Auch fand ich bei derselben Person zu verschiedenen Zeiten verschiedene Resultate. Wo sich jedoch solche gelegentliche Schwankungen zeigten, waren sie stets von geringem Umfang; es haben dieselben um so weniger Bedeutung, als alle dynamometrischen Untersuchungen an gewissen Fehlerquellen leiden.

Hier wäre auch die elektrische Erregbarkeit der Muskeln und Nerven zu berücksichtigen, die bisher nur selten untersucht wurde. Steigerung der elektrischen Erregbarkeit in Hypnose findet Moriz Rosenthal. Tereg findet gleichfalls in einem allerdings ohne Galvanometer untersuchten Falle Veränderungen vor; ebenso Marina bei einer öfter hypnotisirten Person im wachen Zustande. Ich konnte indessen ebensowenig wie Heidenhain, Berger und Rieger etwas Wesentliches in dieser Richtung finden. Ich habe über hundert einzelne Untersuchungen vorgenommen, ohne dass ich erhebliche Differenzen zwischen Hypnose und wachem Zustand gefunden hätte. Meine Untersuchungen machte ich mit dem galvanischen und faradischen Strom; ich wendete stets das Hirschmann'sche Galvanometer an; die meisten meiner Experimente machte ich am Nervus ulnaris unmittelbar über dem Ellenbogen. Dass bei gewissen Suggestionslähmungen die elektrische Erregbarkeit vermindert ist, habe ich schon gesagt; es scheint also, dass auf eine psychische Veranlassung hin in einzelnen Fällen die elektrische Erregbarkeit Veränderungen erfährt, deren weitere Untersuchung sehr interessant wäre. Ich glaube wenigstens nicht, dass es sich um primäre Veränderungen in den Muskeln oder Nerven handelt. Kurz erwähnt soll noch werden, dass nach Morselli und Mendelsohn die Muskeln in der Hypnose auf einen Reiz hin sich schneller contrahiren, als im wachen Leben.

Ich habe im Vorhergehenden eine ganze Reihe von Erscheinungen besprochen, die ich mit den Nancyern als Suggestionsphänomene betrachte, von denen aber andere, z. B. Heidenhain, Charcot glauben, dass es sich um gewöhnliche Reflexe ohne jede psychische Thätigkeit handle. Ich habe gezeigt, dass die Echolalie, viele Contracturen, Heidenhains und Borns neuentdeckte Reflexe wahrscheinlich Suggestionserscheinungen sind. Neue Reflexe, die von der Suggestion unabhängig sind, scheint es in der Hypnose nicht zu geben; es sind wenigstens sichere Beweise hierfür noch nicht erbracht. Es frägt sich nun weiter, wie sich die gewöhnlichen Reflexe in der Hypnose verhalten.

Ich habe nur gelegentlich von den Sehnenreflexen gesprochen, deren Steigerung wir in der Lethargie Charcots und bei gewissen suggestiven Lähmungen fanden. Auch Berger hatte Steigerung des Patellarreflexes beobachtet. Es scheint aber die Steigerung, wie ich öfter beobachtete, von der Art der Suggestion abhängig zu sein. Ich fand gleichfalls bei suggerirten Lähmungen, wenn die Muskeln vollständig schlaff waren, mehrfach Steigerung; andererseits bei kataleptischen Stellungen Verminderung der Sehnenreflexe. Es ist dies ein leicht erklärlicher Vorgang, der ganz analog dem Verhalten im wachen Leben ist, und nicht ohne Weiteres als charakteristische Erscheinung der Hypnose betrachtet werden darf; denn auch ohne Hypnose sind die Sehnenreflexe deutlicher, wenn die Muskeln erschlafft, als wenn diese contrahirt sind.

Was das Verhalten der Pupille betrifft, so gab schon Braid einen Unterschied der Pupille zwischen Hypnose und Schlaf an. In diesem wird bekanntlich Verengerung der Pupille beobachtet, während Braid in der Hypnose oft Erweiterung fand, die auch Heidenhain constatirt. Ich habe diese letztere niemals beobachtet, ausser wenn ich die Fixationsmethode anwendete; sonst fand ich vielmehr sehr oft Verengerung der Pupillen. Dass während des Fixirens nicht selten Pupillenschwankungen vorkommen (Braid), kann ich bestätigen; Erweiterung und Verengerung wechselt hier lebhaft ab. Auch Accomodationskrampf ist öfter angegeben worden (Heidenhain, Cohn, Rumpf). Sehr häufig begegnet man der Angabe, dass der Pupillenreflex in der Hypnose Abweichungen zeigt. Auf Lichteinfall soll nämlich eine reflectorische Verengerung der Pupille zuweilen während der Hypnose nicht erfolgen. Ein vollkommenes Fehlen des Reflexes habe ich nie constatirt, wohl aber fand ich mehrfach sehr geringe Reaction, wenn ich längeres Fixiren zur Herbeiführung der Hypnose benützte. Ob das Fixiren oder die Hypnose das Bedingende waren, scheint mir zweifelhaft; doch neige ich der Ansicht zu, dass das lange Fixiren daran Schuld war. Sgrosso constatirte bei seinen zwei Versuchspersonen Erweiterung der Pupille bei Eintritt der Hypnose, sowie verminderte Contraction während derselben.

Wir haben bisher fast nur die Veränderungen kennen gelernt, die sich in dem willkürlichen Bewegungsapparate während der Hypnose zeigen. Es charakterisiren dieselben in verschiedener Mischung die zur ersten Gruppe (S. 37) gehörigen Hypnosen, finden sich aber auch stets bei der zweiten Gruppe. Die zu ihr gehörigen hypnotischen Zustände sind aber durch eine Vermehrung der Suggestionsfähigkeit ausgezeichnet. Besonders wird dadurch die Function der Sinnesorgane beeinflusst. Wie diese ohne Suggestion in der Hypnose functioniren, darüber lässt sich schwer etwas Sicheres sagen; die Angaben der Autoren sind sehr widerspruchsvoll. In den leichten Graden der Hypnose findet sich keine wesentliche Veränderung in der Function der Sinnesorgane: der Betreffende sieht, hört, riecht u. s. w., wie normal. In der tiefen Hypnose sollen nach Liébeault zuerst das Gesicht und der Geschmack abnehmen, dann der Geruch, während zuletzt erst Gehör und Gefühl schwinden; wenn man aber die Fixationsmethode anwendet, so sollen die Augen zuletzt betroffen werden. Nach meinen Erfahrungen sind diese Angaben nicht ganz richtig; wenn wir sie mit denen anderer Autoren vergleichen, so finden sich auch viele Widersprüche. Ich glaube, dass diese grösstentheils dadurch bedingt sind, dass man nicht berücksichtigt, wie verschieden sich der Hypnotisirte verschiedenen Objecten resp. Personen gegenüber verhält. Er hört z. B. den, der ihn einschläfert, und andere nicht; er fühlt seine Berührungen, während er die anderer nicht fühlt. Aus diesem Grunde glaube ich auch, müssen wir von Anfang an den ganzen Zustand als einen lediglich psychischen betrachten. Braid unterschied zwei Grade, je nach der Function der Sinnesorgane: in dem einen soll sich Erhöhung der Sinnesthätigkeit zeigen, in dem anderen Abschwächung; ich habe dies bei meinen Beobachtungen nicht bestätigen können.

Wir sind nun im Stande, durch Suggestion alle möglichen Sinnestäuschungen in der Hypnose zu erzeugen. Es wird dadurch das Bild so wechselvoll, dass derjenige, der zum ersten Mal die Dinge sieht, ganz berechtigte Zweifel haben muss, betreffend die Realität der Erscheinungen. Wir haben uns so sehr daran gewöhnt, uns auf die Wahrnehmungen unserer Sinnesorgane zu verlassen, in ihnen zuverlässige Zeugen für alles, was vorgeht, zu finden, dass wir in der That erstaunt sind, wenn wir sehen, dass ein Wort genügt, um den Hypnotischen in eine ganz andere Umgebung zu versetzen.

Man theilt bekanntlich die Sinnestäuschungen in Hallucinationen und Illusionen; diese bestehen in der falschen Deutung eines äusseren Objectes, jene in der Wahrnehmung eines Objectes an einer Stelle, wo sich nichts befindet. Wird z. B. ein Buch für eine Katze, ein Schlag auf den Tisch für einen Kanonenschuss gehalten, so spricht man von einer Illusion, wird hingegen eine Katze an einer leeren Stelle wahrgenommen, so spricht man von einer Hallucination. Eine Hallucination liegt auch dann vor, wenn ein äusseres Object durch Association eine Wahrnehmung verursacht. Ein Stuhl z. B., auf welchem jemand öfter eine bestimmte Person sitzen sah, kann, selbst wenn er einmal leer ist, durch Association die Gesichtswahrnehmung jener Person hervorrufen; dies ist alsdann eine Hallucination, die mittelbar durch ein äusseres Object hervorgerufen wurde.

In der Hypnose beobachten wir nun zahlreiche Hallucinationen und Illusionen. Wir haben bereits (S. 17) bei Fall IV gesehen, dass es genügt, das Vorhandensein eines Hundes zu behaupten, damit ein solcher anscheinend gesehen werde. Ein Tuch wurde für einen Hund gehalten; es war dies mithin eine Illusion. Sie ist leichter hervorzubringen, als eine Hallucination; ohne ein solches äusseres Object, wie das Tuch, misslingt nämlich die Eingebung sehr oft. Biete ich nicht selbst ein derartiges äusseres Object, so sucht der Hypnotische es meistens selbst. Sind die Augen geschlossen, so sind Hallucinationen des Gesichtes leichter zu erzeugen; die Personen glauben dann, wie im Traume mit geschlossenen Augen, Personen und Objecte zu sehen. Sie meinen dabei, die Augen offen zu haben, ebenso wie wir während des Traumes uns des Augenschlusses nicht bewusst sind. Um die Sinnestäuschungen für die Augen beim Oeffnen derselben zu erzeugen, ist es nöthig, schnell die Täuschung aufkommen zu lassen, damit kein Erwachen folge, während die Augen geöffnet werden. Es ist anzurathen, sofort einen bestimmten Punkt fixiren zu lassen (vgl. Versuch IV), während die entsprechende Sinnestäuschung suggerirt wird, damit bei dem absichtlichen Herumschweifenlassen der Augen die Person nicht erwache. Ebenso wie die Augen können wir andere Sinnesorgane zu dem Sitze der Täuschung machen. Ich klopfe auf den Tisch und erwecke die Vorstellung, dass man mit Kanonen schiesse; ich puste mit dem Blasebalg mehrere Male und mache die Suggestion, eine Locomotive komme angedampft. Ich erzeuge auch ohne jeden äusseren Reiz eine Gehörshallucination, z. B. die des Klavierspielens. Ebenso macht man Geruch, Geschmack und den Tastsinn zum Sitz der Täuchung. Bekannt sind die Beispiele, wo Hypnotisirte Wasser und sogar Dinte für Wein trinken, wo sie Zwiebeln als Birnen essen, wo sie Ammoniak für Eau de Cologne riechen u. s. w. Man sieht hierbei den Gesichtsausdruck, welcher der suggerirten Wahrnehmung entspricht, so täuschend nachgemacht, dass bei dem wirklichen entsprechenden Sinnesreiz ein besserer Effect schwer erzielt werden kann. Die Behauptung, man habe dem Sujet Niespulver in die Nase gethan, erzeugt Niesen. Alle Modalitäten des Tastsinnes, sowohl der Druck-, wie der Temperatursinn und die Schmerzempfindung können beeinflusst werden. Hier ist eine Person, der ich die Eingebung mache, sie habe ihre Füsse in Eis stecken. Sofort entsteht ein lebhaftes Frostgefühl. Sie zittert, klappert mit den Zähnen, hüllt sich fest in den Rock ein. Selbst Gänsehaut kann eintreten bei Suggestion eines kalten Bades (v. Krafft-Ebing). Jucken u. s. w. wird in gleicher Weise erzeugt. „Morgen um 3 Uhr wird Ihre Stirn jucken", sage ich einem Herrn. Die posthypnotische Suggestion realisirt sich; es juckt so stark, dass derselbe sich fortwährend kratzen muss. Mir scheint es, als ob Tastsinn und Geschmack leichter und häufiger beeinflusst werden, als die anderen Sinnesorgane. Einen bitteren Geschmack zu suggeriren gelingt beispielsweise gewöhnlich viel eher, als die Hervorrufung einer Gehörs- oder Gesichtstäuschung. Freilich pflegen sich solche Personen auch von der Täuschung sehr oft Rechenschaft abzulegen; sie empfinden z. B. ganz deutlich den bitteren Geschmack, sagen sich aber gleichzeitig, dass dieser nur eine subjective Empfindung sei, dass sich kein bitter schmeckender Stoff im Munde befinde.

Die Suggestionen für die Sinnestäuschungen lassen sich in jeder Weise machen. Man ist im Stande, durch Worte das Sujet glauben zu lassen, dass es einen Vogel sehe. Man kann auch durch Handbewegungen, zumal nach einiger Dressur, dasselbe erreichen, wenn man z. B. anscheinend einen Vogel mit der Hand festhält. Die Hauptsache ist, dass das Sujet die Bedeutung der Geste erkennt.

Natürlich lassen sich diese Suggestionen gleichzeitig für mehrere Sinnesorgane hervorbringen. Ich sage jemandem: „Hier ist eine Rose" — sofort wird die Person die Rose nicht nur sehen, sondern auch fühlen und riechen. Einer andern Versuchsperson gebe ich angeblich ein Dutzend Austern; sie verzehrt dieselben, ohne dass ich ihr eine besondere Suggestion zu machen brauche; die Suggestion betheiligt hier gleichzeitig das Auge, das Gefühl und den Geschmack. In vielen Fällen wird der Muskelsinn in auffallender Weise durch derartige Eingebungen beeinflusst. Ich gebe einer Versuchsperson ein Glas Wein zu trinken; sie führt das vorgetäuschte Glas an den Mund und lässt hierbei zwischen Hand und Mund einen Zwischenraum, als ob sie ein wahres Glas in der Hand hielte. Auch ohne dass ich die Täuschung für jeden einzelnen Sinn präcisire, geschieht dies von Seiten der Versuchsperson ganz spontan. Die meisten Suggestionen ergänzt der Hypnotische in dieser Weise durch einen Process der zu den S. 44 beschriebenen indirecten Suggestionen gehört. Es bleibt die Fremdsuggestion nicht eine isolirte Erscheinung; sie giebt vielmehr je nach der Individualität der Hypnotischen und je nach der hypnotischen Dressur Anlass zu einer Reihe anderer Vorgänge. Ich sage einem Hypnotischen: „Hier greifen Sie dies Fläschchen mit Eau de Cologne!" Trotzdem er in Wirklichkeit nichts erhält, glaubt der Hypnotische das Fläschchen in der Hand zu fühlen; ohne dass ich etwas sage, glaubt er das Fläschchen zu sehen, den Geruch wahrzunehmen u. s. w. Kurz und gut, es hat der Hypnotische sich die eine Suggestion in ganz selbständiger Weise weiter ergänzt. Dieser Vorgang ist sehr häufig.

Uebrigens spiegelt sich die Täuschung, vorausgesetzt, dass sie eine vollkommene ist, in dem ganzen Mienenspiel sowie in allen Bewegungen deutlich ab. Ein Gourmand kann beim Genusse einer Delikatesse kein verklärteres Gesicht machen, als ein Hypnotisirter, wenn man ihm den Geschmack einer guten Speise suggerirt. Der Schrecken, der sich auf dem Gesicht eines Hypnotisirten abspiegelt, wenn er einen Tiger auf sich zustürzen glaubt, ist so täuschend, wie ihn wohl nur wenige künstlich nachahmen können. Ein Hypnotischer erhält mehrere Gläser Wein durch Suggestion, wobei sein Kopf roth wird, und er sich über einen heissen Kopf beklagt. Einem andern gebe ich ein Stück Kork als Zwiebel zum Riechen; sehr bald thränen die Augen von dem beissenden Geruch.

Man kann auf diese Weise den Hypnotischen durch Suggestionen in jede beliebige Situation versetzen, mitunter einen Schluss darauf machen, wie er unter analogen Verhältnissen handeln würde und daraus seinen Charakter beurtheilen (Morselli). Doch ist grosse Vorsicht bei solchen Schlussfolgerungen nöthig, weil der Hypnotiker fast stets ein dunkles Bewusstsein von der wahren Umgebung behält, wenn er auch bei oberflächlicher Beobachtung ganz und gar in die suggerirte Situation hinein versetzt erscheint; ich komme später auf diese unvollkommenen Sinnestäuschungen ausführlicher zurück.

Von einigen Autoren, Dumontpallier, Bérillon ist besonders auf diejenigen Suggestionen hingewiesen worden, die halbseitig auftreten. Man kann

z. B. rechts einen Vogel, links einen Hund sehen lassen u. s. w; es scheint dies aber nur Sache der Suggestion und Dressur zu sein Weiter gehende Schlüsse daraus zu ziehen auf die unabhängige Arbeit der beiden Hirnhemisphären, ist werthlos. Hierher gehört auch der Fall von Magnin: eine Person mit hysterischer Schwachsichtigkeit des linken Auges glaubt in Hypnose, Gegenstände, die vor dem linken Auge sind, mit dem rechten zu sehen und objectivirt sie dementsprechend (allochirie.)

Im Gegensatz zu den bisher beschriebenen Sinnestäuschungen, die man wohl auch als positive bezeichnet, stehen die negativen Hallucinationen oder negativen Sinnestäuschungen. Schon die alten Mesmeristen (Deleuze, Bertrand, Charpignon) haben viele hierher gehörige Beobachtungen veröffentlicht. Während bei den positiven der Hypnotische ein Object wahrzunehmen glaubt, das nicht da ist, nimmt er bei den negativen ein vorhandenes Object nicht wahr. Diese Art der Suggestionen, die anfangs für noch viel unglaublicher galt, als die positiven, hat dennoch, ebenso wie jede andere hypnotische Erscheinung, ihr Analogon im nicht hypnotischen Zustand. Gehen wir wiederum zu den Taschenspielern, welche mit grosser Raffinirtheit die wichtigsten psychologischen Gesetze praktisch verwerthen. Man sehe dem Taschenspieler auf die Hände, merke genau auf, und man wird sehen, wie er Gegenstände verbirgt, wie er die Volte schlägt, wie er die Karten unmittelbar vor den Augen der Zuschauer untereinander austauscht. Der Taschenspieler weiss aber, durch geschickte Reden die Aufmerksamkeit der Zuschauer abzulenken, sodass selbst diejenigen, welche seine Hände sehen, nicht im Stande sind, sich von den Vorgängen Rechenschaft abzulegen. Der Austausch der Karten z. B. fällt in den Gesichtskreis des Zuschauers, es findet der Sinnesreiz statt, aber er kommt nicht zum Bewusstsein. Wir finden auch im alltäglichen Leben ganz analoge Processe. Jedem ist es wohl schon passirt, dass er einen Gegenstand sucht, den er unmittelbar vor seinen Augen hat. Hier findet also das statt, dass ein Gegenstand selbst nicht wahrgenommen wird, wo er im Gesichtskreise der Person ist, und diese gleichzeitig an ihn denkt. Es kann wohl unter diesen Umständen nicht mehr allzu unglaublich erscheinen, wenn wir analoge Processe auch in der Hypnose finden. Wenn wir im Stande sind, den Hypnotisirten Dinge sehen zu lassen, die nicht existiren, so kann es nach diesen Auseinandersetzungen nicht Verwunderung erregen, dass wir die Wahrnehmung äusserer Objecte durch die Suggestion verhindern können.

Sehen wir uns ein Beispiel an. Hier ist Herr X. in Hypnose. Ausser mir sind noch zwei Herren gegenwärtig. Ich sage ihm: „Sie werden von jetzt ab nur noch mich sehen; die beiden anderen

Herren sehen Sie nicht mehr, trotzdem sie anwesend bleiben." Der Erfolg tritt ein. X. antwortet auf jede Frage, die an ihn von Seiten dieser Herren gerichtet wird; er fühlt ihre Berührung, aber er sieht sie nicht. Hier findet sich die negative Hallucination nur im Bereich des Sehorganes. Ebenso aber, wie man die positiven Sinnestäuschungen nach Belieben für einen oder mehrere Sinne erzeugen kann, ebenso findet dies für die negativen statt. Ich sage zu X.: „Jetzt sind die beiden Herren weggegangen; wir beide sind jetzt ganz allein!" Von diesem Augenblicke an werden die Herren weder gesehen noch gehört, noch durch irgend ein anderes Sinnesorgan wahrgenommen. Auf meine Frage, wer im Zimmer sei, antwortet X: „Nur Sie und ich!" In ganz gleicher Weise lässt man jeden beliebigen Gegenstand, auch Theile von Gegenständen oder Menschen verschwinden. Man kann alle Anwesende ohne Köpfe, ohne Arme etc. erscheinen lassen, man kann nach Art der Tarnkappe Leute unsichtbar machen, wenn sie sich einen bestimmten Hut aufsetzen. In jeder beliebigen Weise lässt sich die Situation variiren. Forel hat in neuerer Zeit darauf hingewiesen, dass sich ähnliche negative Hallucinationen auch bei Geisteskranken öfter finden. Auch hat Forel darauf hingewiesen, dass der Hypnotische die negativen Hallucinationen beliebig ergänzt und vervollständigt. So sage ich einem Hypnotischen X., während A. auf einem Stuhle sitzt: „A. ist jetzt fortgegangen; auf diesem Stuhl sitzt niemand." X. untersucht den Stuhl, findet an der Stelle, wo A. sitzt, eine Erhöhung und meint nun, dass ein Plaid auf den Stuhl gelegt sei. Man sieht hier schon, wie die suggerirte negative Hallucination durch Autosuggestionen des Hypnotischen allmählich in eine Illusion übergeht; dieser Vorgang findet übrigens sehr oft statt. Genau genommen, können wir sogar jede Illusion als die Summe einer positiven und negativen Hallucination ansehen, da bei jeder Illusion etwas Vorhandenes nicht wahrgenommen und etwas nicht Vorhandenes wahrgenommen wird.

Man ist ferner im Stande, gewisse Farben unerkennbar zu machen und durch Suggestion Farbenblindheit zu erzeugen. Es kann sich aber hier nur um eine mangelhafte Wahrnehmung der Farben handeln, nicht um eine Veränderung des von den Farben auf das Auge ausgeübten Reizes; die Störung ist lediglich psychisch (Schirmer). Die von Cohn aufgestellte Behauptung, dass andererseits bei einigen in Hypnose die Farbenblindheit schwinde, ist mit Recht von Königshöfer angefochten worden; es könnte sich höchstens nur um eine auf hysterischer Basis beruhende Störung des Farbensinnes handeln, die in Hypnose sich beseitigen lässt, nicht aber um eine solche, die in peripheren Veränderungen ihren Grund hat.

Ganz ebenso aber wie diese negativen Hallucinationen erzeugt werden, kann man auch die Function eines bestimmten Sinnesorganes ganz ausfallen lassen. „Sie können nichts mehr hören, Sie sind taub oder Sie sind blind.“ Diese Worte genügen, um den Hypnotischen sofort der entprechenden Sinneswahrnehmungen zu berauben. Es fällt dann nicht nur die Erkennung eines bestimmten Objectes fort, sondern das Sinnesorgan ist für alles unempfänglich. Der Befehl, dass der Hypnotische wieder sehe, höre, fühle, genügt, um die Functionen sofort wieder herzustellen. Dass man auf diese Weise Blindheit, Taubheit etc. erzeugen kann, ist sicher; doch ist diese natürlich nur eine psychische, indem genau genommen das entsprechende Sinnesorgan functionirt, aber der centrale Vorgang nicht bis zum Bewusstsein kommt. Ebenso lässt sich auch die Wahrnehmung vermittelst eines Auges ausschliessen, trotzdem das andere functionirt; man kann also eine einseitige Amaurose schaffen (Borel). Selbst Hemianopsie ist in der Hypnose beobachtet worden (Willy).

Hierher gehören auch die Anästhesieen des Gefühls. Schleimhäute kann man gleichfalls dadurch gefühllos machen, dass man die Gefühllosigkeit suggerirt. Ammoniakdämpfe werden von der Nase, Kitzeln im Rachen nicht empfunden; man kann die Bindehaut des Auges beliebig berühren, ohne dass ein entsprechender Reflex entsteht; selbst die Hornhaut des Auges soll spontan oder auf Suggestion hin gelegentlich unempfindlich werden. Preyer citirt den geradezu cynischen Versuch eines amerikanischen Arztes Little, der einem Hypnotischen, der im Verdachte der Simulation stand, eine Nadel durch die Hornhaut stach, um deren Unempfindlichkeit festzustellen. Uebrigens muss ich die letzteren Erscheinungen nach meinen Erfahrungen als Seltenheiten bezeichnen. Wenn diese Anästhesie der Bindehaut resp. Hornhaut besteht, so fällt der reflectorische Augenschluss fort; aber es ist das Ausfallen des Reflexes eine Folge der Anästhesie, nicht eine selbständige Erscheinung (Gurney).

Dass man übrigens im Stande ist, durch Suggestion auch das Muskelgefühl zu nehmen, bedarf nach dem Vorangegangenen wohl kaum der Erwähnung. Interessant ist das bei vollkommener Anästhesie eines Armes mehrfach beobachtete Fehlen des Muskelsinnes bei vollkommener Intactheit der willkürlichen Bewegungen; es tritt hier ein Zustand ein, wie bei Tabikern. Derartige Leute sind im Stande, mit offenen Augen alles zu thun, richtig zu schreiben, während dies sehr mangelhaft geschieht, sobald die Augen geschlossen sind (William James und Carnochan).

Ich habe oben gezeigt, dass durch Suggestion einzelne Sinneswahrnehmungen verhindert werden können; ebenso giebt es in der Hypnose ganz bedeutende Hyperästhesien von Sinnesorganen. Ob dieselben durch Fremdsuggestion zu Stande kommen, ob auf andere Weise, ist an sich gleichgiltig und überhaupt nicht immer streng auseinanderzuhalten; die Hauptsache ist, dass sie vorkommen. Wenn sie nun auch im Grossen und Ganzen nicht sehr häufig sind, so will ich doch nicht verfehlen, einige dieser Fälle, die in der That sehr merkwürdig sind, hier anzuführen. Man muss gerade auch diese selteneren Fälle genauer berücksichtigen, da sie uns den Schlüssel liefern zur natürlichen Erklärung mancher anscheinend übernatürlichen Erscheinung, besonders der Sinnesverlegung und des Hellsehens.

Verfeinerungen des Tastsinnes sind mehrfach beobachtet worden. Um den Raumsinn zu prüfen, bedient man sich bekanntlich zweier Zirkelspitzen. Man untersucht nun, wie gross deren Abstand sein muss, damit sie noch getrennt als zwei Spitzen wahrgenommen werden. Auf diese Art lassen sich in der Hypnose Verfeinerungen finden, indem bei geringeren Distanzen während derselben zwei Spitzen unterschieden werden, als ohne Hypnose (Berger). Ich habe eine ganze Reihe diesbezüglicher Versuche gemacht und kann Bergers Angaben bestätigen. Ich fand auch dasselbe unter pathologischen Verhältnissen. Bei Tabikern mit weit vorgeschrittener Anästhesie fanden sich gleichfalls unter dem Einflusse der Suggestion Verfeinerungen, die eine Zeit lang auch posthypnotisch bestehen können. So fand ich bei einem Tabiker: vor der Hypnose wurden am rechten Vorderarm bei 6,1 cm Distanz noch zwei Spitzen gefühlt. Während der Hypnose wurden durch Suggestion schon bei 4,9 cm, nach dem Erwachen sogar schon bei 4,1 cm Distanz zwei Spitzen wahrgenommen.

Auch der Druck- und der Temperatursinn sind mitunter sehr verfeinert, der Hypnotische erkennt Gegenstände in $^1/_2$ Zoll Entfernung von der Haut und zwar lediglich durch Abkühlung und Erwärmung (Braid). Er geht mit verbundenen Augen oder bei absoluter Finsterniss durch das Zimmer, ohne sich zu stossen, da er die Gegenstände am Luftwiderstande und an den Temperaturdifferenzen erkennt (Braid, Poirault, Drzewiecki). Erweiterung des Gesichtsfeldes erzeugt d'Abundo durch Suggestion.

Einer der merkwürdigsten Fälle von erhöhter Sehfähigkeit ist von Bergson beschrieben worden. Gerade dieser Fall sollte zum Nachweis der übersinnlichen Gedankenübertragung benützt werden; doch führt Bergson die Scheinresultate auf die Hyperästhesie des Auges zurück. In dem erwähnten Falle war der Hypnotische im Stande, die Buchstaben eines Buches zu lesen, die 3 mm hoch waren; das Lesen geschah aber lediglich durch das Spiegelbild, das diese Buchstaben in der Hornhaut des Experimentators bewirkten. Nach Berechnung konnte das Spiegelbild nur in der Höhe von 0,1 mm dem Sujet erscheinen. Dieselbe Person war auch im Stande, die Zellen eines mikroskopischen Präparates, die 0,06 mm Durchmesser hatten, ohne künstliche Vergrösserung zu erkennen und zu zeichnen. Sauvaire vermuthete aus einigen allerdings nicht einwurfsfreien Versuchen eine derartige bedeutende Hyperästhesie des Gesichts, dass sonst undurchsichtige Spielkarten für den Hypnotischen genügend Lichtstrahlen durchliessen, um erkannt zu werden. Gleichfalls eine bedeutende Gesichtshyperästhesie soll auch ein Fall von Taguet gezeigt haben, wo ein gewöhnlicher Carton als Spiegel diente; alle Gegenstände, die der Person so hingehalten wurden, dass die Lichtstrahlen von dem Carton in ihr Auge fielen, wurden deutlich erkannt. Derselbe Fall zeichnete sich auch durch bedeutende Steigerung des Geruches aus; eine Visitenkarte wird in eine Anzahl Stücke zerrissen, die angeblich lediglich durch den Geruch gefunden wurden; Stücke, die einer anderen Visitenkarte angehören, werden sofort als fremd erkannt. Handschuhe, Schlüssel, Geldstücke giebt die Person jedem zurück, dem sie gehören, lediglich durch den Geruch geführt. Die Hyperästhesie des Geruchsorganes wird auch sonst öfter berichtet. Carpenter theilt einen Fall mit, wo eine hypnotisirte Person unter 60 Personen diejenige fand, der ein bestimmter Handschuh gehörte. Einen ähnlichen Fall berichtet Sauvaire, wo eine hypnotisirte Person lediglich durch den Geruch feststellte, welcher von acht anwesenden Personen, deren Hände sie beroch, acht Taschentücher gehörten, trotzdem man sie auf jede Weise irre zu führen suchte. Braid und auch die alten Mesmeristen haben viele ähnliche Erscheinungen berichtet. Braid erzählt von einem Falle, wo die Versuchsperson unter einer Anzahl fremder Leute jedesmal dem Richtigen seine Handschuhe gab; bei Verstopfung der Nase misslang der Versuch jedesmal. Diese Feinheit einzelner

Sinnesorgane, insbesondere des Geruches findet sich bekanntlich normaliter bei vielen Thieren, z. B. bei Hunden, die ihren Herrn durch den Geruch erkennen. Die hypnotischen Versuche lehren uns, dass unter Umständen diese Schärfe des Geruches auch von einzelnen Menschen erreicht werden kann.

Auch das Muskelgefühl bedarf noch einer kurzen Erwähnung; es giebt uns darüber Auskunft, wie in einem bestimmten Augenblick unsere Glieder stehen. Grössere Fertigkeiten, die man oft in tieferer Hypnose findet, beruhen zum grossen Theil auf eine Erhöhung des Muskelgefühls. Die ausgesprochene Echolalie glaubt Braid, wie schon erwähnt, hierauf zurückführen zu müssen.

Bei Gelegenheit dieser Hyperästhesien der Sinnesorgane citire ich ein Experiment, das oft wiederholt wird; mit Unrecht wird es als ein Beweis grosser Sinnesschärfe hingestellt. Man nehme ein Spiel Karten, die natürlich sämmtlich die gleiche Rückseite haben, sodass, wenn man nur diese sieht, die Karten anscheinend nicht von einander unterschieden werden können; man wähle nun eine beliebige Karte z. B. Coeur-As, halte dessen Rückseite vor die Augen des Hypnotischen und erzeuge durch Suggestion auf ihr eine bestimmte Photographie, etwa die eigene; alsdann mische man die Karte mit der suggerirten Photographie in das Spiel und fordere den Hypnotischen auf, diese zu suchen, ohne dass er aber die Vorderansicht der Karten betrachten darf. Trotzdem die Karten die gleiche Rückseite haben, findet die Versuchsperson sehr oft die richtige Karte heraus. Man kann nun das Experiment auch mit Visitenkarten, mit anderen Blättern Papier in der Weise wiederholen, dass man auf der Rückseite sich irgend ein Zeichen macht, das der Hypnotische nicht sieht. Dieses Experiment macht einen grösseren Eindruck auf den Unerfahrenen, als es verdient. Die meisten Menschen sind nämlich im Stande, dies Experiment ohne jede Hypnose zu wiederholen; ich glaube nicht, dass für gewöhnlich eine besondere Hyperästhesie nöthig ist. Es finden sich bei genauem Zusehen ganz deutliche Differenzen auf der Rückseite aller dieser Blätter, Erkennungspunkte, points de repère (Binet). Ich selbst habe oft mit Erfolg ohne Hypnose den Versuch gemacht; derselbe hat somit auch bei der Simulationsfrage keine Bedeutung. Selbstverständlich bestreite ich nicht, dass auch einmal ein Hypnotisirter hier ein Blatt findet, das der wache Mensch nicht finden kann; es kommen auch derartige Hyperästhesien vor. Ich will nur darauf hinweisen, dass dieser so oft als Beweis der Hyperästhesie demonstrirte Versuch meistens keine Hyperästhesie erfordert. Ich habe Gelehrte ersten Ranges gesehen, die in hohem Masse erstaunt sind, wenn der Hypnotische anscheinend ganz identische Blätter von einander unterscheidet, und die nicht berücksichtigen, dass die Blätter wesentliche Unterschiede darbieten, die auch ohne Hypnose zur Unterscheidung genügen. Mit Recht sagt Yung: „Es ist erstaunlich zu sehen, dass selbst wissenschaftliche Leute sich zuweilen durch anscheinend wunderbare Erscheinungen verblüffen lassen.“ Der Versuch selbst ist so zu deuten, dass die Wiedererkennungspunkte, die bei der Suggestion der Photographie von dem Hypnotischen festgehalten werden, sobald sie wieder von dem Hypnotischen gesehen werden, dasselbe Bild erwecken, welches bei der Suggestion entstand. Es haben sich diese Punkte dem Bilde fest associirt, sodass dieses sofort entsteht, wenn jene Punkte wahrgenommen werden. Binet und Féré haben mit Recht darauf hingewiesen, dass das centrale Bild erst dadurch entsteht, dass die Erkennungspunkte es in die Erinnerung zurückrufen; erst müssen diese gesehen werden. Daher wird das Bild bei einer grösseren Entfernung des Blattes vom Auge nicht wiedergefunden; hier sind eben die Erkennungspunkte noch unsichtbar.

Interessant sind einige Versuche, die Binet und Féré gemacht haben. Sie haben von solchen weissen Papieren, auf denen irgend ein Portrait durch Suggestion erzeugt wurde, photographische Aufnahmen gemacht. Hierbei zeigte sich, dass der Hypnotische stets die Vervielfältigungen als das gleiche Bild auffasste, weil die Wiedererkennungspunkte offenbar das gleiche Bild in der Phantasie entstehen liessen. Aehnliches beobachtete Jendrássik: zeichnet man auf dem weissen Papier mit dem Finger ein d und suggerirt nun diesen Buchstaben als reell, so sieht die hypnotische Person das suggerirte d. Kehrt man das Papier um, so sieht sie p und im Spiegelbild q. Dies beruht auch darauf, dass gewisse Punkte auf dem Papier im Gedächtnisse festgehalten werden und bei der verschiedenen Stellung des Papiers auch die Punkte in anderer Lage erscheinen müssen.

Ebenso wie die Function der Sinnesorgane werden durch Suggestion die Gemeingefühle beeinflusst. Von ihrer Seite findet sich eigentlich in der Hypnose nichts Bemerkenswerthes, wenn nicht die Suggestion mitspielt. Allenfalls wäre hier das Müdigkeitsgefühl zu erwähnen, welches viele Hypnotisirte haben; dasselbe tritt oft schon in den leichtesten Hypnosen auf und kann in den tieferen gleichfalls bestehen. Wir sind nun im Stande, die Gemeingefühle in der Hypnose durch Suggestion ganz erheblich zu beeinflussen; es wird dies wohl am wenigsten Wunder nehmen, da wir wissen, dass gerade die Gemeingefühle unter dem lebhaftesten Einflusse psychischer Vorgänge stehen. Ebenso, wie das Heruntersehen vom Thurme Schwindel erregt, ebenso, wie der Gedanke an eine widerliche Speise Ekel erregt, ganz ebenso rufen wir diese und verwandte Erscheinungen durch die hypnotische Suggestion hervor oder lassen sie ebenso verschwinden. Gerade hier hat die Suggestion die glänzendsten Erfolge zu verzeichnen, da gerade von Seiten der Gemeingefühle, zu denen auch der Schmerz gehört, die häufigsten Klagen gehört werden. Ebenso, wie wir auf psychischem Wege derartige Dinge hervorbringen, ebenso sind wir oft im Stande, dieselben, wo sie bestehen, durch Suggestion zu beseitigen. Einem Hypnotisirten, der über Appetitlosigkeit klagte, sage ich: „Die Appetitlosigkeit ist geschwunden, Sie haben Appetit!" Einem andern mache ich Durst. Ebenso kann man das Wollustgefühl erregen. Umgekehrt hat Debove durch Suggestion Appetitlosigkeit gemacht, und zwar in einem solchen Grade und so anhaltend, dass eine Person 14 Tage hindurch keine feste Speise zu sich nahm. Man ist ferner in der Lage, bei tief hypnotisirten Personen bis zu einem gewissen Grade Durst und Hunger lediglich durch Suggestion, resp. suggerirte Speisen und Getränke zu bekämpfen, wie schon Fillassier angiebt. Nur schade, dass man bei recht wenigen Personen und bei ihnen nur in beschränktem Masse dies erreicht; unsere Politiker brauchten sich sonst nicht mehr die Köpfe über die sociale Frage und über die Ernährung des armen Mannes zu zerbrechen.

Eine besondere Besprechung möchte ich an dieser Stelle der Schmerzempfindung widmen. Wie verhält sie sich in der Hypnose ohne, und wie verhält sie sich mit Suggestion? Abgesehen von einigen Hypnosen, wo Berger vermehrte Schmerzempfindlichkeit findet, constatirt man gelegentlich in der Hypnose Analgesie, und zwar in einem derartigen Masse, dass die eingreifendsten chirurgischen Operationen in der Hypnose vorgenommen werden können. Dass man viele Leute in der Hypnose mit Nadeln stechen kann, ohne dass sie einen Schmerz fühlen, während sie gleichzeitig oft die Berührung fühlen, ist gleichfalls bekannt. Und dennoch ist eine vollkommene Analgesie in der Hypnose äusserst selten, wenn auch ein Autor es dem anderen oft abschreibt, dass gewöhnlich in der Hypnose vollkommene Analgesie bestehe. Es ist ein gewaltiger Unterschied, ob man eine Person mit einer

Nadel sticht, oder ob man den faradischen Pinsel nimmt. Die Schmerzhaftigkeit bei Anwendung des letzteren, zumal wenn man eine bedeutende Stärke des elektrischen Stromes anwendet, ist so gross, dass nur wenige Personen in der Hypnose ihn aushalten können, selbst wenn sie bei Nadelstichen keine Schmerzempfindung zeigen. Bei einigen, wo spontane Analgesie nicht auftritt, ist diese durch Suggestion zu erzielen. Viel häufiger aber ist eine gewisse Verminderung der Schmerzempfindlichkeit durch Suggestion zu erzeugen, während zu einer absoluten Analgesie auch die Suggestion nur selten ausreicht. Viele als vollkommen analgetisch beschriebene Fälle, z. B. der von Tamburini und Seppilli, zeigen bei genauerer Betachtung, dass es sich um eine vollkommene Analgesie nicht handelte, da starke Stromstärken schliesslich als Schmerz empfunden wurden. Dass man andererseits durch Suggestion jede Art des Schmerzes, sowohl den Schmerz einer Nadel wie den eines Messers, den Schmerz des Verbrennens sowie jede andere Art desselben hervorbringen kann, bemerke ich nur kurz. Das Gesicht der Versuchsperson drückt dann das schwere Leiden derselben in einer Weise aus, dass ein Unbefangener schwerlich unterscheiden kann, ob der Schmerz nur suggerirt ist oder nicht.

Die mit den Gemeingefühlen im engsten Zusammenhange stehende seelische Stimmung steht, wie ich hier schon erwähnen will, auch unter dem Einflusse der Suggestion. Traurigkeit und Heiterkeit in und nach der Hypnose herbeizuführen, ist mitunter eine Kleinigkeit. Gelegentlich findet man die Ansicht verbreitet, dass der Hypnotische auffallend ernst sei; ich muss dies nach meinen Erfahrungen bestreiten; die meisten geben im Gegentheil ein eigenthümliches Wohlbehagen an (Richet). Es ist hier die Art der Hypnotisirung von Einfluss. Ebenso wie die Stimmung beherrscht man bei einigen Hypnotischen auch die Triebe und Affecte. Liebe und Hass, Angst, Zorn, Schrecken werden dann mit grosser Leichtigkeit hervorgerufen und geben dem Gesichtsausdruck, der Stellung und Haltung des Hypnotikers das entsprechende Aussehen.

Abgesehen von den Störungen der willkürlichen Bewegungen sind fast alle bisher beschriebenen Suggestionserscheinungen das ausschliessliche Privilegium der zweiten Gruppe der hypnotischen Zustände. Ich komme nun zu einigen anderen körperlichen Functionen, deren suggestive Beeinflussung gleichfalls schon eine erhebliche Tiefe des hypnotischen Zustandes erfordert. Ich erwähne hier zunächst die Erscheinungen im Gebiete der Muskulatur, die normaliter vom Willen unabhängig ist.

Wir wollen hier besonders die Blutcirculation und Athmung betrachten, da diese ganz wesentlich eine Folge unwillkürlicher Muskelthätigkeit sind. Es sind in dieser Richtung eine ganze Reihe physiologischer Beobachtungen während der Hypnose gemacht worden, um festzustellen, wie sich Puls und Athmung ohne Suggestion verhalten. Bei der Leichtigkeit, mit der man den Puls fühlen kann, ist es fast selbstverständlich, dass dieser von jeher öfter untersucht wurde; indessen sind doch die Angaben so widerspruchsvoll, dass wir sie nur mit Vorsicht aufnehmen dürfen. Wenn einzelne geglaubt haben, in veränderter Herz- und Athmungsthätigkeit objective Merkmale zu finden, so liegen dem doch sicher viele Uebertreibungen zu Grunde. Starke Beschleunigung des Pulses und der Athmung ist sehr oft bei Anwendung des Braid'schen Verfahrens, der Fascination (Brémaud) und der mesmerischen Striche (Ochorowicz) constatirt worden. Die Athmung, die normaliter etwa 18 in der Minute betrug, erhebt sich auf 50 und noch mehr. Ich habe über diesen Punkt selbst eine Menge Untersuchungen gemacht und muss Bernheim und Preyer vollkommen beistimmen, wenn sie meinen, dass diese Veränderung nicht sowohl Folge der Hypnose, als Folge des Fixirens sei. Ich glaube, dass es nur die Anstrengung ist, durch welche diese Abweichungen hervorgebracht werden; es sind auch wesentlich auf die Anstrengung oder psychische Erregung die Unregelmässigkeiten zu beziehen, die sich mitunter in der Athmung zeigen. Preyer erwähnt, dass bei Ansehen irgend eines mikroskopischen Objectes oft die Athmung sich wesentlich verändert; ebenso zeigt die Athmung oft Abweichungen, wenn eine Person sich beobachtet glaubt; ein tüchtiger Arzt untersucht desshalb die Athmung am liebsten zu einer Zeit, wo der Patient es nicht merkt. Jedenfalls sah ich ohne eine Spur von Hypnose nach längerem Fixiren eine erhebliche Beschleunigung des Pulses und der Athmung eintreten; ebenso wurde gleichzeitig die Athmung oft unregelmässig, ohne dass eine Spur von Hypnose vorhanden war. Tritt Hypnose ein, so pflegt nach kurzer Zeit schon die Beschleunigung und Unregelmässigkeit nachzulassen. Ich habe nur wenige Fälle gesehen, wo sie fortbestand, bin aber auch da keineswegs geneigt, dies als ein Zeichen der Hypnose zu betrachten, da derartige Personen auch bei den geringsten Anlässen eine Beschleunigung des Pulses und der Athmung zeigen. Schon die Unterhaltung ist im Stande, bei ihnen die gleiche Beschleunigung zu erzeugen; ich habe auch gesehen, dass Personen selbst durch eine sitzende, unbequeme Stellung Veränderungen des Pulses und der Athmung zeigten. Es kommt aber noch hinzu, dass viele Personen durch die starken Muskelcontractionen bei den kataleptischen Erscheinungen (Braid), zumal bei der tonischen Contractur (Rumpf), eine ganz erhebliche Beschleunigung des Pulses resp. der Athmung darbieten. Wenn ich derartige Personen ruhig hinlegte, jede Unterhaltung, jede physische Anstrengung und psychische Erregung vermied, so konnte ich niemals beobachten, dass eine dauernde Beschleunigung statt fand. Hingegen fand ich mehrere Male eine vertiefte und auch etwas verlangsamte Athmung, ebenso wie eine geringe Pulsherabsetzung in der Hypnose. Es waren dies jene Fälle, die äusserlich mehr an das Bild des Schlafes erinnerten, jene Fälle, die ich oben mehrfach erwähnte, bei denen eine erhebliche spontane Bewegung nicht stattfand, und bei denen auch die Suggestion grössere Schwierigkeiten fand, um Bewegungen hervorzurufen. Beaunis findet gelegentlich eine vermehrte Spannung des Pulses, ohne jedoch dem einen grossen Werth beizumessen; Horsley findet keine Veränderung der Pulscurve.

Von sonstigen ohne sichtbare Suggestion abweichenden Functionen der unwillkürlichen Muskulatur ist wenig zu sagen. M. Rosenthal beobachtet Erbrechen, das er auf Reizung der Hirnrinde zurückführt; Uebelkeit wird gelegentlich bei Personen beobachtet, die sich aufregen und furchtsam zeigen (Friedemann[1]).

Fragen wir uns nun: wie weit kann man durch Suggestionen auf die unwillkürliche Muskulatur wirken? Relativ häufig sind die Darmbewegungen zu beeinflussen. Ich besitze verschiedene Erfahrungen darüber, mit welcher Sicherheit mancher Hypnotisirte sich seinen Stuhlgang suggeriren lässt. Ich sage dem einen: „In einer halben Stunde (ev. nach dem Erwachen) haben Sie Ihren Stuhlgang;“ mit grosser Sicherheit tritt dies ein. „Morgen um acht haben Sie Stuhlgang;“ der Erfolg tritt ein. „Morgen zwischen acht und neun haben Sie dreimal Stuhlgang;“ genau derselbe Erfolg, trotzdem nach dem Erwachen keine Erinnerung besteht. Interessant ist es, dass man, wenn auch nur sehr selten, selbst die Wirkung von Abführmitteln durch entgegengesetzte Suggestion compensiren kann. Eine Person bekommt eine Dosis Ricinusöl, die genügt, einen reichlichen Stuhl zu schaffen; in Hypnose wird ihr aufgetragen, erst in 48 Stunden Stuhlgang zu haben; der Erfolg der Suggestion bleibt nicht aus, trotzdem dieselbe Person sonst nach

[1]) Privatmittheilung.

der gleichen Dosis sehr bald reichlichen Stuhlgang hat (v. Krafft-Ebing). Oder man gebe dem Hypnotischen einige Tropfen Wasser mit der Behauptung, es sei das stärkste Drastikum; es erfolgt Stuhlgang. In ganz gleicher Weise wirken suggerirte Brechmittel. Es kann dies schliesslich nicht so sehr verwundern, da wir wissen, dass diese und andere Functionen, wenn auch unabhängig von unserm Willen, doch unter dem Einflusse der Psyche stehen. Das Erbrechen beim Anblick ekelhafter Dinge, die berühmten mica panis-Pillen, als Abführmittel gegeben, beweisen das zur Genüge.

In ähnlicher Weise sind auch, wie durch mehrere Versuche bewiesen ist, bei einzelnen Personen die Gefässe und das Herz zu beeinflussen. Erwähnenswerth sind hier einige Versuche, die Dumontpallier gemacht hat, und bei denen er unter dem Einflusse der Suggestion eine locale Erhöhung der Temperatur bis zu drei Graden hervorrufen konnte. Locale Röthungen durch Suggestion beobachten auch Forel, Beaunis und F. Myers. Auch dies Phänomen kann nicht allzusehr überraschen, da wir sonst gleichfalls unter dem Einflusse psychischer Zustände derartige vasomotorische Störungen beobachten. Ich habe S. 43 schon von dem Erröthen gesprochen, das eintritt, wenn jemand sich in Verlegenheit befindet; ich will hier nur noch das Gegentheil erwähnen, den Schrecken, der oft ein Erblassen zur Folge hat. Als Curiosum erwähne ich, dass bei spiritistischen Medien locale Hautröthungen (Carpenter, du Prel) öfter beobachtet sind und auch für übernatürliche Phänomene erklärt wurden. Da derartige Medien sich gleichzeitig oft in einem der Hypnose nahestehenden, vielleicht identischen Zustande, dem Trance, befinden, so wird jene Erscheinung jetzt eine recht natürliche Erklärung finden.

Es sind auch über den Einfluss der Suggestion auf die Herzthätigkeit einige Beobachtungen gemacht worden. Ich selbst habe öfter bei bestehendem Herzklopfen oder sonst beschleunigtem Pulse durch Suggestion eine Frequenzabnahme erzielen können. Indessen muss man doch mit der Folgerung, dass die Suggestion direct auf die Herznerven gewirkt habe, etwas vorsichtig sein; die Wirkung ist vielmehr eine indirecte. Denn abgesehen davon, dass die Herzthätigkeit bis zu einem gewissen Grade von der Athmung abhängig ist, steht sie auch sehr unter dem Einflusse von Vorstellungen, die eine Alterirung des Gemüths bewirken. Solche Vorstellungen sind im Stande, die Herzthätigkeit zu beschleunigen oder zu verlangsamen; es ist möglich, dass die Suggestion, die einen beschleunigten Puls langsamer macht, nur indirect durch Beseitigung der psychischen Erregung dieses Resultat herbeiführt, oder umgekehrt durch Erregung die Pulsfrequenz erhöht. Meine in dieser Richtung gewonnenen Beobachtungen über Verlangsamung, eventuell auch Beschleunigung der Herzthätigkeit vermittelst der Suggestion lassen mich mehr an diesen Weg denken, als an die directe Beeinflussung der Herznerven resp. des Herznervencentrums durch die Suggestion. Jedenfalls ist es sehr schwer, diesen indirecten Weg ganz auszuschalten, der auch sehr schnell wirken kann. Gleichviel aber, wie der Weg ist, Beaunis hat ohne Veränderung der Athmung durch die Suggestion bei mehreren Personen eine momentane Wirkung der Suggestion gesehen. Er sah die Pulsfrequenz von 98 auf Suggestion hin bis auf 92 Schläge herabgehen und sodann schneller werden bis zu 115 Schlägen. Beaunis schliesst auf eine directe Einwirkung der Suggestion auf das Hemmungscentrum des Herzens und glaubt, Vorstellungen, die das Gemüth beeinflussen, wie oben angedeutet, ausschliessen zu müssen, da die Wirkung der Suggestion stets eine momentane war. Doch sind seine bezüglichen Schlussfolgerungen nicht beweisend.

Die Athmung, die eine gewisse mittlere Stellung einnimmt zwischen den willkürlichen und unwillkürlichen Bewegungen,[1]) will ich gleichfalls hier erwähnen, da sie auch durch die Suggestion beeinflussbar ist. Ich selbst habe derartige Versuche vorsichtshalber niemals länger als auf eine halbe Minute ausgedehnt. Ich gab der Person die Suggestion, dass sie nicht athmen könne; es entstand anscheinend völlige Athempause. Jendrássik berichtet von einem Fall, wo er im Stande war, die Athmung drei Minuten lediglich dadurch zu inhibiren, dass er der Person sagte, sie könne nicht mehr athmen.

Betrachten wir jetzt die secretorischen Vorgänge während der Hypnose, so finden wir hier nur dürftige physiologische Untersuchungen.

Schweisssecretion wird oft beobachtet (G. Barth, Demarquay, Giraud-Teulon, Heidenhain, Preyer). Ich bezweifle es, ob die Schweisssecretion abhängig ist von der Hypnose; ich glaube, dass sie vielmehr auch nur Folge des anstrengenden und erregenden Fixirens ist. Etwas mehr wissen wir schon über

[1]) d. h. sie findet gewöhnlich unwillkürlich statt, kann aber bis zu einem gewissen Grade willkürlich beeinflusst, beschleunigt oder verlangsamt werden.

die Beeinflussung durch Suggestion. Burot zeigt, dass man Speichelsecretion, Bottey, dass man Schweisssecretion durch sie hervorbringen kann, Charles Richet, dass man im Stande ist, Erection und sogar Samenerguss lediglich dadurch zu bewirken, dass man den Glauben an den Coitus erweckt. Dass man durch die Suggestion, der Betreffende rieche Zwiebeln, Thränen hervorlockt, habe ich selbst beobachtet und oben schon erwähnt.

Heidenhain konnte bei dem Kitzeln des Dammes Urinentleerung erzielen. Ich glaube nicht, dass man die Erscheinung als somatischen Reflex auffassen darf; der Betreffende entleerte, vermuthe ich, den Harn, weil er glaubte, dass er ihn entleeren sollte. Preyer erwähnt den Vorgang bei den Secretionen; ich erwähne ihn hier, um das Irrthümliche dieser Auffassung hervorzuheben. Der Betreffende hat nicht den Urin secernirt auf den äusseren Reiz oder Befehl hin, er hat ihn vielmehr nur entleert. Dies ist also eine motorische Suggestion. Ich war oft im Stande, dies gleichfalls zu erreichen; „Sie müssen nach dem Erwachen innerhalb einer Stunde fünfmal Harn lassen.“ Der Betreffende wundert sich nach der Hypnose, dass er so oft Urin lassen muss, thut dies aber. Ob man die Secretion des Harns durch Suggestion beeinflusst, darüber liegen noch wenig Untersuchungen vor. Doch giebt Wetterstrand derartige Resultate bei Nierenerkrankungen an, dass man fast den Schluss ziehen könnte, dass man bei einzelnen Personen im Stande ist, auch die Secretion des Harnes zu beeinflussen. Es ist dies nicht so wunderbar, wenn wir bedenken, dass man manche Krankheiten, bei denen vermehrte Urinsecretion stattfindet, auf nervöse Veranlassung zurückführt, und dass Angst, Schreck auch sonst Einfluss auf die Urinsecretion zu haben scheinen.

Auf Vermehrung der Darmsecretion schliesst v. Krafft-Ebing aus einem Versuche. Er suggerirt bei einer Versuchsperson mit Erfolg profusen wässrigen Stuhl; dieser tritt ein. Da kurz vorher Blase entleert wurde und im Urin nur wenig Urate gefunden wurden, glaubt v. Krafft-Ebing die Flüssigkeit als Vermehrung der Darmsecretion betrachten zu müssen.

Es sind auch über den Stoffwechsel während der Hypnose einige specielle Untersuchungen gemacht worden; allerdings sollte man aus solchen Untersuchungen keinerlei Schlüsse ziehen. Brock findet bei kurzer Hypnose von zwanzig Minuten mit theilweiser kataleptischer Stellung der Extremitäten, dass im Harn die Summe der festen Bestandtheile, auch der Phosphorsäure abnimmt, ähnlich wie es Strübing bei der Katalepsie beschrieben hat. Da jedoch Brock vergass, seine Versuchsperson unter analogen Verhältnissen, d. h. ruhig sitzend ohne Hypnose zu untersuchen (Preyer), so sind seine Untersuchungen nicht beweisend. Jedenfalls sollte man aus seinen Untersuchungen keinen Schluss auf die Gehirnthätigkeit ziehen; Brock schliesst auf verminderte Hirnarbeit, weil die Phosphorsäure abnimmt. Viel vorsichtiger ist Gürtler in seinen Schlüssen. Auch er findet Differenzen für Phosphorsäure; er hat zwar auch nicht in genügender Weise vergleichende Untersuchungen bei derselben Person unter analogen Verhältnissen ohne Hypnose angestellt; er enthält sich aber endgiltiger Schlüsse, da hierzu die Darmentleerungen und die Respiration untersucht werden müssten.

Hierher sind auch die Untersuchungen einzelner Forscher zu rechnen, die eine Veränderung der Körpertemperatur bewirkten. Besonders v. Krafft-Ebings Versuche sind geradezu überraschend; es gelang ihm bei seinem Sujet ganz beliebige Körpertemperaturen hervorzurufen. Am räthselhaftesten scheint mir hierbei der Umstand zu sein, dass die Person den durch Suggestion befohlenen Temperaturgrad, z. B. 36 °, genau am Thermometer zeigte. Da dieses Messinstrument etwas ganz und gar ausserhalb der Versuchsperson Liegendes ist, so müssen wir bei dieser für die genaue Regulirung der Körpertemperatur eine Fähigkeit annehmen, die sehr auffallend ist. Interessant sind auch die von Marès und Hellich vorgenommenen Versuche, denen es öfter gelang, die Körpertemperatur einer hypnotisirten Person in dem Zeitraum von 24 Stunden von 37 ° bis auf 34,5 ° herabzusetzen; diese Temperaturveränderung fand nicht durch unmittelbare Suggestion statt, trat vielmehr dadurch ein, dass nur das Gefühl für Kälte und Wärme suggestiv genommen wurde.

Ich komme nunmehr zu einigen Erscheinungen, die wohl am meisten Misstrauen erwecken werden, nämlich zu den durch Suggestion bewirkten anatomischen Veränderungen während der Hypnose. So räthselhaft dies an sich ist, so handelt es sich doch nur um quantitative Differenzen von Erscheinungen, die wir auch sonst sehen. Die Physiognomie gewisser Stände, z. B. der Pastorentypus, ist in dieser Richtung doch eine kleine Andeutung, wie psychische Vorgänge allmälig auf die organische Bildung ihren Einfluss ausüben; die geistige Beschäftigung und seelische Stimmung drückt, wenn auch langsam, der Physiognomie einen Stempel auf.

Der gewöhnlichste und häufigste Versuch, den man in der Hypnose vorgenommen hat, war der, dass man in der Versuchsperson den Glauben erweckte, man habe ein Blasenpflaster aufgelegt und nun versuchte, dadurch eine wirkliche Blase zu erzielen. Die Beobachtungen, die hierüber gesammelt worden sind, sind jedoch sämmtlich nicht einwurfsfrei; da, wo genaue Versuchsprotokolle veröffentlicht sind, hat der Skeptiker genügende Bedenken; skeptisch soll aber nicht nur derartigen, sondern allen Angaben gegenüber jeder wissenschaftliche Mann sein. Den Grund zu Bedenken bildet bei diesen Versuchen in der Regel die ungenügende Ueberwachung des Sujets. Dennoch sind die diesbezüglich veröffentlichten Versuche, wenn auch nicht überzeugend, so doch beachtenswerth. Aprioristisch diese Dinge desswegen zu bestreiten, weil man sie selbst nicht gesehen hat, oder weil sie sehr selten sind, ist ein grundfalsches Princip; dasselbe sollte meiner Ansicht nach viel weniger vorkommen, als es thatsächlich noch der Fall ist. Denn es giebt Dinge, die selten sind, z. B. gewisse Missgeburten oder Drillingsgeburten, auch Millionäre, die aber nichtsdestoweniger vorkommen. Auch ohne dieselben gesehen zu haben, glaubt jeder an deren Existenz. Also weder die Seltenheit, noch der Umstand, dass man selbst etwas nicht gesehen hat, spricht gegen die Realität. Aus diesem Grunde sind auch seltene Beobachtungen anderer von Bedeutung.

Von den hierher gehörigen Versuchen erwähne ich zunächst die Fälle, in denen Blutung aus dem Uterus durch Suggestion erzeugt oder zum Stillstand gebracht wurde. Dass man dazu bei geeigneten Individuen im Stande ist, ist nicht zweifelhaft. Forel hat eine ganze Reihe hierauf bezüglicher Versuche gemacht und auch zum Theil durch persönliche Untersuchung die Richtigkeit und die Wirkung der Suggestion festgestellt. Viele andere Experimentatoren haben gleichfalls den Einfluss der Suggestion auf die Menstruation bestätigen können (Sperling, A. Voisin, Gascard, Briand). Merkwürdig ist übrigens die Angabe Liébeaults, dass er niemals im Stande war, durch Suggestion Abortus herbeizuführen. So auffallend und wunderbar ist die suggestive Beeinflussung der Blutung aus dem Uterus nicht, wenn wir bedenken, wie sehr auch sonst psychische Einflüsse hierauf wirken. Dass die Periode z. B.

oft Unregelmässigkeiten zeigt bei Personen, die einer chirurgischen Operation ausgesetzt sind, ist bekannt.

Ich habe den Einfluss der Suggestion auf die Menstruation an dieser Stelle erwähnt, trotzdem diese Versuche, streng genommen, eine organische Beeinflussung nicht beweisen. Es könnte sich hier, und mir scheint dies wahrscheinlich, um eine vasomotorische Störung handeln, die erst secundär die organischen Veränderungen zur Folge hat.

Jendrássik und v. Krafft-Ebing erzielten bei ihrer Versuchsperson unter dem Einfluss der Suggestion Brandwunden. Wenn des Morgens irgend ein Gegenstand auf die Haut gedrückt wurde, z. B. eine Zündholzschachtel, eine Scheere, eine Dose, eine Wäschemarke oder dgl., so war auf Suggestion hin, dass die Haut verbrannt werde, nachmittags eine Brandblase zu sehen in Form des betreffenden Objects. Die Folgen waren noch lange nachher sichtbar. Wenn man der auf der rechten Seite anästhetischen hysterischen Patientin den Gegenstand auf der linken Seite aufdrückte, so entstand die Brandwunde symmetrisch rechts und zwar ungefähr im Spiegelbild, wie man bei Buchstaben erkennen konnte. Jendrássik behauptet, dass eine Täuschung bei den Brandsuggestionen absolut ausgeschlossen war. Uebrigens hat ein Dermatologe, Lipp, bei einem Versuche es für unmöglich erklärt, die suggestiv erzeugten Läsionen künstlich mechanisch oder chemisch hervorzubringen. In der Salpêtrière wurden Brandwunden durch Suggestion gleichfalls öfter beobachtet. Ebenso liegen die Versuche von Bourru, Burot und Berjon, die an derselben Versuchsperson wie Mabille, Ramadier und Jules Voisin durch Suggestion Blutungen erzielten, wie sie ähnlich Puységur schon gesehen hat. An jener Versuchsperson trat auf Commando Nasenbluten ein, dann aber auch zur vorher bestimmten Zeit Hautblutungen. Wenn man mit einem stumpfen Instrument die Haut leicht berührt hat, um der Suggestion den Weg zu zeigen, so sollen auf Befehl Hautblutungen eingetreten sein, deren Spuren noch nach drei Monaten sichtbar waren. Interessant ist, dass bei diesem Individuum, das an einer rechtsseitigen Hemiplegie und Hemianästhesie litt, auf der gelähmten Seite die Hautblutung nicht mit Erfolg suggerirt werden konnte. Die Beobachtungen Mabilles an jener Person sind besonders desswegen interessant, weil sie zeigen, wie das Individuum in der Hypnose selbst durch Autosuggestion diese Blutungen bei sich hervorbringen kann.

Leider geht aus den Berichten, die über diesen Fall vorliegen, nicht präcis genug hervor, ob auch sonst Berührungen leicht zu localen Blutungen führten (F. Myers). Indessen ist zu berücksichtigen, dass die Blutung nicht kurz nach der Berührung auftrat; dies musste der Fall sein, wenn diese nur mechanisch wirkte. Ausserdem waren nach Berjon Vorsichtsmassregeln getroffen, damit das Sujet sich vor der Blutung nicht den Arm selbst berührte und dadurch eine künstliche Verletzung veranlasste.

Jeder wird wohl hier an die Stigmatisirten der katholischen Kirche erinnert. Bei ihnen sollen zeitweise Hautblutungen auftreten, die sich gewöhnlich an Stellen finden, die den Blutmalen Jesu entsprechen. In der neueren Zeit ist am bekanntesten geworden Louise Lateau in Bois d'Haine bei Monts, die im Jahre 1868 von sich reden machte. Aus der einschlägigen Litteratur geht hervor, dass der anatomische Prozess bei der Lateau etwas complicirter war (Virchow, Lefebvre). Es traten hier zunächst Blasen auf, nach deren Berstung die Blutung aus dem Corium stattfand, ohne dass eine Verletzung sichtbar war. Ohne auf die Frage, ob Betrug oder nicht, — den ein belgischer Arzt Warlomont nach persönlicher Untersuchung ausschloss — näher einzugehen, wollte ich auf diesen Unterschied aufmerksam machen. Delboeuf u. a. glauben übrigens, dass die Erscheinungen durch Autosuggestion zu Stande kämen. Die Lateau habe ihre eigene Aufmerksamkeit fort und fort denjenigen Körperstellen zugewendet, die sie als Wundmale Christi kenne, und unter dem Einflusse dieser angespannten Aufmerksamkeit entstände die anatomische Läsion, wie sonst durch die Fremdsuggestion. Virchow hat bekanntlich seinerzeit nur die Alternative offen gelassen: Betrug oder Wunder. Bei der bekannten Katharina Emmerich sollen seinerzeit die Blutungen aufgetreten sein, während sie aufmerksam das Crucifix betrachtete. Ohne über die Realität dieser Dinge zu entscheiden, da eine streng wissenschaftliche Untersuchung nicht stattfand, wohl auch nicht stattfinden konnte, bemerke ich, dass die Möglichkeit einer natürlichen Erklärung heute nahe gelegt ist, wo durch Suggestion in geeigneten psychischen Zuständen Aehnliches experimentell erzeugt wurde. Es handelt sich hier auch um ähnliche Zustände; die Extase, in der sich die Lateau befunden haben soll, hat eine grosse Aehnlichkeit mit der Hypnose, wie überhaupt Extase und Hypnose mannigfache Berührungspunkte bieten, vielleicht gleiche Zustände sind (Mantegazza).

Von Seiten der katholischen Geistlichkeit — die z. Th., wie Sancha Hervas den ganzen Hypnotismus verdammt — werden übrigens Einwendungen gegen die Identificirung der Stigmatisation mit den suggerirten Hautblutungen gemacht. Méric leugnet die Möglichkeit, einen Vergleich hier zu machen. Jedoch berücksichtigt Méric nicht, dass eine Autosuggestion in der Extase ganz gleich wirken kann, wie eine Fremdsuggestion. Méric behauptet, dass die Stigmatisirten überhaupt nicht in einem abnormen Zustand seien, dass sie ganz wach seien. Was jedoch die Lateau betrifft, so war sie offenbar nicht in wachem Zustand — vorausgesetzt, dass es sich nicht um eine Simulation handelte. Die Lateau sprach nur mit gewissen Personen; es war also sogar ein Rapport vorhanden, ähnlich wie in der Hypnose.

In die Kategorie dieser organischen Läsionen gehören auch die Versuche Delboeufs, der gemeinsam mit Winiwarter und Henrijean experimentirte. Delboeuf erzeugte symmetrische Brandwunden und machte die eine Wunde durch Suggestion schmerzlos. Hierbei wurde beobachtet, dass die analgetische Wunde viel grössere Tendenz zur Heilung und insbesondere keine Tendenz zeigte zu einer entzündlichen Ausbreitung in die Umgebung. Da aber kleine Unregelmässigkeiten dabei vorkamen, so sind die Versuche nicht vollkommen überzeugend.

Ich komme jetzt zu einigen Versuchen, wo man der hypnotischen Person sagte, man habe ihr ein Blasenpflaster aufgelegt, während nur ein gewöhnliches Stück Papier aufgeklebt war. Wie Binet und Féré berichten, ist ein solcher Versuch, durch Suggestion Blasen zu ziehen, bereits im Jahre 1840 von einem italienischen Arzt Préjalmini gemacht worden; wie du Prel berichtet, wurde bereits im Jahre 1819 bei einer von Celicurre de l'Aupépin magnetisirten Somnambulen mit einem gewöhnlichen Stück Leinwand eine Ablösung der Haut erzielt, trotzdem man jenes wie ein einfaches Pflaster aufgelegt hatte. In neuerer Zeit hat ein Apotheker Focachon in Charmes die Versuche wiederholt. Theils allein, theils gemeinsam mit den Nancyer Forschern legte er Papierstücke auf, mit der Suggestion, es seien Blasenpflaster; er soll dabei mehrfach Blasen hervorgebracht haben. Ueber einen derartigen Versuch hat Beaunis ein genaues Protokoll veröffentlicht. Hier zeigte sich bei 21stündiger Dauer der hypnotischen Suggestion nach Abnahme des Papiers eine Veränderung der Epidermis in folgender Art: dieselbe ist verdickt, abgestorben und gelblich verfärbt, woraus sich später (unter gleichzeitigem Druck der Kleider?) mehrere kleine Blasen entwickelten. Auch das entgegengesetzte Experiment wurde von den Nancyer Forschern mit Erfolg gemacht, durch Suggestion die Wirkung eines echten Blasenpflasters zu vereiteln. Meunier hat einen derartigen in Nancy angestellten Versuch veröffentlicht. Forel in Zürich, der sich um die Entwickelung des Hypnotismus in der Schweiz und in Deutschland so viele Verdienste erworben hat, bemühte sich vielfach, durch Suggestion organische Veränderungen zu erzeugen. So entstanden bei dem Versuche, durch Suggestion Blasen hervorzubringen, kleine Acnepusteln. Ausserdem hat Herr Prof. Forel noch einige andere Versuche gemacht, deren Veröffentlichung er mir mit grösster Bereitwilligkeit gestattete. Ich sage an dieser Stelle nochmals Herrn Prof. Forel meinen herzlichsten Dank.

Die Versuche wurden an einer 23jährigen Wärterin angestellt, die keineswegs hysterisch ist. Sie stammt aus einer einfachen Familie vom Lande und war seit längerer Zeit in der von Forel geleiteten Irrenheilanstalt angestellt. Forel hält sie für eine tüchtige, brave Person, die keineswegs zu Betrug geneigt ist. Die Versuche selbst, die an ihr angestellt wurden, sind folgende.

Auf die Brust oberhalb der Brustdrüse wird rechts und links ein gummirtes Etikettenpapier gelegt; dasselbe hat viereckige Form; der Klebestoff ist nicht irritirend, ebenso wenig wie bei dem folgenden Versuche. Um 12 Uhr Mittags giebt Forel die Suggestion, dass auf der linken Seite ein Blasenpflaster liege, um 6 Uhr Abends war unter dem Papier auf dieser Stelle eine nässende Stelle entstanden; rings herum ist die Haut geschwollen und geröthet, rechts oben war gleichfalls etwas Entzündung entstanden, aber viel weniger. Forel vernichtet sofort die Suggestion. Am andern Tage zeigte sich auf der linken Seite eine Kruste. Forel hatte indessen die Wärterin zwischen 12 und 6 Uhr nicht beobachtet, nur die Suggestion gegeben, dass sie nicht kratzen könne. Von anderen Wärterinnen wird bestätigt, dass die Versuchsperson die Hand nicht an die Brust bringen konnte und vergebens zu kratzen suchte. Später wiederholte Forel das Experiment: mittags 11¾ Uhr legt er das Papier auf und befahl Blasenbildung nach 2½ Stunden. Es wird wenig Schmerz suggerirt, und die Wärterin klagt auch nur wenig. Um 2 Uhr sieht Forel rings herum um das Papier, auf der linken Seite, wo die Suggestion gegeben war, eine gewaltige Schwellung und Röthung der Haut. Nur mit Mühe kann das Papier entfernt werden. Unter demselben zeigte sich nach dessen Fortnahme eine nässende Epidermisfläche genau in der viereckigen Form, wie das Stück Papier. Rechts war unter dem Papier gar nichts Besonderes. Forel suggerirt sofort Schmerz, Entzündung und alles andere weg. Trotzdem nässte und eiterte die Stelle noch acht Tage lang; es blieb noch lange eine Kruste bestehen. Noch zu der Zeit, wo Herr Prof. Forel mir dies mittheilt, d. h. 1¾ Monate später, ist die betreffende Stelle braun gefärbt. Die Wärterin wurde über das Experiment etwas unwillig und ängstlich; eine strenge Beaufsichtigung fand, während das Experiment im Gange war, nicht statt.

Wenige Tage nach diesem Versuche machte Forel an derselben Person zwei ganz leichte Kreuze mit der Spitze eines stumpfen Messers, die aber nicht bluteten; auf der Beugeseite beider Vorderarme wurde je eines gemacht, in der Gestalt von Figur I. Mehrere Aerzte wohnten dem Experiment bei; darauf suggerirt Forel Blasenbildung auf der rechten Seite. Schon nach fünf Minuten, während welcher die Person von Forel beobachtet wurde, sodass Betrug ausgeschlossen ist, war auf der rechten Seite eine nicht unbedeutende rosarothe Hautschwellung entstanden, a in Fig. II. Um das Kreuz c herum hatte sich eine kreuzförmige urticariaartige Quaddel b gebildet. Auf der linken Seite war nichts zu sehen, als das künstlich gemachte Kreuz ohne jede Veränderung, wie Figur I.

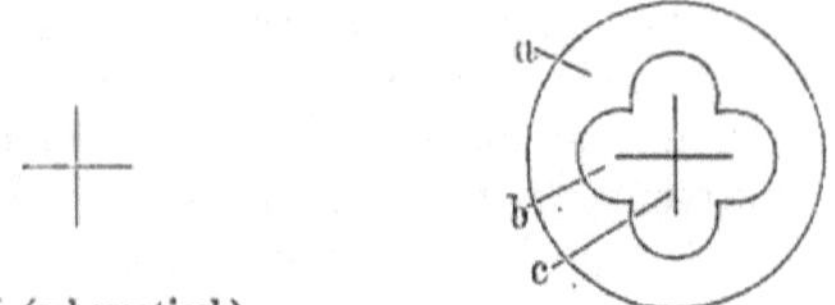

Fig. I (schematisch).

Fig. II (schematisch).

Die Quaddel der rechten Seite ähnelte einer kreuzförmigen Impfpustel; es war aber eine echte nicht nässende Quaddel, wie bei Urticaria. Darauf suggerirt Forel Aufhören der Schwellung und der Quaddel; ausserdem suggerirt er Erscheinen eines Blutstropfens nach einer Stunde. Nach dieser Zeit war ein ganz kleines Blutströpfchen zu sehen; hingegen waren Quaddel, Röthung und Schwellung verschwunden. Da aber Forel die Wärterin während dieser Stunde nicht beobachtet hatte, legt er auf das Blutströpfchen keinen Werth, da ja ein Stich mit einer Nadel denkbar sei.

Später wollte Forel das Vesicationsexperiment von Anfang bis zu Ende controliren. Es wurde aber hierbei die Person durch Gesten und Worte, welche ihr zeigten, dass man ihr nicht traue, stark aufgeregt und gekränkt. Dadurch ist nach Forels Ansicht das Misslingen der Suggestion verursacht. Auch später trat, ob mit ob ohne strenge Beobachtung, eine Vesication nicht mehr auf; es gelang nur noch, leichte Hautröthungen zu erzeugen. Forel ist der sehr plausiblen Meinung, dass jene psychische Erregung auch die spätere Suggestibilität beeinträchtigt habe. Von den erwähnten Versuchen hält Forel für beweisend nur das Experiment mit der Quaddel. In Betreff der anderen Versuche macht Forel seine Reserve, da eine strenge Beaufsichtigung bei ihnen nicht stattfand.

Wichtig ist es noch, zu betonen, dass Forel durch einen leichten Ritz der Suggestion nur den Weg gezeigt hat. Die Verletzung als solche hat die Quaddel nicht bewirkt. Denn sonst hätte auch auf der anderen Seite etwas sich zeigen müssen. Man könnte hiergegen noch einwenden, dass vielleicht unabsichtlich die Verletzung beiderseits nicht gleich stark gemacht wurde. Indessen kommt hinzu — und das scheint mir beweisend —, dass die Wärterin nicht zu den Leuten gehört, die bei leichtem Hautreiz eine Quaddel bekommen. Die Wärterin hat ausser bei Mückenstichen niemals derartige Quaddeln gehabt. Bei Hautabschürfungen zeigt sich wohl eine gewisse Disposition zu Röthung, aber nie eine Quaddelbildung. Die Wärterin wird ausserdem von Geisteskranken oft stark verkratzt, niemals aber wurde eine auffällige Reaction hierbei beobachtet.

Es sei auch noch hinzugefügt, dass es einzelne Leute giebt, die unter dem Einfluss psychischer Erregungen ohne Hypnose Quaddelbildung zeigen. Mir wurde sogar von einem sehr zuverlässigen Beobachter ein Fall mitgetheilt, wo eine Person in Folge der Furcht, die sie vor dem Gewitter hat, jedesmal beim Herannahen eines solchen eine mit rother Verfärbung einhergehende Quaddelbildung zeigt.

Selbstverständlich müssen wir diesen Versuchen gegenüber, welche eine anatomische Läsion durch Suggestion betreffen, die grösste Vorsicht beobachten, und wir müssen dies um so mehr, als gerade diese Versuche von einer bestimmten philosophischen Richtung, z. B. du Prel, bereits jetzt als der experimentale Beweis dafür angesehen werden, dass die Seele nicht nur denkend, sondern auch organisirend sei.

2) Psychologie.

Wir haben im vorhergehenden Abschnitte die somatischen Veränderungen während der Hypnose kennen gelernt. Wir haben gesehen, wie die Suggestion in auffallender Weise die verschiedenen Functionen modificirt. Ich habe auch schon Gelegenheit gehabt, einzelne psychische Erscheinungen zu berühren, die im engsten Connex mit den körperlichen stehen. Im Folgenden werde ich umgekehrt mehrfach auf die somatischen Erscheinungen mich beziehen müssen; die Veränderungen derselben während der Hypnose sind lediglich die Folge veränderter centraler Vorgänge. Auf diese wiederum müssen wir aus den körperlichen Functionen unsere Schlüsse machen.

Wir werden jetzt die Veränderungen kennen lernen, welche die psychischen Functionen während der Hypnose erleiden. Selbstverständlich werde ich hier nicht jede einzelne psychische Thätigkeit registriren; ich werde nur das, was für unser Thema charakteristisch ist, erörtern.

Der praktischen Bedeutung nach muss ich zuerst das Gedächtniss besprechen, da dieses die Vorbedingung ist zu anderen psychischen Thätigkeiten. Ohne Gedächtniss giebt es keine Verstandesthätigkeit; das Gedächtniss ist die Vorbedingung für eine selbständige Thätigkeit des Bewusstseins und des Willens.

Das Gedächtniss im weiteren Sinne des Wortes setzt sich aus dreierlei zusammen, erstens der Fähigkeit, Vorstellungen festzuhalten, zweitens der Fähigkeit, festgehaltene Vorstellungen zu reproduciren, drittens der Fähigkeit, die Vorstellungen wieder zu erkennen und richtig in der Vergangenheit zu localisiren. Nehmen wir, um dies zu erläutern, irgend einen Vorgang, der in unserem Gedächtnisse haftet, z. B. eine Strafpredigt, die ein Lehrer uns in der Schule gehalten hat, so leistet hierbei das Gedächtniss dreierlei: erstens wird der Inhalt der Strafpredigt ins Gedächtniss aufgenommen und festgehalten, zweitens wird später bei der Erinnerung die Strafpredigt im Geiste reproducirt, d. h. sie fällt uns wieder ein, drittens verlegen wir sie in eine bestimmte Zeit der Vergangenheit zurück, wir bringen sie in zeitliche Beziehung zu anderen Vorgängen, dem Schulbesuch u. s. w. Dass unter Umständen diese einzelnen Leistungen des Gedächtnisses entweder jede für sich oder mehrere gleichzeitig durch die Hypnose Abweichungen zeigen können, wird aus dem Folgenden hervorgehen.

Ueber das Festhalten von Vorstellungen während der Hypnose giebt es noch wenig Untersuchungen. Beaunis findet hier keinen wesentlichen Unterschied zwischen der Hypnose und dem wachen Leben. Herr Dr. Max Dessoir hat gleichfalls solche Versuche gemacht, die er mir mittheilte. Aus ihnen geht hervor, dass eine Schwächung des Gedächtnisses in den tiefen Hypnosen stattfindet, wenn sie nicht durch Suggestion verhindert wird. Herr Dessoir sagt eine Anzahl Silben hintereinander, welche der Hypnotische sich einprägen soll; indessen wird sorgfältigst jede Andeutung vermieden, dass das Gedächtniss stärker sein solle. Unter diesen Umständen nimmt der Hypnotische weniger Silben ins Gedächtnis auf, als das wache Individuum. Bei den alten Mesmeristen (Wienholt) findet sich hingegen die Annahme, dass das Gedächtniss im magnetischen Schlaf erhöht sei; es sollen in ihm Gedichte mit einer Schnelligkeit auswendig gelernt werden, die gar nicht zu vergleichen sei mit der im normalen Zustand dazu nöthigen Zeit. Indessen ist wohl kaum eine suggestive Beeinflussung von Seiten jener Forscher vermieden worden.

Ist die Erinnerungskette des gewöhnlichen Lebens durch die Hypnose unterbrochen oder nicht? Diese Frage werden wir jetzt erörtern. Früher nahm man an, dass eine Unterbrechung der Erinnerungskette stattfinde, indem die Vorfälle der Hypnose nach dem Erwachen aus ihr von Seiten des Sujets stets vergessen seien. Doch hat sich diese Ansicht nicht als richtig erwiesen.

In den leichteren hypnotischen Zuständen, also vorzugsweise

in der ersten Gruppe, findet sich hier keinerlei Abweichung: die Versuchsperson erinnert sich während der Hypnose aller Vorgänge, die ihr im normalen Leben bewusst sind, und erinnert sich nach der Hypnose an alles, was während der Hypnose vorgegangen ist. In den tieferen hypnotischen Zuständen liegt die Sache wesentlich anders; hierher gehören die meisten Hypnosen der zweiten Gruppe; hier besteht nach dem Aufhören der Hypnose Amnesie. Die Person ist ganz erstaunt, wenn sie hört, was sie während der Hypnose gemacht hat, dass sie herumgelaufen ist, dass sie Hallucinationen gehabt hat u. s. w. Oft allerdings besteht auch eine ganz dunkle Erinnerung, wie die Erinnerung eines Traumes: ich suggerire jemandem die Hallucination eines Vogels, der im Zimmer umherfliegt; der Hypnotiker sucht ihn zu fangen, beschäftigt sich lange Zeit mit ihm, spielt mit ihm, giebt ihm Zucker, setzt ihn in das imaginäre Bauer u. s. w.; nach dem Erwachen erinnert sich das Sujet nur dunkel daran, einen Vogel gesehen zu haben; sonst weiss es davon nichts; am allerwenigsten glaubt es, dass es seinen Platz verlassen hat. Es giebt indessen einzelne, denen sofort die ganze Situation klar bewusst wird, sobald man ihnen sagt, was sie während der Hypnose gemacht haben.

In anderen Fällen giebt es ein gutes Mittel, die Erinnerung sofort hervorzurufen, nämlich die Ideenassociation. Man macht dem Hypnotischen nach dem Erwachen nur eine Andeutung und sofort fällt ihm alles ein (Heidenhain). Bekanntlich findet etwas Aehnliches auch bei Träumen statt; es fällt uns sehr oft ein ganzer Traum ein, wenn wir ein äusseres Object wahrnehmen, das mit dem Traum in irgend einer Verbindung stand (Delboeuf). Es ist ein Process ganz ähnlich dem, wo jemand ein Citat oder ein Gedicht sofort hersagen kann, wenn ihm die ersten Worte vorgesagt werden. Sehen wir uns ein Beispiel aus der Hypnose an. Ich suggerire einem Hypnotiker während der Hypnose ein grosses Concert, er hört verschiedene Stücke, darunter die Ouverture zur Oper Martha; er isst in diesem Concert sein Abendbrot, trinkt sein Bier und unterhält sich mit imaginären Personen. Nach dem Erwachen keine Spur von Erinnerung. Ich frage ihn sodann, ob er die Oper Martha kenne; dies genügt, um fast alle Vorgänge der Hypnose in seinem Gedächtnisse wieder aufzufrischen. In ähnlicher Weise pflegt mitunter kurz oder lange nach dem Erwachen die Erinnerung wiederzukehren unter dem Einfluss eines äusseren rein zufälligen Anstosses. X. glaubt, bei mir in Hypnose, eine Reihe ihm bekannter Personen zu sehen, deren Gegenwart ich ihm suggerire. X. erlebt verschiedene Scenen mit ihnen, erinnert sich aber nach dem Erwachen an nichts. Erst mehrere Tage später, wo X. eine dieser Personen trifft, kommt ihm der ganze Vorgang in Erinnerung. Auf ein besonderes Mittel, die Erinnerung zu erhalten, macht Delboeuf aufmerksam; er meint, dass Hypnotisirte sich immer aller hypnotischen Vorgänge erinnern, wenn sie während einer Handlung geweckt werden; doch kann dies sicherlich nicht verallgemeinert werden (Gurney). Hingegen kömmt es öfter vor, dass für das zuletzt oder auch zuerst in der Hypnose Vorgefallene Erinnerung besteht, während diese für die sonstigen Vorgänge während der Hypnose fehlt. Dass in einzelnen Fällen eine absichtliche Bemühung des Hypnotikers, ein Nachdenken nach dem Erwachen die Erinnerung herstellen kann, wird öfter beobachtet (Bleuler, Pierre Janet). Einzelne erinnern sich aller hypnotischen Vorgänge während des nächtlichen Schlafes; es ist gar nichts Seltenes, dass die hypnotischen Träume in der Nacht noch einmal geträumt werden.

In einzelnen Fällen jedoch, und oft gerade bei den tiefsten Hypnosen, kann eine Erinnerung durch die auseinandergesetzten Mittel nicht hervorgerufen werden, wenn auch nach Ansicht einiger ein geschickt geleitetes Gespräch die Erinnerung durch Ideenassociation stets herstellen kann. Hier besteht vollkommene Amnesie im wachen Zustande. Eine derartige Person weiss gewöhnlich auch nicht, wie lange sie hypnotisirt war. Hingegen erinnert sich die Versuchsperson in der Hypnose genau alles dessen, was während früherer Hypnosen vorgegangen ist. Es können sogar dadurch noch Dinge in Erinnerung kommen, selbst wenn die frühere Hypnose um viele Jahre, ja um Jahrzehnte zurückdatirt, trotzdem im wachen Zustande vollkommene Amnesie für jenes besteht. Wolfart erzählt einen Fall, wo eine Frau noch nach 13 Jahren im magnetischen Schlaf sich alles dessen erinnerte, was 13 Jahre vorher gleichfalls im magnetischen Schlaf mit ihr vorgegangen war, und woran sie seitdem nie mehr erinnert worden war.

Aber auch Vorgänge aus dem wachen Leben können in der Hypnose wiederum in Erinnerung gebracht werden, selbst wenn dieselben schon lange anscheinend vergessen sind. Diese gesteigerte Erinnerungsfähigkeit nennt man Hypermnesie. Benedikt erzählt einen Fall. Es handelt sich um einen englischen Officier in Afrika; derselbe wurde von Hansen hypnotisirt und spricht in der Hypnose plötzlich eine neue Sprache; es stellte sich heraus, dass dieselbe die wallisische war, welche der Officier als Kind gelernt, später aber wieder vergessen hatte.

Diese und ähnliche Fälle erinnern an andere, die in der Litteratur berichtet sind, z. B. an das berühmte, plötzlich hebräisch sprechende Dienstmädchen; dasselbe redete gleichfalls in einem abnormen Bewusstseinszustande eine Sprache, die sie normaliter nicht kannte, die sie aber in früheren Jahren bei einem Pfarrer öfter hatte sprechen hören. Aehnliche Hypermnesien werden vom nächtlichen Traum berichtet. Maury, dessen Untersuchungen über die Träume klassisch sind, erzählt eine ganze Reihe von Dingen, die ihm in Träumen in Erinnerung kamen, obgleich er im wachen Leben nichts mehr davon wusste. Auf dieser in der Hypnose vermehrten Reproductionsfähigkeit beruhen oft die gesteigerten Fertigkeiten der Hypnotiker, über die uns vielfach berichtet wird, und die wir mitunter auch bei Autohypnose beobachten; wir können in dieser Weise manche sonst als übernatürlich aufgefasste Thatsache uns deuten. Ich erwähne hier die mitunter von frommen, aber ungebildeten Fanatikern in einem eigenthümlichen extatischen psychischen Zustande gehaltenen formvollendeten religiösen Reden, bei denen man eine Inspiration anzunehmen geneigt war und ebenso die von einzelnen spiritistischen Medien mitunter im Trancezustand ausserordentlich entwickelte Redegabe. Eine derartige Steigerung von Fähigkeiten wird uns auch bei Naturvölkern in hypnotischen Zuständen geschildert (Bastian). In manchen Fällen mögen noch andere Momente ausser der Steigerung des Gedächtnisses hinzukommen, die den Hypnotischen zu besonderen Fähigkeiten veranlagen, Hyperästhesie der Sinnesorgane u. s. w.

Auch Träume, also Vorgänge aus dem nächtlichen Schlafe, werden in der Hypnose mitunter reproducirt, während im wachen Zustande Amnesie besteht. Es ist selbstverständlich sehr schwer, nächtliche Träume auf ihre Richtigkeit zu controliren. Da aber Träume mitunter zu einem Sprechen im Schlafe führen, kann man auf Grund dessen Beobachtungen machen. Ich kenne einen derartigen Fall, wo jemand durch Sprechen im Schlaf seine Träume verräth; die hier nach dem Erwachen bestehende Amnesie schwindet in der Hypnose, und der Traum kommt in Erinnerung. Nachträglich wurde durch Anfrage bei einem Schlafkameraden die Richtigkeit des reproducirten Traumes bestätigt.

Abgesehen von diesen Fällen von Hypermnesie ist aber das Charakteristische für die tieferen hypnotischen Zustände, dass in ihnen Erinnerungsfähigkeit besteht für Erlebnisse in früheren Hypnosen und für Erlebnisse im wachen Zustand, während im wachen Zustand eine Erinnerung besteht nur für das, was im wachen Zustande vorgekommen ist; dieses Verhalten ist als

„Doppeltes Bewusstsein“ (Double conscience im weiteren Sinne des Wortes) bezeichnet worden. Es war offenbar schon den alten Mesmeristen, z. B. Kluge, Deleuze, wohlbekannt, wurde auch später von Braid beobachtet, der es anfangs allerdings nicht fand.

Man begegnet dem Zustande des Doppelbewusstseins auch unter pathologischen Verhältnissen. Am berühmtesten ist der von Azam veröffentlichte Krankheitsfall geworden. Es handelt sich um eine Patientin, deren Leben schon 30 Jahre hindurch in eine Reihe von Perioden a, b, c, d, e, f zerfällt. In den Perioden a, c, e (condition normale) erinnert sie sich nur dessen, was in ihnen selbst vorgegangen ist, in den Perioden b, d, f (condition seconde) erinnert sie sich sowohl dessen, was in den Zeitabschnitten b, d, f, als was in a, c, e vorfiel. Der normale Zustand ist a, c, e, während b, d, f der pathologische ist. Zahlreiche werthvolle Beiträge zu dem doppelten Bewusstsein geben Max Dessoirs gedankenreiche Ausführungen über das Doppel-Ich; er zeigt, dass Andeutungen einer solchen Bewusstseinsspaltung viel häufiger sind, als man gemeinhin annimmt; Max Dessoir verweist hier auf Beispiele aus dem Traumleben und aus der Pathologie. Doch will es mir scheinen, dass Max Dessoir vielleicht für diese Zustände eine grössere Ausdehnung annimmt, als in Wirklichkeit feststeht; eine ähnliche Reserve macht auch v. Bentivegni. Ich komme auf das doppelte Bewusstsein noch ausführlich im theoretischen Theile zurück.

Auf der Erinnerung in späteren Hypnosen beruht noch eine Erscheinung, die ich mehrfach beobachtete. Wenn man nämlich in einer Hypnose jemanden eine ganze Reihe von Scenen erleben lässt, so kann in einer späteren Hypnose ein geringer Anstoss genügen, um den Ablauf (déroulement) aller Scenen der früheren Hypnose herbeizuführen. Eine Person ist in der Hypnose auf einer Löwenjagd, tödtet den Löwen, verzehrt ihn, verwandelt sich alsdann durch Suggestion in einen General, dann in ein Kind. Nach dem Erwachen Amnesie. In einer späteren Hypnose hört die Person ein unbeabsichtigtes Geräusch; sie glaubt, in demselben das Brüllen des Löwen zu hören. Nun werden im Anschluss hieran alle früheren Scenen noch einmal erlebt, ohne dass das Geringste dabei fehlt. Man kann diesen Vorgang zu den indirecten Suggestionen rechnen, indem hier die Autosuggestion durch einen anderen Vorgang erweckt wird. Auf einem ähnlichen Vorgange beruhte auch die von Mabille gemachte Beobachtung, bei der die oben citirte Person durch Autosuggestion an sich dieselben Blutungen erzeugt, die man ihr früher durch Suggestion gemacht hatte. Die Person theilte sich dabei in zwei Personen, deren eine der anderen die entsprechenden Suggestionen machte, wie sich aus den Fragen und Antworten ergiebt.

Die Erinnerung der Hypnotischen an alles, was sie in früheren Hypnosen erlebt haben, ist sehr wichtig; auf der Stärke dieser

Erinnerung beruht die Dressur, beruhen auch die wesentlichsten Fehlerquellen, die bei neuen Experimenten sich bieten, da sie leicht durch frühere getrübt werden. Ich sage dem hypnotisirten X: „Sie werden jetzt Ihr linkes Bein hochheben.“ X. thut es. Während ich dies sage, fasse ich ihn ohne Absicht an die rechte Hand. Als ich bei einer späteren Hypnose wieder die rechte Hand anfasse, hebt der Hypnotische das linke Bein. Offenbar erinnert er sich jenes Vorganges und hält das Anfassen der Hand für den Befehl, das Bein zu heben. Auf diese Weise sind voraussichtlich die vermeintlichen Reflexe zu Stande gekommen, die Born zu finden glaubte, und die oben erwähnt wurden.

Wie ich bisher geschildert habe, liegt die Sache, wenn keinerlei Suggestion im Spiele ist; die Suggestion übt in lebhafter Weise einen Einfluss aus. Zunächst sind wir im Stande, durch Suggestion die Hypermnesie zu vermehren; doch bestehen meines Wissens hierüber genaue Untersuchungen noch nicht. Wohl aber besitzen wir zahlreiche genaue Untersuchungen über die Möglichkeit, falsche Erinnerungsbilder zu schaffen (Paramnesie), oder auch Erinnerungsbilder ausfallen zu lassen (Amnesie), worüber schon Bertrand zahlreiche Beobachtungen sammelte. Diese Erinnerungsbilder können in früheren Sinneswahrnehmungen bestehen; die suggestive Beeinflussung der letzteren wird oft beobachtet; man kann dadurch in dem Hypnotischen eine vollkommene Täuschung in Betreff seiner früheren Erlebnisse herbeiführen. Da diese Form von Suggestionen gewissermassen eine rückwirkende Kraft hat, so nennt man sie retroactive Suggestionen, oder da sie Sinneswahrnehmungen betreffen, die durch Suggestion in Sinnestäuschungen verwandelt werden, retroactive Hallucinationen und zwar positive oder negative, je nachdem ein neues Erinnerungsbild geschaffen wird, oder ein altes ausfällt. Einem hypnotisirten Herrn sage ich: „Sie erinnern sich doch, dass Sie gestern in Potsdam waren, und dass wir dort zusammen eine Fahrt auf der Havel machten.“ Die Eingebung wird angenommen, und der betreffende Herr erzählt sofort alles, was er glaubt, mit mir in Potsdam erlebt zu haben. Dies ist eine retroactive positive Hallucination. Ebenso die folgende: „Sie sind jetzt eben fürchterlich gelaufen, $^1/_2$ Meile im schnellsten Schritt.“ Hierbei ist die Erinnerungstäuschung so lebhaft, dass Herzklopfen und Athemnoth eintritt, als Folge des vermeintlichen schnellen Laufens (Delboeuf). Dies sind positive retroactive Hallucinationen, weil der Hypnotische glaubt, etwas erlebt zu haben, was in Wirklichkeit nicht statt fand. Das folgende wäre eine retroactive negative Hallucination, da der Hypnotische hier sich an etwas nicht erinnert, was er erlebt hat. Ich sage einem Hypnotischen: „Sie haben heute nicht zu Mittag gegessen; Sie haben nicht gefrühstückt." Sofort wird der so Angeredete hungrig, da er noch ganz nüchtern sei.

Wir können zu den Amnesien vielleicht noch viele Bewegungsstörungen rechnen, von denen ich oben gesprochen habe. Wenn ich z. B. jemandem sage, er könne seinen Arm nicht heben, oder wenn ich jemandem sage: „Sie können nicht sprechen", so handelt es sich zuweilen um eine Art Amnesie, indem eine Bewegung dadurch unmöglich werden kann, dass das Erinnerungsbild derselben nicht reproducirt werden kann. Ebenso ist dies der Fall bei jenen Lähmungen, welche einige französische Autoren (Binet, Féré) als paralysies systématiques als System-Lähmungen bezeichnen. Eine System-Lähmung hat nicht die totale Functionsunfähigkeit einer Muskelgruppe zur Folge; vielmehr ist die Function nur für eine bestimmte Leistung gestört. Eine System-Lähmung könnte z. B. die Unfähigkeit, a zu sagen sein, oder die Unfähigkeit zu nähen; eine totale Lähmung kann vorliegen, wenn jemand gar nicht sprechen oder die Arme gar nicht bewegen kann. Man kann auf diese Weise z. B. für längere Zeit das Erinnerungsbild a dem Betreffenden nehmen, so dass er den Buchstaben a weder sprechen noch schreiben kann. Recht deutlich werden diese Formen der Amnesie, wenn wir die suggestiv zu erzeugenden Störungen jener Zeichen betrachten, die wir zu gegenseitiger Verständigung benützen, d. h. der Lautsprache, der Geberden und der Schrift. Man ist im Stande, experimentell durch Suggestion fast jede Art von Aphasie zu erzeugen, wie sie so klar Kussmaul, Arndt u. a. beschrieben haben. Man kann jemanden eine Sprache, die er gelernt hat, z. B. die französische, vergessen lassen (Forel, Frank); man kann Leuten ebenso das Schreiben unmöglich machen (Agraphie); ein Hypnotischer kann auf entsprechende Suggestion nicht mehr durch Mienen sich verständigen (Amimie). Man kann das Zeichnen, Nähen u. s. w., jede einzelne Thätigkeit durch Suggestion verhindern.

Bekanntlich giebt es eine besondere Gruppe von Sprachstörungen, bei denen die Wortempfindung fehlt; man bezeichnet sie als sensorische oder amnestische Aphasie. Es pflegt hierbei der Wortbegriff noch nicht zu fehlen. Man erreicht aber hier, wenn auch selten, eine gewisse Steigerung in der Wirkung der Suggestion dadurch, dass man dem Betreffenden nicht nur die innere Empfindung eines Wortes oder Buchstabens und infolge dessen das Aussprechen resp. Schreiben von ihm, etwa von a unmöglich macht, sondern den ganzen Begriff, den er mit a verbindet, nimmt. Es wird dieser Unterschied deutlich erkennbar in der Art, wie die Person sich benimmt; eine Person, die den Begriff noch behält, hat dabei vollkommen das Bewusstsein, dass es sich um die Unfähigkeit zu sprechen handelt; sie erkennt, so zu sagen, den Unsinn, den sie spricht oder schreibt, indem das a fehlt, ja sie sucht Worte zu vermeiden, in denen dieser Buchstabe vorkömmt (Max Dessoir). Wenn jedoch der ganze Begriff ihr genommen ist, so wird sie sich gar nicht darüber wundern, wenn sie a nicht schreiben oder sprechen kann. Noch interessanter wird das bei den posthypnotischen Suggestionen. Man ist im Stande, diese Amnesie auch posthypnotisch zu erzeugen und gleichzeitig einen Buchstaben durch einen anderen zu ersetzen. Einer Hypnotisirten sage ich, dass sie nach dem Erwachen statt a nur würde e sagen können. Aus der Hypnose erwacht, antwortet sie auf meine Frage, ob sie wach sei: „Je". Auf die Frage, was sie gemacht habe, antwortet sie: „Ich heb geschlefen". Sie lacht dabei, ist wohl auch etwas ärgerlich, dass sie a nicht sprechen kann, giebt sich Rechenschaft davon, dass sie Unsinn spricht. Wo jedoch der ganze Begriff fehlt, resp. durch den Begriff e ersetzt ist, würde eine derartige Person, ohne sich darüber aufzuhalten, e statt a sagen.

Ich hatte oben gezeigt, dass man einzelne Erlebnisse den Hypnotischen vergessen lassen kann (negative retroactive Hallucination).

In ähnlicher Weise lässt man durch Amnesie ganze Lebensperioden für die Person aus dem Bewusstsein schwinden. Der einfache Befehl an einen 43jährigen Herrn X: „Sie erinnern sich jetzt nicht mehr, was von ihrem 30. Jahre bis zum heutigen Tage mit Ihnen vorgegangen ist — alles ist aus dem Gedächtnisse entschwunden!" — dieser eine Befehl genügt, um eine grosse Leere in X.s Bewusstsein entstehen zu lassen. Weder auf meine, noch auf anderer Frage ist X. im Stande, auch nur das Geringste aus dieser Zeit anzugeben; er weiss nicht, wie er mich kennen gelernt hat, wie er in mein Zimmer gekommen ist; stets erfolgt auf derartige Fragen ein Achselzucken und die Antwort: „Ich weiss nicht."

Man kann aber in dieser Weise noch weiter gehen, indem man den Betreffenden direct in eine frühere Lebensperiode zurückversetzt. Hierbei empfindet der Betreffende subjectiv keine Lücke im Gedächtnisse, er glaubt, in einer früheren Zeit zu leben und alles, was er irgend sieht, bringt er damit in Beziehung. Hier ist ein Mann, der im französischen Kriege bei St. Privat gekämpft hat.

Ich mache den 41jährigen Herrn durch Suggestion 19 Jahre jünger und versetze ihn in die Schlacht. Sofort richtet er sich auf, ertheilt militärische Commandos, befiehlt den Geschützmannschaften, Feuer zu geben. Auf meine Frage, ob er einen Dr. Moll kenne, antworet er: „Nein, mein Arzt heisst R., ich kenne Dr. Moll nicht." Alle Ereignisse, die nach jenem Tage vorgefallen, sind ihm jetzt durchaus unbekannt; von seinem Rheumatismus, dessentwegen er in meiner Behandlung ist, hat er keine Ahnung; er erklärt sich für ganz gesund. Auf meine Frage, wer ich sei, erhalte ich nur die Antwort, er wisse es nicht. Interessant ist es, dass er auf keine Weise zum Zurückgehen zu bewegen war; ich versuchte es, ihn nur einige Schritte zurücktreten zu lassen, bekomme aber die Antwort: „Ohne Commando gehe ich nicht einen Schritt zurück." Ich lasse durch Suggestion den Feind immer näher kommen, zum Zurückgehen ist aber der Herr durch nichts zu bewegen. Sobald ich immer mehr und mehr ihn auf mich hinweise, ihm sage, er müsse wissen, wer ich sei, da ist plötzlich die ganze Situation verändert. Er erkennt mich, findet sich in seinem richtigen Alter, hat aber von dem, was eben vorgefallen ist, keine Ahnung.

Eine Dame von 34 Jahren verlangt, von mir in das Alter von 8 Jahren zurückversetzt, ihre Puppe, spricht dabei mit kindlicher Stimme, weint, als sie glaubt, dass ich ihr die Puppe wegnehmen will und ruft nach der Mama.

In derselben Weise ist man schliesslich auch im Stande, jemandem zu sagen, dass er gar nicht geboren sei. Selbst diese Suggestion wird angenommen, und eine absolute Leere scheint im Bewusstsein zu herrschen.

Gleichzeitig mit der Fortnahme dieser Erinnerungsbilder lassen sich neue Bilder schaffen. Dies ist der Fall bei jener Erscheinung, die von Charles Richet als „Objectivation des types" beschrieben wurde. Hier glaubt der Betreffende, eine andere Persönlichkeit, ein anderes Wesen zu sein; es fehlen ihm nicht nur viele Erinnerungen, die mit seinem eigenen Ich in Verbindung stehen, er sucht auch alle zurückbleibenden Ideen auf die suggerirte Persönlichkeit zu beziehen. Diese Erscheinungen waren schon Durand de Gros bekannt; er scheint sie in Amerika kennen gelernt zu haben, wo sie bereits in den 40er Jahren beobachtet wurden.

Ein Herr X., dem ich sage, er sei der Dr. Moll, und ich sei X., bittet mich, Platz zu nehmen, damit er mich hypnotisiren könne. Er hypnotisirt mich auch, resp. macht die nöthigen Manipulationen genau so, wie ich stets bei ihm, und vergisst nicht, mir einige angenehme Suggestionen zu geben.

Ich nehme einen anderen Mann, bei dem diese Erscheinungen sehr lebhaft auftreten. Alle Persönlichkeiten, die in seinem Ideenkreise liegen, lassen sich mit dramatischer Lebhaftigkeit an ihm demonstriren. Ich sage ihm: „Sie sind Napoleon I.," sofort nimmt er die berühmte Stellung Napoleons nach der Schlacht bei Waterloo an, spricht aber deutsch, da er des Französischen nicht mächtig ist. Als Friedrich der Grosse geht er in der charakteristischen Haltung Friedrichs mit dem Krückstock; Eisenbahnen sind ihm vollkommen unbekannt. Auch in Thiere kann man auf diese Weise Hypnotische verwandeln; als Hunde bellen sie, als Frösche quaken sie. Selbst in todte Gegenstände kann man sie durch Suggestion umformen, in Oefen, Stühle, Tische. Als Stuhl nimmt X. eine kauernde Stellung ein, indem er sich auf beiden Beinen hält; auf die Bemerkung, dass ein Stuhlbein zerbrochen sei, senkt X. das eine Knie zu Boden und hält sich nur auf einem Beine; als Teppich legt X. sich bewegungslos auf die Erde. Man kann noch weiter gehen mit derartigen Suggestionsversuchen. „Sie sind von Glas," sage ich einem Hypnotischen; er bleibt ganz ruhig stehen. Einem andern sage ich, er sei aus Marmor, sofort bleibt er starr stehen und kann auch passiv nicht bewegt werden. Sobald er jedoch glaubt, aus Wachs zu sein, lässt er sich formen und alle möglichen Stellungen geben.

Zu bemerken ist, dass das Sujet jederzeit, auch als todter Gegenstand, dem Experimentator gehorcht. Uebrigens sind die Hypnotischen bei diesen Versuchen keineswegs immer consequent, sie fallen oft aus der Rolle, wenn dies auch durch Dressur meistens leicht verhindert werden kann. Eine andere Person z. B., die ich in Friedrich den Grossen verwandle, fährt ruhig in einem Eisenbahncoupé, da sie offenbar nicht daran denkt, dass es damals noch keine Eisenbahn gab. Eine andere, die ich in das Jahr 1864 versetzte, spricht vom neuen deutschen Reich, von Kaiser Wilhelm I. u. s. w. Trotz einzelner solcher Inconsequenzen ist dennoch bei den meisten das Bild viel mehr geschlossen, als bei vielen Geisteskranken, die da glauben, ein König oder Prophet zu sein; bei ihnen sind die Inconsequenzen viel grösser. Hypnotische gewöhnen sich diese auch schnell ab. Bei ihnen ist ferner, sobald sie eine bestimmte Persönlichkeit darstellen, die Erinnerung an frühere Erlebnisse bei weitem mehr geschwunden, als beim Geisteskranken (Cullerre).

Es sind die Persönlichkeitsänderungen der Hypnotischen öfter mit den Leistungen von Schauspielern verglichen worden. In der That würde der Schauspieler am vollendetsten seine Rolle spielen, der sich von der Idee, die er sich selbst durch seinen Willen erzeugt, vollkommen beherrschen lässt, wie die Schauspielerin Dumenil meint; andere, z. B. die berühmte Clairon, haben allerdings mit Bezug hierauf eine andere Ansicht. Jedenfalls sind nur wenige im Stande, einer willkürlich erzeugten Idee, z. B. der, Julius Cäsar zu sein, sich so vollkommen zu accomodiren und zu assimiliren, wie es der Hypnotiker thut. Dieser ist nicht durch die vielen Sinneswahrnehmungen zerstreut, während der vollendetste Schauspieler sich den Wahrnehmungen aus der Umgebung oft nicht entziehen kann. Bekannt ist es, dass einzelne Schauspieler, um ihre Rolle möglichst naturgetreu zu spielen, durch die Macht ihrer Vorstellung imaginäre Objecte erzeugten, um sich möglichst in die nothwendige Umgebung zu versetzen.

Bei den Persönlichkeitsänderungen, resp. der Verwandlung der Hypnotischen in Thiere, werden wir lebhaft an die Zoanthropie erinnert, die im Mittelalter und auch noch später oft epidemisch herrschte, und die darin bestand, dass einzelne Menschen sich in Thiere verwandelt glaubten; am häufigsten war die Verwandlung in den Wolf. Solche Menschen fielen andere an, zerfleischten sie und zeigten überhaupt thierische Rohheit und thierische Triebe. Die Erscheinung galt damals gewöhnlich für Teufelswerk; Johann Wier hat manche Einzelheiten hierüber berichtet. Aehnliche Erscheinungen wie die Zoanthropie finden sich schon im Alterthume, wie uns Herodot und Plinius berichten.

Von verschiedenen Seiten sind graphologische Untersuchungen gemacht worden, um festzustellen, ob sich die Handschrift der Hypnotiker gleichzeitig mit der Persönlichkeit ändere, und ob die Veränderung in irgend einem Verhältniss zu der suggerirten Persönlichkeit stehe. Veränderungen wurden auch gefunden (Lombroso, Ferrari, Héricourt, Richet, Varinard, Mayeras). Indessen nahm der Schreibsachverständige Hoctès an, dass die Schriftzüge niemals so unähnlich würden, dass er sie nicht auf eine Person zurückführe. Ich habe bei Veränderungen der Persönlichkeit niemals deutliche Veränderungen der Handschrift wahrgenommen; nur wenn ich einige Hypnotische in verschiedene Lebensalter versetzte, wurde die Handschrift dementsprechend geändert. Als Kinder machten sie orthographische Fehler und schrieben auch sonst unbeholfen: bei Greisen wurde die Handschrift zitternd. Interessant sind die Schriftproben von v. Krafft-Ebings Patientin, die bei Suggestion verschiedener früherer Lebensperioden wechseln, leider aber nicht mit früheren echten Schriften, verglichen werden konnten. Die Angabe von Nuel, dass in der Hypnose die Handschrift stets verschieden sei von der im wachen Zustande und daher bei Unterschriften leicht als hypnotische Schrift erkannt werden könne, scheint mir zu weitgehend, wenn Nuel auch für manche Fälle Recht hat, in denen die Handschrift während der Hypnose einen etwas ungleichmässigen und ruckweisen Charakter zeigt.

Ich will hier bemerken, dass man sämmtliche erwähnte Suggestionen, die das Gedächtniss beeinflussen, auch posthypnotisch machen kann. Man ist auch im Stande, in sämmtlichen Fällen von Hypnose die Erinnerungsfähigkeit posthypnotisch dadurch zu schaffen, dass man vor dem Erwachen zum Hypnotischen sagt: „Sie werden sich nach der Hypnose an alles erinnern.“ Ebenso ist es möglich, in einem Theil der hypnotischen Zustände noch vor dem Erwachen durch das Verbot der Erinnerung Amnesie zu erzeugen. Man ist ferner, wie wir schon sahen, im Stande, posthypnotische Amnesie für bestimmte Vorgänge zu schaffen, z. B. die Reproduction gewisser Buchstaben unmöglich zu machen Ebenso lassen sich die retroactiven Hallucinationen in das wache Leben hinüberführen. Einem Herrn, der bei mir ist, sage ich in der Hypnose: „Sie wissen doch genau, dass wir vorhin ein Paar Flaschen Wein getrunken haben, und dass wir hier gemeinsam ein Abendbrot, bestehend aus Gänsebraten, verzehrten.“ Auf die bejahende Antwort sage ich ihm, dass er sich auch nach dem Erwachen genau daran erinnern würde. Er erwacht, giebt alles ganz genau an, was er mit mir erlebt; behauptet, dass sein Magen furchtbar voll, und der Kopf ihm vom Wein sehr schwer sei; er glaubt sogar, von dem vielen Wein etwas berauscht zu sein. Hier handelt es sich also um einen vermeintlichen Rausch, der durch die Suggestion erzeugt wurde. Noch interessanter ist übrigens die Mittheilung von Hytten, der einen wirklichen Rausch durch Suggestion entfernt haben will.

Die erwähnten Erinnerungstäuschungen können nun Wochen und Monate hindurch bestehen bleiben. Ich habe in vielen Fällen jedoch gesehen, dass sie kurze Zeit nach dem Erwachen verschwanden. Ein Herr, der unmittelbar nach dem Erwachen auf Suggestion hin glaubt, dass er vor der Hypnose seine Mutter bei mir gesehen habe, erinnerte sich schon wenige Minuten später an nichts mehr. Wir hatten unterdessen von einigen anderen Dingen gesprochen, und es scheint, dass dadurch jenes schnelle Vergessen veranlasst war. In neuerer Zeit hat Bernheim gezeigt, dass in einzelnen Fällen der Hypnotiker nach dem Erwachen aus der Hypnose, selbst wenn ihm keinerlei darauf bezügliche Suggestion gegeben ist, nicht nur die Vorgänge in der Hypnose, sondern selbst das, was unmittelbar vor deren Eintritt vorfiel, vergessen hat.

Diese in das wache Leben hinübergenommenen Erinnerungstäuschungen werde ich noch bei Erörterung der forensischen Frage besprechen. Bernheim hat zuerst auf die grosse Bedeutung derselben hingewiesen und mit Recht auf deren Analogie mit vielen Vorgängen im wachen Leben aufmerksam gemacht. Hierher gehören die Leute, die eine Lüge so oft erzählen, bis sie selbst nicht mehr unterscheiden können, ob es sich um Wahrheit handelt oder nicht. Das betreffende Bild wird bei dem oftmaligen Erzählen immer von neuem reproducirt;

je öfter dieser Vorgang stattfindet, um so lebhafter wird es. Ebenso giebt es Leute, bei denen man im wachen Leben, auch ohne dass sie jemals hypnotisirt wurden, wie Bernheim nachweist, vollkommene Erinnerungstäuschungen erzeugen kann. Es ist nur nöthig, mit Sicherheit derartigen Personen einen Vorgang, als von ihnen erlebt, darzustellen, und sie sind nicht mehr im Stande, die Wahrheit von der Dichtung zu unterscheiden.

Ich habe schon mehrere Fälle gezeigt, wo durch posthypnotische Suggestionen Veränderungen der Erinnerung im wachen Leben stattfinden. Ebenso kann man durch Suggestion auch das Gedächtniss in späteren Hypnosen beeinflussen. Man kann z. B. die erwähnten Amnesien und Paramnesien auch für spätere Hypnosen bestehen lassen. Man kann aber auch (ebenso wie man durch Suggestion die Erinnerung im wachen Leben nehmen kann für das, was in der Hypnose vorgefallen ist) ebenso zuweilen durch Suggestion verhindern, dass die Person in späteren Hypnosen sich dessen erinnert, was in einer früheren sich ereignet hat. Es genügt, ihr zu sagen, dass sie bei späteren Hypnosen dies oder jenes nicht mehr wissen würde.

Ich hatte oben gesagt, dass sich Hypnotisirte in späteren Hypnosen dessen erinnerten, was in früheren Hypnosen vorgefallen ist. Dieser Satz bedarf jedoch, abgesehen von dem zuletzt Gesagten, noch einer weiteren Einschränkung, die ich jetzt geben will. Zunächst sehen wir, dass bei Persönlichkeitsänderungen gewöhnlich Amnesie besteht; als Napoleon erinnert sich eine von mir hypnotisirte Versuchsperson beispielsweise an nichts, was sie als Friedrich der Grosse gethan hat. Ich erwähne ferner kleine unbewusst gemachte Bewegungen, die auf keine Weise der Person in die Erinnerung zurückgerufen werden können; ich sage zu einer Person: „In fünf Minuten werden Sie dreimal Ha! rufen.“ Der Erfolg tritt ein, aber die Person erinnert sich später absolut nicht mehr dieses Ausrufes. In gleicher Weise giebt es einzelne posthypnotisch in neuer Hypnose ausgeführte Handlungen, die in einer späteren Hypnose die Person nicht mehr weiss, wie sich aus den späteren Ausführungen ergeben wird.

Zum Schlusse erwähne ich noch, dass Gurney zwei Stadien der Hypnose annimmt, die durch eine vollkommene Trennung des Gedächtnisses von einander geschieden sind. Solche Stadien wurden auch von den alten Magnetiseuren schon geschildert. Doch habe ich mich nicht überzeugen können, dass diese Stadien wirklich in der Regel präexistiren, ich glaube vielmehr, dass dieselben ein Product der Dressur sind. Gurney unterscheidet zwei Stadien der Hypnose, a und b. In a weiss das Sujet nicht, was in b vorging, in b nichts von dem, was in a passirte. Dass man bei einzelnen Personen, abgesehen vom Wachbewusstsein, mehrere scharf geschiedene Bewusstseinszustände trennen kann, soll von mir nicht bestritten werden; es wird dies auch von v. Krafft-Ebing, Pierre Janet u. a. angegeben; ich wende mich wesentlich nur gegen die Verallgemeinerung.

Ich habe schon mehrfach Gelegenheit gehabt, von der posthypnotischen Suggestion zu sprechen. Es ist dies ein für die Medicin und Psychologie so wichtiges Capitel, dass es nöthig ist, hierauf ausführlich zurückzukommen. An der Realität der posthypnotischen Suggestion wird wohl kein ernster Beobachter mehr zweifeln. Einzelne Fälle von posthypnotischer Suggestion waren schon den alten Mesmeristen bekannt. Mouillesaux befahl 1787 einer Dame im somnambulen Zustande, sie solle am folgenden Tage einer bestimmten Person einen Besuch machen; der Befehl wurde pünktlich ausgeführt (du Prel); ähnliche Vorgänge erwähnen Kluge, Schopenhauer, Noizet. Die posthypnotische Suggestion wurde in neuerer Zeit studirt von Liébeault, Richet, Bernheim, Delboeuf und besonders vielseitig von Gurney und Forel. Es ist sicher, dass man zahlreiche Suggestionen posthypnotisch realisiren kann. Jendrássik sieht durch Eingebung in der Hypnose mehrere Tage hindurch während des wachen Lebens Lähmungen bestehen; v. Krafft-Ebing giebt ebenso einer Patientin oft mit Erfolg die Suggestion, eine bestimmte Körpertemperatur zu einer bestimmten Zeit zu haben. Auch Hautröthungen sind durch posthypnotische Suggestion erzeugt worden. Alle Arten von Suggestion, die man in der Hypnose hervorbringt, kann man auch posthypnotisch hervorbringen, alle Bewegungen und Sinnestäuschungen; auch Jucken, Schmerz, Stuhlgang, Hunger, Durst u. s. w. In dieser Weise werden Träume beeinflusst. „Heute Nacht träumen Sie, dass Sie in Swinemünde sind; Sie werden auf der Ostsee eine Kahnfahrt mit sechs Leuten machen, der Kahn wird schaukeln, und Sie werden ins Wasser fallen, in dem Augenblick werden Sie erwachen.“ Der Traum geht ganz genau in Erfüllung. Ebenso befreit man Leute von unruhigen Träumen, und die Nacht wird traumlos gemacht; wenigstens erinnern sich dann die Personen absolut nicht, dass sie geträumt haben.

Man kann Suggestionen direct aus der Hypnose ins wache

Leben hinüberführen; man nennt sie dann auch continuirliche. Ich suggerire auf einer Visitenkarte meine Photographie und gebe den Befehl, dass dieselbe auch nach dem Erwachen stets für die Person sichtbar sein werde. Die Person ist nach dem Erwachen fest überzeugt, dass eine Photographie dort vorhanden sei. So wurde nach Londe ein in Hypnose suggerirtes Portrait zwei Jahre lang für ein solches gehalten. Derartige aus der Hypnose herübergenommene Suggestionen findet man zuweilen zufällig, wenn man vor dem Erwachen nicht alle Suggestionen entfernt hat. Eine Person trinkt bei mir einen suggerirten Pfefferminzliqueur; ich erwecke sie, sie giebt aber noch eine Stunde nachher an, dass sie deutlich einen Pfefferminzgeschmack im Munde habe. Zu den continuirlichen Suggestionen gehört der sehr häufig gemachte Versuch: Ich sage dem Hypnotisirten: „Zählen Sie bis zehn, bei drei wachen Sie auf." Er zählt bis zehn, sodass er von vier bis zehn in wachem Zustand weiter zählt.

In anderen Fällen hingegen tritt erst nach dem Erwachen die Wirkung der Suggestion auf. Ich sage zu einem Hypnotischen: „Nach dem Erwachen werden Sie Ihren rechten Arm nicht bewegen können". X. wacht auf und kann ihn nicht bewegen, ist aber sonst ganz normal. Genau dasselbe kann aber auch noch nach Stunden, Tagen, Wochen und Monaten geschehen. Ich sage einem Hypnotisirten: „Wenn Sie heute über acht Tage zu mir kommen werden, werden Sie nach dem Eintritt in mein Zimmer nicht sprechen können." Er kommt nach einer Woche zu mir, tritt ein, ist vollkommen wach; ich frage ihn nach seinem Namen, er kann aber weder diesen noch sonst etwas anderes sprechen. Hier haben wir ein Beispiel, wo die Suggestion sich erst nach längerer Zeit realisirt. Man nennt diese Form Suggestion auf längere Verfallszeit, oder: Suggestion à échéance, Deferred Suggestion.

Es ist ganz auffallend, dass gerade diese posthypnotischen Suggestionen anfangs so viel Misstrauen fanden, und doch scheint es mir, dass dieselben keineswegs etwas darstellen, was nicht sehr viele Anknüpfungspunkte im normalen Leben hätte; ich werde im theoretischen Theil dies genauer darthun. Freilich bieten sie auch wieder gewisse Besonderheiten dar, auf die ich gleichfalls noch zurückkommen werde. Wir können die posthypnotischen Suggestionen in zwei Gruppen theilen, die ich aber lediglich aus praktischen Gründen unterscheide, um die Besprechung zu erleichtern: in diejenigen, bei welchen nach dem Erwachen aus der Hypnose keine Erinnerung an die Suggestion besteht und diejenigen, bei welchen sie vorhanden ist. Dass übrigens bei der ersten Gruppe die Erinnerung nur scheinbar fehlt, wird später im theoretischen Theil genauer auseinander gesetzt werden. Da übrigens diese Gruppe von posthypnotischen Suggestionen grösser, wichtiger und interessanter ist, als die zweite, wo Erinnerung besteht, werde ich jene zuerst und genauer besprechen.

Der Zeitpunkt für die Realisirung der posthypnotischen Suggestion kann in mehrfacher Weise bestimmt werden. Hier ist ein Hypnotischer, dem ich sage: „Eine Stunde nach Ihrem Erwachen werden Sie eine Polka spielen hören, werden glauben, dass Sie auf dem Balle sind und werden auch sofort dann tanzen.“ Einem Zweiten, den ich um 8 Uhr wecke, sage ich: „Sie werden, wenn der Regulator 9 schlägt, die Wasserflasche vom Tische nehmen und mit ihr dreimal im Zimmer auf und ab gehen.“ Die Art, wie der Termin bestimmt wird, ist in beiden Fällen verschieden. In dem zweiten Falle sehen wir, dass sich die Suggestion bei einem concreten äusseren Zeichen realisiren soll und auch realisirt; im anderen Falle hingegen sehen wir, dass eine ganz abstracte Zeitbestimmung, nämlich eine Stunde, gegeben ist.

Die Suggestion, die ein äusseres concretes Zeichen als Zeitpunkt für die Realisirung festsetzt, wie bei dem zweiten Beispiel, realisirt sich fast stets, wenn auch oft erst nach einer gewissen hypnotischen Dressur. Die Suggestion jedoch, die sich nach einer Stunde ohne äusseres Zeichen realisiren soll, gelingt seltener. Es giebt indessen einige Hypnotische, bei denen derartige Suggestionen sich auf das pünktlichste mit der Minute realisiren. Bei der grösseren Zahl jedoch findet nicht nur nicht eine derartige Pünktlichkeit statt, sondern es bleiben überhaupt viele Suggestionen unausgeführt, wenn nicht ein concretes äusseres Moment vorhanden ist; andere werden zwar ausgeführt, aber unpünktlich, zum Beispiel statt nach einer Stunde, nach $^3/_4$ Stunden u. s. w.

Auf eine sehr häufige Fehlerquelle bei derartigen Versuchen mit der Zeitbestimmung will ich noch hinweisen, nämlich auf das Verhalten der Anwesenden. Sie sehen nicht selten zur Uhr und geben im entsprechenden Moment durch irgendwelche Zeichen, ohne es selbst zu wissen, das Signal, dass die verlangte Frist abgelaufen sei. Ich mache desswegen darauf aufmerksam, weil bei meinen Versuchen Anwesende, um die Zeit zu controliren, nicht so selten diese Fehlerquelle schufen.

Es giebt nun noch eine dritte Art, den Moment der Realisirung einer posthypnotischen Suggestion zu kennzeichnen, auf die ich jetzt eingehen will, und die von Gurney und Pierre Janet einer ausführlichen Untersuchung unterzogen worden ist. Sie ähnelt in mancher Beziehung der ersten Art. Ich sage einem Hypnotischen X.: „Wenn ich nach Ihrem Erwachen das zehnte Mal mit dem Fusse scharren werde, werden Sie plötzlich laut lachen!“ Der Betreffende erwacht, ohne dass er sich meines Auftrages erinnert. Ich unterhalte mich mit X. und scharre mehrfach, ohne dass X. darauf Acht giebt; beim zehnten Mal lacht X. laut auf. Es hat sich mithin diese Suggestion vollkommen realisirt. Ein anderes Mal mache ich denselben Versuch. Als ich viermal gescharrt habe, frage ich X., ob er nicht habe scharren hören, erhalte aber eine verneinende Antwort. Dennoch tritt, nachdem ich sechsmal von neuem gescharrt habe, das verlangte Resultat ein, während ich mich ganz ruhig mit X. unterhalte. In den meisten Fällen war das Resultat keineswegs so genau. Zwar realisirte sich die posthypnotische Suggestion, aber meistens nicht bei dem richtigen Signale.

Viele Suggestionen auf längere Verfallszeit ähneln ausserordentlich in ihrer Terminbestimmung diesen Suggestionen, bei denen ein Abzählen von Signalen stattfindet (Gurney). Die posthypnotischen Suggestionen auf längere Verfallszeit können nämlich in doppelter Weise gemacht werden. Ich sage jemandem, der täglich zu mir kommt, am 3. Mai: „Am 6. Juni werden Sie beim Eintritt in mein Zimmer mich vollkommen schwarz im Gesicht sehen und werden mich desswegen furchtbar auslachen.“ Die Suggestion realisirt sich. Hier ist aber, und Delboeuf hat besonders auf die Wichtigkeit hiervon hingewiesen, ein bestimmtes Datum genannt, das den Betreffenden auf die Ausführung der Suggestion hinweisen kann, ähnlich dem Schlagen der Uhr in jenem erstgenannten Falle. Auch hier handelt es sich um etwas Concretes. Anders läge die Sache, wenn ich die Suggestion so gemacht hätte, dass ich sagte: „Von heute ab gerechnet, werden Sie am 35. Tage beim Eintritt in meine Wohnung mich im Gesicht vollkommen schwarz sehen u. s. w.“ Nach Gurneys Beobachtungen realisiren sich, (und ich kann dies durch allerdings nur wenige Versuche bestätigen), auch derartig gegebene Suggestionen. Ein Beispiel möge diese Form der Suggestion noch genauer zeigen; ich machte einmal der Versuchsperson X. in Hypnose die Eingebung: „Vom letzten Dienstag an gerechnet werden Sie am 16. Dienstag zu mir kommen, alle Anwesenden mit Schimpfworten anreden u. s. w.“ Diese Suggestion realisirte sich vollkommen, trotzdem, wie man sieht, kein bestimmtes Datum genannt war. Auf die Erklärung will ich erst später zurückkommen.

Ich habe bisher lediglich die Art besprochen, wie man der Versuchsperson den Zeitpunkt der Realisirung der posthypnotischen Suggestion bestimmt. Ich komme jetzt zu der Frage: in welchem Zustand befindet sich die Person, während sich die posthypnotische Suggestion realisirt? So viel ich weiss, haben Dumontpallier, Beaunis, Liégeois zuerst die Beobachtung gemacht, dass posthypnotische Suggestionen sich durchaus nicht im wachen Zustande realisiren, wenn sie auch nach dem Erwachen aus der Hypnose eintreten. Die Frage hat zu lebhaften Erörterungen bereits geführt, und haben Forel und Gurney in dieser Richtung die besten und zahlreichsten Beobachtungen angestellt, und insbesondere haben sie gezeigt, dass die Realisirung der posthypnotischen Suggestion in ganz verschiedenen Zuständen erfolgen kann.

Um dem Leser einen Begriff davon zu geben, dass in ganz verschiedenen Zuständen die posthypnotischen Suggestionen ausgeführt werden, will ich einige Beispiele zeigen. Hier ist ein dreissigjähriger Mann X. in Hypnose. Ich sage ihm: „Nach dem Erwachen werden Sie, sobald ich mein rechtes Knie über das linke lege, das Tintenfass vom Tisch auf den Stuhl stellen". Der Betreffende erwacht auf meinen Befehl; ich unterhalte mich mit ihm. Nach einiger Zeit lege ich ein Knie über das andere, der Herr sieht sofort starr nach dem Tintenfass und antwortet nur schwer auf meine Fragen. Er geht an den Tisch heran, nimmt das Tintenfass und stellt es auf den Stuhl; ich suggerire X. darauf, dass er seinen Bruder sehe, dass er jetzt sein Mittagbrot esse u. s. w. X. nimmt auch alle neuen Suggestionen wirklich an. Ich muss ihn noch einmal erst wecken, ehe dieser neue Zustand der Suggestibilität zu Ende ist. Nach dem Erwachen erinnert sich der Herr absolut an nichts. Es ist also für diesen Fall charakteristisch die Amnesie für alles, was während dieses Zustandes geschah, ferner aber auch die Suggestibilität während des Zustandes selbst.

Ich wüsste nicht, wie sich dieser Zustand von einer wahren Hypnose psychologisch unterschiede, und ich meine, dass für diesen Fall die Erklärung Delboeufs ganz richtig ist, der für viele Fälle meint: eine posthypnotische Suggestion geben, heisst soviel als den Befehl geben, in dem bestimmten Moment in eine neue Hypnose zu kommen und in derselben die verlangte Suggestion zu verwirklichen.

Ganz anders liegt übrigens die Sache in anderen Fällen Hier ist ein hypnotisirter Herr. Ich sage ihm: „Sie werden nach dem Erwachen, sobald ich meine Hände aneinander reibe, Ihren

Namen nicht mehr wissen. Sobald ich meine Hände auseinander nehme, wird Ihnen der Name wieder einfallen." Alles realisirt sich nach dem Erwachen, wie befohlen; wir unterhalten uns; so oft ich aber meine Hände aneinander bringe, ist der Betreffende nicht im Stande, seinen Namen zu nennen. Er ist dabei vollkommen wach; ich bin nicht im Stande, ihm irgend eine sonstige Suggestion zu machen. Er weiss auch seinen Namen jedesmal, wenn ich die Hände auseinander nehme, und erinnert sich ganz genau, dass er ihn eben nicht gewusst hat. Sobald ich wieder die Hände aneinander reibe, fehlt ihm von Neuem die Möglichkeit, seinen Namen anzugeben. Ich entlasse den Herrn; nach mehreren Tagen sehe ich ihn wieder; er ist im Stande, seinen Namen zu nennen, ob ich meine Hände aneinander bringe oder nicht. Er erinnert sich auch ganz genau daran, dass er an jenem Tage mehrfach seinen Namen nicht nennen konnte. Er behauptet, dabei vollkommen wach gewesen zu sein.

Es berechtigt doch gewiss nichts dazu, in einem solchen Falle von einer Hypnose zu sprechen. Psychologisch findet sich nicht das geringste Zeichen derselben; keine Amnesie, keine Suggestibilität, kein Müdigkeitsgefühl, auch nicht später das Gefühl, in einem Schlafzustand gewesen zu sein; es bleibt nichts anderes übrig, als diesen Zustand, abgesehen von dem einen Punkt, für vollkommen normal zu erklären. Ob man den Zustand überhaupt im Allgemeinen für einen normalen betrachten kann, ist eine andere Frage, auf die ich im forensischen Theil zu sprechen komme, für den sie nach v. Bentivegni eine besondere Wichtigkeit hat.

Aus diesen Beispielen geht schon hervor, dass der Zustand, in welchem sich die posthypnotische Suggestion verwirklicht, ein verschiedener sein kann. Zwischen diesen beiden Extremen — in dem ersten Falle alle psychologischen Kennzeichen einer neuen Hypnose, in dem zweiten keinerlei Symptome der Hypnose — liegen nun mehrere Zwischenstufen, die ich jetzt erörtern will.

Ich will ein drittes Beispiel anführen. Hier ist eine Frau in Hypnose. Anwesend sind noch die Herren A. und B. Ich sage der Frau: „Sobald nach Ihrem Erwachen Herr A. zu Ihnen sprechen wird, werden Sie ihn furchtbar auslachen. Sobald B. zu Ihnen reden wird, werden Sie ihm die Zunge herausstrecken. Wachen Sie auf!" Die Frau erwacht. Alles vollzieht sich gemäss der Suggestion; A. spricht zur Frau; dieselbe lacht. Darauf frage ich: „Warum haben Sie eben gelacht?" „Ich habe doch nicht gelacht," antwortet sie; sie bestreitet es durchaus, gelacht zu haben. A. spricht von Neuem zu der Frau, dieselbe lacht wieder. Auf meine erneuerte Frage, warum sie gelacht, bestreitet sie es abermals, gelacht zu haben. Sie streckt B. die Zunge heraus, als dieser zu ihr spricht. Einen Moment darauf von mir zur Rede gestellt, bestreitet sie es, die Zunge herausgestreckt zu haben. Ich versuche, eine Suggestion zu machen, indem ich ihr sage, dass sie einen Leierkasten spielen höre; sie hört keinen Leierkasten und ist auch für andere Eingebungen unempfänglich. Hingegen erinnert sich die Frau aller anderen Vorfälle, sie weiss genau, was ich mit ihr gesprochen habe. Aus der Erinnerung ist nur der posthypnotisch vollführte Act geschwunden, sowie das, was unmittelbar mit ihm zusammenhängt, nämlich auch die Worte, die A. und B. an die Frau richteten. Alle Vorgänge, die unabhängig sind von der posthypnotischen Suggestion, z. B. meine Anrede, ihre Antworten an mich, weiss die Person ganz genau anzugeben. Ueber die Zeit, während deren sie den posthypnotischen Act vollführte, weiss die Person nichts anzugeben; sie fühlt auch nachher subjectiv keinerlei Lücke in der Erinnerung.

Hier besteht also, wie man sieht, unmittelbar nachher Amnesie für den posthypnotisch ausgeführten Act, keinerlei neue Suggestibilität; die Amnesie erstreckt sich lediglich auf die posthypnotisch ausgeführte Handlung. Wir haben hier also bereits eine dritte Form, wie sich die posthypnotische Suggestion realisirt, und diese letzte Form ist gar nicht so selten.

In anderen Fällen ist übrigens die Person während der Ausführung der posthypnotischen Suggestion gleichfalls suggestibel, wird aber sofort nach Erfüllung der Suggestion vollkommen wach; sie erinnert sich nicht mehr, was sie gethan hat. Diese Fälle sind nur schwer von dem eben geschilderten Falle zu trennen; ich will desshalb aus ihnen keine besondere Gruppe machen. Es scheint nämlich, dass solche Personen, die dem dritten Beispiele entsprechen, während sie die Suggestion realisiren, in Wirklichkeit stets suggestibel sind, dass aber in vielen Fällen die Ausführung der posthypnotischen Suggestion zu schnell verläuft, um eine neue Suggestion zu machen. Der posthypnotisch ausgeführte Act ist durchaus vergessen, während die Person vor und nach der Ausführung vollkommen normal war. Diesen Zustand glaubte Liégeois als einen besonderen bezeichnen zu müssen, den er condition prime nannte. Liégeois hat später diesen Namen aufgegeben und nennt jetzt den Zustand condition seconde provoquée; Beaunis bezeichnete ihn als veille somnambulique, Gurney als trance-waking. Indessen glaube ich, sind diese Zustände doch als wahre Hypnosen aufzufassen (Delboeuf). Offenbar ist in diesen Fällen die Idee so mächtig, dass sie einen Zustand schafft analog dem Zustand, in dem sie eingepflanzt wurde. Sobald die Idee wieder verschwindet, verschwindet auch der Zustand.

Ich will nun noch einen vierten Fall anführen. Ich mache X. die posthypnotische Suggestion, fünf Minuten nach dem Erwachen den Stuhl zu nehmen und auf den Tisch zu stellen. Die Suggestion realisirt sich. Während X. den Stuhl daraufstellt, rufe ich X. schnell zu, ein Hund beisse ihn; er glaubt es und stösst den imaginären Hund weg. Darauf spontanes Erwachen. X. erinnert sich genau, dass er den Stuhl weggestellt hat, er erinnert sich des Hundes, aber er giebt an, der ganze Zustand sei ihm so wie ein Traum gewesen.

Hier ist mithin ganz deutlich der Zustand während der Realisirung der posthypnotischen Suggestion charakterisirt durch Suggestibilität, aber nachherige Erinnerung. Freilich meint X., es sei ihm wie ein Traum gewesen. X. hat auch das Bewusstsein, während der Ausführung geschlafen zu haben und nach Beendigung derselben erwacht zu sein. Dieses Bewusstsein, geschlafen zu haben, ist sehr wichtig (Delboeuf). Es passirt uns dies ja auch sehr oft, dass wir etwas im Traume erleben, nach dem Erwachen aber sofort wissen, dass es ein Traum war. Ich glaube sehr wohl, dass man diesen zuletzt beschriebenen posthypnotischen Zustand als eine Hypnose betrachten muss. Die Suggestibilität ist sehr charakteristisch.

Um die Frage zunächst nicht zu compliciren, recapitulire ich das Wichtigste. Wir haben unter den posthypnotischen Zuständen kennen gelernt: 1) einen Zustand, in welchem während der Ausführung der Suggestion eine neue Hypnose eintrat mit vollkommener Suggestibilität, nachheriger Amnesie, ohne spontanes Erwachen; 2) einen Zustand, wo nicht das geringste Zeichen einer neuen Hypnose vorhanden war, wenn sich auch die Suggestion realisirt, d. h. diese Realisirung erfolgt in vollkommen wachem Zustand; 3) sehen wir einen Zustand, in dem die posthypnotische Suggestion sich verwirklicht mit absoluter Amnesie für den Act, mit oder ohne neue Suggestibilität, aber mit spontanem Erwachen; 4) einen Zustand mit Suggestibilität mit darauf folgender Erinnerung. Als die Hauptkennzeichen zur Beurtheilung dieser Zustände habe ich hiermit angegeben: erstens die neue Suggestibilität und zweitens die nachfolgende Amnesie. Der Umstand, dass die Person bald spontan erwacht, bald von Neuem geweckt werden muss, scheint mir von untergeordneter Bedeutung für die Beurtheilung des Zustandes zu sein, da auch bei der gewöhnlichen Hypnose spontanes Erwachen beobachtet wird.

Auf einige praktisch besonders wichtige Kunstgriffe zur Beurtheilung des psychischen Zustandes während der Ausführung der posthypnotischen Suggestion hat Gurney aufmerksam gemacht. Wir sahen, dass die erneute Suggestibilität sehr wichtig ist, um das Vorhandensein der neuen Hypnose festzustellen, und dies hat nun Gurney weiter benützt, um auch die Frage zu lösen mittelst der posthypnotischen Suggestibilität. Hier ist ein Mann X., der posthypnotisch ein Spiel Karten mischt. Um nun den Zustand zu erkennen, in welchem er dies macht, wird ihm, während er die Karten mischt, befohlen, er solle später, beim Schlagen der Uhr, dreimal in die Höhe springen. X. hat die Karten gemischt und ist nun vollkommen wach. Nichts verräth, dass er jetzt in einer Hypnose wäre; er ist in keiner Weise suggestibel. An den Act des Mischens erinnert er sich nicht; er bestreitet, dies gethan zu haben. Sobald aber die Uhr schlägt, springt er dreimal in die Höhe. Aus dieser posthypnotischen Suggestibilität nun lässt sich der Schluss ziehen, dass jener Zustand, während X. die Karten mischte, nicht ein normaler gewesen ist. Ob der Zustand eine Hypnose oder ein besonderer psychischer Zustand ist, wie ihn Beaunis und auch Gurney annehmen, ist eine besondere Frage. Ich neige mehr der Ansicht zu, dass es sich um eine wahre Hypnose handelte.

Zu der weiteren Beurtheilung und genauen Charakterisirung dieser posthypnotischen Zustände zieht Gurney auch das Gedächtniss heran. Wir sahen schon oben, dass in einer späteren Hypnose Personen sich an das erinnern, was in einer früheren Hypnose vorgegangen ist. Würde nun während des posthypnotischen Zustandes Erinnerung an Ereignisse früherer Hypnosen auftreten, so wäre die Frage zu Gunsten einer neuen Hypnose entschieden. Sehr oft fand ich nun in der That, dass während der Realisirung der posthypnotischen Suggestion vollkommene Erinnerung bestand an das, was in früheren Hypnosen vorgefallen war. Auch dies spricht zu Gunsten der Annahme einer neuen Hypnose.

Endlich füge ich noch hinzu, dass es Fälle giebt, in denen sich somatische Merkmale finden. Es wäre sehr interessant, zu beobachten, wie sich diese während der posthypnotischen Suggestion verhalten. Auch der starre Blick, der kalte Gesichtsausdruck sind oft während der Ausführung der posthypnotischen Suggestion zu finden und sprechen gleichfalls für Hypnose.

Aus allem, was ich angeführt habe, dürfte hervorgehen, dass die posthypnotischen Suggestionen in ganz verschiedenen Zuständen ausgeführt werden können. Dies ist der Fall, wie ich hinzufüge, nicht nur, wenn wir verschiedene Personen mit einander vergleichen, sondern auch, wenn wir an derselben Person mittelst verschiedener Suggestionen Beobachtungen anstellen. Die Hauptpunkte, auf die es ankommt, sind 1) die Frage, ob die Person sich später des ausgeführten Actes, resp. während dessen Ausführung sich früherer hypnotischer Erlebnisse erinnert; 2) Ist die Person während der Ausführung suggestibel, sei es für Suggestionen, die sich sofort realisiren sollen, sei es für neue posthypnotische Suggestionen? 3) Wie verhält sich das Aeussere der Person? Entspricht der Blick, die Haltung, eventuell die somatischen Merkmale einer Hypnose oder nicht?

Die Frage wird noch complicirter für diese posthypnotischen Suggestionen, wenn wir folgenden Versuch betrachten, wie ihn Forel gemacht hat. Forel sagt einer Wärterin: „So oft Sie den Assistenzarzt mit „Herr Doctor“ anreden werden, werden Sie sich, ohne es zu merken, mit der rechten Hand auf der rechten Stirnseite kratzen“. Die Wärterin thut dies, spricht aber während des Kratzens Dinge, die völlig vernünftig und klar sind. Das Kratzen merkt sie gar nicht.

Hier sehen wir also, dass die Person sich ganz normal unterhält, dennoch aber während der Unterhaltung die posthypnotische Suggestion mit vollkommener Amnesie derselben realisirt. Sollen wir nun, wenn diese eine Bewegung mit Amnesie vorgenommen wird, den Zustand als eine Hypnose oder als einen anderen Zustand bezeichnen? Ich glaube, dass wir hier den Zustand als einen normalen Theil des wachen Lebens charakterisiren müssen. Denn nur aus der Amnesie dieser einen Bewegung ohne jede Suggestibilität einen Schluss auf Hypnose zu ziehen, ist falsch. Die Amnesie allein kann, worauf Gurney hinweist, nicht ohne Weiteres für einen Beweis eines abnormen Zustandes gehalten werden, da wir auch im normalen Leben Handlungen ausführen und Dinge sehen, ohne uns derselben nachher zu erinnern. Wenn wir dieselben rein mechanisch ausgeführt haben, wie das Aufziehen der Uhr am Abend, so wissen wir oft nachher nichts mehr davon.

Absichtlich habe ich in dem letzten Abschnitte nur Bewegungen oder Handlungen, die posthypnotisch ausgeführt werden, besprochen. Ich will nun hinzufügen, dass man posthypnotisch auch alle möglichen Sinnestäuschungen erzeugen kann, positive und negative, ganz nach Belieben. Man kann ganze Scenen posthypnotisch erleben lassen. So lasse ich einen auf den Ball gehen oder ein imaginäres Diner einnehmen u. s. w. Das Verhalten, während sich eine Sinnestäuschung posthypnotisch realisirt, kann gleichfalls etwas verschieden sein. Doch ist nach meinen Erfahrungen fast die Regel, dass bei Erzeugung posthypnotischer Sinnestäuschungen eine neue Hypnose eintritt mit Suggestibilität und nachheriger Amnesie.

Uebrigens ist man im Stande, durch Suggestion in jeder Weise diese Zustände zu beeinflussen (Forel), wenn man gleichzeitig bei der Suggestion z. B. sagt: „Fünf Minuten nach Ihrem Erwachen werden Sie einen Hund sehen, Sie werden aber dabei ganz munter bleiben und sich nichts einreden lassen“. Der Betreffende kann dadurch vollkommen vor der Suggestibilität geschützt werden, so dass er zwar die eine Suggestion realisirt, im Uebrigen aber thatsächlich vollkommen wach scheint. Bei mir ist Herr X. und Y.; den letzteren hypnotisire ich. Ich sage Y. in der Hypnose: „Nach Ihrem Erwachen wird X. auf dem Stuhle hier sitzen, Sie werden dabei ganz munter und wach sein.“ Nach dem Erwachen glaubt Y. in der That, den X. auf dem Stuhle zu bemerken, unterhält sich mit der imaginären Person u. s. w. Ich zeige ihm darauf den wirklichen X. mit den Worten: „Welches ist denn nun der wirkliche X.? Einen sehen Sie dort auf dem Stuhl, den anderen sehen Sie doch vor sich stehen.“ Y. fühlt am Stuhle und an dem wirklichen X., um sich zu überzeugen, wo Luft und wo der wirkliche X. sei. Er tastet überall herum und kommt schliesslich darauf zurück: „Hier auf dem Stuhle sitzt er.“ Für andere Dinge ist Y. dennoch nicht suggestibel.

Im Vorhergehenden habe ich die Frage erörtert, wie der Zustand ist, während die posthypnotische Suggestion sich realisirt. Ich brauche nicht viel darüber mich aufzuhalten, wie der Zustand des Sujets zwischen dem Erwachen aus der Hypnose und der Ausführung der Suggestion ist. Fast immer sind diese Leute in der Zwischenzeit vollkommen munter, nicht suggestibel, der Zustand ist genau derselbe, wie wenn die Person ohne posthypnotische Suggestion erwacht wäre. Indessen giebt es doch einige Fälle, wo ein vollkommenes Erwachen nicht statt hat, so lange eine posthypnotische Suggestion auf dem Sujet lastet, zumal wenn diese seinem Charakter und Willen sehr widerstrebt. Derartige Personen sehen müde und verschlafen aus, sie selbst geben auf Befragen oft an, dass sie noch nicht ganz erwacht seien, dass sie noch etwas schliefen. Ich habe mehrere Fälle gesehen, bei denen ich die Suggestion entfernen musste, um ein vollkommenes Erwachen zu erlangen. Niemals sah ich übrigens einen derartigen Zustand, wenn es sich um eine therapeutische posthypnotische Suggestion handelte, entstehen; ich sah sie nur, wenn es sich um Experimente handelte. Es scheint mir, dass hierbei das eigene Widerstreben der Person zum Theil mit Schuld ist. In anderen Fällen sah ich nicht ein Müdigkeitsgefühl, sondern ein subjectives Unbehagen, bis die Suggestion sich verwirklichte. Ein derartiges Unbehagen kommt auch vor, ohne dass die Suggestion sich realisirt. So sah ich eine Frau, die mit der posthypnotischen Suggestion erwachte, ein Buch auf die Erde zu legen, durch ein grosses Unbehagen belästigt; dass sie das Buch auf die Erde legen sollte, kam ihr in keiner Weise in den Sinn. Aber nachdem sie es auf meinen nochmals im wachen Zustand gegebenen Befehl auf die Erde gelegt hatte, fühlte sie sich vollkommen wohl und erleichtert. Eine andere Person klagt über ein Zucken in dem Arm nach dem Erwachen; ich hatte ihr in der Hypnose die posthypnotische Suggestion gemacht, mir nach dem Erwachen die Hand zu geben. Das letztere geschieht erst, nachdem ich im wachen Zustand die Person aufgefordert; vorher bestand nur das erwähnte Gefühl von Zucken.

Da bei allen bisher beschriebenen posthypnotischen Suggestionen eine Erinnerung an den Befehl nicht besteht, so erregt es ein besonderes Interesse zu beobachten, wie die Personen die Ausführung der Suggestion motiviren. Natürlich werde ich hier nur diejenigen Fälle berücksichtigen, bei denen die ausgeführte Handlung nicht sogleich vergessen wird, da bei den anderen Fällen eine Erklärung desswegen schon von der Person nicht gegeben wird, weil sie die Handlung vergessen hat.

Nehmen wir ein Beispiel. Ich sage einer hypnotisirten Frau: „Nach dem Erwachen werden Sie das Buch vom Tische nehmen und auf das Bücherregal legen.“ Sie erwacht und thut, was ich befohlen. Auf meine Frage, was sie eben gethan, giebt sie an, dass sie das Buch vom Tische auf das Regal gelegt habe. Nach der Ursache dieser Handlung gefragt, erwiedert sie: „Ich liebe es nicht, wenn alles so unordentlich ist; das Buch gehört in das Regal, und desshalb habe ich es dorthin gelegt.“ Hier ist ein Fall, wo die Person durch meine Suggestion eine Handlung ausgeführt hat; sie erinnert sich nicht an meinen Befehl und glaubt, dass sie aus freien Stücken, durch ihre Ordnungsliebe bewogen, die Handlung ausgeführt habe. Es ist diese Erscheinung sehr oft beobachtet worden (Richet) und ist bei der Realisirung der posthypnotischen Suggestion so häufig, dass einzelne geradezu eine Regel aus diesem Verhalten gemacht haben. Doch kann man dies nicht thun (Forel). Fahren wir mit dem Versuch bei der Frau fort. Ich gebe ihr in einer neuen Hypnose ein, das Buch nach dem Erwachen vom Bügerregal wegzunehmen und unter den Tisch zu legen; auch diese Suggestion wird ausgeführt. Ich frage die Frau nach der Ursache ihrer Handlung. Sie weiss keine anzugeben. „Es kam mir so die Idee, dies zu thun", ist die Antwort. Ich wiederhole den Versuch in ähnlicher Weise mehrere Male. Auf eine neue Frage nach dem Motiv der Handlung giebt die Person schliesslich an: „Es trieb mich etwas dazu, ich musste es weglegen." Wir sehen hier also einen Fall, wo eine Person, die anfangs ganz frei zu handeln glaubt, allmählich durch Selbstbeobachtung dazu gelangt, den Zwang zu erkennen; sie ahnt auch vielleicht eine Eingebung, aber sie weiss sie nicht.

Gehen wir zu einem anderen Fall über. Hier ist ein Herr in Hypnose. Ich mache ihm die Eingebung: nach dem Erwachen zu mir ein Schimpfwort zu sagen. Der Herr erwacht; nach einigen Secunden, wo man einen inneren Kampf auf seinem Gesichte sich abspielen sah, ruft er mir zu: „Hammel!" Gefragt, wieso er dazu käme, mich so zu schimpfen, bittet er mich vielmals um Entschuldigung und erklärt mir: „Es kam mir halt so, ich musste „Hammel" sagen." Hier handelte es sich also um eine paradoxe Handlung, bei der der Herr sofort erkannte, dass es ein Zwang war, der ihn dazu trieb, während jene Frau bei relativ einfachen Handlungen erst nach mehreren Versuchen dazu gelangte, den Zwang zu erkennen.

Jedoch liegen die Dinge in einer grossen Zahl von Fällen anders. Hier ist ein Herr in Hypnose. Ich ertheile ihm den Befehl, nach dem Erwachen einen Blumentopf von dem Fensterbrett zu nehmen, in ein Tuch einzuwickeln, auf das Sopha zu stellen, und sodann dreimal eine Verbeugung vor dem Blumentopf zu machen. Alles wird pünktlich ausgeführt. Nach dem Grunde seines Handelns gefragt, erwiedert der Herr Folgendes: „Wissen Sie, so nach dem Erwachen sah ich dort den Blumentopf stehen, da dachte ich mir, es ist etwas kalt, ein derartiger Blumentopf muss etwas gewärmt werden, sonst geht die Pflanze zu Grunde. Ich wickelte ihn desswegen in das Tuch, und dann dachte ich mir, das Sopha steht so hübsch nahe am Ofen, da werde ich den Blumentopf auf das Sopha stellen. Die Verbeugungen machte ich mehr aus Hochachtung vor mir selbst über die gute Idee, die ich gehabt habe.“ Der Herr erklärte auch, dass er etwas so Thörichtes in der ganzen Sache nicht finden könne, er habe ja seine guten Gründe dafür mir angegeben. Hier ist also ein Herr, der eine ganz lächerliche Handlung posthypnotisch ausführt; er ist sich des Zwanges nicht bewusst, sucht vielmehr durch recht gesuchte Angaben seine Handlungsweise zu motiviren. Es haben wohl die meisten Experimentoren dies beobachtet, dass selbst die dümmsten Handlungen, zu denen die Versuchsperson gezwungen ist, mitunter durch falsche Motive erklärt werden.

Wir sahen also, dass bei der Frage nach dem Motiv ihrer Handlung die Sujets verschiedene Antworten geben: entweder suchen sie, in dem Glauben, frei gehandelt zu haben, selbst ein Motiv für ihre Handlung oder sie geben an, dass sie einen inneren Zwang fühlten, der sie zu der Handlung trieb, oder sie wissen nichts anzugeben als „es kam mir so die Idee, dies zu thun.“ Uebrigens ist man auch hier im Stande, durch entsprechende Suggestion nach Belieben dieses Verhalten zu beeinflussen. Man kann der Person gleichzeitig mit der posthypnotischen Suggestion die Eingebung machen, dass sie an ihren freien Willensentschluss bei der Ausführung der Handlung glaube (Forel), oder dass sie die Handlung als eine Zwangshandlung auffasse.

Welcher Fall nun ohne solche Suggestion eintritt, ob die Person den Zwang erkennt oder ein falsches Motiv sucht, ist abhängig von der Selbstbeobachtungsgabe der Person, ferner von der Häufigkeit, mit der die Versuche gemacht werden und insbesondere auch von der Absurdität der Handlung.

Es ist das erwähnte Streben der Personen, ein Motiv für das vermeintlich freie Handeln zu suchen, sehr lehrreich, da sie sich in einem willensunfreien Zustande befanden, trotzdem sie glauben, frei gehandelt zu haben. Dieses irrthümliche Gefühl der Willensfreiheit ist in neuerer Zeit von mehreren Psychologen benützt worden, um überhaupt die Willensunfreiheit der Menschen zu beweisen. Man sah hier einen Zustand experimentell erzeugen, in welchem die Person das Gefühl hat, dass sie nach Willkür gehandelt habe, während in Wirklichkeit der Wille verher eindeutig bestimmt war, ohne dass sie es wusste. Ribot, Forel u. a. weisen hierauf besonders hin. Der Ausspruch Spinozas „Die Illusion des freien Willens ist weiter nichts als die Unkenntniss der Motive unserer Entschlüsse,“ scheint allerdings durch diese hypnotischen Versuche eine Stütze zu finden (Forel); experimentell ist ja ganz gewiss durch dieselben der Beweis geliefert, dass eine der Hauptstützen der Willensfreiheit, das Gefühl nämlich, man habe anders handeln können, nicht genügt, um die Willensfreiheit wirklich zu beweisen. Recht deutlich zeigt dies das folgende Experiment, das ich in abgeänderter Form bei verschiedenen Personen wiederholte: ich gebe jemandem etwas in der Hypnose als posthypnotische Handlung ein, z. B. einen Schirm auf die Erde zu legen; der Betreffende erwacht, und nun sage ich ihm, er solle irgend etwas thun, was er thun wolle, aber ganz nach freiem Willen handeln, gebe ihm aber gleichzeitig ein Stück zusammengefaltetes Papier, auf welches ich geschrieben hatte, was er thun würde. Das Sujet führt die suggerirte Handlung aus und ist sehr erstaunt, wenn es nachher den Zettel liest. Es versichert dann ganz ausdrücklich, dass es diesmal ganz sicher geglaubt habe, es würde etwas anderes thun, als was ich ihm suggerirt habe.

Indessen, glaube ich andererseits, dass es trotz dieser hypnotischen Experimente gut ist, mit endgiltigen Schlüssen etwas zurückzuhalten und verallgemeinernde Schlüsse auf die Willensfreiheit nicht ohne weiteres zu ziehen. Denn wenn auch die Hypnose ein pathologischer Zustand nicht ist, so ist sie doch immerhin ein Ausnahmezustand, aus dem wir generalisirende Folgerungen nicht machen dürfen. Es dürfte wohl nur wenige geben, in denen, wenn sie diese Versuche öfter gemacht haben, nicht gelegentlich subjective Zweifel an der Willensfreiheit sich regten; hiervon aber bis zu einem wissenschaftlichen Beweise ist doch ein enormer Schritt. Wir dürfen ferner nicht vergessen, dass wir diese tiefen Hypnosen mit der subjectiven Urtheilstäuschung keineswegs bei allen Personen finden. Im Gegentheil, es sind diese Zustände nur bei der kleineren Zahl der Hypnotisirten zu erzeugen. Wir haben auch ferner gesehen, dass nach häufigen Versuchen die Personen eine gewisse Selbstbeobachtung zeigen und sich gewöhnlich der Unfreiheit bewusst sind, zumal wenn die Handlung ihrem Charakter und Naturell widerstrebt. Zu endgiltigen Folgerungen müsste man mehr Analogien aus dem gewöhnlichen Leben herbeiziehen, wie es auch schon vielfach geschehen ist. Ich will hier wieder an die Taschenspielerkunst erinnern. Das bekannte Kunststück, eine Karte frei ziehen zu lassen und sofort zu errathen, beruht auch nur darauf, dass der Zuschauer frei zu wählen glaubt, während der Taschenspieler den Willen einseitig beschränkt und in eine bestimmte Richtung zwingt. Er erzielt das oft dadurch, dass er die zu wählende Karte so legt, dass sie möglichst bequem erreichbar ist. Dass ich aber aus diesem Beispiel nicht auf eine wahre Willensunfreiheit schliesse, brauche ich kaum zu erwähnen

---

Durch die Hypnose können wir nun mit sehr grosser Sicherheit mittelst posthypnotischer Suggestion zahlreiche Acte erreichen, welche die betreffende Person unter normalen Verhältnissen niemals ausführen würde; wir können demnach solche Acte als echte Zwangshandlungen betrachten. Ich bitte einen Herrn, eine Handlung zu nennen, die er nie ausführen würde. Niemals, erwiederte er, würde er mir ein Sophakissen an den Kopf werfen. Auch diese Suggestion wird, nachdem ich sie ihm in der Hypnose eingegeben habe, realisirt, wenn auch mit einem gewissen anfänglichen Widerstreben. Diese Art Zwangshandlungen haben eine grosse Aehnlichkeit mit den impulsiven Acten, wie wir sie unter pathologischen Zuständen mitunter beobachten. Bei dem Wahrnehmen des Signals, durch welches die posthypnotische Suggestion ausgeführt wird, tritt ein Impuls ein ganz ähnlich, wie z. B. bei manchen Kranken, die beim Anblick eines Meeres oder eines Wassers den Impuls zum Selbstmord oder Mord erhalten (Cullerre). Auch bei diesen kann man mitunter einen gleichen Kampf beobachten, um dem inneren Zwang zu widerstehen, wie bei den Hypnotischen. Die Analogie dieser pathologischen Zwangsvorstellungen mit den erwähnten posthypnotischen Suggestionen hat v. Bentivegni in neuerer Zeit besonders dargethan. Ebenso wie die Patienten mit Zwangsvorstellungen sich ihres unglücklichen Zustandes vollkommen bewusst sind, dennoch aber von ihnen zum Handeln getrieben werden (Maudsley), genau in derselben Weise erkennt der von der posthypnotischen Suggestion Beherrschte oft deren unsinnigen Charakter, wird aber doch schliesslich von ihr zum Handeln gezwungen.

Eine besondere Verwerthung finden die posthypnotischen Suggestionen noch, um eine zukünftige Hypnose zu erreichen oder auch zu verhindern. Man kann es auf diese Weise unmöglich machen, dass eine leicht hypnotisirbare Person durch eine andere hypnotisirt wird, und man hat in der posthypnotischen Suggestion ein ausgezeichnetes Mittel, um leicht empfängliche Personen zu schützen, und sie gegen eine ungeahnte Hypnose zu sichern, wie schon Ricard mit Bezug auf den somnambulen Zustand angab. Ein von mir öfter hypnotisirter Herr X. konnte von einem anderen Herrn A., der ihn sonst öfter mit Erfolg hypnotisirt hatte, nicht mehr in Hypnose gebracht werden, nachdem ich X. mehrfach die Suggestion gegeben, er solle sich nur von Aerzten, nie mehr aber von jenem Herrn A. hypnotisiren lassen. Indessen glaube ich nicht, dass man hierdurch in allen Fällen einen absoluten Schutz gewinnt; dennoch wird die Hauptgefahr, welche nicht die Hypnotisirbarkeit, sondern die Hypnotisirbarkeit wider den eigenen Willen ist, dadurch bekämpft. Andererseits ist man durch posthypnotische Suggestion im Stande, jemanden unvermuthet in eine neue Hypnose zu versetzen. „Sie werden, sobald ich das Wort „heute“ sage, sofort in eine neue Hypnose kommen,“ sage ich zu einem Hypnotisirten. Ich wecke ihn darauf, und der Betreffende bleibt vollkommen wach, bis ich das Wort „heute“ ausspreche. In diesem Augenblick tritt eine neue Hypnose ein.

Auf wie lange Zeit hinaus man posthypnotische Suggestionen geben kann, ist schwer zu sagen, da es sehr von der Individualität und der Art des Operirens abhängt. Die längste posthypnotische Suggestion, die ich gesehen habe, realisirte sich nach über vier Monaten, ohne dass in der Zwischenzeit eine Andeutung erfolgte. Die längste, die überhaupt beschrieben wurde, rührt meines Wissens von Liégeois und Liébeault her, bei der genau nach einem Jahre der Erfolg eintrat. Der S. 110 erwähnte Fall mit der Photographie, wo zwei Jahre hindurch die Photographie sichtbar blieb, liegt wohl etwas anders, da in der Zwischenzeit, wie es scheint, die Suggestion öfter in Erinnerung gebracht wurde. Aehnlich läge vielleicht die Sache bei einem Falle von dal Pozzo, der einer vor dem Gewitter sich fürchtenden Person die Furcht durch posthypnotische Suggestion abgewöhnt, und wo noch nach 26 Jahren der Erfolg fortbestanden haben soll (Belfiore).

Es sind diese Suggestionen auf lange Zeit hinaus nicht eben häufig, und von der Stärke des Gedächtnisses des Betreffenden abhängig. Es ist aber sicher, dass man auf Tage hinaus bei geschickter Gruppirung der Ideenassociation sehr oft posthypnotische Suggestionen erreicht; ich habe sie bei fast allen Hypnosen der zweiten Gruppe beobachtet und bin erstaunt, dass Binswanger trotz seiner grösseren Versuchsreihen sie nur bei einer Person gesehen hat.

Ich habe bisher nur von denjenigen posthypnotischen Suggestionen gesprochen, bei denen nach dem Erwachen aus der

Hypnose Amnesie besteht; es sind dies bei weitem die günstigsten Fälle für posthypnotische Suggestionen. Ich muss aber erwähnen, dass die Amnesie keineswegs nothwendig ist, dass auch bei leichten Hypnosen, bei denen vollkommene Erinnerung nachher besteht, posthypnotische Suggestionen reussiren. Auch diese, wenn auch selteneren Fälle bieten ein hohes Interesse dar, indem man hier den absoluten Zwang beobachten kann. Die Person sagt sich ganz genau: in der Hypnose ist die Eingebung gemacht worden; ich erinnere mich daran, aber ich kann mich den Folgen derselben nicht entziehen. Hier ist ein College von mir, ein Arzt; derselbe befindet sich in Hypnose; ich suggerire ihm mit Erfolg zahlreiche Bewegungsstörungen; Sinnestäuschungen gelingen nicht. Ich erkläre ihm, dass er nach dem Erwachen, so oft ich meine Hand auf seine Stirn lege, seinen Namen nicht würde sprechen können, und dass er statt seines Namens immer den meinigen nennen würde. Meine Eingebung realisirt sich durchaus. Aus der Hypnose erwacht, giebt der Herr, so oft ich meine Hand auf seine Stirn lege, an, er heisse Moll, er weiss auch seinen richtigen Namen, kann ihn aber nicht sprechen. Er erinnert sich ganz genau meines diesbezüglichen Befehles, er glaubt auch an keine übernatürlichen Kräfte, er weiss, dass es sich nur um einen psychischen Effect handelt, dem er sich nicht entziehen kann. Aehnlich liegt die Sache mit Sinnestäuschungen; auch diese kommen posthypnotisch vor, trotzdem die Erinnerung an den Befehl besteht. Freilich werden die Folgen der Sinnestäuschung oft nicht sichtbar sein, weil das logische Denken in Folge der erhaltenen Erinnerung die Folgen vernichten kann. Indessen sind Sinnestäuschungen mit Erinnerung an die Suggestion desswegen schon seltener, weil Sinnestäuschungen bei Amnesie seltener sind, wenn auch durch Suggestion, wie wir gesehen haben, stets die Erinnerung wiederhergestellt werden kann. Jedenfalls sind sich bei erhaltener Erinnerung die Hypnotisirten viel mehr des Zwanges bewusst, den die Suggestion auf sie ausübt, als im andern Fall, wo, wie wir sahen, oft der Glaube besteht, frei gehandelt zu haben. Es wird auch die Suggestion selbst in Folge des persönlichen Widerstandes und der Controle des Selbstbewusstseins viel schwieriger und öfters erst nach längerem Kampfe realisirt.

Wir haben jetzt das Gedächtniss und die mit ihm unmittelbar zusammenhängenden posthypnotischen Suggestionen kennen gelernt.

Da, wie wir sahen, die Erinnerungsfähigkeit in der Hypnose eine nicht unbedeutende ist, so ist damit auch eine Hauptbedingung erfüllt für das Fortbestehen der Verstandesthätigkeit. Freilich ist dieselbe ganz wesentlich in der tiefen Hypnose durch die Suggestion eingeschränkt.

Aber es besteht jedenfalls auch in vielen tiefen Hypnosen meistens eine gewisse Gesetzmässigkeit im Verlaufe der Vorstellungen, die durch die Associationsgesetze bedingt ist. Wenn wir ausserhalb der Hypnose irgend ein Erinnerungsbild in uns erwecken, z. B. Tannenbaum, so werden im Anschluss daran eine Reihe anderer Bilder wachgerufen, z. B. Weihnachten, Christkind, Geschenke u. s. w. Ein ganz analoger Vorgang besteht gewöhnlich auch in der Hypnose. Eine suggerirte Vorstellung ist hier nichts ganz Isolirtes; sie erweckt vielmehr ohne weiteres in vielen Fällen neue Vorstellungen, die mit der suggerirten früher in einem Zusammenhang standen.

Ich suggerire A.: „Hier ist ein Spiel Karten“. A. glaubt dies. Das Erinnerungsbild der Karten erweckt gleich die Idee, dass er Scat spiele, gleichzeitig die Idee, in einem Restaurant mit den Freunden B. und C. zu sein. Die eine Suggestion der Karten hat mithin sofort genügt, um durch Association für A. eine ganze Scene zu schaffen. Durch eine neue Suggestion bin ich nun allerdings alsbald im Stande, diese Associationen zu zerreissen, zu dissociiren. Ich sage A. gleichzeitig, während er die Karten zu haben glaubt, dass er auf der Eisbahn sei; damit ist der Zusammenhang von Karten und Restaurant sofort zerstört. Dennoch aber besteht bei vielen Hypnotischen insofern ein gewisser vernünftiger Ideenzusammenhang, als an eine suggerirte Vorstellung sich sogleich neue Processe anschliessen, die mit ihr in irgend welchem Zusammenhang stehen; auf diesem Princip beruhen eine Menge Erscheinungen in der Hypnose. Viele psychische Lähmungen, von denen ich S. 48 gesprochen, beruhen gleichfalls darauf; die Idee der motorischen Lähmung hat die Anästhesie, die vasomotorischen Störungen etc. zur Folge. Dass die letzteren unabhängig vom Willen sind, hat, wie ich ausdrücklich hervorhebe, gar nichts damit zu thun, dass sie eine indirecte Folge der Suggestion sind.

In diesem mechanischen associativen Process zeigt sich in Wirklichkeit keine Verstandesthätigkeit. Indessen tritt diese doch schon dann hervor, wenn wir die natürlichen Associationen zerreissen und nun sehen, wie der Hypnotische sich bemüht, neue Gedankenverbindungen zu schaffen. In dem oben citirten Beispiel sagte ich dem Hypnotischen, während ich ihm Karten gab, dass er sich auf der Eisbahn befinde. Um diese Ideen miteinander in logischen Zusammenhang zu bringen, erklärt die Versuchsperson A., dass sie sich eben die Karten gekauft habe, um sie ihrem Freunde, den sie auf der Eisbahn träfe, zum Geburtstag zu schenken.

Noch deutlicher zeigt sich, dass das Denken in der Hypnose nicht immer aufhört, in der Erscheinung, dass der Hypnotische zu gewissen Handlungen sich dann bewegen lässt, wenn man ihm einen Grund für die Handlung angiebt. Es ist sehr oft nöthig, in dieser Weise dem Hypnotischen eine falsche Prämisse zu suggeriren, ehe er eine verlangte Handlung ausführt. X. kann auf keine Weise dazu gebracht werden, ein Glas Wasser in meine Stube zu giessen; sobald ich ihm aber sage, dass es brenne, thut er es sofort, um zu löschen.

Dass andererseits selbst Sinnestäuschungen lediglich durch logisches Denken corrigirt werden, will ich hier auch schon erwähnen. So glaubt eine Person nicht, dass sie in meinem Zimmer einen Wolf sehe, oder vielmehr sie sagt, dass sie das Bild des Wolfes ganz genau vor sich sehe, sie könne zeigen, wo er sich befinde. Dennoch wisse sie ganz genau, dass es sich um eine Täuschung handle, denn in das Sprechzimmer würde ich nie einen Wolf eintreten lassen. Ich erinnere hier an die interessante Angabe von Mac-Nish, dass man im Schlafe sich dadurch vor erschreckenden Träumen schützen könne, dass man sie im Schlafe durch das Denken bekämpfe.

Eine recht interessante Erscheinung, welche die Verstandesthätigkeit auch in der Hypnose zeigt, und die ich in den verschiedensten hypnotischen Zuständen, selbst in den tiefen beobachtet habe, ist folgende. Die Hypnotisirten sagen, während sie den Suggestionen gehorchen, dass sie ganz genau wissen, dass es sich nur um eine psychische Beeinflussung handelt. „Ich weiss es ganz genau", sagt mir einer, der den verschiedensten Sinnestäuschungen unterworfen ist, „dass Sie über besondere magnetische Fähigkeiten nicht verfügen, ich weiss es ganz sicher, dass es meine eigene Einbildung ist, die mich willenlos macht; meine eigene Einbildung zwingt mich dazu, Ihren Befehlen zu gehorchen, aber ich kann nicht anders handeln".

In ganz gleicher Weise werden in einer grossen Zahl von Fällen die Leute auch in die Hypnose versetzt. Wenn vielleicht einzelne auch dadurch beeinflusst werden, dass sie an besondere magnetische Kräfte des Experimentators glauben, so sehen wir andererseits doch viele, die von der Subjectivität der Erscheinungen überzeugt sind und dennoch in die Hypnose kommen. Wenn eine

Person A. von B. mit Leichtigkeit hypnotisirt werden kann, wenn dieselbe Person für C. gar nicht oder nur schwer hypnotisirbar ist, so liegt dies keineswegs immer daran, dass die Person etwa glaubt, dass B. besondere Kräfte besitzt. Es ist vielmehr ein undefinirbarer und heute auch noch unerklärlicher psychischer Einfluss, der B. mit A. verbindet, ein Einfluss, den der Verstand nicht selten für eine Einbildung hält, der aber dennoch einen Zwang ausübt.

Es ist genau dasselbe, was wir alle Tage im Leben sehen, und was uns z. B. in der geschlechtlichen Liebe bemerkbar wird. Wenn jemand sich zu einer Person hingezogen fühlt, von einer anderen abgestossen ist, so ist er sich über die wahren Gründe oft nicht klar. Nicht selten sagt ihm sein Verstand die Verkehrtheit der Neigung; und dennoch kann er sich dem mächtigen psychischen Einflusse, der ihn an jene Person fesselt, nicht entziehen. De gustibus non est disputandum, sagt ein altes Sprichwort; es ist nicht über den Geschmack zu streiten, weil er nicht durch den Verstand, sondern durch ganz unbestimmte Agentien geleitet wird. Die Namen Sympathie und Antipathie, die so oft für ähnliche Dinge gebraucht werden, können uns natürlich das Räthsel nicht lösen.

Besonders interessant ist es aber zu beobachten, in welcher Weise der Hypnotische kleine äussere Eindrücke mitunter logisch verwerthet, Eindrücke, an deren Existenz kaum jemand denkt, und die dennoch den Hypnotischen oft auf den richtigen Weg leiten. Es entsteht manches scheinbare Hellsehen durch eine geradezu raffinirte Fähigkeit, Schlüsse zu machen. Mancher Hypnotische wird hier noch durch Hyperästhesien seiner Sinnesorgane unterstützt, indem er durch sie Dinge erkennt, die im wachen Zustand übersehen werden. Nehmen wir einen sehr häufigen Versuch, den man oft zeigt, um die Existenz des thierischen Magnetismus zu beweisen, ich meine die Angabe des Magnetisirten, ob er vom Magnetiseur oder von einer anderen Person berührt werde. Es ist geradezu verblüffend, mitunter zu beobachten, mit welcher Richtigkeit derartige Sujets bei verbundenen Augen ihr Urtheil fällen. Ochorowicz, der aus anderen Gründen an den thierischen Magnetismus glaubt, giebt bei dieser Gelegenheit eine Reihe sehr hübscher Beispiele. Die geringsten Einzelheiten beachtet der Hypnotische; die Differenz in der Stärke des Druckes, die Temperatur der Hand, die Stellung des Berührenden, die Geräusche, die er mit seinen Manschetten eventuell hervorbringt, nichts wird übersehen, und ein logisch richtiger Schluss ist die Folge. Schon bei den alten Forschern auf dem Gebiete des Mesmerismus finden sich Beobachtungen und Angaben über die im magnetischen Schlafe gesteigerten intellectuellen Fähigkeiten; so hielt Léonard diese Steigerung geradezu für ein Charakteristikum des magnetischen Zustandes. Es kann übrigens hierbei vorkommen, dass Einzelheiten, die zu dem Endschlusse führen, der Versuchsperson selbst gar nicht klar bewusst werden; eine Erscheinung, die auch im normalen Leben sehr häufig beobachtet wird. Nehmen wir z. B. einen Herrn, der einen Menschen zum ersten Mal sieht. Wie oft passirt es, dass er hier bei dem ersten Eindrucke auf den Charakter des Fremden einen Schluss zieht, dessen Einzelheiten ihm nicht bewusst sind. Oft errathen wir die Bedeutung einer Physiognomie, ohne die Ursache zu wissen; wir erkennen, ob jemand ein dummes Gesicht hat oder ein kluges; wir erkennen den Ausdruck der Freude und der Trauer im Momente, ohne dass wir uns über Einzelheiten hierbei Rechenschaft geben können. Die Gedankenübertragung, über die ich später noch sprechen werde, ist häufig hierauf zu beziehen: selbst aus einer Geste, aus der geringsten Bewegung, aus der Richtung der Augen, aus unwillkürlichen Lippenbewegungen liest der Hypnotisirte den Wunsch und Gedanken des Experimentators ab (Carpenter), zumal wenn eine gewisse Dressur in dieser Richtung bereits stattgefunden hat.

Auf der logischen Verwerthung solcher unbedeutender Eindrücke beruhen oft die Prophezeihungen und das Wahrsagen von Somnambulen oder ähnlichen Personen. Mitunter ist hierbei allerdings nicht eine besondere Schärfe des Verstandes nöthig, wie jener Fall zeigt, wo einem Herrn von einer derartigen wahrsagenden Person erklärt wird, er habe in der letzten Zeit einen herben Verlust in der Familie erlitten. Es erwies sich dies als wahr. Der Herr ist erstaunt über die Fähigkeit der Person, bis ihn ein Freund darauf aufmerksam macht, dass er einen Trauerflor trage, der jener Person als Anhaltspunkt gedient habe (Fonvielle).

Diese hier erwähnte Verstandesthätigkeit sowie ganz besonders die oben geschilderten mechanischen Associationen zeigen sich am deutlichsten bei dem Wechsel der suggerirten Ideen. Welche Idee auch vorherrscht, es schliessen sich ihr neue an, wie ich oben zeigte. Aber gerade in der Schnelligkeit, mit welcher man den Hypnotischen aus einer Situation in die andere versetzt, und mit welcher er sich der suggerirten Idee in seinem ganzen Denken und Fühlen accommodirt, zeigt sich, dass er doch nur ein Spielball des Experimentators ist. Ganz ebenso, wie uns die Traumideen jeden Augenblick in eine andere Lage bringen können, ebenso hier die suggerirte Idee. Das Gefühl der Freude ist im Augenblick in das Gefühl des Schmerzes verwandelt; eine Schnelligkeit des Stimmungswechsels findet statt, wie er sich sonst wohl nur bei Kindern zeigt. Der Hypnotische glaubt jetzt, in meinem Zimmer zu sein, und im nächsten Augenblicke schon meint er, im Bett zu liegen, kurz darauf wiederum im Wasser zu schwimmen; er glaubt jetzt, 90 Jahre alt zu sein, und ist im Augenblick darauf in sein 10. Lebensjahr zurückversetzt; er glaubt jetzt, Napoleon I. zu sein; kurz darauf hält er sich für einen Tischler, dann für einen Hund u. s. w. Dieses schnelle Wechseln der Vorstellungen findet momentan statt; durch Association schliessen sich sofort die entsprechenden Vorstellungen an. Es sind wohl nur wenige Leute im Stande, im wachen Leben dies zu leisten, selbst bei den besten schauspielerischen Anlagen. Nur selten wird in der Hypnose der Schnelligkeit dieses Wechsels der Ideen ein gewisser Widerstand entgegengesetzt. Dann kommt es vor, dass man öfter die Suggestion wiederholen muss, ehe der Betreffende sich aus dem früheren Ideenkreise herausreissen lässt. Der schnelle Wechsel derartiger vorherrschender Ideen und der ganzen Stimmung in der Hypnose ist so häufig, dass ich mit Verwunderung (bei Malten) lese, dass in Wien ein gerichtlicher Sachverständiger Ferroni glaubte, aus der Schnelligkeit des Stimmungswechsels den Schluss auf Simulation ziehen zu dürfen.

Wenn wir nun die Vorstellung, die besonders lebhaft augenblicklich in dem Bewusstsein vorherrscht, und an welche sich die anderen anschliessen, als diejenige bezeichnen, der die Person die Aufmerksamkeit zugewendet hat, so würde diese Erscheinung der Hypnose als ein schneller Wechsel der Aufmerksamkeit zu betrachten sein, der herbeigeführt wird durch die Suggestion des Experimentators, nicht aber spontan durch den Willen des Hypnotischen. Am Anfang ist die Aufmerksamkeit desselben bei tiefen Hypnosen gewöhnlich nur einem Punkte zugewendet, nämlich dem Experimentator, der ihn hypnotisirt hat, so dass andere Objecte für den Hypnotischen zunächst nicht existiren. Ist diese Erscheinung deutlich ausgeprägt, so sprechen wir von einem Rapport.

Dieser Rapport ist eine wichtige Erscheinung des Hypnotismus. Wir haben (S. 17) schon bei dem vierten Versuch gesehen, dass der Hypnotische nur mir antwortete, während andere Anwesende anscheinend ignorirt wurden. Es ist dies bei tiefer Hypnose eine häufige Erscheinung, die man als Rapport bezeichnet. Es besteht also der hypnotische Rapport darin, dass die Versuchsperson nur auf die Befehle des Hypnotisten reagirt. Diese Thatsache war schon den alten Magnetiseuren sehr gut bekannt, und es haben auch bereits einige objective Forscher, besonders Noizet und Bertrand, eine Erklärung des Rapports zu geben versucht. Sie meinten, dass die Person einschlafe mit dem fortwährenden Gedanken an den Experimentator, auf ihn sei die Aufmerksamkeit gerichtet, und nur die Vorstellung von ihm bleibe desswegen während des Schlafes lebhaft im Bewusstsein. Daher kann auch nur er die Suggestionen hervorbringen. Da dieselben vorzugsweise durch den Muskelsinn und durch das Gehör vermittelt werden, so ist der Rapport am deutlichsten für diese Sinne erkennbar. Ich hebe den Arm eines Hypnotischen in die Höhe, er bleibt in Suggestionskatalepsie stehen; eine andere Person A. will mit dem anderen Arm den Versuch machen, erreicht aber kein Resultat, da der Arm stets schlaff herabfällt (vergl. Versuch IV). A. will nun den kataleptischen Arm beugen, eine starre Contractur verhindert dies, während es mir mit grosser Leichtigkeit gelingt. Ebenso haben wir oben (S. 63) schon gesehen, dass bei den anscheinenden Reflexcontracturen durch Reizung der Haut nur der Hypnotist diesen Erfolg erzielen kann. Auch kann nach Angaben der Schule von Charcot nur der Hypnotist im Somnambulismus eine bestehende Contractur durch einen neuen Hautreiz aufheben. Dieser Versuch scheint, wie erwähnt, zu beweisen, dass diese Contracturen nicht zu Stande kommen ohne psychische Thätigkeit. Denn wenn es sich nur um somatische Reize handeln würde, so müsste jeder dasselbe Resultat erzielen können. Noch deutlicher werden diese Dinge bei der Rapportübertragung. Der einfache Befehl des Experimentators an das Sujet genügt, um Herrn A. und B. sofort mit dem Sujet in Rapport zu bringen. Der Reiz, den A. und B. vorher ausübten, ist aber, rein physisch betrachtet, absolut derselbe, den sie auch nachher ausüben, und es ist ganz unmöglich, diese Dinge zu verstehen, wenn man nicht zu einer psychischen Thätigkeit beim Erzeugen der Katalepsie und der Contracturen seine Zuflucht nimmt. Ganz analog liegen die Verhältnisse bei der Verbalsuggestion. Sagt der Experimentator, nachdem er den Arm hochgestellt hat: „Jetzt beugt er sich, jetzt fällt er herunter, jetzt streckt er sich“, so tritt das Resultat sofort ein. Der Befehl anderer geht vollkommen verloren, wenn sie nicht durch Suggestion des Experimentators mit dem Sujet sich in Rapport befinden. Ganz ähnliche Erscheinungen wie der Rapport in Hypnose werden auch im spontanen Somnambulismus beobachtet (Macario).

Alle bisher erörterten Erscheinungen dürften wohl das eine bereits gezeigt haben, dass von Bewusstlosigkeit[1]) in der

[1]) Psychologisch ist Bewusstlosigkeit ein Zustand, in dem keinerlei psychische Vorgänge stattfinden; im Strafgesetzbuch ist unter Bewusstlosigkeit Bewusstseinsstörung zu verstehen (Schwartzer, Casper, Liman).

Hypnose nicht die Rede sein kann. Selbstverständlich meine ich den Begriff, wie er in der Psychologie aufgefasst wird. Wir haben gesehen, dass der Hypnotische sich in der Hypnose auch an Erlebnisse früherer Hypnosen erinnert. Mithin sind in diesen früheren Hypnosen die Eindrücke in das Bewusstsein aufgenommen. Amnesie nach dem Erwachen kann demnach nicht genügen, um von einer Bewusstlosigkeit zu reden (Forel), abgesehen davon, dass durch Suggestion noch vor dem Erwachen die Amnesie ausgeschlossen werden kann. Diese zeitweise Amnesie ist ein alltäglicher Vorgang und reicht nicht hin, um desshalb im Leben eine Bewusstlosigkeit anzunehmen. Ich will gar nicht von den alltäglich ohne Aufmerksamkeit und mechanisch ausgeführten Bewegungen reden, deren wir uns kurz darauf nicht mehr entsinnen. Ich will einen ganz andern Fall nehmen, bei dem wir mit vollstem Bewusstsein, mit vollster Aufmerksamkeit handeln. Ich wähle ein Beispiel aus meiner Erfahrung, wie es zweifellos schon jeder an sich beobachtet hat. Ich nehme ein Buch, ich lege es an einen bestimmten Fleck in der Absicht, es hier gut zu bewahren, um es beim späteren Gebrauch sofort zu finden. Der Moment kommt, wo ich es brauche; es fällt mir aber nicht ein, wo ich es gelassen habe. Ich denke erfolglos nach. Erst in dem Augenblick, wo ich mich künstlich in jene Zeit zurückversetze (ein Mittel, das wohl jeder kennt), da fällt es mir ein. Dennoch habe ich trotz zeitweiser Amnesie jenes Buch nicht in einem bewusstlosen Zustande an einen andern Ort gelegt; es handelte sich vielmehr lediglich um einen andern Bewusstseinszustand, in dem ich mich damals befand. Der Vorgang ist in mancher Beziehung analog der Hypnose, an deren Vorgänge mancher sich erst dann erinnert, wenn er sich in demselben Bewusstseinszustand, d. h. in einer neuen Hypnose befindet. In allen diesen Fällen von Hypnose kann es sich also um einen bewusstlosen Zustand nicht handeln, da Eindrücke im Gedächtnisse bleiben.

Man könnte aber fragen: vielleicht giebt es doch einzelne Zustände der Bewusstlosigkeit in der Hypnose? In Frage könnten meines Erachtens überhaupt nur die Formen der Lethargie kommen und zwar sowohl die Lethargie, die Charcot als solche beschreibt, als auch die Lethargie, die Bernheim als hysterische bezeichnet, und von der ich (S. 27) schon gesprochen habe. Was die letztere betrifft, so ist es wohl unbedingt nöthig, dieselbe von der Hypnose zu trennen; sie hat mit den Erscheinungen der Hypnose gar nichts zu thun und ist jedenfalls eine extreme Seltenheit. Bei der Charcot'schen Lethargie liegt die Sache folgendermassen: abgesehen von den zahlreichen Fällen, die hier als Lethargie beschrieben sind, und von denen selbst Charcots Schüler zugeben, dass sie mit Bewegungen, die auf Befehl erfolgen, verbunden sind, bleiben nur sehr wenige Fälle als der Berücksichtigung werth übrig. Ich bezweifle es aber, ob wirklich bei ihnen die Bewusstlosigkeit vorhanden ist, die Charcot angiebt. Die Fälle, die ich seiner Zeit in Paris gesehen habe, haben mich vom Gegentheil überzeugt; die Schnelligkeit, mit der diese Lethargischen, wenn Charcot nur ihre Augenlider berührt, in Katalepsie verfallen, hat in mir die Vermuthung erweckt, dass diese scheinbar bewusstlosen Personen mit grösster Aufmerksamkeit den Moment erwarten, wo sie in Katalepsie kommen sollen. Mir scheint demnach hier ein Zustand der Bewusstlosigkeit mehr als fraglich. Es ist dieser Punkt desswegen von besonderer Wichtigkeit, weil die Schüler Charcots behaupten, dass die in der Lethargie vorkommenden Erscheinungen auf dem Gebiete der Muskeln und Nerven nicht durch Suggestion zu Stande kämen. Die Experimentatoren nehmen an, dass der Zustand ein solcher der Bewusstlosigkeit sei, ohne es bewiesen zu haben, und es scheint aus ihren Berichten hervorzugehen, dass sie in der Voraussetzung der Bewusstlosigkeit vor den Personen Aeusserungen über die Versuche nicht absolut vermieden. Selbstverständlich verlieren diese dadurch an Beweiskraft.

Auch die (S. 54) erwähnten Zustände, bei denen auf Fragen und Befehle keinerlei Reaction erfolgt, beweisen keine Bewusstlosigkeit; denn 1) kann man durch entsprechende Eingebungen posthypnotische Suggestionen machen, die sich realisiren, was beweist, dass Bewusstsein vorhanden war; 2) aber erwachen diese Leute sofort, sobald man ihnen die enstprechende Aufforderung ertheilt (Bernheim); dies beweist gleichfalls, dass Bewusstsein vorhanden war.

Dies ist offenbar auch der Fall bei der Patientin von v. Krafft-Ebing. Dieselbe sitzt vollkommen ruhig da, so lange sie sich selbst überlassen ist. „Wie eine Statue", sagt v. Krafft-Ebing; „bei noch so langer Beobachtung zeigen sich weder mimisch noch sonst motorisch irgend welche Spuren psychischer spontaner Vorgänge." Und doch können wir, meine ich, nicht sagen, dass in dieser Person jede Aeusserung des Bewusssteins fehle. Gerade die Schnelligkeit, mit der sie auf Suggestionen des Experimentators reagirt, während sie in andern Fällen bei genau denselben Sinnesreizen passiv bleibt, scheint doch darauf hinzuweisen, dass die Gedanken der Person, wenn auch in einem traumbewussten Zustande, dem Experimentator zugewendet sind, dass die Vorstellung von diesem in dem Bewusstsein der Hypnotisirten sich befindet.

Andere geistige Vorgänge scheinen allerdings in der Person nicht stattzufinden.

Wir können demnach meiner Ansicht nach niemals in der Hypnose von Bewusstlosigkeit reden, und es ist ein Irrthum, wenn mancher meint, dass der Hypnotische gewöhnlich bewusstlos sei; eine Bewusstlosigkeit, wie in einer Ohnmacht, findet in der Hypnose niemals statt.

Dürfen wir demnach von einer Bewusstlosigkeit nicht sprechen, so müssen wir doch in der Hypnose eine Bewusstseinsstörung annehmen. Denn eine solche ist es sicher, wenn jemand Dinge zu sehen glaubt, die nicht da sind, wenn jemand Gegenstände nicht sieht, die vorhanden sind. Eine vollkommene Störung des Selbstbewusstseins ist es, wenn ein 40jähriger Mann glaubt, er sei 10 Jahr alt, oder er sei ein anderes Individuum. Derartige Erscheinungen finden wir stets in der zweiten Gruppe der Hypnosen; wir müssen mithin hier eine erhebliche Bewusstseinsstörung annehmen. Dass nun hierbei der Wille gleichfalls nicht intact ist, brauche ich kaum zu erwähnen, da ohne normales Bewusstsein ein freier Wille nicht denkbar ist. Etwas anders liegt die Sache in der ersten Gruppe der Hypnosen. Wir müssen diese Zustände als eine Herabsetzung der äusseren Willensthätigkeit[1]) auffassen, d. h. als eine Störung der willkürlichen Bewegungen; eine sonstige Bewusstseinsstörung findet hier nicht statt. Die Person weiss ganz genau, wo sie ist, sie weiss, was man mit ihr macht, sie führt auf Befehl Bewegungen aus, weil sie sie nicht verhindern kann, ihre Glieder sind auf Befehl gelähmt. Man kann suggestiv eine vollkommene Katalepsie hervorbringen, und doch giebt sich die Person von allem Rechenschaft, was vorgeht. Einige Versuchspersonen Hack Tukes, z. B. North, Physiologe in London, geben nach der Hypnose sehr schöne Auskunft über die während des Versuches bei ihnen auftretende Willenshemmung, die sie zu jedem Widerstand unfähig machte bei sonst erhaltenem Bewusstsein.

Es ist aber trotzdem ein grosser Irrthum zu glauben, dass der Hypnotisirte ein willenloser Automat sei, den der Experimentator

[1]) Die Willensthätigkeit zerfällt in zwei Arten, 1) die innere; sie zeigt sich darin, dass man willkürlich gewisse Vorstellungen, Erinnerungsbilder etc. erwecken kann, 2) die äussere; sie zeigt sich in den äusseren Bewegungen, die vom Willen abhängig sind.

nur in Bewegung zu setzen brauche. Im Gegentheil; der eigne Wille der Person äussert sich in mannigfaltigster Weise, und es ist selbstverständlich die Voraussetzung dieser Aeusserung des Willens, dass auch Bewusstsein vorhanden ist; denn ohne Bewusstsein giebt es keinen Willen, wenigstens nicht in dem Sinne, den ich hier berücksichtige. Wir werden nun im Folgenden uns ansehen, wie sich der Wille der Hypnotischen äussern kann. Wir können selbstverständlich hier sehr complicirte Bilder treffen, da der Wille zwar stets herabgesetzt, andererseits aber nicht ausgeschaltet ist.

Nicht selten zeigt sich die Willensherabsetzung lediglich in einer Verlangsamung der Bewegungen. Jede einzelne Bewegung kann hierbei ausgeführt werden, es dauert aber länger, als unter normalen Verhältnissen, bis der Hypnotische hierzu im Stande ist. Der Unerfahrene ist leicht geneigt, diese Dinge zu übersehen, die Hypnose zu verkennen; er glaubt meistens, dass sich der Experimentator täusche, wenn er diesen Zustand als Hypnose bezeichnet. Dass ferner bei vielen Personen nur bestimmte Muskeln durch die Suggestion beherrscht werden können, sahen wir schon (S. 47). In vielen Fällen ist es aber auch nöthig, die Suggestion oft zu wiederholen, ehe sie gelingt. Eine Person kann z. B. trotz des Verbotes des Hypnotischen sehr gut den Arm heben; wird aber die Suggestion mehrere Male gegeben, dann wird die Hebung des Armes schliesslich unmöglich. Hier haben wir also schon Beispiele, wie sich der Widerstand gegen Suggestionen äussert.

Psychologisch sind übrigens von dem grössten Interesse diejenigen Willensäusserungen, die aus dem Charakter des Hypnotischen hervorgehen. Je mehr eine Handlung seinem Charakter widerspricht (Forel), um so stärker ist der Widerstand, den der Hypnotische ihr entgegensetzt. Die Gewohnheit und Erziehung spielen hier eine grosse Rolle; es ist im allgemeinen am schwersten jemandem erfolgreich etwas zu suggeriren, was mit lange eingeübten und eingewurzelten Gewohnheiten in Widerspruch steht. So wird man z. B. auch einem gläubigen Katholiken vieles suggeriren können; sobald aber etwas mit seinen Dogmen in Widerspruch steht, wird es abgelehnt. Auch die Umgebung spielt hier eine Rolle. Suggestionen, die dem Hypnotischen ein gewisses lächerliches Aussehen gewähren, lehnt derselbe öfter ab, als andere. Eine weibliche Person, der ich mit Leichtigkeit verschiedene kataleptische Stellungen gebe und verschiedene andere Bewegungen suggerire, kann ich auf keine Weise dazu bringen, einem der Anwesenden die Zunge heraus zu strecken. In einem anderen Fall wiederum gelingt mir dies wohl, aber erst, nachdem ich die Suggestion öfter wiederholt habe.

Die Art, wie die Suggestion gegeben wird, ist von Einfluss. Bei einigen muss man sie oft wiederholen, ehe sie wirkt, andere Hypnotische deuten die häufige Wiederholung der Suggestion für ein Zeichen von Schwäche des Experimentators und eigener Widerstandsfähigkeit. Es ist eben nöthig, in allen Fällen genau zu individualisiren. Oft gelingt es leichter, dadurch eine Handlung zu erzwingen, dass man die einzelnen Bewegungen suggerirt, anstatt die ganze Handlung als solche zu verlangen (Bleuler). Will man jemanden z. B. zwingen, ein Buch vom Tisch zu holen, so suggerire man der Reihe nach das Erheben, dann dass sich ein Bein vor das andere setze u. s. w. (Bleuler).

Die Art, wie sich der Widerstand äussert, ist mitunter sehr interessant zu beobachten, sowohl bei hypnotischen wie bei posthypnotischen Suggestionen. Beaunis hat beobachtet, dass hysterische Anfälle als Antwort auf widerstrebende Befehle erfolgen können. Ich selbst habe das interessante Phänomen beobachtet, dass Hypnotisirte geweckt zu werden verlangen, wenn ihnen eine Suggestion nicht convenirt.

Ganz derselbe Widerstand wird auch mitunter geleistet, wenn es sich um eine posthypnotische Suggestion handelt. Es liegt dann die Möglichkeit vor, dass der Hypnotiker in der Hypnose selbst die Annahme der Suggestion ablehnt. Viele führen nur diejenige Suggestion posthypnotisch aus, deren Ausführung sie durch bejahende Antwort versprochen haben (Pierre Janet). Pitres erzählt einen interessanten Fall, wo ein hypnotisirtes Mädchen sich von ihm nicht wecken liess, nachdem er ihr die Suggestion gegeben, dass sie nach dem Erwachen nicht würde sprechen können. Sie erklärte ausdrücklich, dass sie nicht aufwache, bevor er ihr nicht die Eingebung genommen habe. Aber selbst wenn die Suggestion als solche angenommen ist, so findet bei der Ausführung sehr oft posthypnotisch eine deutliche Aeusserung des Widerstandes statt. Dieser kann sich sowohl in einem langen Zögern, bis die Handlung ausgeführt wird, zu erkennen geben, als auch in einem vollständigen Ablehnen derselben. Je mehr sie dem Charakter widerspricht, um so eher wird sie unterlassen. Um Personen leichter posthypnotische Suggestionen ausführen zu lassen, ist es gut, einen äussern Reiz zu wählen, der die Idee der Suggestion immer wieder lebhaft in Erinnerung bringt: Herr X. erhält die posthypnotische Suggestion, zu einem der Anwesenden

„Schafskopf" zu sagen, sobald die Uhr schlage. X. thut dies nicht; in dem Augenblick, wo die Uhr schlägt, taucht zwar die Idee in ihm auf, aber die Realisirung lehnt er ab. Wähle ich nun statt des Schlagens der Uhr einen anderen Reiz, der die Idee wachruft, und der vermöge seiner Dauer die Idee nicht schwinden lässt, so gelingt es mir, den gewünschten Erfolg zu erzielen. Die erwähnte Suggestion z. B. realisirt sich, wenn ich dem Betreffenden sage: „Sie werden nach dem Erwachen, sobald ich meine Hände aneinander reibe, zu jenem Herrn „Schafskopf" sagen". Nach X.s Erwachen reibe ich die Hände aneinander; sofort taucht die Idee in ihm auf; er bekämpft sie eine zeitlang mit Erfolg. Ich reibe jedoch meine Hände immer weiter aneinander, länger als eine Minute; dadurch wird der Widerstand von X. immer schwächer, und schliesslich wird die Suggestion ausgeführt.

In andern Fällen ist es gut, sobald ein Widerstand gegen eine befohlene Handlung entgegengesetzt wird, eine falsche Prämisse zu suggeriren (wie ich S. 128 bei der Verstandesthätigkeit schon erwähnte), auf Grund deren der Befehl leichter befolgt wird. Ich will ein Beispiel von Liégeois wählen. Es soll jemand zu dem Diebstahle einer Uhr veranlasst werden; er weigert sich. Als ihm aber dargestellt wird, dass es seine eigene Uhr sei, die er sich nur wiedernehmen solle, führt er den Befehl sofort aus. Oder man sagt, dass die Gesetze geändert seien, dass dies nicht mehr strafbar sei u. s. w.

Es giebt eine Anzahl Fälle, wo bei posthypnotischer Suggestion die suggerirte Handlung nicht ausgeführt wird. Aber die Idee und der Drang, sie auszuführen, ist so mächtig, dass die Versuchsperson ihn noch lange Zeit empfindet (Forel). Dieser Drang weicht oft erst dann, wenn entweder die Handlung ausgeführt ist, oder die Suggestion entfernt ist.

Das, was ich bisher auseinandergesetzt habe, bezieht sich nicht ausschliesslich auf Bewegungen und Handlungen, sondern auch auf die Sinnestäuschungen, obgleich auffallender Weise tief Hypnotisirte oft Sinnestäuschungen weniger Widerstand entgegensetzen, als Bewegungen und Handlungen. Ich habe dennoch öfter gesehen, dass unangenehme oder unwahrscheinliche Sinnestäuschungen nicht angenommen wurden, während die entgegengesetzten reussirten. Man sieht hierbei geradezu, wie sehr das Bewusstsein und auch der Wille ihren Einfluss üben; sie siegen in einer ganzen Reihe von Fällen über die Macht des Experimentators. Bei einer 41jährigen Versuchsperson X. beispielsweise sah ich den Willen in folgender Weise sich äussern: ich sage X.: „Sie sind jetzt 13 Jahr alt." „Nein, ich bin 41 Jahr," ist die Antwort. Sofort nimmt die Person aber die Suggestion an, 12 oder 14 Jahr alt zu sein. Es ist jedoch ganz unmöglich für mich, ihr die Suggestion einzugeben, dass sie 13 Jahr alt sei; sie lehnt dies ab. Die Person ist abergläubisch und fürchtet sich auch sonst vor der Zahl 13; sie motivirt ihren Widerstand gegen die Suggestion damit, dass 13 eine Unglückszahl sei; sie wolle desshalb nicht 13 Jahr alt sein.

Man kann den Widerstand mitunter unbewusst erhöhen, auch ohne es zu beachten, lediglich durch den Ton, in dem man spricht. Fontan und Ségard heben ganz richtig hervor, dass z. B. bei mancher Hypnose der Ton, in dem man spricht, die Hypnose beenden oder bestehen lassen kann. Sagt man dem Hypnotischen: „Suchen Sie die Augen zu öffnen, sie sind festgeschlossen, es ist Ihnen unmöglich, sie zu öffnen," so kann die Art der Betonung den Erfolg ändern. Wird mehr betont, dass das Sujet die Augen öffnen soll und sich Mühe geben soll, so wird die entgegenstehende Suggestion leichter überwunden, wie wenn man die Unmöglichkeit des Oeffnens stärker hervorhebt. Ganz dasselbe würde z. B. in folgendem Versuche statt haben. Ich sage zu jemandem: „Versuchen Sie den Arm zu heben, Sie können ihn nicht heben," er bleibt bewegungslos; jener ist sicherlich bis zu einem gewissen Grade beeinflusst, wenn er auch nachher glaubt, dass er zu Gefallen handelte. Füge ich nun aber noch in möglichst aufforderndem Tone hinzu: „Strengen Sie sich nach Möglichkeit an, setzen Sie alles daran, den Arm zu heben," so tritt plötzlich freie Bewegung ein. Gerade diese Zustände zeigen mit grosser Deutlichkeit die allmählichen Uebergänge von den leichtesten Graden bis zu den tiefsten. Hier ist ein Mann, dessen Arm ich hochhebe; der Arm bleibt in der Luft stehen, so lange ich nichts zu dem Manne sage. Sobald ich ihm sage, er solle versuchen, den Arm zu senken, es würde ihm nicht gelingen, thut er dies dennoch, wenn auch anfänglich mit einer gewissen Steifheit. Schon daran lässt sich erkennen, dass der Zustand kein ganz normaler war. Die Sache lag hier, wie in vielen anderen Fällen so, dass der Betreffende ganz passiv den Arm stehen lässt, wie man ihm anordnet; er strengt seinen Willen weder dafür noch wesentlich dagegen an. In dem Moment aber, wo ich durch jene Verbalsuggestion ihn zu einer Willensanstrengung veranlasse, thut er dies und zeigt dabei, dass er mit derselben meinem Befehle entgegen handeln kann, wenn auch die verlangsamte Bewegung deutlich zeigt, dass der Mann beeinflusst war. Ganz ähnlich liegt die Sache mit den fortgesetzten Bewegungen, die bald ohne jeden Willensact passiv gemacht werden, bald aber selbst mit der stärksten Willensanstrengung nicht inhibirt werden können, wie ich oben (S. 53) auseinandersetzte.

Manche Personen zeigen zeitweise wesentliche Schwankungen in der Suggestibilität. Der eine, X., erklärt jetzt, sein Name sei Moll, thut, was ich befehle; unmittelbar darauf ist er ganz sein eigener Herr, ohne dass eine bestimmte sichtbare Veranlassung vorliegt. Er giebt nachher an, was auch andere sagen, dass er deutlich in sich zwei Willen spüre; der eine bekämpfe den andern, bald sei der eine, bald der andere siegreich.

Einen anderen Beweis dafür, dass sie einen gewissen Grad von Bewusstsein haben, liefern uns die Hypnotisirten auch dadurch, dass sie gewöhnlich das Bewusstsein haben, dass sie schlafen, resp. dass sie in einem veränderten Zustande sind (Richet, Pierre Janet). Es kommt dies mitunter auch im gewöhnlichen Schlaf sehr deutlich vor. Während wir träumen, haben wir zuweilen das Bewusstsein, dass wir schlafen, dass das ganze nur ein Traum ist. Dieses Bewusstsein zu schlafen empfinden fast alle Hypnotisirte der zweiten Gruppe, und es ist in der That merkwürdig, zu sehen, wie auf die Frage, ob sie schlafen oder wachen, fast stets die richtige Antwort ertheilt wird. Wenn, wie es beim Erwachen gelegentlich sich findet, dieses nur unvollkommen ist, dann erklären sie auch sehr richtig, dass sie noch etwas schlafen, dass sie noch nicht ganz erwacht sind. Gewöhnlich kann man dann in der That die noch bestehende Suggestibilität feststellen. Davon, dass die Hypnotisirten mitunter geweckt zu werden verlangen, wenn sie sich irgendwie in der Hypnose nicht wohl fühlen, wenn es sich z. B. um unangenehme Suggestionen handelt, habe ich schon gesprochen.

Hier betone ich noch, dass viele Hypnotisirte das Bewusstsein des Anderskönnens haben. Ich sage einem Hypnotischen X.: „Sie können Ihren Arm nicht heben!“ „Doch, ich kann ihn heben,“ ist die Antwort. Der Versuch zeigt, dass X. Recht hat. Aber auch das Umgekehrte findet statt; die Versuchsperson erkennt oft ganz genau den Augenblick, wann ihre Widerstandsfähigkeit zu Ende ist, und sie den Eingebungen gehorchen muss, wann sie nicht mehr anders handeln kann. Nach einiger Zeit giebt X. an, dass es soweit sei; „jetzt ist,“ sagt er, „die Hypnose tief genug“. Einer öfters von mir hypnotisirten 30jährigen Person sage ich, nachdem sie sich empfänglich erwiesen für Hallucinationen: „Sie sind jetzt ein kleines Kind!“ Ich erhalte die Antwort: „Es ist noch nicht so weit, Sie müssen noch etwas warten." Auf meine Frage erklärt die Person nach einiger Zeit, dass es jetzt soweit sei. Dieses Gefühl des mangelnden Willens und der erhöhten Suggestibilität haben sehr viele auch in tiefer Hypnose; sie sagen oft genau den Moment, wo die Suggestionen gelingen, wo nicht.

Noch in anderer Weise kann sich Bewusstsein und Wille des Hypnotischen äussern, nämlich bei den unbestimmten Suggestionen (Suggestions indeterminées, wie sie Beaunis nennt). Dieselben bestehen darin, dass man nicht eine concrete Handlung anbefiehlt, sondern in einer gewissen Gruppe den Sujets die Wahl lässt. Hier ist ein Herr, der an einem starken Bronchialkatarrh leidet. Ich sage ihm in Hypnose, er solle irgend eine Handlung ausführen, die für seine Gesundheit zuträglich sei; sofort steht er auf, geht zu seiner Schachtel mit Catechu, um sich einiges herauszunehmen. Einem anderen Hypnotischen sage ich, während wir abends im Zimmer zusammensitzen, er solle eine recht thörichte Handlung nach dem Erwachen ausführen; er erwacht und pustet die Lampe aus. Es geht also hieraus hervor, dass der Betreffende ein gewisses Mass von eigener Ueberlegungsfähigkeit besass.

Wenn auch die vorangegangenen Beispiele zeigen, dass in der Hypnose von einer vollkommenen Willenlosigkeit kaum je die Rede ist, so erhielt dabei doch der Wille irgend einen Anstoss von aussen. Sehen wir uns nun aber um, ob es nicht in der Hypnose eine Spontaneität, eine selbstständige Gedanken- und Willensthätigkeit ohne äusseren Anstoss giebt. Die Frage ist sicherlich mit „ja" zu beantworten für die erste Gruppe der Hypnosen. Es würde sich hier lediglich um die tieferen Hypnosen handeln. Baillif, Obersteiner und andere beschreiben hier selbständige Hallucinationen, die ohne Fremdsuggestion auftreten. Doch wird die Frage einigermassen dadurch erschwert, dass wir nicht immer im Stande sind, äussere Reize auszuschliessen, die auch im Schlaf sehr viele Träume hervorrufen. Hier ist ein von mir Hypnotisirter, plötzlich springt er ohne Suggestion meinerseits auf und behauptet, er hätte einen tollen Hund gesehen und gehört. Als Ursache stellte sich das unabsichtliche Knarren mit den Stiefeln seitens eines Anwesenden heraus. Ich hatte es gar nicht beachtet; so oft es sich aber wiederholte, kam stets dasselbe Resultat zu Stande. Es handelte sich also hier um einen Gehörseindruck, den das Sujet falsch auffasste, und der nun einen bestimmten Gedankengang in demselben bewirkte. Aehnliche Erscheinungen sah ich nicht selten bei impressionablen und lebhaften Personen.

Aber auch ohne Suggestion, und ohne dass ich im Stande war,

Sinnesreize nachzuweisen, fand ich in der tiefsten Hypnose spontane Hallucinationen und Handlungen. Besonders waren es Vorkommnisse, die schon während des Wachens den Betreffenden lebhaft beschäftigt hatten, die auch während der Hypnose ihre Wirkung hatten. Einer z. B. erzählte mir Anekdoten, die er im Laufe der letzten Tage anderweitig gehört hatte. Solange er diese auf dem Herzen hatte, waren Experimente mit ihm gar nicht anzustellen; er fühlte sich hierbei ebenso unbehaglich, wie mancher Gesellschafter, der sich erst dann wohl fühlt, wenn er seinen ganzen Schatz von Anekdoten abgeladen hat. Dass es sich in diesen und in ähnlichen Fällen, die ich gesehen habe, um eine selbständige Thätigkeit handelt, glaube ich desswegen annehmen zu müssen, weil ich irgend einen äusseren Reiz hierbei nicht auffinden konnte. Natürlich bin ich nicht im Stande, mathematisch nachzuweisen, dass jene spontanen Handlungen ohne jeden äusseren Anstoss erfolgten. Denn dieser konnte irgend ein überhörtes Geräusch sein, und selbst die leichte Reibung der Haut durch die Kleider kann als äusserer Reiz schon gelten, der die betreffenden anscheinend selbständigen Handlungen bewirkt. Ich glaube es nicht, und auf mich hat es vielmehr den Eindruck gemacht, dass auch tief Hypnotisirte oft einen selbständigen Gedankengang haben. Ich will noch bemerken, dass Durand de Gros sogar eine Eintheilung der Somnambulen in solche mit und solche ohne Spontaneität machte.

Absichtlich habe ich es bisher vermieden, allzusehr auf die Uebergangsformen einzugehen. Doch will ich jetzt noch einiges davon sagen, da gewisse Uebergangszustände psychologisch sowohl wie wegen der Simulationsfrage von Wichtigkeit sind, zumal sie auch ausserordentlich häufig vorkommen. Es ist ein hypnotisirter Herr hier, der auf meinen Befehl hin alle Bewegungen macht, die ich wünsche. Ich sage ihm: „Essen Sie dieses Beafsteak“, er führt alle nöthigen Bewegungen mit den Händen und dem Munde aus. Ich sage ihm: „Stossen Sie doch den Hund hier weg“, sofort entsteht die betreffende Bewegung mit den Beinen. Und dennoch handelt es sich hierbei nur um suggerirte Bewegungen, während der Betreffende keineswegs an die Realität des Beafsteaks oder des Hundes glaubt, oder dieselben sieht. Es ist mithin dieser Fall zur ersten Gruppe der Hypnosen zu rechnen. Um die Erscheinungen richtig zu beurtheilen, haben wir zwei Wege: erstens die Beobachtung des Versuches und zweitens die spätere Erinnerung des Hypnotisirten. Was zunächst die letztere betrifft, so sagt mir derselbe, sobald ich ihn geweckt habe: „Ich wusste ganz genau, dass weder ein Hund, noch ein Beafsteak da war, ich sah nichts davon; indessen musste ich die anbefohlenen Bewegungen machen, ich konnte sie nicht unterlassen, trotzdem ich mir bewusst war, eine ganz lächerliche Rolle zu spielen." Wir haben hier also einen Fall von Willensherabsetzung bei sonst erhaltenem Bewusstsein. Dies wird uns auch deutlich bei genauerer Betrachtung der Versuchsperson während der Hypnose. Die Bewegungen erfolgen nicht mit der Schnelligkeit, die eine Hallucination hervorbringen würde; sie haben vielmehr einen deutlich zwangsmässigen Charakter. Man sieht auch in dem Mienenspiel nichts, was auf eine Hallucination hinwiese. Der Hypnotische lacht nicht selten gleichzeitig, während er die unsinnige Bewegung ausführt, über dieselbe; er macht entsprechende Aeusserungen, wie z. B.: „Hier ist kein Beafsteak", schüttelt auch wohl mit dem Kopf. Dies alles kann darüber nicht den mindesten Zweifel lassen, dass es sich hier um eine Sinnestäuschung nicht handelt.

In anderen Fällen wiederum ist das Sujet so passiv, dass es alles ohne Widerstand thut, was der Experimentator ihm befiehlt. Auf jede Sinnestäuschung, die man ihm suggerirt, antwortet es „ja"; es ist dies ein Zeichen seiner Passivität, die zu gross ist, um die Sinnestäuschung selbst zu acceptiren. Es wird auch z. B. durch die Versicherung, es sei ein Tiger da, in seinem Handeln gar nicht beeinflusst, flieht nicht, ist nicht erschreckt, antwortet aber, es sehe den Tiger. Hier wird also nicht die Sinnestäuschung, sondern nur die bejahende Antwort suggerirt, wie auch die spätere Erinnerung zeigt. Die Person giebt später an, dass sie nur „ja" gesagt habe, weil es ihr bequemer gewesen sei, dass sie aber einen Tiger nicht bemerkt habe.

Liegt somit hier die Sache ziemlich klar, so können in anderen Fällen erheblichere Schwierigkeiten entstehen. Sie können ihren Grund darin haben, dass die Bewegungen selbst zum Auftreten von Sinnestäuschungen führen; es beruht dies auf dem bekannten Wechselverhältnisse von Bewegung und Vorstellung. Dass Vorstellungen im Stande sind, bestimmte Bewegungen hervorzurufen, sowohl im wachen Leben, als in der Hypnose, haben wir bereits kennen gelernt. Hier handelt es sich darum, zu zeigen, wie umgekehrt durch bestimmte Bewegungen bestimmte seelische Vorgänge auftreten (Dugald Stewart, Gratiolet). Um zunächst einen gewöhnlichen Fall aus dem Leben zu greifen, erwähne ich Folgendes:

man nimmt eine Stellung ein, die der des Zornes entspricht; sehr leicht entsteht dabei auch der Affect des Zornes, und es tritt dies noch deutlicher dann hervor, wenn die Sprache zu Hilfe genommen wird; dass Leute dadurch sich in Zorn reden können, ist bekannt. Wir haben hiermit einen Fall, wo ein besonderer psychischer Zustand durch Bewegungen bestimmter Muskeln im Körper, besonders auch durch das Sprechen, entsteht. Etwas ganz Aehnliches finden wir nun in der Hypnose. Hierauf beruhen die von Braid und Charcot beobachteten Suggestionen durch den Muskelsinn (Suggestions d'attitude oder Suggestions par attitude): hebt man die Arme einer hypnotisirten Person so in die Höhe, wie sie etwa beim Beten sich befinden, so tritt auch ein religiöser Gesichtsausdruck hervor. Charcot zeigt mit Vorliebe Folgendes: bringt man die Hand einer Hypnotischen an den Mund, wie wenn sie einen Handkuss zuwerfen wollte, so entsteht ein Lächeln. Schliesst man die Faust und bringt den Arm in die Stellung des Zornes, so entsteht ein zorniger Gesichtsausdruck. Charcot und Richer behaupteten, dass auch das Umgekehrte der Fall sei. Reizt man z. B. mit dem faradischen Strom die Lachmuskeln, so dass ein lachender Gesichtsausdruck entsteht, so entsteht dieselbe Handbewegung wie beim Handkuss. Reizt man mit dem faradischen Strom diejenigen Muskeln des Gesichtes, die den Ausdruck des Zornes vermitteln, so nimmt nach Charcot auch der Arm die Haltung an, wie beim Zornausbruch. Dass diese Art Suggestionen übrigens zum grossen Theil eine Sache der Dressur sind, glaube ich mit Sicherheit behaupten zu können.

Man kann aber die Bewegungen als ein Hilfsmittel, um Sinnestäuschungen leichter gelingen zu lassen, mit Vortheil benützen, und zwar dadurch, dass die Bewegungen einen Einfluss auf die Vorstellungen ausüben. Ich gebe einem Hypnotischen angeblich ein Glas mit sehr bitterem Liqueur in die Hand. Jener antwortet, dass da kein Liqueur sei, seine Hand sei leer. Ohne mich an diese Einrede zu kehren, lasse ich die Hand durch Suggestion an den Mund herangehen, damit die Person den Liqueur trinke. Nur langsam und zögernd gehorcht die Person; sobald die Hand am Mund ist, finden Trinkbewegungen statt und gleichzeitig deutlich der Gesichtsausdruck eines unangenehmen Geschmackes. Auf meine Frage an die Person, was sie denn habe, antwortet sie, sie hätte einen bitteren Geschmack in dem Munde, sie hätte eben etwas Bitteres getrunken. Hier hat mithin anfangs volle Erkenntniss dafür bestanden, dass keinerlei Liqueur der Person gegeben sei; während der zwangsmässig ausgeführten Bewegung kam aber die

Suggestion zur Geltung, nachdem ohne diese Bewegung eine Wirkung nicht erzielt werden konnte. In einem anderen Falle liess ich einen Hypnotisirten Fingerbewegungen wie beim Klavierspiel machen; gleichzeitig suggerire ich ihm, dass er Klavier spiele. Dies glaubt er nicht, setzt aber die Fingerbewegungen fort. Während er dies thut, tritt allmählig die Idee des Klavierspielens wirklich in ihm auf; und schliesslich macht er die Bewegungen in dem festen Glauben, Klavier zu spielen. Ich habe mehrfach gesehen, dass auf diese Weise durch begleitende Bewegungen Sinnestäuschungen leichter hervorgebracht werden können, als mit der einfachen Verbalsuggestion, und ich möchte dieses Mittel in geeigneten Fällen zur Vertiefung der Hypnose empfehlen, wie ich selbst es hierzu mehrfach mit Erfolg angewendet habe. Sehr oft ist der Moment, wo die Sinnestäuschung eintritt, gar nicht festzustellen; ob diese schon wirklich vorhanden ist, oder ob noch zwangsmässig ausgeführte Bewegungen vorliegen, ist dann nicht zu entscheiden. Nichtsdestoweniger sind diese das Mittel, um jene zu erreichen.

Besonders eignet sich hierzu auch der Einfluss der Sprache. Man lasse Personen, die nicht glauben, dass sie in einer bestimmten suggerirten Situation sich befinden, eine zeitlang durch Suggestion so sprechen, als ob dies der Fall wäre. Die Sprache beherrscht man viel leichter, als die Sinneswahrnehmungen. Hierher gehört auch der folgende Fall: ich sage einer Person, sie solle den schönen Baum ansehen; sie glaubt nicht an dessen Existenz und antwortet auf meine Frage, ob sie den schönen Baum sehe, stets „nein“. Mehrere nickende Bewegungen mit ihrem Kopf, die ich mache, rufen bei ihr allmälig die bejahende Antwort hervor, und es wird schliesslich diese ertheilt. Gleichzeitig treten aber auch alle Erscheinungen der Hallucination auf, die nun angenommen ist.

Uebrigens kann, während die Sinnestäuschung schon besteht, eine Correctur derselben durch das Bewusstsein oder vielmehr durch das logische Denken stattfinden, wie ich (S. 128) schon hervorgehoben habe. Wenn dadurch auch die Sinnestäuschung oft schneller verschwindet, so kann in anderen Fällen sie selbst lange Zeit bestehen, trotzdem eine Correctur derselben durch den Verstand bewirkt wird. Ist die Correctur eine vollkommene, so werden auch die Folgen der Sinnestäuschung nicht hervortreten, es wird diese einen Einfluss auf das Handeln nicht erlangen. Dennoch besteht die Sinnestäuschung in voller Lebendigkeit. Ich bitte einen Herrn, bevor ich ihn hypnotisire, er solle mir irgend etwas nennen, was seiner Ansicht nach unmöglich in mein Zimmer kommen könne. Er antwortet mir, dass er nie glauben würde, dass in meinem Zimmer sich eine Eule befände. In der nun folgenden Hypnose mache ich ihm die posthypnotische Suggestion, dass in meinem Zimmer eine Eule sich befinden werde. Er erwacht und erklärt, deutlich die Eule zu sehen; sie sei mit dem Fuss angekettet; der Herr beschreibt genau das Aussehen. Trotzdem er genau weiss und dies auch erklärt, dass die Eule nur eine Sinnestäuschung sei, so ist ihm das Bild derselben so lebhaft, dass er fast zögert, seinen Finger auf die Stelle zu legen, an die er den Vogel projicirt.

Es ist nicht immer leicht, genau den psychischen Zustand des Hypnotischen zu erkennen, zumal bei Suggestion von Sinnestäuschungen. Denn es ist eben keineswegs nothwendig, dass eine Sinnestäuschung das Bewusstsein ganz und gar beherrsche. Wenn in vielen Fällen alles Denken und Handeln von der Sinnestäuschung abhängig ist, so können doch in anderen Fällen die Folgen mehr unvollkommen sein. Die meisten, glaube ich sogar, behalten, während die Täuschung besteht, ein dunkles Bewusstsein davon, dass es sich nur um eine fictive Situation und nicht um die Wirklichheit handelt. Nehmen wir ein Beispiel, um dies zu sehen. Ich gebe einem Hypnotischen ein, er sei in der Schlacht und solle kämpfen. Sofort beginnt er einen imaginären Kampf; er schlägt mit den Händen herum, aber immer nur in die Luft. Als ich ein Tuch auf dem Tische zum Feinde machte, wurde auf das Tuch losgeschlagen. Ich mache durch eine neue Suggestion eine anwesende Person zum Feinde; bei der Fortsetzung des Kampfes hütet sich der Hypnotische sehr wohl, diese Person zu treffen. Selbstverständlich wird mancher hierbei an Simulation denken, und ich will nicht leugnen, dass auch ich anfangs dazu geneigt war. Indessen hat mich die Wiederholung ähnlicher Versuche schliesslich zu der Ueberzeugung gebracht, dass es sich hierbei um ganz echte, typische Hypnosen handelt, bei denen aber trotz der Sinnestäuschung ein dunkles Traumbewusstsein bestand, das den Hypnotischen in gewisser Weise beim Handeln beeinflusste. Dieses dunkle Bewusstsein, das den Hypnotischen über die wahre Umgebung orientirte, verbot ihm, den Menschen zu schlagen, hinderte aber nicht, dass er auf ein Tuch losschlug. Vielleicht betrachtet mancher dieses Verhalten des Hypnotischen als einen reinen Automatismus. Aehnlich wie wir, auf der Strasse gehend, automatisch den Passanten ausweichen, um sie nicht zu stossen, während wir gleichzeitig mit ganz anderen Dingen beschäftigt sind, z. B. mit dem Lesen einer Zeitung, ebenso vermeidet der Hypnotische in jenem Falle, auf den Menschen loszuschlagen, trotzdem er ihn gar nicht oder nur mit einem ganz dunklen Bewusstsein erkennt.

Ganz ebenso liegt die Sache bei negativen Hallucinationen. Ebenso wie bei der positiven Sinnestäuschung ein dunkles Empfinden dafür besteht, dass es sich eben nur um eine Sinnestäuschung handle, so erkennt das Sujet bei der negativen Hallucination das wegsuggerirte Object, wenn dasselbe ihm auch nicht zum Bewusstsein kommt. Binet und Féré haben mit Rücksicht darauf einen Ausspruch gethan: „Man muss das Object erkennen, um es nicht wahrzunehmen“. Die genannten Autoren haben zur Stütze ihrer Behauptung eine Reihe von Versuchen gemacht, die auch ich mit Erfolg wiederholen konnte. Nimmt man 10 weisse Blätter, wählt hiervon eines, das man auf der Rückseite sich zeichnet, und macht dieses zum Gegenstand einer negativen Gesichts-Hallucination, so glaubt der Hypnotische, nun nur 9 Blätter zu sehen, auch wenn das wegsuggerirte diesen hinzugefügt ist. Aufgefordert, die 9 Blätter zu geben, sucht der Hypnotische die 9 richtigen heraus, lässt aber das wegsuggerirte liegen, geleitet durch die Erkennungspunkte. Er kann es mithin von den anderen Blättern unterscheiden, wenn ihm diese Unterscheidung auch nicht bewusst ist.

Noch schöner sind in dieser Richtung eine Reihe von Cory vorgenommene Experimente, die ich zum Theil wiederholte, wobei ich dasselbe Resultat fand, wie Cory. Ich nehme ein Blatt weisses Papier und zeichne darauf eine Linie, die etwas unregelmässig ist. Nun suggerire ich dem Hypnotischen X., dass das Blatt leer sei, dass sich nichts auf ihm befinde. X. giebt an, nichts zu sehen. Dann zeichne ich noch 15 gerade Linien auf das Blatt und frage X., was sich auf dem Blatt befinde („15 Linien,“ ist die Antwort). Ich beginne das Experiment von Neuem, mache es aber jetzt so, dass die erste Linie nicht mehr unregelmässig ist, sondern ganz gerade wird; ich mache sie nun durch Suggestion unsichtbar. Darauf füge ich 20 ganz gleiche Linien hinzu und lasse X. nun die Linien zählen („21“ antwortet X.). Es ist also die wegsuggerirte Linie nur dann für X. unsichtbar, wenn er sie von den anderen unterscheiden kann. Aehnlich liegt der folgende Versuch: ich nehme ein Streichholz, zeichne dasselbe durch einen am Ende angebrachten Fleck mit Dinte. Nun gebe ich die Suggestion, dass das Streichholz unsichtbar sei. Ich nehme dann 29 andere Streichhölzer, lege die 30 Streichhölzer auf den Tisch so, dass der Dintenfleck von X. gesehen wird. Auf meine Frage erklärt X., dass sich nur 29 Streichhölzer auf dem Tische befinden. Ich lege nun, während X. die Augen wegwendet, das wegsuggerirte Streichholz so, dass der Dintenfleck nach unten gerichtet und für X. unsichtbar wird. X. sieht nun hin und erklärt, dass sich 30 Streichhölzer auf dem Tisch befinden. Es ist also hier das Streichholz nur so lange unsichtbar, als X. durch ein Zeichen es erkennt und von den anderen Streichhölzern unterscheiden kann.

Durch diese und durch ähnliche Versuche lässt sich feststellen, dass das Object der negativen Hallucination von dem Hypnotiker erkannt wird und auf ihn einen centralen Eindruck macht, wenn auch eine Wahrnehmung nicht stattfindet. Auch durch das später zu besprechende automatische Schreiben lässt sich dies nachweisen (Pierre Janet), wie ich auf Grund zahlreicher, mit Herrn Director Sellin und Herrn Dr. Max Dessoir vorgenommener Experimente bestätigen kann; ich will dies aber nicht ausführlich erwähnen, da es zu weit führen würde. Von der Stärke dieses Eindrucks hängt es ab, welches die Folgen der negativen Hallucination sind. Ist der centrale Eindruck sehr gering, dann werden die Folgen desselben so sein, als ob der Gegenstand nicht existirt. Besteht aber, und das ist das Gewöhnliche, ein gewisses dunkles Bewusstsein von dem Vorhandensein des Objectes, so kann dieses Object auf das Thun und Lassen seinen Einfluss ausüben trotz der entgegenstehenden Suggestion. Ich suggerire einer Person einen Tisch fort, der zwischen ihr und der Thür sich befindet; die Person geht vorwärts, um an die Thür zu kommen, vermeidet es aber vorsichtig, sich an dem Tische zu stossen. Ich mache durch Suggestion die Elektrode, die mit dem sehr schmerzhaften faradischen Pinsel armirt ist, unsichtbar. Nach dem Stromschluss setze ich den Pinsel der Versuchsperson auf, die lebhafte Schmerzempfindung äussert. Auf meine Frage, wovon sie denn Schmerzen habe, antwortet die Person, sie wisse es nicht, meine Hand sei leer. Dennoch hütet sich die Person, an die Stelle zu greifen, wo der Pinsel liegt, resp. sie thut es nur sehr zögernd und mit deutlichen Zeichen der Furcht, wohin ich auch den Pinsel lege, da die jedesmalige Berührung desselben lebhaften Schmerz bewirkt. Ich sage einer anderen Person, dass ich das Zimmer verliesse; sie sieht mich anscheinend nicht und hört mich nicht. Dennoch wird jede Suggestion, die ich der Person jetzt ertheile, erfüllt. Ich befehle ihr, in zweiter oder dritter Person zu ihr sprechend, das Kissen vom Sopha zu nehmen und auf die Erde zu werfen. Der Auftrag wird ausgeführt, wenn auch erst nach einigem Zögern. Einem anderen mache ich, gleichfalls durch Suggestion abwesend, die Eingebung von Sinnestäuschungen, von der Anwesenheit eines Hundes und dergleichen; jede Suggestion reussirt; offenbar doch nur, weil meine Sprache gehört wird, trotzdem die Person glaubt, dass ich abwesend sei. Einem anderen sage ich: „Jetzt sind Sie taub!" Er thut zunächst nichts, was ich ihm befehle. Als ich ihm aber mehreremale gesagt hatte: „Sie hören jetzt wieder!“ wurde jeder Befehl ausgeführt. Wir sehen in allen diesen Fällen, und ich könnte dieselben noch vermehren, dass das Sinnesorgan functionirt, dass sogar eine gewisse Beeinflussung stattfindet, dass aber die Eindrücke nicht zu klarem Bewusstsein kommen. Ich behaupte natürlich nicht, dass bei allen positiven oder negativen Hallucinationen dies der Fall sei; im Gegentheil, es giebt Fälle, wo die Täuschung eine vollkommene ist. Es hängt dies von der Individualität und auch wesentlich von der Art, wie die Suggestion gemacht wird, ab. Ich wollte lediglich die mehr unvollkommenen und bei weitem häufigeren Fälle kennzeichnen, da sie gelegentlich mit Unrecht für Simulation gehalten werden und bisher nirgends ernstlich berücksichtigt wurden.

Alle Erscheinungen der Hypnose, von denen ich bisher gesprochen habe, sind sehr wechselnd. Ich habe absichtlich, um meine Ausführungen nicht zu lang werden zu lassen, nur das Häufigste und Wichtigste erwähnt. Eine besondere Besprechung aber muss ich der hypnotischen Erziehung oder Dressur widmen. Ich möchte jeden, der hypnotische Experimente sieht, bitten, stets auf die Dressur zu achten. Die gesammte Auffassung der Hypnose kann für den, der nur Experimente sieht, falsch werden, wenn er nicht die Dressur berücksichtigt. Es werden bei hypnotischen Demonstrationen den Fernerstehenden fast immer nur solche Versuchspersonen gezeigt, die einer Dressur in bestimmter Richtung unterworfen waren, und da diese Richtung eine verschiedene sein kann, so sind auch die Resultate schliesslich verschieden. Der Experimentator A. berücksichtigt besonders ein Symptom a, und bei jedem neuen Versuche verstärkt er es; in gleicher Weise cultivirt der Experimentator B. das Symptom b. Im ersten Falle wird somit a zu voller Entwicklung gebracht, während b nur wenig ausgebildet wird; im zweiten Fall geschieht das Umgekehrte. So sehen wir, um ein Beispiel anzuführen, dass die Breslauer Forscher die Nachahmungsbewegungen vervollkommneten, während andere die Einwirkung der Bewegungen auf die Gefühle (Suggestions d'attitude) besonders ausbildeten. Derjenige, der nicht die Entwickelung, sondern nur die Endresultate sieht, ist zu dem Glauben geneigt, dass es sich in beiden Fällen um verschiedene Dinge handle, während in Wirklichkeit nur die

Dressur den anfangs identischen Zuständen ein verschiedenes Aussehen gab. Jeder Experimentator demonstrirt nun stets diejenigen Symptome, die er durch Dressur cultivirt hat, zumal durch diese häufig die interessantesten Erscheinungen, insbesondere gesteigerte Fertigkeiten, hervorgebracht werden. Dass diese nur durch Dressur erreicht sind, weiss der Fernerstehende nicht, der sich leicht irre führen lässt. Es liegt hier die Sache ähnlich, wie bei Kindern, die auch nur das Gedicht dem Fremden vordeclamiren, das sie besonders gut gelernt haben. Mit der Dressur erzeugen die Experimentatoren ihre objectiven Merkmale, durch welche derjenige, der die Dinge zum ersten Male sieht, bestochen wird. Jeder Experimentator erzeugt aber andere objective Merkmale, der eine langdauernde Katalepsie, der andere die exquisiteste Echolalie. Dem Fremden imponiren diese Dinge; er würdigt nicht die darauf gerichtete Dressur. Durch sie kommt es, dass verschiedene Experimentatoren verschiedene objective Kennzeichen angeben. Die Frage der Dressur ist von ungeheurer Wichtigkeit. Weil die hypnotischen Zustände anscheinend so verschieden sind, haben viele schon an Simulation gedacht. Die Verschiedenheit ist in Wahrheit nur Folge der verschiedenen Dressur, von individuellen Differenzen abgesehen. Der Experimentator übt in dieser Beziehung einen Einfluss auf die Entwickelung der Hypnose aus (Delboeuf, Jendrássik). Unwichtige Erscheinungen, wie z. B. die Echolalie, werden möglichst gesteigert und schliesslich mit Unrecht für eine wesentliche Erscheinung der Hypnose gehalten. Die Dressur ist für den Experimentator die grösste Fehlerquelle des Hypnotismus, weil die Versuchsperson geneigt ist, den Intentionen des Experimentators zu folgen und dadurch schliesslich diesen unbewusst irre führt. Ohne dass der Experimentator es ahnt, kann der Ton seiner Stimme den Hypnotischen dahinführen, gewisse Erscheinungen darzubieten, die jener erwartet. Auch die Umgebung und das Betrachten anderer Hypnotisirter ist hier von wesentlichstem Einfluss (Bertrand). Die Imitation macht sich hier in bemerkenswerther Weise geltend. X. ist von mir hypnotisirt, und ich nehme ihm durch Suggestion die Sprache, berühre dabei aber unabsichtlich seine linke Schulter mit meiner rechten Hand. Y. hat in Hypnose dies gesehen, und ist jedesmal unfähig zu sprechen, wenn ich seine linke Schulter mit meiner rechten Hand berühre. Y. glaubt, dass dieses Zeichen das Signal sei für den Verlust der Sprache und handelt darnach. Durch die Dressur ist das hypnotische Individuum im Stande, alles zu ahnen, was der Experimentator will. Er braucht nicht zu sprechen, bei der geringsten Bewegung weiss der Hypnotische den Wunsch des Experimentators. Man glaube nicht, dass zur Dressur eine besonders lange Zeit nöthig sei; wenige Stunden haben z. B. Delboeuf genügt, die Charcot'schen Stadien bei einer seiner Versuchsperson künstlich hervorzubringen. Ich habe diese Bemerkungen gemacht, um davor zu warnen, auf Demonstrationen viel Gewicht zu legen, besonders wenn dieselben gewisse anscheinend objective, nicht simulirbare Symptome darbieten. Man berücksichtige hierbei stets, dass manches anscheinend unsimulirbare Symptom anerzogen ist und durch Uebung vielleicht ohne Hypnose nachgeahmt werden kann.

Ich habe bisher unter Dressur nur die künstliche Cultivirung gewisser Symptome verstanden; man versteht aber unter Dressur auch diejenigen Modificationen der Hypnose, die sich bei öfterer Wiederholung derselben zeigen.

Sehr oft ist es unentbehrlich, wie bereits erwähnt, mehrere Sitzungen abzuhalten, ehe überhaupt eine Hypnose eintritt, wie Husson schon 1831 von dem magnetischen Schlaf beschreibt. Diese kann noch sehr spät eintreten, wie ich (S. 31) schon hervorgehoben habe. Ebenso tritt in einzelnen Fällen eine tiefe Hypnose erst ein, wenn eine gewisse Dressur durch mehrere Sitzungen stattgefunden hat. In einem Fall sah ich erst nach 80 Versuchen eine Hypnose mit Sinnestäuschungen entstehen, nachdem vorher nur leichtere Zustände zu erzielen waren. Auch wird durch Dressur die Hypnose nicht nur tiefer, sondern sie tritt auch schneller ein. Dass gelegentlich auch tiefe Hypnosen schon in der ersten Sitzung erzielt werden, ist keine Frage, und Forel hat vollkommen Recht, wenn er hier vor Uebertreibungen warnt. So sah ich einen Verwandten von mir beim ersten Versuche bereits nach einer Minute in so tiefer Hypnose, dass ich sofort posthypnotisch negative Hallucinationen erlangte. Gerade diese Versuchsperson ist das Muster eines gesunden jungen Mannes.

In vielen Fällen ist es aber, wie erwähnt, nöthig, eine hypnotische Erziehung dem Sujet zu geben, um den Zustand möglichst zu vertiefen. Hierbei möchte ich eine gewisse Methodik empfehlen, da sonst die Vertiefung oft ausbleibt. Man beginne stets mit einfachen Suggestionen, die das Sujet der Wirklichkeit nicht zu sehr entrücken. Man suggerire Dinge, die nicht gerade ausserhalb der Möglichkeit liegen und gehe erst dann durch allmähliche Steigerung weiter. Man wird dabei mehr erreichen, als wenn man sofort ganz unmögliche Situationen zu schaffen sucht, die das Sujet nicht glaubt. Ist eine Suggestion aber mehrfach nicht angenommen, so entsteht sehr leicht bei dem Sujet die Autosuggestion, dass es refractär gegen diese Suggestion oder auch andere Suggestionen sei (Forel). Daraus geht oft ein dauernder Nachtheil hervor, und auch in späteren Hypnosen besteht die Suggestibilität in geringerem Grade, als vorher. Ganz besonders empfehle ich bei posthypnotischen Suggestionen eine langsam beginnende und ansteigende Methodik. Vielleicht hat das Uebersehen dieser bei Binswangers Versuchen die posthypnotische Suggestion vereitelt. Hier ist ein Mann, der sich in der ersten Hypnose befindet. Ich suggerire ihm, dass er nach dem Erwachen zu mir ein Schimpfwort sage; er thut dies nicht, ist aber sofort bereit, z. B. die posthypnotische Suggestion zu realisiren, mir die Versicherung seines Wohlbefindens zu geben. Während hier anfangs nur ein leichter Grad von Empfänglichkeit für posthypnotische Suggestionen besteht, ist nach öfterer Wiederholung und langsamer Steigerung in den Versuchen schliesslich auch die Realisirung sehr weitgehender Suggestionen möglich.

Ich schliesse hiermit die Symptomatologie der Hypnose. Ich glaube, dass ich die wesentlichsten Erscheinungen genügend im Vorhergehenden skizzirt habe. Auf die Wichtigkeit einiger derselben werde ich noch in den folgenden Capiteln hinweisen. Wir haben gesehen, dass die Symptome äusserst mannigfaltiger Natur sind, und ich will noch erwähnen, dass es kaum jemals zwei Personen giebt, bei denen die Symptome der Hypnose ganz identische sind. Ebensowenig wie trotz aller Gesetzmässigkeit der Körper eines Menschen vollkommen dem eines zweiten gleicht, ebenso wenig wie im normalen Leben der Geisteszustand des einen genau derselbe ist, wie der eines anderen, ebensowenig ist dies in der Hypnose der Fall; der eine bietet dies, der andere jenes Symptom deutlicher ausgeprägt. Man wird niemals im Stande sein, einen Menschen zu finden, bei dem alle Symptome der Hypnose sich zeigen, ebensowenig wie wir einen Patienten finden, der alle Symptome der Krankheit darbietet, wie man sie etwa aus einer theoretischen Beschreibung beurtheilt.

IV. Verwandte Zustände.

Das Studium eines unbekannten und noch wenig durchforschten Zustandes sucht man stets dadurch zu fördern, dass man ihn mit anderen Zuständen vergleicht, deren Symptomatologie besser bekannt ist. Wir wollen desshalb untersuchen, wo wir Anknüpfungspunkte an die Hypnose finden. Freilich würde die Betrachtung der verwandten Zustände eigentlich an eine spätere Stelle gehören, nachdem wir den Hypnotismus und insbesondere die Theorie desselben besprochen haben. Da ich aber gerade in ihr auf Punkte, die ich unter den verwandten Zuständen erörtern muss, zurückkommen werde, so will ich erst diese schildern. Wie schon der von Braid gewählte Name sagt, ist eine Aehnlichkeit zwischen dem Schlafe (Hypnos) und dem Hypnotismus vorhanden, und die Nancyer Forscher Liébeault, Bernheim, Brullard, sowie Forel in Zürich glauben geradezu, die Hypnose als einen gewöhnlichen Schlaf auffassen zu müssen: während derjenige, der spontan in den Schlaf kommt, nur mit sich selbst im Rapport sei, sei der Hypnotisirte im Rapport mit demjenigen, der ihn hypnotisirt hat; dies sei der Hauptunterschied von Schlaf und Hypnose.

Jedoch glaube ich, dass wir nicht ohne Weiteres eine derartige Identificirung zulassen dürfen. Wir müssen hier zunächst die leichten und die tiefen Hypnosen unterscheiden. Wir sehen, dass in den leichten Hypnosen lediglich eine Willenshemmung stattfindet, die sich auf die Bewegungen erstreckt; nachher besteht gewöhnlich vollkommene Erinnerung. Nun sind wir gewöhnt, beim Schlaf eine wesentliche Trübung des Selbstbewusstseins vorauszusetzen. Gerade dieses bleibt aber bei den leichten Hypnosen intact; hier ist die Person ganz und gar im Stande, alles zu erkennen, was man mit ihr vornimmt, und auch die nachherige Erinnerung ist gewöhnlich eine vollkommene. Ich glaube demnach nicht, dass wir die leichten Hypnosen mit dem Schlaf in nähere Beziehung bringen dürfen. Ich glaube auch nicht, dass ein fruchtbarer Vergleich möglich ist zwischen diesen leichten Hypnosen und den Zuständen, die dem Schlafe vorausgehen, Schläfrigkeit und Müdigkeit. Allerdings sahen wir, dass bei diesen hypnotischen Zuständen das Müdigkeitsgefühl nicht so selten ist. Ausserdem sahen wir aber als Hauptcrscheinung, dass die willkürliche Muskulatur dem Willen der Person entzogen ist. Kaum angedeutet finden wir dies in dem Zustande der Schläfrigkeit, wo allerdings ein allgemeines Ermüdungsgefühl in den Muskeln sich geltend macht, und eine Schwere in den Gliedern eintritt. Dennoch wird es dem Betreffenden möglich, willkürlich alle Bewegungen auszuführen, die er auszuführen wünscht; höchstens zeigt sich eine gewisse Schwerfälligkeit; aber die hochgradige Willensherabsetzung, wie sie in der Hypnose besteht, fehlt vollkommen.

Es unterscheiden sich ferner diese leichten hypnotischen Zustände von den Vorstadien des Schlafes dadurch, dass in diesen die sonstige Thätigkeit des Bewusstseins eine Einbusse erleidet. Der Verlauf der verschiedensten Vorstellungen, der Erinnerungsbilder etc. entzieht sich hier schon theilweise der Controle des Willens, während in den leichten hypnotischen Zuständen nur die Willkürbewegungen eine Veränderung erfahren. Bei dem Vorstadium des Schlafes werden die Sinneseindrücke nicht mehr in der gewohnten Weise zu bewussten Vorstellungen; vieles, was sonst unser Interesse, unsere Aufmerksamkeit erregt, wird überhört und übersehen, während oft eine vom Willen unabhängige Träumerei in uns beginnt. Alles dieses aber vermissen wir fast vollkommen in den leichten hypnotischen Zuständen.

Ich will desshalb an dieser Stelle gegen die zum Theil eingebürgerte und bei vielen Aerzten verbreitete, aber nichtsdestoweniger falsche Terminologie protestiren; es wird sehr oft von Personen, die hypnotisirt sind, gesagt, dass sie schlafen, und es sind diese Begriffe zum Theil fast gänzlich miteinander identificirt worden. Ich halte dies für einen Missbrauch, da es wie auseinandergesetzt ist, eine ganze Reihe von hypnotischen Zuständen giebt, bei denen auch nicht ein Symptom des Schlafes vorhanden ist, während aus der gebräuchlichen falschen Terminologie oft ganz falsche Schlüsse gezogen werden und infolgedessen Verwirrung angerichtet wird.

Wesentlich anders wird die Sache in der tiefen Hypnose. Sie ist charakterisirt durch die zahlreichen Sinnestäuschungen; diese sind aber genau dasselbe, wie unsere nächtlichen Träume. Um hier einen Vergleich durchführen zu können, ist es vielleicht praktisch, die Entstehung der Träume während des gewöhnlichen Schlafes zu besprechen. Nach dem Entstehungmodus unterscheidet man zwei Arten von Träumen (Spitta): 1) die Nervenreizträume und 2) die Associationsträume. Die ersteren, deren Gebiet bei weitem das grössere ist, kommen dadurch zu Stande, dass irgend ein peripherer Nervenreiz stattfindet und zum Gehirn geleitet wird. Hier wird der Nervenreiz zwar empfunden; ja es entsteht eine Wahrnehmung infolge der Erweckung irgend eines Erinnerungsbildes. Dieses entspricht aber nicht dem wirklichen Nervenreiz, der nur bei intacter Aufmerksamkeit richtig beurtheilt wird. Welches Erinnerungsbild erweckt wird, resp. welcher Traum entsteht, ist eine schwer zu beantwortende Frage, da dies von vielen Momenten abhängig ist, die unserer Beurtheilung noch entgehen. Die zahlreichen von Scherner nach dieser Richtung vorgenommenen Deutungsversuche sind nicht sehr überzeugend.

Das auf die geschilderte Art durch den Reiz erregte Erinnerungsbild steht übrigens in einem Theil der Fälle in Zusammenhang mit einem schon bestehenden Traum. „Wenn ein Redner im Schlaf eine Rede hält, so hält er jedes Geräusch in der Umgebung für den Beifallsausdruck seiner vermeintlichen Zuhörer“ (Walter Scott).

Man ruft durch Nervenreizung bekanntlich künstliche Träume hervor. Man bespritzt jemanden während des Schlafes mit Wasser; er träumt infolge dessen von einem Regenguss (v. Leixner). Hierher gehören eine Reihe von Versuchen, die Maury an sich selbst während des Schlafes gemacht hat; Eau de Cologne an seine Nase gehalten, lässt Maury träumen, dass er sich in einem Verkaufsladen von Farina in Kairo befinde. Aehnliche Versuche sind von Preyer, Prévost, Hervey und vielen anderen veröffentlicht worden.

Die zweite Art von Träumen sind die Associationsträume; sie sollen durch einen primären centralen Act zu Stande kommen. Ein Erinnerungsbild soll nicht durch einen peripheren Reiz, sondern durch primäre centrale Thätigkeit erweckt werden.

Gewissermassen in der Mitte zwischen diesen Träumen stehen diejenigen, die ich als suggerirte bezeichnen möchte. Bei ihnen wird auf den Schlafenden nicht ein Nervenreiz ausgeübt, den er beliebig nach seiner Phantasie ausarbeitet; sondern man sagt ihm geradezu, was er träumen soll. (Reil, Maury, Max Simon). Ein mir bekannter Herr versichert seiner schlafenden Tochter, dass sie Krähen sehe; sofort träumt sie davon und erzählt diesen Traum nach dem Erwachen; andere Male missglückte der Versuch. Es scheint, dass gewisse Stadien des Schlafes für solche Träume geeigneter sind, als andere. Delboeuf z. B. glaubt, dass der Zwischenzustand zwischen Schlafen und Wachen am geeignetsten sei für suggestive Träume, ja er nimmt an, dass viele Nerven- und Geisteskrankheiten in einer natürlichen Suggestion ihren Ursprung haben, die in dieser Zeit gemacht werde und sich als posthypnotische Suggestion weiter entwickele. Mit dieser letzten Art von Träumen, mit den suggerirten sind die suggerirten Sinnestäuschungen der Hypnose, was die Entstehungsart betrifft, identisch.

Aber auch die Entstehung von anderen Träumen des Schlafes ist hierin nicht wesentlich verschieden von denen der Hypnose. Besonders zeigt sich dies, wenn wir eine besondere Art von Suggestionen zum Vergleich heranziehen, die oben S. 141 erwähnten durch Nervenreizung entstehenden Hallucinationen, die vollkommen identisch sind den Nervenreizträumen. Nehmen wir ein Beispiel. Eine Person wird von mir hypnotisirt; mit einem Blasebalg puste ich mehrfach neben ihr, ohne etwas zu reden. Durch das Pusten findet eine centrale Erregung statt; es glaubt in diesem Falle die Person, durch das Pusten veranlasst, eine Lokomotive zu hören. Sofort knüpft sich daran ein vollkommener Traum von dem Eisenbahnzug, den sie sieht, sie glaubt, in Schöneberg auf dem Eisenbahnperron zu sein u. s. w. Es ist hier genau derselbe Fall, wie bei einem nächtlichen Nervenreiztraum, wo jemand, durch das Umfallen eines Stuhles veranlasst, einen Schuss zu hören glaubt, und nun von einer Schlacht träumt. Man sieht übrigens ganz ähnlich wie im Schlafe, dass auch in der Hypnose derartige Nervenreize vom Bewusstsein gewöhnlich enorm überschätzt werden, dass z. B. ein kleines Geräusch für einen Schuss, eine leichte Berührung mit der Hand für einen Hundebiss gehalten wird. Ich habe viele derartige Suggestionen in der Hypnose gemacht. Ich trommle auf den Tisch, ohne etwas zu sagen; der Hypnotische hört es und träumt sofort im Anschluss daran von dem Trommeln des Militärs, glaubt, Soldaten zu sehen, auf der Strasse zu sein u. s. w. Was bei solchen peripheren Reizungen geträumt wird, hängt von der Individualität ab, es hängt dies davon ab, welches Erinnerungsbild durch den von aussen kommenden Reiz erweckt wird, sei es im Schlaf, sei es in der Hypnose. Eines ersieht man schon aus dem von mir erwähnten Vergleiche, dass die Ansicht vieler, im Schlafe sei der Verkehr mit der Aussenwelt abgeschlossen, falsch ist. Es gewinnt sogar die Ansicht mehr und mehr Anhänger, dass bei weitem die meisten Träume durch Sinnesreize bedingt sind (Wundt). Dieses Offenstehen für Reize, die ohne Controle des Selbstbewusstseins dem Gehirn zugeführt und infolge dessen falsch aufgefasst werden, ist eine gleiche Erscheinung im gewöhnlichen Schlaf und in der Hypnose.

Ausserdem aber ersieht man wohl aus den letzten Ausführungen, dass die gleichen Mittel, mit denen wir während der Hypnose die Fremdsuggestion machen, oft auch im Schlaf genügen, um Träume hervorzubringen. Es würde sich höchstens noch um einen quantitativen Unterschied handeln, indem während der Hypnose die meisten Sinnestäuschungen unmittelbar eingegeben werden, hingegen im Schlaf die meisten Träume durch irgend einen peripheren Reiz entstehen, der erst im Gehirn des Schlafenden eine specielle Ausarbeitung erfährt.

Ist sonach die Entstehungsart der Träume des Schlafes und derer der Hypnose eine gleichartige, so ist der Inhalt ebenfalls nicht verschieden. Ich kann selbstverständlich nicht auf alle Einzelheiten eingehen. Aber das Gewöhnliche, dass wir uns während des Schlafes in einer anderen Situation glauben, dass wir Sinnestäuschungen aller Art begegnen, dies findet sich auch in der Hypnose. Ebenso wie wir ferner hier den Hypnotischen in eine frühere Zeit seines Lebens zurückversetzen können, ebenso findet sich dieser Traum auch im Schlafe. Bekanntlich träumen viele hier besonders häufig, dass sie sich im Abiturientenexamen befinden, selbst wenn viele Jahrzehnte seit demselben vergangen sind. Auch vollkommene Persönlichkeitsänderung findet sich im nächtlichen Traume. Ein Officier, der Hannibal sehr verehrte, erzählte mir, dass er in dem Glauben, Hannibal zu sein, des Nachts eine imaginäre Schlacht geschlagen habe. Ein anderer Herr ist noch ein wenig unbescheidener; ihm genügte nicht Hannibal; er träumt des Nachts einmal, dass er der liebe Gott sei und die Welt regiere.

Auch die Zahl der Träume in Hypnose und Schlaf kann durchaus nicht als verschieden bezeichnet werden, und zwar einfach aus dem Grunde nicht, weil wir über die Zahl der Träume im Schlaf nichts Sicheres wissen. Während die einen Träume nur für eine kurze Periode des Schlafes zulassen, gehen andere, wie Kant, Forel, Exner und Simonin soweit, einen traumlosen Schlaf überhaupt zu leugnen; nach ihnen wird fortwährend geträumt, die meisten Träume aber würden vergessen.

Wenn wir nun die gleiche Entstehungsart der Träume finden, ebenso wie den gleichen Inhalt derselben in Hypnose und im Schlaf, so folgt daraus schon mit Wahrscheinlichkeit, dass die hypnotischen Träume für die Gesundheit nicht nachtheiliger seien, als die Träume des Schlafes.

Man könnte aber trotz alledem noch einen Unterschied zwischen den Erscheinungen der tiefen Hypnose und dem Schlafe in mehreren

Punkten finden: 1) in dem anscheinend logischen Zusammenhang zwischen den eigenen Gedanken des Hypnotischen mit der suggerirten Idee, 2) in den Bewegungen des Hypnotischen, besonders in dem Sprechen desselben, das sich als eine directe Unterhaltung zwischen Experimentator und Hypnotischem äussert (Wernich).

Was den ersten Punkt betrifft, so sahen wir (S. 127 u. ff.), dass an eine bestimmte Vorstellung sich mitunter in logischer Weise eine Reihe anderer Vorstellungen knüpft. Indessen ist der Unterschied vom Schlaf nur scheinbar. So lange in der Hypnose die eine suggerirte Idee vorwaltet, schliessen sich andere allerdings oft logisch an. Dieses Anschliessen ist aber im Grossen und Ganzen ein nur mechanisches, das auf eingeübten Associationen beruht. Dieser logische Zusammenhang kann jeden Moment mit der grössten Leichtigkeit durch die Suggestion unterbrochen werden, wie ich oben zeigte, ebenso wie der ganze Vorstellungskreis jeden Moment wechseln kann. Schon daraus geht hervor, dass das Selbstbewusstsein nicht im Stande ist, die Vorstellungen activ zu verbinden, da die geringste neue Einwirkung sofort den ganzen Ideenzusammenhang zerreisst. Die oben erwähnte Logik besteht nur so lange, als der Experimentator es erlaubt. Im nächtlichen Traume kommt es überhaupt selten zu einem derartigen logischen Zusammenhange, weil nur selten in dieser Weise wie bei der hypnotischen Suggestion eine bestimmte Idee in den Mittelpunkt gestellt ist; ja ein so scharfsinniger Beobachter wie Radestock führt die Täuschungen unserer nächtlichen Traumbilder auf eine Pause des logischen Denkens zurück. In der Hypnose ist die Aufmerksamkeit des Hypnotisirten dem Experimentator zugewendet; Ideen, die dieser eingiebt, werden aufgenommen, andere nicht. Im Schlaf jedoch werden die verschiedensten Empfindungen dem Gehirn zugeleitet; es kann hier, da der Schläfer gewöhnlich nicht einem speciellen Punkt seine Aufmerksamkeit zukehrt, viel weniger leicht eine bestimmte Idee die Oberherrschaft gewinnen. Dass übrigens, wenn einmal eine bestimmte Idee vorherrschend ist, auch im nächtlichen Traum ein gewisser logischer Zusammenhang bestehen kann, beweisen die Fälle, in denen das Traumbewusstsein eine zweckmässige geistige Arbeit verrichtete. Ich will auf Beispiele nicht eingehen; es ist bekannt, dass Voltaire Gedichte im Traum verfasste, dass Mathematiker mitunter des Nachts ihre Probleme lösen, dass der berühmte Physiologe Burdach manchen wissenschaftlichen Gedanken des Nachts im Schlafe verarbeitete. Auch hat Maury nachgewiesen, dass Traumideen, die anscheinend ganz zusammenhanglos sind, doch durch bestimmte Associationen einander verwandt sind.

Als einen weiteren Unterschied erwähnte ich die Bewegungen in der Hypnose, im anscheinenden Gegensatz zum Schlaf. Sicherlich aber kann es sich hier um keinen qualitativen Unterschied handeln, da auch im Schlaf bekanntlich Bewegungen ausgeführt werden (Hans Virchow). Die Muskelthätigkeit im Schlaf kommt zum Theil dadurch zu Stande, dass die im Wachen begonnene automatisch fortgesetzt wird. Dies geschieht z. B. bei Leuten, die in den Schlaf kommen, während sie mit einer bestimmten Bewegung beschäftigt sind. Diese setzen im Schlaf die entsprechende Bewegung fort, z. B. Kutscher, die im Schlaf kutschieren, Reiter, die die Zügel halten, ohne herunterzufallen; hier wirkt die angefangene Bewegung lebhaft genug, wenn auch unbewusst, um im Schlaf die betreffende Bewegungs- resp. Muskelthätigkeit andauern zu lassen. Ein Gleiches sehen wir bei Vögeln, die im Stehen einschlafen. In allen diesen Fällen hat die Muskelthätigkeit sicherlich eine grosse Aehnlichkeit mit den S. 53 beschriebenen Contracturen resp. automatischen Bewegungen.

Aber ausserdem können durch bestimmte äussere Reize während des Schlafes Bewegungen hervorgerufen werden, von denen es mir wahrscheinlich dünkt, dass sie nicht ohne jeden Bewusstseinsact stattfinden. Wenn eine Körperstelle unbedeckt ist, zieht der Schlafende die Decke herüber; kitzelt man ihn irgend wo, so kratzt er sich. Wenn man nun diese Vorgänge noch als somatische Reflexe ohne jede psychische Thätigkeit annimmt, was gar nicht bewiesen ist, so liegt doch die Sache wesentlich anders bei den Bewegungen, die Kinder im Schlafe auf Befehl machen. Sagt man dem Kinde, es solle sich herumdrehen, so thut es dies, ohne zu erwachen (Ewald). Dies ist in der That ein Act, den man, wie es Ewald that, ganz passend mit den Erscheinungen der Hypnose vergleichen kann, in welcher ähnliche Bewegungen, wenn auch in ausgedehnterem Masse, auf Befehl hin ausgeführt werden. Wir sehen hier also Beispiele, wo im Schlafe durch psychische, von aussen kommende Reize Bewegungen hervorgerufen werden.

Noch deutlicher werden derartige Bewegungen, wenn sie nicht direct hervorgerufen werden, sondern lediglich die Folge eines Traumes sind. In der That finden sich gewisse Bewegungen im Schlaf sehr oft in Folge von Träumen. Dass besonders Kinder, aber auch Erwachsene, bei heiteren Träumen oft lachen, ist bekannt. Aehnliches wird nicht selten beobachtet. Eine mir bekannte Dame träumt von einer Lampe, die sie auspustet; hierbei führt die Person gleichzeitig blasende Bewegungen mit dem Munde aus. Während sie dies macht, wird sie geweckt und giebt nun ihren Traum an, der zweifellos jene Bewegungen des Mundes veranlasste. Dass viele, besonders Kinder, bei erregenden Träumen schreien, weiss jedermann.

Wesentlich deutlicher werden die Bewegungen infolge von Träumen bei denjenigen Personen, die wir als Somnambule (Schlafwandler, Nachtwandler) bezeichnen, und deren Charakteristikum eben diese Bewegungen sind. Die Aehnlichkeit zwischen Hypnotismus und Somnambulismus ist so gross, dass man für beide auch den Namen Somnambulismus braucht (Richet); den Hypnotismus bezeichnet man dann als künstlichen, den anderen als natürlichen oder, da auch der künstliche natürlich ist, wie Poincelot betont, als spontanen Somnambulismus. Bei ihm finden sich alle möglichen Bewegungen; man unterscheidet gewöhnlich drei Grade des Somnambulismus, 1) denjenigen, bei dem der Schlafende nur spricht, 2) denjenigen, bei dem er alle möglichen Bewegungen macht, aber sein Lager nicht verlässt, 3) denjenigen, wo der Schlafende aufsteht, herumgeht und die complicirtesten Handlungen ausführt. Die beiden ersten Grade finden sich nach meinen Erfahrungen bei Personen, die entschieden nicht pathologisch sind, wenn sie auch ein mehr sanguinisches Temperament haben. Was den dritten Grad betrifft, so ist es durchaus noch nicht endgiltig entschieden, ob er nur bei pathologischen Personen vorkommt. Ja mir will es nach einzelnen Erfahrungen, die ich habe, scheinen als ob er gelegentlich, besonders bei Kindern, auch dann beobachtet wird, wenn eine krankhafte Constitution nicht vorliegt. Wenn man diese schliesslich nachweisen will, so kann man es auch beim Gesündesten stets thun. Was nun diese Bewegungen im Schlaf betrifft, so sind meiner Erfahrung nach in der Hypnose diejenigen Personen am ehesten zu lebhaften Bewegungen geneigt, die im gewöhnlichen Schlafe gleichfalls lebhaft sind, sei es, dass sie sprechen, oder sich viel hin und her werfen. Jedenfalls zeigen sich, wie wir sehen, die Bewegungen auch im Schlaf; wenigstens müssen wir, meines Erachtens, die zuletzt beschriebenen Zustände ganz entschieden zum Schlaf rechnen, zumal die beiden ersten Grade des Somnambulismus. Es würden mithin die Bewegungen des Hypnotischen, zumal wenn sie als Folge von suggerirten Sinnestäuschungen auftreten, keineswegs einen fundamentalen Gegensatz zum Schlaf bilden.

Auch der Umstand, dass der Hypnotische mit einer anderen Person sich unterhält, kann nicht genügen, die Hypnose vom Schlaf zu trennen, wenn auch Wernich irrthümlicher Weise dies annimmt. Giebt es doch eine Anzahl Personen, die auch im Schlaf auf Fragen Antwort geben (Lotze), die Befehlen im Schlaf gehorchen. Besonders leicht sind nach den Erfahrungen anderer und auch nach den meinigen einzelne Leute geneigt, im Schlaf Antworten zu geben, wenn eine Person, die in ihrem Gedächtniss einen hervorragenden Platz einnimmt, mit ihnen redet; so spricht das Kind zur Mutter, Schlafkameraden zu einander. Recht leicht entwickeln sich Gespräche, wenn der Wachende auf den im Sprechen des Schlafenden ausgedrückten Gedankengang eingeht und sich dadurch gewissermassen in das Bewusstsein des Schlafenden einschleicht (Brandis). Eine mir bekannte Dame A. träumt laut sprechend von einer Person X. Der mit Frau A. schlafende Gatte erhält von ihr Antworten, sobald er redet, als ob er X. sei; thut er das nicht, spricht er als Gatte, so wird er ignorirt.

Ich erwähne zum Schluss noch, dass es eine ganze Reihe von Personen giebt, die in der Hypnose auch nur schwer zu Bewegungen veranlasst werden können, trotzdem man ihnen alle möglichen Träume erregen kann.

Ich hoffe, in dem Vorhergehenden gezeigt zu haben, dass die Hypnose trotz ihrer scheinbaren Sonderstellung keineswegs vollkommen vom Schlafe getrennt zu werden braucht. Ich erblicke den Trennungspunkt der tiefen Hypnose und des gewöhnlichen Schlafes lediglich in dem quantitativen Unterschied, der sich zwischen den leichter hervorzurufenden Bewegungen des Hypnotischen zeigt, und den schwereren, selteneren und langsameren Bewegungen des Schlafenden. Die Aehnlichkeit beider Zustände geht noch weiter.

Selbst die posthypnotische Suggestion findet im Schlafe ihr Analogon (Liébeault). Selbstverständlich können die nächtlichen Träume in ihrer Wirkung auf den Organismus viel weniger leicht beobachtet werden, als die hypnotischen Suggestionen, da die meisten Träume aus dem Gedächtniss entschwinden. Um jedoch einige dieser Analoga zu erwähnen, so führe ich an, dass Leuten, die im Schlafe von einem Schuss träumen und von dem imaginären Schuss erwachen, selbst nach dem Erwachen noch deutlich die Ohren infolge dieser Hallucination dröhnen (Max Simon). Andere fühlen noch nach dem Erwachen den Schmerz, von dem sie geträumt haben (Charpignon). Nur kurz erwähnen will ich ähnliche Erscheinungen, die man der continuirlichen posthypnotischen Suggestion an die Seite stellen kann, nämlich jene Träume, die in das wache Leben hinübergenommen werden. Es giebt bekanntlich Traumbilder, die durch ihre Lebhaftigkeit sich auszeichnen, und die selbst nach dem Erwachen noch für die Wirklichkeit genommen und nicht als Traum erkannt werden (Brierre de Boismont). Dass aber auch sonst Träume selbst auf die aufgeklärtesten Personen einen Einfluss ausüben, ist sicher. Am Tage sind viele Leute missgestimmt, wenn sie des Nachts von beunruhigenden Träumen geplagt wurden. In neuerer Zeit noch haben die von Friedrich Heerwagen in Dorpat vorgenommenen Untersuchungen über Träume festgestellt, dass Personen, die viel träumen, am Morgen schlecht disponirt sind. Ich kenne Patienten, die stets am Tage viel stärker an ihrer Krankheit laboriren, wenn sie die Nacht vorher von ihr geträumt haben; so stottert eine Person, die hieran leidet, besonders lebhaft, wenn sie des Nachts vom Stottern geträumt hat. Ueberall sehen wir die Analogie mit der posthypnotischen Suggestion. Bekannt sind einige Fälle, wo Leute träumten, irgend ein Abführmittel genommen zu haben, das alsdann nach dem Erwachen seine Wirkung ausübte.

Vielleicht könnte man hierher auch den Fall von Féré rechnen, wo ein Mädchen mehrere Nächte hintereinander träumte, dass es von Männern verfolgt würde. Das Mädchen wurde täglich matter, und es nahm die Schwäche der Beine immer mehr zu, bis eine hysterische Paraplegie beider Beine sich schliesslich zeigte. Eine analoge Ersheinung, die von Psychiatern mehrfach berichtet wird, ist die, dass gewisse Formen der Geistesstörung zuerst in Träumen auftreten. Griesinger erzählt, dass Delirien sich oft im Traume zuerst zeigen, um erst später im wachen Leben aufzutreten. Auch beim sogenannten impulsiven Irresein ist es beobachtet (Esquirol), dass Träume sich zeigten, die dem Patienten das zu thun befahlen, was er später ausführte. Dies ist doch gewiss eine Analogie mit der posthypnotischen Suggestion. Tonnini erzählt einen allerdings nicht beweiskräftigen Fall, wo eine Frau eine Handlung ausführt, zu der sie durch einen Traum verlockt wurde. Es sind selbstverständlich solche Erscheinungen sehr schwer zu beobachten; es ist aber sehr wahrscheinlich, dass bei ganz gesunden Leuten Träume nachwirkende Folgen haben. Uebrigens sei noch erwähnt, dass schon Aristoteles behauptet, viele unserer Handlungen hätten in einem nächtlichen Traume ihren Ursprung.

Es ist auch gelegentlich die Gleichartigkeit der Mittel, die den Schlaf und derer, die Hypnose herbeiführen, betont worden, um dadurch die Identität beider zu beweisen. Indessen ist hier doch einige Kritik nöthig. Monotone Reize, so sagte man, führen Hypnose herbei und ebenso den Schlaf. Desswegen hielt auch

Purkinje Braids Methode für ein Schlafmittel. Niemals aber darf man aus der Identität der Ursachen einen Schluss auf die Identität der Zustände ziehen. Es ist nöthig, die Identität der Symptome zu prüfen. Folgendes wäre der einzig richtige Weg, um die Frage zu entscheiden: ist eine Person, die ohne primäre psychische Thätigkeit durch solche monotone Sinnesreizungen in Schlaf kommt, suggestibel oder nicht? Ich habe einige wenige Fälle gesehen, wo Personen z. B. starr fixirten, dabei aber die Aufmerksamkeit nicht concentrirten. Der Zustand, der mitunter hierbei eintrat, war ein gewöhnlicher Schlaf, aus welchem die Leute sofort erwachten, wenn ich — selbst leise — zu ihnen sprach, um Suggestionen hervorzubringen. Aehnlich liegt nun die Frage, wenn es sich darum handelt, festzustellen, ob ein langweiliger Redner, der die Zuhörer ermüdet, sie hypnotisirt. Bekanntlich werden viele dabei von einem Schlafbedürfnisse ergriffen, schlafen auch wohl ein. Leider ist der Versuch ziemlich schwer ausführbar, einem solchen eingeschlafenen Menschen eine Suggestion zu geben; nur dadurch wäre aber die Frage zu entscheiden, ob der Zustand identisch ist mit der Hypnose. Dass übrigens dieser Schlaf ohne einseitige Concentration der Gedanken zu Stande kommt, will ich noch betonen. Wenn der Betreffende auf den Redner seine Gedanken concentrirt, dann schläft er nicht ein; dabei entsteht vielmehr ein Zustand einseitig angespannter Aufmerksamkeit, der mit der Hypnose viel Aehnlichkeit hat. Ist derselbe ausgeprägt, so kann es zu ganz gleichen negativen Hallucinationen, z. B. für Geräusche in der Umgebung etc., kommen, wie während der Hypnose. Ich kenne mehrere hierhergehörige Fälle.

Ebenso zweifelhaft wie bei dem Schlaf aus Langeweile ist es mir, ob man diejenigen Zustände, von Bewusstlosigkeit oder Bewusstseinsstörung, die zuweilen bei Schwindelerregung, z. B. bei starken Drehbewegungen eintreten, zur Hypnose rechnen darf. In seiner bekannten geistreichen Weise hat Erdmann die Zustände, die bei Langeweile und die bei Schwindelgefühl entstehen einander identificirt. Ich möchte bei alledem immer bei der Ansicht beharren, es kommt nicht darauf an, wie die Zustände erzeugt werden, sondern nur darauf an, ob die Symptome in den Zuständen die gleichen sind. Dies ist stets zu berücksichtigen; ich will hier darauf nochmals hinweisen, obwohl ich oben bei der Symptomatologie auch Erregungen des Muskelsinnes, wie sie bei Drehbewegungen stattfinden, als hypnosigenes Mittel anführte. Soviel über die Aehnlichkeit von Schlaf und Hypnose.

Ausser mit dem Schlaf hat man mit Vorliebe die Hypnose in Beziehung gebracht zu den Geistesstörungen. Rieger und Semal sowie Hack Tuke (schon im Jahre 1865) glauben, die Hypnose als eine künstliche vorübergehende Geistesstörung bezeichnen zu müssen. Ich bemerke zunächst, dass es ganz gleichgiltig ist, wie man die Hypnose nennt; auf den Namen kommt es nicht an. Dieser würde selbst in Bezug auf die therapeutische Verwendung ganz gleichgiltig sein. Es wäre sonst etwa dasselbe, wie wenn man auf das Morphium verzichten wollte, weil es ein Gift ist, und weil der Morphiumschlaf eine Vergiftungserscheinung ist. Auf Worte kommt es durchaus nicht an, wie Rieger mit Recht betont. Ich würde auch gar nicht widersprechen, dass wir die Hypnose als eine Geistesstörung auffassen, wenn wir den natürlichen Schlaf, resp. Traum auch als eine solche betrachten. Und wir finden auch, dass wenn Psychiater ein Analogon für Geistesstörungen suchen, sie stets ihre Zuflucht zuerst zum Traum nehmen. Diese Aehnlichkeit ist vielen Beobachtern aufgefallen; behauptet doch ein Autor geradezu, dass, um von der Vernunft zum Wahnsinn zu kommen, es nur nöthig sei, einzuschlafen.

Wie wenig Klarheit hier besteht, geht wohl am besten daraus hervor, dass die verschiedenartigsten Geistesstörungen mit der Hypnose verglichen wurden; so z. B. behaupten Rieger und Konrád, die Hypnose sei nichts als eine künstliche Verrücktheit. Meynert behauptet, sie sei ein experimentell erzeugter Blödsinn. Luys vergleicht sie wiederum mit der progressiven Paralyse der Irren, andere mit der Melancholia attonita. Schon aus diesen ganz verschiedenen Vergleichungen dürfte hervorgehen, wie wenig jene Autoren in Uebereinstimmung sind; denn diejenigen Formen der Geistesstörungen, die wir als Blödsinn bezeichnen, sind denjenigen, die wir als Verrücktheit bezeichnen, so unähnlich wie eine Erbse etwa einer Rose; beide sind zwar Pflanzen, aber doch ganz verschiedene Arten. Ebenso giebt es wohl schwerlich Geistesstörungen, die einander unähnlicher sind, wie diejenigen, die man zur Verrücktheit und diejenigen die man zum Blödsinn rechnet.

Bei diesem Vergleiche von Hypnose und Geistesstörung wird gewöhnlich vergessen, dass die Haupterscheinung der Hypnose die Suggestibilität ist. Dass aber die Suggestibilität eine wesentliche Erscheinung bei den Geisteskrankheiten sei, ist irrig. Man wäre sonst auch im Stande, durch Suggestibilität die Geisteskrankheiten zu heilen, was gerade fast niemals möglich ist. Die Suggestibilität ist ein Symptom des Schlafes, und durch die Suggestibilität sahen wir die Nervenreizträume zu Stande kommen. Durch die Suggestibilität in der Hypnose können wir Formen der Hypnose erzeugen, die der Geistesstörung ähnlich sind, z. B. die primäre Verrücktheit oder die Melancholia attonita, auch wohl Formen von Blödsinn u. s. w. Wir können aber vermöge derselben Suggestibilität das Bild einer Lähmung, das des Stotterns hervorbringen; desswegen ist die Hypnose nicht ein Zustand der Lähmung oder des Stotterns. Wir können in der Hypnose eine Schmerzempfindung hervorbringen; desswegen ist die Hypnose nicht eine Schmerzempfindung. Wie man schliesslich die leichten Zustände der Hypnose, wo man nur gewisse Bewegungsstörungen durch Suggestion hervorbringen kann, als Geistesstörung bezeichnen darf, ist mir nicht klar; oder sollte vielleicht auch eine Person, nur weil sie die Augen nicht öffnen kann, als geisteskrank bezeichnet werden? Aber selbst einige Geistesstörungen, wie Delirium tremens (Möli, Pierre Janet) oder die Kahlbaum'sche Katatonie (Jensen), bei denen eine gewisse Suggestibilität sich findet, kann man nicht ohne weiteres mit der Suggestibilität der Hypnose identificiren. Dem Hypnotisirten brauche ich nur zu sagen: „Wach!“ und momentan ist alles vorbei; es giebt aber keine Krankheit, welche auf diese Weise geleitet und momentan beendet werden kann, wie die Hypnose.

Selbstverständlich wird wohl kein Autor desswegen die Hypnose als Geistesstörung bezeichnen, weil sie als Wahnvorstellung auftreten kann. Mit Recht meint übrigens Freud, dass auch das Fleisch ja dadurch nicht an Wohlgeschmack verliere, dass die Wuth der Vegetarianer es als Aas bezeichnet; warum sollte die psychische Beeinflussung, als welche wir die Hypnose kennen gelernt haben, desswegen an Werth oder Ansehen verlieren, weil man sie als Geistesstörung bezeichnet?

Wie willkürlich übrigens jede derartige Terminologie ist, erhellt aus einer Bemerkung von Griesinger, der das Nachtwandeln bei kurzer Dauer zu den Schlafzuständen, bei langer Dauer zu den Geistesstörungen rechnet.

Die Hypnose mit der Hysterie in Verbindung zu bringen und als künstliche Hysterie resp. als künstliche Neurose zu bezeichnen, ist nicht neu. Demarquay und Giraud-Teulon haben auf die Analogien hingewiesen, und in neuerer Zeit hat Charcot seine drei Stadien als „grande névrose hypnotique“ beschrieben. Auch Dumontpallier hält die Hypnose für eine experimentelle Neurose. Ich möchte darauf dasselbe bemerken, wie bei den Geistesstörungen. Charcot hat durch Suggestion das Bild einer Neurose, und zwar der Hysterie, zu Stande gebracht. Dass bei seinen Fällen von „grande hystérie“ dies relativ leicht war, kommt noch hinzu, da Erscheinungen, die bei einer Person im wachen Leben bestehen, in der Hypnose leichter hervorgebracht werden können, als andere (Grasset). Ich wiederhole: man kann genau bei andern die Suggestion des Stotterns machen; wenn der Betreffende dann stottert, müsste man schliessen, dass die Hypnose ein Stottern ist. Uebrigens hat Charcot nie behauptet, dass die Zustände, wie sie ausserhalb seiner drei Stadien vorkommen, und wie sie die Nancyer beobachten, eine Neurose darstellen; im Gegentheil, er schliesst sie direct hiervon aus.

Auch andere Zustände sind gelegentlich mit der Hypnose verglichen worden. Ich erwähne kurz die Katalepsie, eine Krankheit oder ein Krankheitssymptom, wo die Glieder jede beliebige Stellung annehmen, die man ihnen giebt; ich erwähne die Lethargie, einen eigenthümlichen Schlafzustand, bei welchem ein künstliches Erwecken schwer oder gar nicht möglich ist, und zu der die bei den westafrikanischen Negern beobachtete Krankheit Hypnosie zu gehören scheint. Auch die Thomsen'sche Krankheit, wo bei willkürlichen Bewegungen eine Muskelcontractur entsteht, wurde zum Vergleich herangezogen; ebenso epileptische Bewusstseinsstörungen. Ich übergehe die Intoxikationserscheinungen des Alkohols, Chloroforms, Aethers, Opiums und besonders des Haschisch, die wegen der hierbei auftretenden Sinnestäuschungen zur Hypnose in Beziehung gebracht wurden. Ich erwähne hier die Narkolepsie. Es ist dies eine Krankheit, die in periodischen Anfällen von Schlafsucht besteht, und die von Gélineau, Rousseau, Ballet u. a. beschrieben worden ist. In das Gebiet dieser allerdings beliebig weit zu umgrenzenden Narkolepsie würden auch einige Fälle, deren Aehnlichkeit mit der Hypnose unverkennbar ist, gehören, die Drosdow als Morbus hypnoticus bezeichnet. Man könnte die Zustände, wie (S. 20) schon angedeutet, als Autohypnose betrachten. Einen hierher gehörigen Fall von Autohypnose veröffentlichte Vizioli, dem es gelang, dem betreffenden Sujet die verschiedensten Eingebungen und sogar posthypnotische Suggestionen zu machen. Die Terminologie ist hier natürlich sehr willkürlich; man könnte die Zustände mit gleichem Recht zum spontanen Somnambulismus rechnen, der ausnahmsweise nicht aus dem gewöhnlichen Schlaf, sondern direct aus dem wachen Leben entstände. Hierher würde dann auch der berühmte Fall von Motet zu rechnen sein, der forensisch eine grosse Rolle spielte. Es handelte sich um einen Mann, der an autohypnotischen Zuständen litt, in denen er criminelle Handlungen ausführte. Auf Motets Gutachten hin erfolgte Freisprechung.

Ein Fall von Dufay lag fast identisch. Höchst unlogisch wäre es übrigens, die Hypnose desswegen nun als einen krankhaften Zustand aufzufassen, weil das Bild der Hypnose uns anscheinend in manchen Formen des Morbus Hypnoticus als Krankheit entgegentritt. Dieser Schluss wäre genau ebenso verfehlt, wie wenn man etwa das Gähnen desshalb für eine Krankheit auffassen würde, weil es Personen giebt, die an Gähnkrämpfen leiden, wobei gleichfalls das Gähnen in abnorm gesteigertem Masse auftritt (Ochorowicz). Aehnlichkeit mit der Hypnose bietet vielfach die Lata (Bastian, O'Brien, Forbes). Eigentlich ist Lata die Bezeichnung für den Patienten. Es ist dies eine bei den Malayen vorkommende Krankheit, bei der der Patient ähnlich wie bei der Fascination alle möglichen Bewegungen, die jemand macht, nachahmt. Eine gleiche Krankheit findet sich im Staate Maine in Nordamerika, wo sie als Jumping (Beard) und in Sibirien, wo sie als Miryachit (Hammond) beschrieben wurde.

Ich erwähne hier nochmals, das Typische ist bei der Hypnose in erster Linie die vermehrte Suggestibilität. Durch sie kann man die verschiedensten Krankheitsbilder hervorbringen, die mit anderen identisch scheinen. Wir dürfen aber desshalb die Hypnose nicht mit diesen Krankheiten identificiren. Die Suggestibilität ist das Charakteristikum in der Hypnose, ebenso das beliebige schnelle Aufhören derselben. Beides vereint finden wir nicht in den Psychosen, nicht in den Neurosen, wohl aber im Schlaf, wo die Nervenreizträume durch die Suggestibilität entstehen, und wo ein beliebiges Erwachen durch äussere Reize jeder Zeit erfolgen kann. Wenn nun aus den oben auseinandergesetzten Gründen eine Identificirung zwischen Hypnose und Schlaf dennoch nicht richtig ist, so muss ich nochmals trotz der anscheinenden grossen Verschiedenheit dieser Zustände auf deren sehr nahe Verwandschaft hinweisen; wenigstens dann, wenn es sich um eine Hypnose der zweiten Gruppe handelt.

Wesentlich erschwert wird der Vergleich der hypnotischen Zustände mit anderen abnormen Zuständen dadurch, dass die einzelnen Erscheinungen der Hypnose auch im normalen wachen Leben beobachtet werden. Ein Symptom z. B., das bei A. im normalen Zustande nicht existirt, wohl aber in der Hypnose auftritt, findet sich bei B. im normalen wachen Leben. Es bezieht sich dies insbesondere auf Suggestionserscheinungen, die, wie ich (S. 43) zeigte, normaliter existiren, aber bei dem einzelnen Individuum während der Hypnose eine Steigerung erfahren. Die Suggestibilität einzelner Personen ist im wachen Leben ausserordentlich verschieden; ich habe S. 43 schon von Suggestionen gesprochen, die wir im wachen Leben finden und aus denen wir keineswegs den Schluss auf Hypnose machen würden. Es sind aber ausserdem eine Reihe von Suggestionserscheinungen im wachen Zustand beschrieben worden, die man geneigt ist, für ein Privilegium der Hypnose zu halten. Unter denen, die auf diesem Gebiete Beobachtungen gemacht, sind zu nennen Braid, die amerikanischen Elektrobiologen, Heidenhain, Berger, Richet, Lévy, Bernheim, Beaunis, Liégeois, Forel.

Man findet derartige Erscheinungen im wachen Leben sowohl bei Personen, die früher hypnotisirt waren, als auch bei solchen, die noch niemals einem derartigen Versuche sich unterzogen haben. Man kann auf diese Weise Contracturen, Lähmungen, Stummheit und alle möglichen anderen Bewegungsstörungen schaffen. Ja man ist nach Angabe einiger Autoren im Stande, Hallucinationen ohne Hypnose zu erzeugen.

Indessen scheinen mir viele Untersuchungen, namentlich die Schlüsse, die daraus gezogen werden, an zwei Fehlern zu kranken. Diejenigen, die von Suggestion im wachen Zustand (Suggestion à veille) sprechen, vergessen dabei Folgendes: erstens, dass überhaupt ein Schlaf für viele hypnotische Suggestionen gar nicht nöthig ist. Die Autoren verwechseln aber bei den Suggestionen im wachen Zustande oft Hypnose mit Schlaf. Wir haben gesehen, dass die leichten Hypnosen wesentliche Erscheinungen des Schlafes nicht darbieten. Von dem Begriffe „Schlaf" können wir mithin es auch nicht abhängig machen, ob wir einen Zustand mit Contracturen u. s. w. als Hypnose bezeichnen oder nicht. Das zweite aber, was jene Autoren gewöhnlich vergessen, ist, dass sie bei diesen Suggestionen im wachen Zustande desswegen die Hypnose ausschliessen, weil sie ohne ihre sonst angewendeten Hypnotisirungsmittel zu Stande kommen. Nun sind diese aber zum Eintritt der Hypnose nicht unbedingt nöthig. Wir dürfen die Frage, ob Hypnose vorhanden ist oder nicht, gar nicht abhängig machen von den angewendeten Mitteln. Es würde die ganze Wissenschaft auf den Kopf stellen, wenn wir das Vorhandensein eines bestimmten Zustandes nur da annehmen, wo ein bestimmtes Mittel angewendet wurde, das gewöhnlich diesen Zustand herbeiführt. Wir müssen meiner Ansicht nach vielmehr bei diesen Dingen stets den Zustand und die Symptome desselben für sich betrachten. Wenn wir nun einen gewissen

Grad von Suggestibilität, Amnesie u. s. w. als Symptom der Hypnose auffassen, so bleibt uns nichts übrig, als viele, ich will nicht sagen alle jene Zustände gleichfalls als Hypnose aufzufassen, die meistens als Suggestion ohne Hypnose beschrieben wurden. Die wesentliche Erscheinung der Hypnose, so sehen wir, ist die, dass eine bestimmte aufgenommene Vorstellung die Neigung hat, sich umzusetzen in eine entsprechende Bewegung, Sinnestäuschung u. s. w. Wir sahen weiter, dass der Experimentator mit grosser Schnelligkeit im Stande ist, die den Hypnotischen beherrschende Idee wechseln zu lassen, d. h. die verschiedensten Dinge schnell hinter einander zu suggeriren. Wenn wir nun dasselbe auch anscheinend ohne Herbeiführung einer Hypnose erreichen, so müssen wir doch den Zustand als Hypnose bezeichnen, zumal wenn, wie es bei den Sinnestäuschungen gewöhnlich der Fall ist, nachher Amnesie besteht. In Wirklichkeit wird auch ein hypnosigenes Mittel angewendet, und zwar in doppelter Hinsicht.

Einmal sahen wir, ist es nicht unbedingt nöthig, um Hypnose herbeizuführen, dass die ganze Aufmerksamkeit auf die Hypnose concentrirt sei; es genügt vielmehr eine einseitig concentrirte Aufmerksamkeit. Diese einseitige Concentrirung findet aber gerade bei diesen Versuchen gewöhnlich statt. Um z. B. ein Keatalepsie des rechten Armes im wachen Zustand zu erreichen, macht der Experimentator oft mesmerische Striche längs des Armes. Dies führt aber, wie ich (S. 52) zeigte, zu einer Concentrirung der Aufmerksamkeit der Versuchsperson auf das zu erreichende Resultat. Jedenfalls geht aus vielen diesbezüglichen Versuchen klar hervor, dass die Aufmerksamkeit der Versuchsperson auf ein zu erreichendes Resultat concentrirt ist. Diese Concentrirung ist aber an sich schon ein hypnosigenes Mittel.

Hierzu kommt, dass bei einer derartigen Suggestion gewöhnlich der Versuchsperson das Bild einer früheren Hypnose in Erinnerung kommt; die Idee der Hypnose genügt aber, um diese selbst herbeizuführen. Es genügt desshalb oft, eine Suggestion zu machen, die in früherer Hypnose schon gemacht war, um den Neueintritt einer Hypnose zu erreichen (Marin).

Dass in Wirklichkeit eine Hypnose eintritt, geht daraus hervor, dass man andere Suggestionen gewöhnlich mit derselben Schnelligkeit erreicht, wie in der wahren Hypnose, z. B. Lähmungen, Contracturen u. s. w.; bei den tieferen Zuständen, wo es sich um Sinnestäuschungen handelt, tritt gewöhnlich noch Amnesie hinzu. Es kommt oft ferner hinzu der veränderte Gesichtsausdruck der Person, der vollständig dem der Hypnose entspricht. Dass es sich in vielen Fällen um wahre Hypnose handelt, folgt endlich daraus, dass die Person oft nur beeinflusst wird von einem, ganz ähnlich dem Rapport in der Hypnose.

Aus den erwähnten Gründen glaube ich, viele derartige Zustände als wahre Hypnose auffassen zu müssen und nicht als Suggestion ohne Hypnose. Theilweise haben dies übrigens die Nancyer, z. B. Liégeois und Beaunis erkannt. Doch haben sie jedenfalls diesem Punkte nicht die Bedeutung beigemessen, die er verdient hat. Sie hielten manche dieser Zustände für eine Mittelform von Hypnose und wachem Zustand, die sie mit den (S. 115) beschriebenen Zuständen von veille somnambulique identificirten.

Ich weiss es sehr wohl, dass aus dem, was ich gesagt habe, sehr leicht der Schluss gezogen werden könnte, als ob alle diese Suggestionen in einer Hypnose gemacht würden. In der That ist es auch sehr schwer, sichere Kennzeichen anzugeben, um im Einzelfall die Entscheidung zu treffen. Der Zweck meiner Ausführungen ist lediglich der, darauf hinzuweisen, dass eine Hypnose durchaus bestehen kann, ohne dass die gewöhnlichen Hypnotisirungsmittel, z. B. das Nancyer Verfahren, angewendet wurden, um die Hypnose herbeizuführen. Ich habe übrigens stets meine ganze Aufmerksamkeit darauf gerichtet, die Suggestion im wachen Leben nicht aufkommen zu lassen, zumal Sinnestäuschungen unmöglich zu machen.

An sich wird es oft schwer sein zu entscheiden, ob ein hypnotischer oder nicht hypnotischer Zustand vorhanden ist, weil die einzelnen hypnotischen Symptome sich bei einzelnen Leuten auch ohne Hypnose zeigen können. Selbst Sinnestäuschungen kommen gelegentlich ohne Hypnose, ohne Schlaf, ohne Geistesstörung vor, wenn nur gewisse Umstände den Geist in einer bestimmten Richtung beeinflussen. Um nur einige Beispiele anzuführen, so erwähne ich die so häufige Geruchshallucination. Nachwirkungen von Gerüchen trotz Entfernung des riechenden Gegenstandes sind sehr häufig. Ebenso häufig sind Sinnestäuschungen des Auges. Viele Leute haben schon in der Dämmerung bei einer Wanderung durch den Wald Bäume für Menschen gehalten. Bekannt sind die Gesichtshallucinationen, die Goethe durch einen Willensact bei sich erzeugte. Delboeuf beschreibt gleichfalls eine Gesichtshallucination von seiner verstorbenen Mutter, die er im wachen Leben hatte und die er durch die Verstandesthätigkeit vollkommen corrigiren konnte. Wenn also selbst Sinnestäuschungen ohne hypnotischen Zustand vorkommen, so leuchtet wohl die

Schwierigkeit ein, aus einem einzelnen Symptome auf die Hypnose zu schliessen.

Ich möchte als die Hauptpunkte, um die Frage zu entscheiden, ob Suggestion im nicht hypnotischen Zustande oder in Hypnose, folgende bezeichnen: 1) Welcher Art sind die Suggestionen; sind diese von der Art, dass sie normaliter nur selten vorkommen? 2) Sind nach Gelingen einer Suggestion die anderen Suggestionen mit derselben Schnelligkeit zu erzeugen wie in Hypnose, oder ist für jede einzelne Suggestion eine längere Vorbereitung nöthig? Schnelles Gelingen der folgenden Suggestionen spricht für Hypnose. 3) Ist die Versuchsperson nach Gelingen einer Suggestion im Stande, durch einen Willensact sich weiteren Suggestionen zu entziehen oder nicht? Ist sie nicht dazu im Stande, so würde dies für hypnotischen Zustand sprechen. 4) Besteht ein Rapport, d. h. ist die Versuchsperson nur durch eine oder durch alle Personen zu beeinflussen? Rapport spricht für Hypnose. 5) Sind somatische Symptome vorhanden, welche die Hypnose beweisen? 6) Besteht nachher Amnesie für die Vorgänge? Amnesie spricht gleichfalls für Hypnose.

Bei den vielen Uebergängen zwischen Hypnose und wachem Leben wird die Entscheidung oft schwer sein; von den eben angeführten Punkten reicht keiner allein hin, um die Entscheidung zu geben.

Wie wenig scharf Hypnose und waches Leben von einander getrennt sind, zeigt auch der Fall sehr deutlich, wo man Personen durch scharfes Fixiren zu irgend etwas zu veranlassen sucht. Ein Lehrer, der sich von dem Schüler belogen glaubt, fixirt ihn scharf, um die Wahrheit zu erfahren, ganz wie wir es bei der Fascination thun. Dieses scharfe Fixiren ist im Stande, eine gewisse Willenshemmung bei Personen zu erzeugen, ähnlich wie wir es in der Hypnose gesehen haben. Man wird hieraus die Analogie einestheils erkennen, andererseits aber auch die Schwierigkeit, zu entscheiden, wo die Hypnose anfängt und das wache Leben aufhört.

Aehnliche, vielleicht identische Zustände, wie die Hypnose beim Menschen, kommen auch bei Thieren vor, und können leicht experimentell erzeugt werden. Der erste hierher gehörige Versuch wird auf den Jesuitenpater Kircher zurückgeführt; es ist das sogenannte experimentum mirabile Kircheri. Kircher beschreibt 1646 diesen Versuch. Doch wurde schon mehrere Jahre früher (nach Preyer) von Schwenter das Experiment gemacht. Das Wesentliche dieses auch heute noch mitunter angestellten Versuches ist, dass man eine Henne mit der Hand auf dem Boden festhält; besonders drückt man den Kopf nach unten. Darauf zieht man, von dem Schnabel ausgehend, einen Kreidestrich auf dem Boden. Die Henne bleibt alsdann ruhig sitzen, ohne sich zu bewegen. Schon Kircher nahm an, dass es sich hierbei wesentlich um die Einbildung des Thieres handele; dasselbe glaube, dass es gefesselt sei und bleibe desswegen ruhig sitzen. Czermak nahm die Versuche an verschiedenen Thieren auf und erklärte 1872, dass ein hypnotischer Zustand bei vielen Thieren ebenso wie bei jener Henne erzeugt werden könne. Preyer begann kurz darauf, sich gleichfalls mit dieser Frage zu beschäftigen und machte auch ähnlich wie Czermak eine Reihe von Versuchen. Preyer unterscheidet jedoch zwei Zustände bei den Thieren, die Kataplexie, eine Schreckwirkung und die hypnotischen Zustände. Ausser den genannten Autoren beschäftigten sich noch mit der Frage Heubel, Richet, Danilewsky und Rieger.

Die Versuche wurden wesentlich an Fröschen, Krebsen, Meerschweinchen und Vögeln gemacht. Ich selbst habe zahlreiche Versuche an Fröschen angestellt. Feststehend ist nun Folgendes: viele der genannten Thiere behalten eine bestimmte Lage unbeweglich bei, nachdem man sie in derselben eine zeitlang festgehalten hat. Ueber die Auffassung dieses Zustandes jedoch sind die Ansichten verschieden. Preyer hält viele dieser Zustände für eine Schrecklähmung oder Kataplexie, die durch einen plötzlichen peripheren Reiz eintrete. Jedenfalls wird man hier lebhaft an die Katalepsie der Salpêtrière erinnert, die auch bei einem starken äusseren Reiz eintritt. Durch plötzliche Wirkung des Drummond'schen Kalklichtes soll auch beim Hahn eine ähnliche Wirkung zu Stande kommen, wie bei den Hysterischen (Richer). Im Allgemeinen jedoch ist der äussere Reiz bei den Thieren ein tactiler, wie er beim plötzlichen Anfassen und Zugreifen ausgeübt wird. Heubel hält diese Zustände der Thiere für einen wirklichen Schlaf, der durch das Aufhören äusserer Reize eintrete, und Wundt scheint sich dem anzuschliessen. Rieger hat speciell gezeigt, dass der Frosch nicht nur auf dem Rücken, sondern auch in aufrechter Stellung verharrt, wenn man ihn durch Anlehnen vor dem Umfallen schützt. Man kann die Hinterpfote des auf dem Rücken liegenden Frosches mechanisch ausstrecken, ohne dass das

Thier dieselbe wie sonst zurückzieht. Nach Richet tritt ein solches Zurückziehen jedoch sofort ein, wenn unterhalb der medulla oblongata das Rückenmark durchtrennt wird. Interessant ist ferner, dass, wenn man einen „hypnotischen" Frosch in eine bestimmte Stellung bringt, er nach kurzer Zeit schon dieselbe verlässt; je öfter man aber das Experiment macht, um so längere Zeit bleibt schliesslich der Frosch liegen. Ich habe in dieser Weise stundenlang Frösche in Rückenlage verharren sehen, ja ich sah mehrfach, ohne dass das Thier sich umgedreht hätte, in dieser Lage den Tod eintreten. Je tiefer der Zustand ist, um so weniger reagirte das Thier auf äussere Reize; dasselbe bleibt schliesslich auch bei ziemlich starkem Geräusche, resp. Hautreizen liegen. Danilewsky hat eine Reihe von Untersuchungen angestellt, aus denen er besonders auf regelmässige Veränderungen der Reflexerregbarkeit schliesst; doch konnte Rieger dies nicht bestätigen. Danilewsky hat ferner in ähnlicher Weise in neuerer Zeit weitere Versuche gemacht, die ausserordentlich interessant sind, und die hoffentlich noch von ihm fortgesetzt werden. Es sollen nach ihm nach Fortnahme der Hirnhemisphäre beim Frosch kataleptoïde Stellungen leicht eintreten; es sollen ferner bei Thieren, die nach Verletzung der halbzirkelförmigen Canäle die sogenannten Reitbahnbewegungen gezeigt haben, diese in der „Hypnose" schwinden. Erwähnenswerth sind noch die Versuche von Harting, der nach wiederholten hypnotischen Versuchen an Hühnern bei denselben hemiplegische Erscheinungen beobachtete, wie Milne-Edwards in der Pariser Akademie der Wissenschaften mittheilte.

Ich will die Frage nicht zur Entscheidung bringen, worum es sich bei diesen Thierversuchen handelt. Ich glaube auch nicht, dass dieselben irgendwie zur Aufklärung über die hypnotischen Erscheinungen beim Menschen etwas beitragen werden.

Es liessen sich vielleicht noch eine Reihe anderer Beobachtungen an Thieren, die mehr zu praktischen Zwecken gemacht wurden, anführen, die man gleichfalls als hypnotische Erscheinungen betrachten könnte. Ich erwähne hier das sogenannte Balassiren der Pferde, eingeführt von dem Rittmeister Balassa, ein Verfahren, das heute noch in Oesterreich beim Hufbeschlag für die Armee gesetzlich eingeführt ist (Obersteiner). Es beruht dies wesentlich auf einem scharfen Fixiren der Pferde, ähnlich wie bei der Fascination des Menschen. Hier wären auch die zahlreichen Versuche von Wilson zu erwähnen, der in London im Jahre 1839 eine Anzahl Thiere, Elephanten, Wölfe, Pferde etc. hypnotisirt haben soll. Die Fascination finden wir auch bei vielen Thierbändigern, deren erstes

Princip eine scharfe Fixation des betreffenden Raubthieres ist. Das Festbannen der Vögel durch den Blick der Schlange führen viele heute auf eine Fascination zurück. Den Winterschlaf der Thiere glauben Liébeault und Forel als eine Autohypnose betrachten zu müssen, ähnlich wie vielleicht die eigenthümlichen wochen- und monatelang andauernden Schlafzustände der indischen Fakire als solche betrachtet werden müssen (Fischer).

Von diesen letzteren berichten uns übrigens eine Reihe glaubwürdiger Zeugen und Schriftsteller (Jacolliot, Hildebrandt, v. Hellwald) noch andere viel räthselhaftere Dinge, die zum Theil, wenn wir sie nicht einfach als Taschenspielerkunststücke betrachten wollen, einem Erklärungsversuch auf der Basis unserer heutigen Wissenschaft Hohn sprechen. So erzählt Hildebrandt u. a., er habe in einem Tempel der Hindus einen Fakir sitzen sehen, der in kauernder Stellung seinen linken Arm hoch aufgerichtet gegen den Himmel hielt; aber der Arm war längst abgestorben und so vertrocknet, dass man die Haut hätte herunterreissen können; einem anderen Fakir war der Nagel des Daumens, den er gegen die Handfläche gestemmt hielt, bereits tief in das Fleisch hineingewachsen. Ferner sollen einzelne jener Leute im Stande sein, einen Einfluss auf das Wachsthum der Pflanzen auszuüben und dieses rapide zu beschleunigen, wie Görres schon früher berichtete. Hierher gehören auch die Fälle, wo Fakire angeblich wochen- und monatelang begraben waren und dennoch später wieder zu normalem Leben zurückgekehrt sein sollen (?). Selbstverständlich ist hier die grösste skeptische Zurückhaltung geboten. Indessen selbst ein so objectiver wissenschaftlicher Forscher wie v. Hellwald meint, dass zwar viel Taschenspielerei dabei sei, dass aber doch vielleicht ein gewisser Rest von Erscheinungen bestehen bleibe, den uns erst eine spätere Aufklärung wird verstehen lassen.

Ich wollte diese Dinge und insbesondere die Thierversuche nur kurz erwähnen; auf Einzelheiten einzugehen würde zu weit führen. Wer sich hierfür interessirt, findet in Preyers Buch, „Die Kataplexie und der thierische Hypnotismus“, genügend Material. Für die hypnotischen Erscheinungen beim Menschen können wir diese Zustände allenfalls als Analogien erwähnen; einen weiteren Werth haben sie für unser Thema nicht.

V. Theoretisches.

Wir haben in dem Vorhergehenden gesehen, dass die Symptomatologie der Hypnose eine ausserordentlich mannigfaltige ist, und es frägt sich nun: haben wir eine Erklärung für die Erscheinungen der Hypnose? Ehe wir auf diese Frage antworten, müssen wir uns über den Begriff „erklären“ einigen. Erklären heisst: Unbekanntes auf Bekanntes zurückführen. Da wir nun über das Wesen unserer seelischen Vorgänge nichts wissen, so ist es auch unmöglich, dass wir über das seelische Verhalten während der Hypnose eine befriedigende Auskunft erwarten. Es scheint daher für heute nöthig, dass wir als Erklärung der Hypnose es uns genügen lassen, wenn es uns gelingt, Parallelerscheinungen für die Vorgänge der Hypnose mit solchen des nichthypnotischen Lebens nachzuweisen, ev. die wahren und scheinbaren Differenzen des hypnotischen und nichthypnotischen Lebens festzustellen und sodann, was die Hauptsache ist, einen ursächlichen Zusammenhang zwischen den besonderen Erscheinungen des Hypnotismus mit den zu ihrer Erzeugung angewendeten Mitteln zu finden. Ein Beispiel soll dies deutlicher machen. Ich nehme an, wir wollen eine Erklärung der negativen Hallucinationen des Auges in der Hypnose finden. Wir haben alsdann zunächst eine Parallelerscheinung in einem nichthypnotischen Zustande zu suchen. Haben wir nun einen Fall gefunden, wo ausserhalb der Hypnose ein Object nicht wahrgenommen wird, trotzdem das Auge es sieht, so haben wir zu fragen, ob, resp. welcher Unterschied zwischen dieser Erscheinung und der der Hypnose besteht. Wir werden dann finden, dass in der Hypnose gerade diejenigen Gegenstände nicht wahrgenommen werden, deren Wahrnehmung der Experimentator verbietet; dass hingegen ohne Hypnose im wachen Leben solche Gegenstände mit grösster Sicherheit wahrgenommen würden, deren Nichtvorhandensein man jemandem versichern würde. Diesen Differenzpunkt würde alsdann die eigentliche Erklärung berücksichtigen müssen. Es wird sich dann herausstellen, dass er sich wesentlich durch einen eigenthümlichen Bewusstseinszustand, das sog. Traumbewusstsein erklärt; und es würde schliesslich nur noch zu fragen sein, wie die Entstehung dieses Traumbewusstseins durch die Hypnosigenese erklärt werden kann. Gelingt es nicht, irgendwo eine Parallelerscheinung für Vorgänge der Hypnose zu finden, so können wir für heute Erklärungsversuche aufgeben.

Ich glaube nun, dass wir bereits jetzt im Stande sind, in dem geschilderten Sinne für manche hypnotische Erscheinung eine Erklärung zu geben. Jedenfalls ist es bereits gelungen, so mannigfache Analogien zu den Erscheinungen der Hypnose zu finden, dass wir heute nicht mehr die Hypnose als etwas Mystisches aufzufassen brauchen. Wir brauchen nicht mehr an die absolute Unbegreiflichkeit der hypnotischen Vorgänge zu glauben, wie es noch vor kurzem der Fall war. Dieser Fortschritt ist dadurch gemacht worden, dass wir das von Obersteiner empfohlene Mittel befolgten, d. h. auf das Genaueste die Uebergangszustände aus dem normalen Leben zur Hypnose studirten und verfolgten. Wir haben dadurch auch viele alltägliche Vorgänge zur Hypnose in Beziehung bringen können und viel mehr Anknüpfungspunkte mit dem normalen Leben gefunden, als man häufig annimmt. Ja ich glaube, wie erwähnt, dass wir auf dem Wege der Analogie bereits heute im Stande sind, einzelne hypnotische Phänomene zu erklären; ganz besonders glaube ich, im Stande zu sein, für viele posthypnotische Suggestionen heute bereits eine Erklärung im obigen Sinne zu geben.

Freilich bleibt noch sehr vieles zu thun übrig; es ist insbesondere nöthig, dass eine Untersuchungsmethode mehr angewendet werde, als bisher, nämlich die Selbstbeobachtung. Ein unangenehmer und bedauerlicher Nachtheil ist es freilich oft, dass starke Selbstbeobachtung leicht den Eintritt der Hypnose verhindert; aber ich glaube andererseits, dass auch desswegen noch die Erklärung für viele hypnotische Erscheinungen dunkel ist, weil wir noch zu wenig selbst beobachten. Zuverlässige Forscher, wie Bleuler, Forel, Obersteiner, North, Heidenhain u. v. a. haben zwar durch ihre Angaben über das von ihnen während der Hypnose Wahrgenommene und Erlebte einen kleinen Beitrag geliefert; doch sollten gerade von intelligenten Personen öfter derartige Beobachtungen vorgenommen und von Forschern verwerthet werden.

Wenn wir nun auf Grund des bereits vorliegenden Materials zu einer Erklärung der Hypnose übergehen wollen, so müssen wir uns ohne weiteres sagen, dass wir das nicht in wenigen Worten bewirken können, da eben die Symptomatologie eine sehr mannigfaltige ist. Ich halte es überhaupt für wahrscheinlich, und schon Braid u. a. hat diese Annahme ausgesprochen, dass man unter dem Begriff „Hypnose" eine ganze Reihe verschiedener Zustände zusammenfasst, deren genaue Trennung heute zwar noch nicht möglich, sicherlich später aber durchgeführt werden wird. Unter diesen Umständen halte ich es für das Richtigste, die am häufigsten beobachteten und am sichersten festgestellten Erscheinungen der Hypnose einzeln zu erörtern und womöglich zu erklären. Auf Vollständigkeit und auf Eingehen in Einzelheiten muss ich hier verzichten, um die theoretischen Erläuterungen nicht zu sehr auszudehnen; ich behalte mir dies für eine besondere Arbeit vor. Die Hauptsymptome nun, die ich im Folgenden zu deuten versuche, sind: 1) die Suggestionserscheinungen im Gebiete der willkürlichen Bewegungen, 2) die positiven und negativen Sinnestäuschungen, 3) der Rapport, 4) die Erscheinungen im Gebiete des Gedächtnisses, 5) die posthypnotische Suggestion. Diese Punkte werde ich nun einzeln besprechen und in dem oben angedeuteten Sinne zu erklären versuchen. Bei oberflächlicher Betrachtung könnte man es als das Wichtigste annehmen, dass die Entstehung der Hypnose aus den angewendeten Mitteln, nicht aber die einzelnen Symptome erklärt werden; der Streit, welcher Weg richtig ist, der letztere oder der erstere, wäre aber nur ein Streit um Worte, weil die Hypnose fast niemals plötzlich entsteht, sondern allmählich durch Eintritt auf einander folgender Symptome sich entwickelt. So schliessen sich, um ein Beispiel anzuführen, in einem Falle zuerst die Augen, dann tritt auf Suggestion hin eine Schwere im linken Arm, dann in ihm eine Lähmung ein; sodann wird der rechte Arm gelähmt; hierzu tritt durch Suggestion eine Sinnestäuschung. In dieser Weise entwickelt sich fast immer, vielleicht sogar immer, die Hypnose, indem ein Symptom zu dem anderen hinzutritt. Daraus folgt, dass die Erklärung der einzelnen Symptome identisch ist mit der Erklärung der Hypnosigenese; der Leser wird in der That auch finden, dass beides fast vollständig zusammenfällt, und besonders wird er in der Erklärung der abnormen Muskelfunctionen diese Thatsache deutlich erkennen.

Das Verständniss für die verschiedenen Symptome des Hypnotismus wird uns wesentlich erleichtert, wenn wir uns erst über zwei Erscheinungen klar werden, die wir fast als Regeln — freilich als Regeln mit vielen Ausnahmen — im psychischen Verhalten des Menschen aufstellen können; diese zwei Erscheinungen werden zwar gewöhnlich nicht genügend berüchsichtigt, sind aber von ausserordentlicher Bedeutung nicht nur für den Hypnotismus, sondern auch für die gesammte Psychologie, Physiologie und Medicin. Die zwei Regeln, die ich meine, lauten: 1) Dem Menschen wohnt eine gewisse Neigung inne, sich von anderen durch Vorstellungen beeinflussen zu lassen und insbesondere vieles ohne bewusste logische Schlussfolgerung zu glauben. 2) Ein vom Menschen in seinem Organismus erwarteter psychologischer oder physiologischer Effect hat die Neigung einzutreten.

Betrachten wir zunächst den ersten Punkt. Es giebt zwar Menschen, die der Ansicht sind, dass sie äusseren psychischen Einwirkungen entgehen können; dem ist aber nicht so, da die Beobachtung zeigt, dass jedermann mehr oder weniger durch Vorstellungen beeinflusst wird (v. Bentivegni, Bernheim). Das ganze Leben ist voll von solchen Einflüssen, und solange es noch geistige Thätigkeit unter den Menschen geben wird, werden diese Einflüsse wirken. Der Geselligkeitstrieb, das Bedürfniss, gegenseitig Meinungen auszutauschen, beweist das Bedürfniss, andere und sich selbst durch Vorstellungen beeinflussen zu lassen. Wenn jemand einen politischen Gegner zu seiner Ansicht bekehren will, so geschieht dies dadurch, dass er in ihm bestimmte Vorstellungen erweckt und ihn dadurch zu beeinflussen sucht. Man glaube nur nicht, dass es etwa Leute mit einem geistigen Defect seien, die in dieser Weise Vorstellungen zugänglich sind. Jeder Mensch bietet eine Lücke, wo diese Vorstellungen eindringen können. Ist es doch eine bekannte Erfahrung, dass gerade die grössten Leute, die ausgezeichnetsten Gelehrten oft von einem untergeordneten Individuum beherrscht werden, das eben diese Lücke kennt, wo die Vorstellung Eingang findet.

Ebenso ist die Neigung, auch ohne zwingende logische Beweisführung, Dinge zu glauben, bei allen Menschen vorhanden; wir wollen diese Eigenschaft der Menschen als Gläubigkeit bezeichnen. Diejenigen, welche das Bestehen der Gläubigkeit bei den Menschen bestreiten, beweisen damit gerade, dass ihnen jede Ueberlegungsfähigkeit abgeht (Forel). Es giebt keinen Menschen, der nur das glaubt und für richtig hält, was er durch logische Schlussfolgerung ermittelt hat. Unsere Sinneswahrnehmungen zeigen uns dies auf das Deutlichste; bei ihnen findet wohl fast niemals ein bewusster logischer Schluss statt, und dennoch ist das, was wir für ein äusseres Object halten, lediglich ein in unserer

Seele vorgehender Act, der sich in keiner Weise mit dem uns unbekannten Object, dem „Ding an sich“, wie es Kant nennt, deckt. Die Vorstellung des Objectes, die wir in uns haben, wird von den meisten fälschlicher Weise mit dem Object verwechselt (Spencer). Dieser alltäglich bei den Sinneswahrnehmungen gemachte Fehler beweist, dass das bewusste logische Denken hier fehlt. Ganz besonders aber wird die Gläubigkeit des Menschen klar, wenn man sein Verhalten gegenüber Autoritätsaussprüchen und gegenüber häufig wiederholten Behauptungen beobachtet. Die ersteren führen uns zum Autoritätsglauben. Er zeigt sich am deutlichsten in der Kindheit, aber es steht auch der Erwachsene unter seinem Banne.

Da gerade in der Kindheit die Gläubigkeit vermöge des Autoritätsglaubens sehr deutlich ausgeprägt ist, und da die Gläubigkeit auch in der Hypnose sich besonders zeigt, so hat man diese nicht selten mit dem Kindesalter verglichen (Copin, Miescher, Cullerre, Wernicke). Doch wird mitunter bei diesem Vergleiche Säuglingsalter mit Kindheit verwechselt, wie ich hier richtig stellen will. Voraussetzung für einen derartigen Vergleich müsste sein, dass man das Kindesalter wählt, in welchem Vorstellungen dem schon bestehenden Bewusstsein einverleibt werden können und nicht das Säuglingsalter, dessen Bewusstsein noch zu wenig ausgebildet ist.

Um den Autoritätsglauben der Kindheit zu beweisen, nehmen wir ein einfaches Beispiel. Wenn mir in der Schule gesagt wurde, das Nordcap sei Europas nördlichster Punkt, so fehlte doch für mich jeder logische Beweis. Dennoch glaubte ich es, weil es im Buche stand und ganz besonders auf die Autorität des Lehrers hin. Dass aber der Autoritätsglaube nicht nur bei Kindern, sondern auch bei den Erwachsenen eine mächtige Rolle spielt, ist sicher; bei ihnen übt auf die Gläubigkeit noch etwas anderes einen wesentlichen Einfluss, nämlich, wie schon angedeutet, die häufige Wiederholung der gleichen Behauptung. Gerade ein für uns interessanter Vorgang zeigt dies auf das Klarste. Noch vor wenigen Jahren glaubten sehr viele, dass die Hypnose überhaupt nicht existire und der Glaube an sie lediglich der Simulation seinen Ursprung verdanke. Seitdem ist ein völliger Stimmungswechsel eingetreten. Sowohl das Eintreten einzelner Autoritäten für die Realität der hypnotischen Phänomene, wie insbesondere die von Tag zu Tag mehr und mehr wiederholte Behauptung zahlreicher Forscher, dass die Hypnose wirklich existire, haben einen vollkommenen Umschlag herbeigeführt. Aerzte u. a., denen doch trotzdem jede zwingende logische Beweisführung fehlt, haben ihren Glauben inbetreff des Hypnotismus gewechselt, ausschliesslich beeinflusst durch das häufige Anhören und Lesen der gleichen Behauptungen und durch den Autoritätsglauben.

Ich hoffe, dass die vorhergehenden Ausführungen, die jeder durch zahlreiche Beispiele aus der Erfahrung sich ergänzen kann, genügend beweisen, was ich oben behauptete, dass nämlich dem Menschen eine gewisse Gläubigkeit innewohnt. Ich komme jetzt zur Erläuterung des zweiten oben aufgestellten Satzes, nämlich dass ein vom Menschen in seinem Organismus lebhaft erwarteter Vorgang die Neigung hat einzutreten. Wir können sie im gewöhnlichen Leben bei einer ganzen Reihe von Erscheinungen finden, die nur demjenigen auffallen können und mystisch erscheinen, der diese Neigung nicht berücksichtigt. Uebrigens wurde von einer ganzen Reihe englischer Forscher z. B. Carpenter, Hack Tuke, dieser Erscheinung eine nicht unwesentliche Bedeutung eingeräumt. Um sie nun zu demonstriren, will ich eine Reihe von Vorgängen schildern.

Es sind mehrfach Versuche gemacht worden, Personen, die an Schlaflosigkeit litten, dadurch in Schlaf zu bringen, dass sie ein indifferentes Mittel erhielten, das sie aber für ein Schlafmittel hielten. Der Schlaf tritt bei diesen Personen desswegen ein, weil sie ihn erwarteten. Sobald sie erfahren, dass das indifferente Mittel kein Schlafmittel ist, werden sie den Schlaf nicht erwarten, und infolge dessen wird er auch nicht eintreten. Schon hieraus wird man übrigens ersehen, — was sonderbarer Weise mitunter übersehen wird — dass es etwas wesentlich anderes ist, einen Zustand erwarten und ihn herbeiwünschen. Den Schlaf wünscht sich gar mancher herbei, wenn er an Schlaflosigkeit leidet, aber dennoch tritt der Schlaf nicht ein, weil er ihn nicht erwartet. Andere Beispiele will ich nun zeigen, aus denen die oben genannte Erscheinung in allgemeinerer Giltigkeit sich zeigt. Wir können hierher das Müdigkeitsgefühl rechnen, das oft dann eintritt, wenn die Zeit des Schlafens naht. Hier zeigt sich auch, wieviel die Gewohnheit beiträgt, indem bekanntlich Leute, wenn sie längere Zeit gewöhnt sind, zu einer bestimmten Zeit schlafen zu gehen, gewöhnlich zu derselben Zeit von Müdigkeit befallen werden (Forel). Wir finden die genannte Regel sowohl bei den Functionen der motorischen als auch anderer Organe wieder. Nehmen wir den Fall einer hysterischen Lähmung; es ist eine bekannte Erfahrung, dass hysterische Lähmungen oft in dem Augenblicke geheilt werden, wo gerade der Patient die Heilung erwartet. Viele mystische Wirkungen erklären sich auf diese Weise. Bekanntlich können Hysterische öfter es voraus sagen, wann ihre Lähmung weichen wird. Diese Prophezeihungsgabe kann uns jetzt nicht verwundern, wenn wir die obige Regel berücksichtigen, da eben der Zusammenhang ganz anders ist, als es sich die an die Prophezeihungsgabe Glaubenden vorstellen. Weil nämlich der Hysterische die Heilung zu einem bestimmten Augenblick erwartet, tritt die Heilung ein, und daher wird sich mitunter die vorausgegangene Prophezeihung bewahrheiten.

Dass die genannte Regel nicht unbegrenzte Wirkung hat, ist selbstverständlich. Ein Mann mit schwerer Myelitis kann noch so lebhaft die Wiederbewegung der durch sie gelähmten Beine erwarten, sie wird nicht eintreten, weil dem schwerere Hindernisse entgegenstehen, die durch jene Neigung des Organismus, den erwarteten Effect eintreten zu sehen, nicht überwunden werden. Auch sonst stellen sich dieser letzteren oft Hindernisse in den Weg, die natürlich nicht die Neigung als solche, sondern nur deren Wirksamkeit bekämpfen.

Die oben genannte Regel zeigt sich ferner in der Beobachtung, dass Personen erbrechen, wenn sie das Erbrechen zu einer bestimmten Zeit erwarten, zumal wenn sie glauben, dass sie ein Brechmittel genommen haben; ferner in der bei einzelnen Leuten beobachten Impotenz beim coitus, wenn sie diese erwarten; hierher gehört auch das Stottern, welches oft dann eintritt, wenn der Stotterer es erwartet.

Dass auch die obige Regel im Bereiche der Sinnesorgane unter gewissen Umständen Geltung hat, wird durch zahlreiche Beobachtungen bewiesen; v. Bentivegni erwähnt folgenden von Carpenter berichteten Fall. Es sollte einmal die gerichtlich angeordnete Ausgrabung einer Leiche stattfinden; man hatte das Grab geöffnet und den Sarg bereits gehoben; der anwesende Staatsanwalt erklärte, dass er schon ganz deutlich den Verwesungsgeruch wahrnehme. Als man den Sarg öffnete, fand sich dennoch darin nichts, er war leer. Hier war also eine deutliche Sinnesempfindung lediglich dadurch eingetreten, dass der Betreffende erwartete, dass ein Körper da sei, der diese Sinnesempfindung hervorrufen konnte. Zahlreiche Beispiele im alltäglichen Leben zeigen uns dasselbe. Yung hat eine ganze Reihe von Versuchen gemacht und gezeigt, wie auch der Tastsinn und besonders das Wärmegefühl Täuschungen unterworfen ist, wie bestimmte Empfindungen stattfinden ohne äusseren Reiz, wenn man sie erwartet. Ich selbst habe öfter folgenden schon von Braid, Weinhold u. a. angestellten Versuch gemacht. Ich liess Personen, darunter auch Aerzten, die Augen verbinden, oder ich liess nur die Augen fest schliessen. Alsdann wurde dem Betreffenden gesagt, dass er mesmerisirt werden solle; selbst wenn dieses nun in Wirklichkeit nicht der Fall war, so glaubte der Betreffende doch gewöhnlich, deutlich den Luftzug zu spüren; er glaubte, genau den Moment angeben zu können, wann die mesmerisirenden Manipulationen begannen. Auch hier sehen wir wiederum, dass eine bestimmte Empfindung eintrat, wenn der Betreffende sie lebhaft erwartete. Ebenso giebt es viele Leute, die bei einer Operation den körperlichen Schmerz fast früher fühlen, als das Messer angesetzt wird, lediglich weil ihre ganze Aufmerksamkeit auf den Beginn der Operation und den Eintritt des Schmerzes angespannt ist.

Auch in anderen Wirkungen zeigt sich die obige Regel. Hierher gehört die von Forel und vielen anderen berichtete Beobachtung, dass es gewisse Volksmittel giebt, um die Menstruation etwas zu verzögern. In einer Stadt ist es bei vielen jungen Damen Mode, sich ein Band um den kleinen Finger zu binden, wenn sie die Menstruation um einige Tage verzögern wollen, bei deren rechtzeitigem Eintritt sie vielleicht am Besuche eines Balles verhindert würden. Gewöhnlich tritt der erwartete Effect ein; sobald die Person an die Wirksamkeit dieses Bändchens nicht mehr glaubt, ist die Wirkung sofort verschwunden.

Ich hoffe, dass die bisherigen Auseinandersetzungen auch die zweite oben genannte Regel genügend erläutert haben.

Ich gehe nach diesen Erörterungen zu der Besprechung einzelner Erscheinungen der Hypnose über, und zwar komme ich zunächst zu den in den willkürlichen Bewegungen auftretenden Functionsstörungen. Diese sind, wie ich in der Symptomatologie gezeigt habe, in jeder Hypnose vorhanden; ja sie treten fast stets auch dann als erstes Symptom auf, wenn noch andere Veränderungen sich zeigen. Die Störungen der willkürlichen Bewegungen lassen sich am leichtesten auf Grund der eben entwickelten Regel verstehen, dass eine erwartete Functionsstörung eintritt, wenn nicht der Eintritt durch schwere Hindernisse mechanischer oder anderer Natur gehemmt wird. Es ist aber für das Verständniss dieser Dinge nöthig, dass wir gleichsam eine Hypnose allmählich entstehen lassen, in der die Bewegungsstörungen recht deutlich hervortreten.

Um nun bei irgend einer Person X., die sich in vollkommen normalem Zustande befindet, irgend eine Bewegungsstörung zu erreichen, ist es nach den vorangehenden Erörterungen nothwendig, in erster Linie die Aufmerksamkeit von X. wirklich in der gewünschten Weise und nach der gewünschten Richtung anzuspannen, um den Effect recht lebhaft erwarten zu lassen, d. h. man muss in der Person die Ueberzeugung von dem Eintritt der Wirkung ganz und gar in den Vordergrund, oder wie es Fechner und Wundt nennen, in den inneren Blickpunkt, vorzuschieben wissen. Wenn es gelingt bei einer Person, z. B. die ganze Aufmerksamkeit dadurch zu captiviren, dass sie ganz fest die Lähmung eines Armes erwartet, so tritt diese in der That sehr oft ein.

Ungünstig für den Eintritt dieses Symptomes muss es offenbar sein, dass während in dieser Weise die Aufmerksamkeit angespannt sein soll, die Person viel kritisirt und überlegt. Findet dies statt, so ist eben die wirkliche Concentration der Aufmerksamkeit ausgeschlossen. Um in einer Person die Aufmerksamkeit durch die eine Vorstellung zu beherrschen, sind noch andere zahlreiche Bedingungen nöthig; es sind dies im allgemeinen dieselben Bedingungen, die ich unter Hypnosigenese als für den Eintritt der Hypnose günstig hingestellt habe. Dass z. B. die Umgebung, Stimmung des Sujets, sowie das Auftreten des Experimentators eine Rolle spielen, ist darnach ganz klar; dass die Imitation günstig wirkt, ist ebenfalls leicht erklärlich. Denn wir haben es hier eben mit Einflüssen zu thun, die es wesentlich erleichtern können, dass der betreffende Effect von Seiten des Sujets lebhaft erwartet wird. Jemand z. B., der nach gewissen Manipulationen bei anderen Personen eine Lähmung des Armes eintreten sah, wird eher dazu neigen, bei gleichen Einwirkungen dasselbe Resultat darzubieten, als eine Person, die nichts derartiges gesehen hat.

Nehmen wir nun an, es sei gelungen, einen derartigen Effect, wie die Lähmung eines Armes zu erreichen.

Sobald nun aber einmal ein derartiger erwarteter Effect eingetreten ist, ist das psychische Gleichgewicht in der Versuchsperson bereits gestört. Eine Person, die irgend ein Glied nicht mehr willkürlich bewegen kann, fühlt sich nun auch schon willensschwach; es tritt dann ein psychischer Zustand ein, den Pierre Janet oft als misère psychique bezeichnet, ein eigenthümliches Gefühl von Willensschwäche. Dieses Gefühl der Willensschwäche ist sehr wesentlich; durch dasselbe wird die weitere Widerstandsfähigkeit der Person immer mehr geschwächt. Ist z. B. durch die angespannte Aufmerksamkeit irgend ein Glied gelähmt, so wird die Lähmung eines anderen Gliedes viel leichter eintreten, als die des ersteren, weil eben die Person an ihrer eigenen Willensstärke bereits zweifelt. Ist demgemäss ein Glied erst dem Willen der Person entzogen, oder ein Theil eines Gliedes nicht mehr willkürlich von ihr zu bewegen, so ist damit für die weitere Suggestibilität ausserordentlich viel gewonnen, weil das Bewusstsein der Schwäche die spätern Suggestionen sehr wesentlich begünstigt. Wir werden uns demnach nicht sehr über die weitere Entwickelung der Suggestibilität wundern, nachdem wir den Schlüssel, um sie zu gewinnen, gefunden haben.

Ich habe gleichsam in ihrer allmählichen Entwickelung die Störungen der Muskelfunctionen zu erklären versucht; diese Entwickelung ist in zahlreichen Fällen fast identisch mit der Entwickelung der Hypnose, die, wie wir gesehen haben, oft nur in der Functionsbeschränkung der willkürlichen Bewegungen besteht. Viele Methoden, die eine Hypnose herbeiführen, kommen in der That in dem einen Punkt zusammen, dass man die Aufmerksamkeit auf irgend eine Veränderung der Muskelfunctionen hinlenkt. Das Hypnotisiren nach der Nancyer Methode beruht in erster Linie darauf, dass man die Versuchsperson den Augenschluss möglichst intensiv erwarten lässt; freilich sucht diese Methode ausserdem das Traumbewusstsein zu erzeugen, von dem ich noch sprechen werde. In ganz gleicher Weise werden aber auch bei andern Methoden einzelne Glieder Abweichungen in den Functionen zeigen. Es wird z. B. ein Arm bewegungslos, wenn ich die Aufmerksamkeit des Sujets auf den Eintritt der Bewegungslosigkeit in ihm concentrire, das Bein wird bewegungslos, wenn ich auf dieses die Aufmerksamkeit hinlenke. Es ist in der That vollkommen unnöthig, wie es die Nancyer thun, mit den Augen anzufangen, man kann mit jedem andern Gliede auch anfangen, wie Max Dessoir sehr richtig betont.

Sachlich kommt es hierbei nun auf eines hinaus, ob die erste Bewegungsstörung darin besteht, dass irgend eine active Muskelthätigkeit wider den Willen auftritt, d. h. indem man eine bestimmte Bewegung dem Hypnotisirten anbefiehlt oder in einer Muskelunthätigkeit, indem man eine bestimmte Bewegung verbietet. Die Hauptsache ist, dass man überhaupt genügenden Einfluss zu gewinnen sucht. Anfangen wird man allerdings mit der Störung, die möglichst leicht hervorzurufen ist, weil der weitere Einfluss durch die vorhergegangenen Störungen begünstigt wird. Leichter ist nun im allgemeinen irgend eine Thätigkeit zu verhindern, als hervorzurufen, wie uns die alltägliche Beobachtung zeigt. Ein Beispiel möge dies klar machen. Es hat jemand seinen Arm ausgestreckt und man versichere ihm nach kurzer Zeit, dass er den Arm nicht mehr halten könne, dass er müde würde. Bei fast allen Personen sieht man alsdann, dass in der That ein momentanes Zucken nach unten eintritt, d. h. es besteht die Neigung den Arm zu senken. Dieses Beispiel beweist schon, dass die Suggestibilität auch ohne Hypnose besteht. Ich will kurz recapituliren: die in den willkürlichen Bewegungen während der Hypnose suggestiv erzeugten Störungen treten dadurch ein, dass der Experimentator die Aufmerksamkeit des Sujets möglichst stark auf den Eintritt irgend einer Bewegungsstörung hinlenkt. Ist es gelungen, eine Störung in den willkürlichen Bewegungen zu erzielen, so müssen infolge des bei dem Sujet bereits vorhandenen Gefühls der Widerstandsunfähigkeit andere Bewegungsstörungen um so leichter hervorgerufen werden.

Wohl nirgends zeigt sich die oben entwickelte Regel von dem Eintritt der erwarteten Wirkung deutlicher, als in den willkürlichen Bewegungen. Ja es ist oft gar nicht nöthig, dass eine Bewegung mit grosser Anspannung erwartet wird, es genügt die Vorstellung von der Bewegung, um die Bewegung selbst hervorzurufen. Man lasse jemanden seinen Arm im Ellenbogengelenk halb beugen, sodass der Arm ungefähr in der Mitte zwischen vollkommener Streckung und vollkommener Beugung steht, sodann soll nun der Betreffende sich nur vorstellen, dass sich der Arm lebhaft beugt, ohne dass er den Eintritt erwartet. Wenn er auf diese Vorstellung seine ganze Aufmerksamkeit richtet, so tritt in der That sehr bald die Beugebewegung ein. Auch hieraus geht wiederum hervor, wie gross die Neigung zu einer bestimmten motorischen Function ist, wenn der Betreffende sie in den inneren Blickpunkt bringt, d. h. seine ganze Aufmerksamkeit darauf concentrirt. Kommt nun noch hinzu, dass der Betreffende auch den Eintritt der Bewegung erwartet, dann wird der Effect ein um so grösserer sein.

Ich komme jetzt zur Besprechung und Erklärung der Sinnestäuschungen, und zwar bespreche ich zunächst die positiven. Wir müssen in erster Linie uns fragen, ob wir nicht ganz ähnlichen Sinnestäuschungen wie in der Hypnose auch sonst ausgesetzt sind. Nehmen wir zunächst ein ganz einfaches Beispiel, wie es Max Dessoir anführt. Ich sage jemandem, der vollkommen wach ist: „Hinter Ihnen läuft eine Ratte“. Der Betreffende wird sich zwar, wenn er sich nun umdreht, überzeugen, dass eine Ratte nicht da ist; es wird aber erfahrungsgemäss lediglich dadurch, dass ich zu ihm von der Ratte sprach, bereits einen Moment hindurch in ihm das Gesichtsbild der Ratte erzeugt, d. h. es besteht schon eine Spur von Hallucination.

Im Anschlusse an Männer wie Dugald Stewart und Taine nimmt die moderne Psychologie überhaupt an, dass in jeder Vorstellung auch ein Bild eingeschlossen ist; so enthält z. B. die Vorstellung von einem Messer gleichzeitig das Bild eines Messers. Da nun ferner jedes centrale Bild sich zu veräusserlichen strebt, wie insbesondere Stuart Mill ausgeführt hat, so besteht, wenn irgend eine

Vorstellung erweckt wird, stets die Neigung das entsprechende Bild nach aussen zu verlegen, d. h. die Neigung zu einer Hallucination. Wir sind also an sich geneigt, die in uns erweckten Erinnerungsbilder alter Sinneswahrnehmungen für wirkliche Objecte zu halten (Binet, Féré).

Bleiben wir nun bei dem obigen Beispiele, wo ich jemandem sagte: „Hinter Ihnen läuft eine Ratte,“ so entsteht nach den obigen Ausführungen stets eine schnell vorübergehende Hallucination Durch zweierlei aber wird deren Persistenz verhindert. Erstens nämlich wird die Person sich beim Umdrehen und Nachsehen vermöge ihrer normalen Sinnesempfindungen davon überzeugen, dass eine Ratte nicht da ist. Zweitens aber werden sie die ruhige Ueberlegung, die logische Gruppirung alter Erinnerungsbilder von dem Nichtvorhandensein der Ratte überzeugen. Beide Momente können genügen, um die Persistenz der suggerirten Sinnestäuschung zu verhindern. Dass die Sinnesempfindungen nicht immer nöthig sind, um das Auftreten der Hallucination zu verhindern, zeigt eine einfache Erwägung. Man sage jemandem, der die Augen geschlossen hat, dass vor ihm eine Ratte laufe. Ohne dass er die Augen öffnete, ist er überzeugt und erklärt er, dass dies nicht wahr sei. Trotzdem einen Moment das Bild in ihm auftaucht, so kommt es dennoch nicht zu einer wirklichen ausgeprägten Sinnestäuschung, weil das Nachdenken und alte Erinnerungsbilder dies verhindern. Es haben dies nicht die Sinnesempfindungen bewirkt, sondern nur die ruhige kritische Ueberlegung, die also vollkommen hinreicht und oft wichtiger ist als die Sinnesempfindungen, um die Hallucination zu verhindern, die die Neigung hat zu entstehen. Wir haben jetzt also den Unterschied in der Wirkung einer suggerirten Sinnestäuschung zwischen wachem und hypnotischem Zustand kennen gelernt; wir haben gesehen, dass bei diesem kein absolut neues Moment hinzukömmt, um die Sinnestäuschung entstehen zu lassen. Diese gewinnen an Stärke und Persistenz, weil sie weder durch Sinnesempfindungen noch durch kritische Ueberlegung an ihrer Entwickelung verhindert werden. Es frägt sich nun weiter: giebt es auch hierfür Zustände analoger Art?

Wir müssen uns vollständig klar darüber sein, dass wir ein von dem wachen Bewusstsein vollkommen zu trennendes Traumbewusstsein haben (Ed. v. Hartmann), in welchem Empfindung und Wahrnehmung keineswegs in derselben Weise verlaufen wie im wachen Zustande. Wir sind beim Erwachen aus dem nächtlichen Schlaf im Stande, selbst bei bestehender Erinnerung das Traumbewusstsein vom wachen Leben zu unterscheiden. Wir erkennen innerlich, ob das, was wir geträumt, nur ein Traum war, oder ob es Wirklichkeit war (v. Bentivegni). Zwar werden auch im Traume Vorstellungen reproducirt, Sinneseindrücke empfunden, aber es ist in doppelter Beziehung (nach Wundt) dieses Bewusstsein ein verändertes im Vergleich zum wachen Leben. Erstens besitzen die Erinnerungsvorstellungen einen hallucinatorischen Charakter, d. h. die in uns erweckten Erinnerungsbilder suchen wir im Traume nach aussen zu objectiviren, wir erkennen sie nicht wie im wachen Leben als Erinnerungsbilder, sondern wir glauben, das Object, dem sie entsprechen, vor uns zu sehen, zu fühlen etc.; ebenso führen äussere Sinneseindrücke nicht zu normalen Wahrnehmungen, sondern zu Illusionen; zweitens aber ist im Traume die Apperception verändert, d. h. die Beurtheilung unserer im Bewusstsein befindlichen Erlebnisse ist wesentlich alterirt. Eben diese von Wundt angegebenen Eigenthümlichkeiten des Traumbewusstseins finden wir in dem Bewusstsein derjenigen Hypnotischen, die Sinnestäuschungen auf Suggestion hin zugänglich sind. Ich brauche wohl das nicht des Näheren erst auszuführen, da es bereits aus dem in der Symptomatologie und in dem „Verwandte Zustände" überschriebenen Capitel ausführlich erörtert ist. Die Hauptsache ist der hallucinatorische Charakter der Erinnerungsbilder; normaliter schwach angedeutet, tritt er im Traumbewusstsein auf das deutlichste hervor und tritt auch in der Hypnose in Verbindung mit den gleichfalls im Traumbewusstsein begünstigten Illusionen auf. Halten wir nur fest, dass ein derartiges Traumbewusstsein keineswegs etwas dem Menschen absolut Fremdes ist, da es sich oft im gewöhnlichen Schlafe findet, dass es vielmehr bei ihm vorgebildet erscheint, wie eben gezeigt ist.

Dieses eigenthümliche Traumbewusstsein zu erzeugen, ist eine der Hauptfertigkeiten beim Hypnotisiren und es fragt sich nur, wie man das fertig bringt, ob wir einen Causalzusammenhang zwischen der Hypnosigenese und dem Traumbewusstsein finden. Ich habe es nicht nöthig, hier auf längere Erörterungen einzugehen, da wir wissen, dass Kinder auch gleichsam in den Schlaf gesprochen werden; ich setze hinzu, dass bei Erwachsenen ein Traumbewusstsein in der Hypnose nur eintritt, wenn sie wirklich durch irgend ein ähnliches Mittel in Schlaf versetzt werden, wie man auch sonst zum Einschläfern benützt. Die Hypnose wird, wie wir sahen, gewöhnlich auf psychischem Wege erzeugt. Nun ist nach Forel, Liébeault und vielen anderen Forschern auch der natürliche Schlaf unmittelbar die Folge eines psychischen Vorganges; dieser ist die Autosuggestion, dass der Schlaf eintreten werde. Die Ansammlung von Ermüdungsstoffen im Körper mag unter Umständen auch Schlaf herbeiführen, ohne irgend eine Vorstellung zu erwecken; dies will ich nicht bestreiten. Thatsache aber ist, dass wir wenigstens in vielen Fällen — ob immer, das lasse ich für heute dahingestellt — lediglich durch die Ueberzeugung und die Vorstellung des Einschlafens in Schlaf kommen. Wesshalb man nun nicht einzelne Leute ebenso sollte in Schlaf reden können, wenn man sie hypnotisirt, da ja der Schlaf nur ein besonderer Bewusstseinszustand ist, ist nicht ersichtlich. Wir können Leute in die verschiedensten Bewusstseinszustände durch Worte hineinreden; es thut das alle Tage z. B. der Geistliche, jeder Volksredner. Warum sollte man nicht in ähnlicher Weise auch das Traumbewusstsein zu erzeugen im Stande sein, wie man es thatsächlich beim Einschläfern der Kinder mitunter erzielt?

Freilich kann in manchen Fällen das Traumbewusstsein in der Hypnose anscheinend durch Mittel herbeigeführt sein, die mit der Erzeugung von Schlaf nichts zu thun haben. Wenn z. B. ein Hypnotischer fest fixirt und es schliessen sich endlich seine Augen, so handelt es sich scheinbar nicht um die Herbeiführung eines Schlafzustandes. Dennoch bin ich der Ansicht, dass dieser selbst dann eintritt, wenn er nicht absichtlich suggerirt ist. Die Schwere in den Augenlidern z. B. vermag durch Association sehr wohl den Schlaf herbeizuführen (Forel), wie ja in der That einzelne, um in gewöhnlichen Schlaf zu kommen, einen Punkt fixiren und dadurch ein Müdigkeitsgefühl in den Augenlidern herbeiführen. Aus diesen Gründen, deren genaue Ausführung an dieser Stelle unterbleiben muss, glaube ich, dass wenn eine Hallucination in Hypnose auftritt, vorher stets irgend ein Mittel angewendet wurde, um den Zustand des Traumbewusstseins zu erzeugen. Selbst diejenigen Hypnosen, bei denen Hallucinationen ohne vorhergehenden Augenschluss eintreten, widersprechen dem nicht, da das Traumbewusstsein nicht vollständig an den Augenschluss gebunden ist, vielmehr auch bei geöffneten Augen vorkommt, wie uns die von spontanem Somnambulismus Befallenen oft genug beweisen.

Wir können nach diesen Ausführungen in der Analogie dieser hypnotischen Zustände und dem Schlaf eine Deutung der Sinnestäuschungen finden. Warum im gewöhnlichen Schlaf Sinnestäuschungen auftreten, wissen wir allerdings nicht. Auf die verschiedenen Erklärungsversuche einzugehen, fehlt hier der Raum, und es wäre auch zwecklos. Mir scheint aber, dass wir uns bei der Hypnose einstweilen vollkommen damit behelfen können, dass wir uns sagen, die hypnotischen Zustände mit ausgesprochenen Sinnestäuschungen entsprechen vollkommen in ihrem Bewusstseinszustand dem gewöhnlichen Schlafe mit seinem Traumbewusstsein. Ebenso wie hier gewisse von aussen erweckte Eindrücke (Erinnerungsbilder oder einfache Sinnesreize) zur Sinnestäuschung führen, ebenso in der Hypnose. Es ist nur nöthig, dass der Schlafende von dem die Sinnestäuschung hervorrufenden Eindrucke genügend afficirt wird.

Die letzten Ausführungen leiten zur Besprechung des Rapports; er ist die Ursache dafür, dass der Hypnotiker von gewissen Eindrücken stärker beeinflusst wird, als von anderen und in entsprechender Weise durch Eintritt von Sinnestäuschungen etc. reagirt. Da ich über den Rapport eine ausführliche Publication vorbereite, so will ich mich hier nur kurz fassen. Nach Noizet, Bertrand, denen sich in neuerer Zeit Liébeault, Bernheim, Forel u. a. angeschlossen haben, handelt es sich, wie schon oben erwähnt, bei der Erscheinung des Rapports um ein Einschläfern, bei welchem die Aufmerksamkeit des zu Hypnotisirenden fortwährend dem Hypnotisirenden zugewendet ist, so dass dieser während der Hypnose dem Hypnotisirten stets in Erinnerung bleibt. Bertrand verglich desswegen diese Vorgänge ganz besonders mit dem Einschlafen bei Kindern. Eine Mutter, welche bei der Wiege ihres Kindes einschläft, wacht selbst während ihres Schlafes über dasselbe, aber auch nur für das Kind. Sie hört sonst nicht die stärksten Geräusche, erwacht aber bei dem geringsten Laut, den ihr Kind ausstösst. In dieser Weise wäre der eigenthümliche Einfluss, den der Hypnotisirende auf den Hypnotisirten hat, durch eine Analogie zu erklären. Der letztere ist, wie die Mutter mit dem Gedanken an das Kind, ebenso mit dem Gedanken an den Hypnotisirenden eingeschlafen, sodass er nur das wahrnimmt, was dieser sagt.

Dass sich dieser Einfluss im Verlauf der Dressur immer mehr und mehr erhöht, hat gleichfalls nichts Sonderbares, da wir auch unter normalen Verhältnissen sehen, dass der Einfluss, den eine Person auf die andere ausübt, um so grösser wird, je länger die letztere von der ersteren beherrscht wird. Irgend ein neues psychologisches Gesetz würde jedenfalls in der Hypnose sich nicht finden.

Gehen wir nunmehr zur Besprechung der negativen Hallucinationen über, so wird uns bei deren Auftreten in der Hypnose zweierlei auffallen: erstens dass der Hypnotiker gewisse Gegenstände nicht sieht, gewisse Geräusche nicht hört u. s. w., zweitens aber auch ganz besonders, dass er gerade diejenigen Gegenstände nicht sieht, die zu sehen ihm der Hypnotist verbietet. Dass auch unter normalen Verhältnissen viele Gegenstände nicht gesehen, viele Geräusche nicht gehört werden, wenn ihnen die Aufmerksamkeit nicht zugelenkt ist, das habe ich bereits oben erwähnt. Diese Thatsache kann somit nicht besonders überraschen; nur die Art ihrer Entstehung in der Hypnose ist auffallend. Wenn ich einem wachenden Menschen, vor dem ein Stuhl steht, sage: „Hier an dieser Stelle steht nichts, kein Stuhl, kein Tisch, nichts dergleichen", so wird er dennoch den Stuhl wahrnehmen; anders der Hypnotische, er wird ihn nicht wahrnehmen, wenn er überhaupt empfänglich ist für negative Hallucinationen. Wir können uns nun den Vorgang bei dem Hypnotiker auch vorstellen als eine Ablenkung der Aufmerksamkeit, ganz ähnlich wie bei dem wachen Menschen, der gewisse, seine Sinne reizende äussere Objecte nicht wahrnimmt.

Dies zeigen uns besonders diejenigen Hallucinationen, die in demselben Momente schwinden, wo die Aufmerksamkeit sehr auf das entsprechende Object hingeleitet wird. Man kann hier deutlich erkennen, dass die negative Hallucination durch die Ablenkung der Aufmerksamkeit von dem Object bedingt war, und dass das Hinlenken der Aufmerksamkeit eine Gegensuggestion ist. Ich sage einem Hypnotischen: „Nach Ihrem Erwachen wird der anwesende X. fortgegangen sein." Auf die Frage, wie viel Personen anwesend seien, zählt die Versuchsperson nach dem Erwachen nur zwei, sich und mich. Ich sage ihr darauf, auf X. weisend, einmal nach jener Stelle zu blicken. Sofort sieht der Hypnotische den X., und die Suggestion hat ihre Wirksamkeit verloren.

Auffallend ist aber jedenfalls die Entstehungsart. Denn gerade dadurch, dass ich jemandem sage, der Stuhl, der vor ihm steht, ist nicht mehr da, er sehe ihn nicht, gerade durch diese Aeusserung werde ich unter normalen Verhältnissen das directe Gegentheil von dem erreichen, was ich erreichen will. Durch diesen Versuch der Suggestion werde ich bei dem wachen Menschen gerade die Aufmerksamkeit auf den Stuhl hinlenken, er wird ihn, selbst wenn er ihn vorher nicht beobachtet hat, infolge meiner diesbezüglichen Aeusserung, dass der Stuhl nicht da sei, beachten und wahrnehmen.

Wie können wir es uns nun vorstellen, wenn beim Hypnotiker ein absolut entgegengesetztes Resultat erzielt wird?

Nach Binet und Féré muss hier zur Ablenkung der Aufmerksamkeit, resp. um diese zu erreichen, noch ein anderes Moment hinzukommen; es ist dies die vorher dem Individuum eingepflanzte Ueberzeugung, dass der Stuhl nicht da sei. Ohne sie wird eine suggerirte negative Hallucination kaum eintreten.

Dass eine derartige eingepflanzte Ueberzeugung in der That das Nichtwahrnehmen von Gegenständen begünstigt, das ist eine feststehende Thatsache, die wir auch ohne Hypnose constatiren können Nehmen wir an, es sei jemand mit irgend einer Arbeit beschäftigt, er befindet sich in einem Raume, wo sonst kein Geräusch stattfindet und wo kein Geräusch von ihm erwartet wird; nehmen wir nun an, es würde ein leises Geräusch in einer bestimmten Stärke gemacht; der Betreffende wird es nicht wahrnehmen. Indessen wird er bei gleicher Stärke des Geräusches dasselbe wahrnehmen, wenn er vorher und bei dem Eintreten des Geräusches in der Ueberzeugung lebt, dass das Geräusch eintreten wird. In ganz ähnlicher Weise wird jemand einen schwachen Lichtfunken nicht wahrnehmen, wenn er ihn nicht erwartet, wenn er vorher die Ueberzeugung hat, dass ein Lichtfunke nicht eintreten wird, er wird ihn aber viel eher wahrnehmen, wenn er den Funken erwartet wenn er die Ueberzeugung hat, dass der Funke entstehen wird. Wir haben hier also auch wiederum das bereits oben entwickelte Gesetz kennen gelernt, dass die Erwartung eines Effectes dessen Eintreten ausserordentlich begünstigt und wir haben hier wiederum eine Analogie hypnotischer und nichthypnotischer Vorgänge.

Wir sahen also, dass unter normalen Verhältnissen die Ueberzeugung von dem Nichtvorhandensein eines Objectes dessen Nichtwahrnehmen begünstigt. Wenn wir nun, um die negativen Hallucinationen zu erklären, diesen Satz auf die Hypnose anwenden, so müssen wir uns fragen: wodurch gelingt es, dem Hypnotisirten eine solche Ueberzeugung einzupflanzen, dass ein Gegenstand nicht da sei? Hier müssen wir wiederum auf das subjective Gefühl der Willensschwäche und das Gefühl der Abhängigkeit, welches der Hypnotische in sich fühlt, zurückkommen. Bevor die negative Hallucination gelingt, sind fast immer schon eine ganze Reihe von Versuchen gemacht worden, durch welche der Hypnotiker die Ueberzeugung von seiner Schwäche gewonnen hat; er wird dem Hypnotisten, der für ihn Autorität geworden ist, immer mehr und mehr glauben, wenn er sich überzeugt hat, dass alles, was er ihm gesagt hat, in Wirklichkeit eintritt. Jener hat ihm gewöhnlich vorher zahlreiche Suggestionen mit Bezug auf seine Bewegungen gemacht, er hat ihm wohl auch schon positive Sinnestäuschungen, deren Erklärung ich oben gegeben habe, erregt. Der Hypnotisirte hat gesehen, dass alles eintraf, was der Hypnotist ihm gegenüber versicherte, und es kann demgemäss nicht allzusehr überraschen, dass er auch eine gewisse Neigung hat, es nun zu glauben, wenn der Hypnotist ihm sagt, dass ein Gegenstand nicht vorhanden ist.

Dennoch können diese zwei Momente, Ablenkung der Aufmerksamkeit und die dem Individuum eingepflanzte Ueberzeugung von dem Nichtvorhandensein des Gegenstandes nicht genügen, um die negative Sinnestäuschung zu erklären. So sehr auch der Hypnotist für den Hypnotiker Autorität geworden ist, soviel dieser auch glaubt, ohne die unter normalen Verhältnissen beanspruchte Motivationskraft, wie v. Bentivegni richtig betont — ein solches Fehlen der Sinneswahrnehmungen, wie es der Hypnotische bei den negativen Hallucinationen darbietet, kann uns auf diese Weise allein nicht erklärt werden. Ein vollkommen veränderter Bewusstseinszustand muss hinzukommen, wenn wir die negativen Hallucinationen begreifen wollen; es ist dies wiederum das Traumbewusstsein, das uns bereits bei der Erklärung der positiven Sinnestäuschungen unterstützte. Denn das Traumbewusstsein zeichnet sich nicht nur dadurch aus, dass alte Erinnerungsbilder als Hallucinationen erscheinen; es ist auch dadurch charakterisirt, dass Sinneseindrücke, die unter normalen Verhältnissen zu Empfindungen resp. Wahrnehmungen werden, im Traumzustand keine Empfindung oder Wahrnehmung veranlassen.

Also um zu recapituliren, die negativen Hallucinationen werden durch drei Momente erzeugt, erstens durch das Traumbewusstsein, zweitens dadurch, dass dem Hypnotisirten die Ueberzeugung eingepflanzt wird, dass ein Gegenstand nicht da ist, und drittens durch die hieraus resultirende Ablenkung der Aufmerksamkeit.

In ganz ähnlicher Weise können wir uns auch die Analgesie einzelner Hypnotiker erklären. Es ist bekannt, dass ein Schmerz, den man erwartet, viel leichter gefühlt wird, als ein Schmerz, der unvermuthet zugefügt wird. Wenn jemand nun glaubt, dass bei Einwirkung eines bestimmten Reizes eine Schmerzempfindung eintreten wird, so wird er in der That viel eher eine Schmerzempfindung haben, wie wenn er nicht an sie glaubt und insbesondere sie nicht erwartet. Ein bekanntes Beispiel hierfür liefert uns der Schmerz bei Operationen, wo der Schmerz bekanntlich viel stärker ist, wenn die Person den Schnitt erwartet resp. sieht, als wenn der Schnitt unvermuthet gemacht wird; geschieht das letztere, so hat bekanntlich in vielen Fällen eine wesentliche Schmerzempfindung überhaupt nicht statt. Aehnlich können wir uns nun die Analgesie in der Hypnose vorstellen. Ob es eine ganz spontane Analgesie giebt, die nicht durch Suggestion entsteht, ist mir noch zweifelhaft, obwohl ich sie oben angeführt habe. Jedenfalls ist das Gewöhnliche, dass die Analgesie durch Suggestion erzeugt wird. Auch dies können wir uns nun wieder in derselben Weise denken, dass der Hypnotische sich von dem Eintreffen vieler Suggestionen, vieler Behauptungen des Hypnotisten bereits überzeugt hat, dass er dadurch ihm eine vielleicht unmotivirte Leichtgläubigkeit entgegenbringt. Wird nun von dem Hypnotisten die Analgesie stark versichert, so wird schon bei dem Hypnotisirten die Neigung bestehen, an die Analgesie zu glauben und sie zu erwarten. Die Ueberzeugung aber von dem Bestehen der Analgesie muss nach den oben bereits erwähnten Ausführungen wiederum das wirkliche Bestehen der Analgesie ausserordentlich begünstigen.

Ich komme jetzt zur Besprechung einiger Erscheinungen des Gedächtnisses. Eine derartige Störung der Gedächtnissthätigkeit, wie sie in der Hypnose zuweilen statt hat, ist gewiss recht auffallend und doch wollen wir uns auch hier darüber klar sein, dass wir manche Analogie mit dem gewöhnlichen Leben finden. Diejenigen Fälle von Hypnose bei denen überhaupt eine Störung des Gedächtnisses nicht stattfindet, diese Fälle brauche ich natürlich in keiner Weise zu berücksichtigen.

Erwähnung verdient aber der Umstand, dass es in der That Personen giebt, bei denen nach dem Erwachen aus der Hypnose eine Erinnerung für die Vorgänge während der Hypnose nicht besteht. Dass wir uns gewisser Vorgänge auch ausserhalb der Hypnose nicht erinnern, ist eine bekannte Thatsache. An automatisch ausgeführte Handlungen, wie z. B. das Aufziehen der Uhr am Abend, erinnert man sich bekanntlich gar nicht. Aber selbst Handlungen, die mit vollster Ueberlegung und vollstem Bewusstsein ausgeführt werden, werden mitunter vergessen, wie ich oben gezeigt habe. Wir sahen dort auch Handlungen, die mit vollstem Bewusstsein und sogar in der Absicht, sich später ihrer zu erinnern, ausgeführt wurden, und die doch in dem betreffenden Moment vergessen sind. Wenn nun der Hypnotische gewisse Handlungen ausführt, diese aber nachher nicht mehr angeben kann, so haben wir schon eine Analogie für ein solches Vergessen gefunden. Diese Analogien können aber in keiner Weise das plötzliche und oft fast genau durchgeführte regelmässige Vergessen der hypnotischen Vorgänge erklären. Wir haben oben bei der Besprechung des Gedächtnisses diese Erscheinung kennen gelernt, und wir sahen dabei gleichzeitig, dass der Hypnotische sich während der Hypnose aller Vorgänge früherer Hypnosen und des wachen Lebens erinnerte; wir nannten dieses Verhalten „Doppeltes Bewusstsein". Dasselbe verdient eine besondere Besprechung. Es ist gewiss eine auffallende Erscheinung, wenn man bei einem Menschen zwei vollkommen und schematisch getrennte Bewusstseinszustände unterscheiden und hervorbringen kann, sodass in dem einen Bewusstseinszustand, d. h. im wachen Leben nur Erinnerung für die Vorgänge im wachen Leben, in dem anderen Bewusstseinszustand, d. h. im hypnotischen, Erinnerung an die früheren Hypnosen und an das wache Leben besteht. Denken wir uns das Leben eines solchen Menschen in mehrere Perioden zerlegt a, b, c, d, e, f, g, so besteht in den Zuständen a, c, e, g nur die Erinnerung für das, was in diesen selbst vorgegangen ist, sodass in dem Zustande c die Person sich nur dessen erinnert, was in a vorging, dass sie in e nur weiss, was in a und c vorging u. s. w. Hingegen besteht in den Zuständen b, d, f sowohl Erinnerung an das, was in diesen vorging, als auch Erinnerung an das, was in a, c, e vorfiel. Eine solche Erscheinung muss ausserordentlich überraschen, zumal wenn sie spontan, d. h. ohne Suggestion eintritt.

Um dieses Doppelbewusstsein zu erklären, komme ich auf Max Dessoirs Theorie vom Doppel-Ich zurück, muss dieselbe aber erst genauer schildern, um sie auf unsern Gegenstand anwenden zu können.

Max Dessoir nimmt mit Pierre Janet an, dass die menschliche Persönlichkeit nur in unserm Bewusstsein eine Einheit bildet, in Wirklichkeit jedoch sich aus mindestens zwei deutlich trennbaren Persönlichkeiten zusammensetzt, die jede für sich durch eine Erinnerungskette zusammengehalten werden. Um diesen Satz zu begründen, wählt Max Dessoir mehrere Wege. So werden nach ihm im Leben zahlreiche Handlungen ausgeführt, die alle Merkmale psychischer Bedingtheit tragen, aber in dem Augenblick, wo sie ausgeführt werden, von dem Individuum nicht gewusst werden, resp. ohne seine Kenntniss ausgeführt werden. Von zahlreichen automatischen Bewegungen und Handlungen sehe ich ab, z. B. von dem automatischen Reiben der Hände, wenn sie kalt sind, von dem Kratzen, wenn man von einem Floh gebissen wird, welches stattfindet, ohne dass man darauf achtet und ohne dass man das Gespräch unterbricht. Complicirter ist schon der Versuch, den Barkworth ausgeführt hat. Er ist im Stande, während einer lebhaften Debatte grosse Zahlenreihen richtig zu addiren, ohne sich im mindesten von der Debatte ablenken zu lassen. Die erwähnten

Vorgänge zeigen, dass erstens eine nicht bewusste Intelligenz im Menschen vorhanden ist, wie schon das nicht bemerkte automatische Reiben kalter Hände zeigt, zweitens auch ein nicht bewusstes Gedächtniss; denn Barkworth z. B. muss mindestens zwei Ziffergruppen im Gedächtnisse haben, um aus ihnen eine dritte zu schaffen; er muss diese wieder behalten, um eine vierte hinzuzufügen; diese Gedächtnisskette aber besteht bei ihm unabhängig von der Gedächtnisskette, auf der sich die Conversation aufbaut (Max Dessoir). Da nun nach Max Dessoir die beiden Elemente der Persönlichkeit Bewusstsein und Erinnerung sind, so nimmt er an, dass bereits in dem erwähnten Falle von Barkworth die Elemente einer zweiten Persönlichkeit gegeben sind. Die psychischen Vorgänge, die mit Kenntniss des Individuums geschehen, heissen das Oberbewusstsein, diejenigen, die ohne seine Kenntniss geschehen, das Unterbewusstsein; das gleichzeitige Auftreten beider Bewusstseinshälften Doppelbewusstsein oder „Doppeltes Bewusstsein" (Max Dessoir.) Es würde also in dem Falle von Barkworth die von ihm geführte Unterhaltung in das Oberbewusstsein zu verlegen sein, die von ihm gleichzeitig automatisch ausgeführte Addition in das Unterbewusstsein.

Was wir hier und von jetzt ab als Oberbewusstsein finden, wird gewöhnlich als Bewusstsein zusammengefasst. Um eine Verwirrung der Begriffe zu vermeiden, sei dies ausdrücklich erwähnt. Mit „Bewusstsein" bezeichnet man nämlich im Allgemeinen die Summe derjenigen psychischen Vorgänge, die in uns vorgehen, und die wir innerlich wahrnehmen. Wir haben jetzt das Bewusstsein viel weiter zu fassen als die Summe aller psychischen Vorgänge in uns; das Bewusstsein zerfällt dann in zwei Hälften, Ober- und Unterbewusstsein, von denen sich die erstere mit dem sonst üblichen Bewusstseinsbegriff decken würde.

In den erwähnten Fällen bestehen nun die beiden Bewusstseinshälften gleichzeitig. Sie lassen sich aber auch unter gewissen Verhältnissen zeitlich nebeneiander verlegen. Max Dessoir führt den Fall an, wo jemand in der zweiten Nacht fortfährt zu träumen, wo er in der ersten aufgehört hat. Hier zeigt also das Traumbewusstsein bereits einen Ansatz zur Bildung einer zweiten Gedächtnisskette. Hierher rechnet der genannte Autor auch den Fall von Macario: es handelt sich um ein Mädchen, das während eines Anfalles von natürlichem Somnambulismus vergewaltigt, beim Erwachen nichts davon wusste und erst im folgenden Anfall der Mutter das Vorgefallene erzählte. Dass sich ähnliche Fälle auch unter pathologischen Verhältnissen finden, ist bereits S. 100 erwähnt worden.

Diese Fälle aus Traum und Pathologie zeigen also dasselbe

nebeneinander, was zuerst z. B. in dem Fall von Barkworth miteinander verbunden war. Max Dessoir führt noch andere Beispiele zur Stütze seiner Ansicht auf, auf die ich aber hier nicht eingehen kann.

Wir haben nun — um auf die Hypnose zurückzukommen — den Zustand des Doppelbewusstseins zu erklären, und da meint Max Dessoir eben, dass die Hypnose den verborgenen Theil unseres Seelenlebens, der als Unterbewusstsein zu bezeichnen ist, der sich gelegentlich in dem täglichen Leben und noch deutlicher in den pathologischen Uebertreibungen bemerkbar macht, dass die Hypnose diesen Theil des Seelenlebens einfach experimentell darstellt. Es ist demnach nach Max Dessoirs Theorie der Zustand des Doppelbewusstseins keine absolut neue Erscheinung, sondern lediglich die experimentelle Darstellung eines bestimmten psychischen Verhaltens, wie es andeutungsweise selbst bei normalen Menschen schon gelegentlich beobachtet wird. Wenn ich auch glaube, dass Max Dessoir das Doppel-Ich viel zu weit fasst, so sind seine Ausführungen nichtsdestoweniger von hohem Werthe für die Beurtheilung des Doppelbewusstseins in der Hypnose. Für unsere Zwecke ist es gar nicht nöthig, eine Verallgemeinerung dieser Theorie anzunehmen, da ja gerade in der Hypnose die Erscheinung des doppelten Bewusstseins zwar mitunter beobachtet wird, aber durchaus nicht so häufig ist, wie einige Autoren annehmen. Ich werde noch mehrfach auf das Doppelbewusstsein zurückkommen, das ich allerdings nicht so schematisch auffasse, wie Max Dessoir.

Wenn wir nun auch annehmen wollen, dass die Hypnose lediglich die experimentelle Darstellung der präexistirenden Erscheinung des Doppelbewusstseins ist, so bliebe nichtsdestoweniger noch die Frage von dem Causalzusammenhang der Hypnosigenese und dieser Darstellung bestehen und unbeantwortet. Vielleicht können wir auch hier wieder an das Traumbewusstsein appelliren, das durch die Hypnosigenese erzeugt wurde und einen Theil des Unterbewusstseins ausmacht. Auch Delboeuf, der allerdings die scharfe Trennung des Ober- und Unterbewusstseins nicht annimmt, identificirt die hypnotischen Phänomene, was die spätere Erinnerung betrifft, vollkommen mit den nächtlichen Träumen. Wir können alsdann den Cansalzusammenhang zwischen Hypnosigenese und Auftreten des Doppelbewusstseins ähnlich wie bei den Sinnestäuschungen durch die experimentelle Darstellung des Traumbewusstseins erklären.

Auf andere Erscheinungen im Gebiete des Gedächtnisses während der Hypnose will ich hier nicht eingehen, da ich bereits in der Symptomatologie zahlreiche Analogien angeführt habe.

Ich komme jetzt zur Besprechung der posthypnotischen Suggestion, die uns etwas länger beschäftigen wird, weil gerade für sie auf dem Wege der Analogie bereits eine Erklärung in gewissem Sinne gegeben werden kann. Zu diesem Zwecke wähle ich irgend eine durch posthypnotische Suggestion ausgeführte Handlung und nehme an, es handle sich um eine Hypnose ohne Amnesie, d. h. um eine Hypnose, an deren Vorgänge das Sujet nach dem Erwachen sich vollkommen erinnert.

Hier ist ein analoges Beispiel aus dem wachen Leben. Es ist ein Herr X. bei mir zu Besuch. Ich gebe ihm einen Brief mit der Aufforderung, denselben in den Briefkasten zu werfen, wenn er beim Nachhausegehen einen solchen sähe. X. geht weg und wirft den Brief in den Kasten.

Hier sehen wir einen Auftrag, den ich gebe, und der sich erst später erfüllt. Nehmen wir nun statt dieses Falles, wo es sich um keine Hypnose handelt, einen ganz gleichen Fall in Hypnose, etwa eine solche ohne nachfolgende Amnesie bei Y. Ich ertheilte Y. in der Hypnose genau eben denselben Auftrag, wie dem genannten X., d. h. den Brief beim Nachhausegehen in den Kasten zu werfen, wenn er einen solchen sähe.

In beiden Fällen wird die von mir anbefohlene Handlung ausgeführt. Es würde sich hier nun um die Frage handeln: welches ist der Unterschied in beiden Fällen? In dem Fall der Hypnose wäre anscheinend ein Umstand auffallend, nämlich dass Y. den Auftrag ohne, vielleicht gegen seinen Willen ausführte.

Dass Y. den Brief ohne seinen Willen in den Kasten wirft, würde sich von dem Falle des X., der im wachen Zustande dasselbe thut, nicht unterscheiden. X. geht mit einem anderen Herrn, z. B. Z., nach Hause und unterhält sich mit ihm, während er geht. Bei dieser Gelegenheit kommen sie bei einem Briefkasten vorbei. X. achtet gar nicht weiter darauf, unterhält sich weiter, wirft aber den Brief mechanisch in den Kasten. Einige Zeit später fällt es X. ein, dass er den Brief in den Kasten werfen sollte; dass er ihn hineingeworfen hat, ist ihm jetzt nur ganz dunkel in Erinnerung; X. überzeugt sich aber davon, dass er seinen Auftrag erledigt hat, indem er, um sich zu vergewissern, in seiner Tasche sucht, ob der

Brief noch in ihr ist. Wir sehen also, dass X. ohne Betheiligung des bewussten Willens den Auftrag ausgeführt hat.

Mehr würde es schon auffallen, wenn X. eine derartige Handlung auch gegen den Willen ausführen würde. X., so sahen wir, hat den Brief in den Kasten geworfen, ohne daran besonders zu denken; sein Wille hat aber jedenfalls nicht dagegen angekämpft, den Auftrag auszuführen. Wäre dies der Fall gewesen, so hätte X. es unterlassen, den Auftrag auszuführen. Hätte aber, während X. ihn ausführte, sein Wille sich dagegen gesträubt, so musste er das Bewusstsein von dem Act haben, gegen den sein Wille sich sträubte. Dieses Bewusstsein ist nöthig, wenn der Wille in Thätigkeit treten soll, um etwas zu verhindern. Es muss die Idee von dem vorhanden sein, was ausgeführt werden soll. Bei der posthypnotischen Suggestion ist gerade das sehr auffallend, dass auch gegen den Willen dieselbe sich realisirt; dann weiss, wie selbstverständlich, die Person, was geschehen soll, sie hat die Vorstellung davon. Gerade diese Vorstellung bewirkt, dass bei der posthypnotischen Suggestion eine Handlung vollführt wird, gegen die der Wille ankämpft.

Es frägt sich nun, ob wir im Leben auch hierfür Analoga finden können, ob wir hier finden, dass eine Vorstellung im Stande ist, einen motorischen oder anderen Effect gegen den Willen des Menschen herbeizuführen. Die Antwort lautet: sehr häufig.

Wir haben oben bei der Suggestion im wachen Zustand gesehen, dass eine Idee mitunter genügt, um gegen den Willen der Person eine Bewegung oder einen bestimmten Zustand herbeizuführen. Ich will aber hier schon zeigen, dass dies ein sehr gewöhnliches Vorkommniss im Leben ist. Nehmen wir eine Person A. an, die einen theuren Verwandten durch den Tod verloren hat. Es tritt ein Zustand voller Traurigkeit und Niedergeschlagenheit ein, die Person kann das Weinen und die Thränen nicht zurückhalten. Indessen vergehen Monate, und A. beruhigt sich. Da kehrt nach einem Jahr der Todestag des Verstorbenen wieder, und A. kommt in denselben Zustand der Gemüthsaufregung mit Trauer und Thränen, wie bei dem Tode selbst. Auch hier ist A. nicht im Stande, seine Thränen und seine Stimmung durch den Willen zu bekämpfen. Die lebhafte Vorstellung hat genügt, um A. gegen seinen Willen in einen bestimmten Zustand zu versetzen.

Ganz ähnlich liegt der Fall z. B. bei dem Stotterer. Er ist zu Hause allein und kann hier sehr gut sprechen. Da kommt er zu einem fremden Herrn, und er stottert. Dies Stottern ist lediglich dadurch hervorgerufen, dass ihm der Gedanke kam, er werde stottern. Sein Wille ist nicht im Stande, den Gedanken zu bannen oder das Stottern zu verhindern. Aehnliche Dinge sehen wir so oft im Leben, und gerade gewisse krankhafte Zustände werden vielfach nur dadurch erzeugt, dass der Gedanke vom Eintreten des Zustandes lebendig wird, und gegen den Willen der Zustand selbst eintritt. Wir werden uns demnach wohl nicht allzusehr wundern können, wenn auch eine posthypnotische Suggestion gelegentlich sich gegen den Willen der Versuchsperson realisirt.

Die grösste Aehnlichkeit haben übrigens diese posthypnotisch gegen den Willen — oder genau genommen nur gegen den Wunsch — ausgeführten Handlungen und Bewegungen mit den in der Psychologie genauer bekannten Triebbewegungen, deren Ausführung oft nur zur Befriedigung eines Lustgefühles geschieht, welches eine Folge der ausgeführten Bewegung ist. Derartige Triebbewegungen sind vollkommen unabhängig von der Willkür; sie kommen gegen den Wunsch des Menschen zu Stande. So ist z. B. beim Schreck eine Triebbewegung vorhanden, wenn die Hand schützend gegen die drohende Gefahr ausgestreckt wird (Wundt) Hierbei kann vollkommen die Vorstellung der Bewegung vorhanden seien, zu deren Ausführung die betreffende Person aber gezwungen ist durch innere psychische Vorgänge, wie es ähnlich bei vielen gegen den Willen posthypnotisch ausgeführten Handlungen der Fall ist. Ganz ähnlich liegt die Sache bei dem sogenannten impulsiven Irresein. Auch hier führen die Patienten Handlungen aus, deren Motive nicht klar bewusste Vorstellungen sind. Vielmehr scheinen die Patienten triebartig zu den Handlungen gezwungen, trotzdem sie sie mit Bewusstsein ausführen (Schüle).

Ich habe im Vorhergehenden die Frage besprochen, warum posthypnotische Suggestionen ohne, resp. gegen den Willen ausgeführt werden. Ich nahm hierbei den Fall an, dass das Sujet nach dem Erwachen sich des ihm in der Hypnose gegebenen Auftrages erinnere, d. h. ich berücksichtigte bisher nur diejenigen Hypnosen, bei denen nach dem Erwachen keine Amnesie besteht. Räthselhafter scheint nun die Frage, warum sich auch posthypnotische Suggestionen realisiren, bei denen nach dem Erwachen Amnesie, mithin keine Erinnerung an den ertheilten Befehl besteht, und dieser anscheinend nicht in dem Bewusstsein der Person ist.

Kehren wir zur Erklärung wieder zu dem oben erwähnten

Beispiele aus dem wachen Leben zurück, wo X. einen Brief in den Kasten werfen sollte. Ich weise zunächst darauf hin, dass auch X., dem ich den Brief gegeben, nicht fortwährend sich des Auftrages bewusst war, ja, wir sahen, dass X. anscheinend ohne Bewusstsein seiner Handlung den Brief in den Kasten warf; dennoch aber würde er ihn nicht in den Kasten geworfen haben, wenn er nicht meinen Auftrag im Gedächtnisse gehabt hätte.

Ganz ebenso liegt nun die Sache bei der posthypnotischen Suggestion. Dieselbe sitzt im Gedächtnisse, und sie ist in Wirklichkeit nur scheinbar unbewusst. Alle posthypnotischen Suggestionen sind zwischen der Zeit des Erwachens und der Zeit der Realisirung nur scheinbar unbewusst. Um dieses zu beweisen, schweife ich etwas vom Thema ab und komme auf das Oberbewusstsein zurück, womit wir die in uns vorgehenden psychischen Vorgänge bezeichnen, die wir innerlich wahrnehmen, während die nicht wahrgenommenen als Unterbewusstsein bezeichnet werden.

Der Zustand des Oberbewusstseins ist nicht dauernd derselbe; er ist im Gegentheil fortwährendem Wechsel unterworfen. In der einen Periode sind uns Vorstellungen bewusst, die uns in der anderen fehlen. Die eine Periode umfasst mehr, als die andere. Wenn wir nun die Summe von psychischen Vorgängen, die wir in dem einen Zustand innerlich wahrnehmen, als Bewusstseinssphäre bezeichnen, so können wir eine ganze Anzahl solcher Bewusstseinssphären annehmen. Um jedoch die Sache nicht zu sehr zu compliciren, wollen wir nur zwei Sphären annehmen, da dieselben für unsern Zweck genügen.

Wir haben oben bei der Besprechung des Gedächtnisses gesehen, dass der Hypnotische mit Amnesie im wachen Leben sich in der späteren Hypnose alles dessen erinnert, was in der früheren Hypnose vorging. Er erinnert sich in der Hypnose aber auch alles dessen, was im wachen Leben vorfiel, während er im wachen Leben sich nur dessen bewusst ist, was im wachen Leben vorgeht. Wir haben hier also zwei verschiedene Bewusstseinssphären. Die eine umfasst die Vorgänge von Hypnose und wachem Leben, die andere nur die des wachen Lebens. Hier haben wir also zwei Bewusstseinssphären zeitlich neben einander.

Während des wachen Lebens befinden sich im Oberbewusstsein von den Erinnerungsbildern nur solche aus dem wachen Leben; im Unterbewusstsein befinden sich die Erinnerungsbilder aus der Hypnose, d. h. es sind die Eindrücke der Hypnose aufgenommen, sie kommen aber nicht in das Oberbewusstsein. Man muss nun aber nicht etwa glauben, dass Ober- und Unterbewusstsein ganz schematisch von einander getrennt sind. Eindrücke des Unterbewusstseins kommen gelegentlich auch einmal ins Oberbewusstsein. Die durch Ideenassociation hergestellte Erinnerung, von der ich S. 97 sprach, beruht darauf. Dass Eindrücke der Hypnose auch während des wachen Lebens keineswegs verschwunden sind, dass dieselben vielmehr im Gehirn wirklich festsitzen, lässt sich auch beweisen.

Um dies zu thun, muss ich wiederum etwas weiter abschweifen, und ich komme hiermit zu dem automatischen Schreiben. Ich verdanke die Kenntniss desselben Herrn Dr. Max Dessoir, dem ich für seine selbstlose, echt wissenschaftliche Unterstützung bei der Ausarbeitung dieses Buches nochmals danke. Es ist dieses automatische Schreiben von ausserordentlichem Interesse und von grosser Wichtigkeit. Es wird auch bei Naturvölkern beobachtet (Doolittle, Bastian). Sehen wir uns dasselbe genauer an.

Ich hatte schon mehrfach Gelegenheit von automatischen Bewegungen und Handlungen zu sprechen. Um jede Verwirrung der Begriffe zu vermeiden, sei betont, dass ich hier nicht solche Bewegungen als automatische bezeichne, die Liébeault und Bernheim so nennen und die Max Dessoir richtiger als fortgesetzte Bewegungen bezeichnet (vergl. S. 53). Ich will hier unter automatischen Bewegungen solche bezeichnen, die im Augenblick ihrer Ausführung nicht gewusst werden, dennoch aber alle Merkmale psychischer Bedingtheit besitzen. Wenn ich irgendwohin gehe, so sind meine Gehbewegungen fast stets automatische Bewegungen; ich gehe, ohne im Augenblick der Ausführung die einzelnen Bewegungen zu wissen.

Um nun auf das automatische Schreiben zu kommen, so sei erwähnt, dass es Menschen giebt, die während sie über irgend etwas nachdenken, oder mit jemandem sprechen, die Gewohnheit haben, mit ihren Fingern irgend welche Bewegungen auf dem Tische auszuführen. Wenn solche Leute einen Bleistift in die Hand nehmen und auf das Papier setzen, so zeichnen sie auf diesem alle möglichen Kritzeleien, während sie über andere Dinge nachdenken, und ohne dass sie die Ausführung der Kritzeleien bemerken. Diese Kritzeleien können als Anfang des automatischen Schreibens gelten. Die Kritzeleien können aber auch eine gewisse vernünftige Form annehmen; so berichtet Schiller, er habe beim Nachdenken oft ganze Bogen mit Rössleins bemalt (Max Dessoir). Von anderen Personen werden in dieser Weise automatisch Buchstaben und Worte niedergeschrieben, und diesen Process nennt man eben automatisches Schreiben; dasselbe ist offenbar von einer gewissen Intelligenz geleitet, da ohne solche doch vernünftige Worte nicht niedergeschrieben werden können. Diese Intelligenz ist aber in der Person gelegen, wenn auch ihr nicht bewusst in dem gewöhnlichen Sinne dieses Wortes; diese Intelligenz ist eben das in der Person gelegene Unterbewusstsein, das in derselben Weise wie das Oberbewusstsein Handlungen und Bewegungen ausführt, trotzdem diese vom Individuum nicht bemerkt werden. Jedenfalls ist die betreffende Intelligenz dem Individuum innewohnend und ihm gehörend, nicht aber wie die Spiritisten, die das automatische Schreiben gleichfalls kennen, und als mediumistisches Schreiben bezeichnen, eine fremde Kraft, ein Geist.

Ich bitte jetzt den Leser, mir bei einigen Versuchen mit dem automatischen Schreiben zu folgen.

Ich gebe einer Person, die nicht in Hypnose ist, einen Federhalter oder

Bleistift in die Hand, trage ihr auf, irgend eine Frage durch Schreiben zu beantworten, z. B., was sie Tags vorher zu Mittag gegessen hat; sie solle aber die Hand passiv lassen und nicht absichtlich schreiben, füge ich hinzu; gleichzeitig setze ich die Bleistiftspitze auf ein Stück Papier. Dass die Person, welche fest daran denkt, mit der Hand niederschreibt, ist an sich nicht wunderbar. Es würde an die S. 42 geschilderten Versuche vom Gedankenlesen erinnern. Die Person denkt z. B. an Kalbsbraten und macht mit der Hand entsprechende Bewegungen. Etwas abweichend wird der Process jedoch schon dadurch, dass ich mich mit der Person ganz ruhig unterhalte, während sie schreibt. Ich unterhalte mich mit ihr über das Theater, über das Wetter; unterdessen schreibt die Hand das Wort „Kalbsbraten“ nieder. Es stellt sich heraus, dass die Person denselben am vorhergehenden Mittag gegessen hat. Es hat also hier die Hand geschrieben, ohne dass die Person die Gedanken concentrirte, und es weicht dies schon von dem gewöhnlichen Gedankenlesen ab. Es hat also die Person, während sie sich mit mir unterhielt, auf eine an sie gerichtete Frage eine ganz vernünftige und richtige Antwort niedergeschrieben. Da sie das Schreiben gar nicht bemerkte, so folgt daraus, dass die Person automatisch schrieb. Es ist dieses automatische Schreiben gewiss recht auffallend.

Wenn nun die genannte Person auch nicht wusste, dass sie schrieb, so wusste sie doch was sie, ohne es zu bemerken, schrieb; denn sie wusste, dass sie Tags vorher Kalbsbraten gegessen hatte. Nun giebt es aber auch Personen, die auf Fragen mittelst des automatischen Schreibens Dinge beantworten, die sie gar nicht wissen. So z. B. schreibt eine Person auf die an sie gerichtete Frage, was sie in der letzten Woche täglich zu Mittag gegessen habe, alle Speisen für die einzelnen Tage automatisch nieder, obwohl sie selbst die einzelnen Gerichte nicht mehr weiss, d. h. nicht mehr im Oberbewusstsein hat.

Auch in der Hypnose lassen sich derartige Versuche sehr schön machen und die oben geschilderten Sinnestäuschungen, insbesondere die negativen gewinnen dadurch wesentlich an Verständlichkeit, wie bereits S. 148 angedeutet ist. Ich suggerire X. in Hypnose, trotzdem ausser mir noch A. und B. anwesend sind, dass nur ich anwesend sei, A. und B. aber fortgegangen seien. X. reagirt gar nicht mehr auf Anreden und andere Einflüsse von A. und B; X. sieht sie nicht und hört sie nicht. Auf meine Frage an X., wer anwesend sei, erfolgt die Antwort: „Nur Sie und ich.“ Darauf gebe ich X. einen Bleistift in die Hand, setze ihn auf ein Papier und befehle X, mir mit dem Bleistifte die Frage zu beantworten, wer anwesend sei. X. schreibt: „Herr Dr. Moll, Herr A., Herr B. und ich.“ Es hat mithin X. automatisch wiederum, ohne sein eignes Schreiben zu bemerken, eine ganz intelligente Antwort gegeben. Er hat sogar dadurch bewiesen, dass A. und B. zwar einen centralen Eindruck auf ihn gemacht haben, dass ihm dieser aber nicht bewusst war (vgl. S. 148)

Kehren wir nunmehr zu dem Ausgangspunkt unserer Besprechung zurück, nachdem wir das automatische Schreiben kennen gelernt haben.

Mittelst des automatischen Schreibens lässt sich in der That der Beweis führen, dass die Eindrücke der Hypnose wirklich im Gehirn festsitzen, und gerade hierüber haben Gurney, F. Myers und Pierre Janet eine Reihe sehr schöner Versuche gemacht. X. ist z. B. aus der Hypnose erwacht und kann nicht sagen, was während der Hypnose vorgefallen ist; X. erinnert sich an nichts, was man ihm gesagt hat. Aufgefordert, nunmehr automatisch niederzuschreiben, was ihm während der Hypnose gesagt wurde, thut X. dasselbe. Eine Menge Dinge werden mit diesem automatischen Schreiben von X. aufgezeichnet, die während der Hypnose vorgefallen sind. Da X. nun diese Dinge nicht sagen konnte, dieselben sich also nicht im Oberbewusstsein befinden, so ergiebt sich aus diesen automatischen Schreibversuchen, dass diese Eindrücke dennoch vorhanden sind. Man sieht sogar, dass dieselben sich durch einen gewissen Act, durch automatisches Schreiben, kundgeben können.

Es handelt sich nun darum, zu zeigen, wesshalb die posthypnotische Suggestion sich realisirt, trotz der Amnesie. Wir haben nun gesehen, dass diese Amnesie nur insofern besteht, als die hypnotischen Erlebnisse und auch die posthypnotische Suggestion sich lediglich in dem Unterbewusstsein befinden. Jedenfalls ist, wie ich jetzt nachgewiesen, die Amnesie nur eine scheinbare und die posthypnotische Suggestion sitzt im Unterbewusstsein, welches, wie ich gleichfalls durch das automatische Schreiben gezeigt habe, mit einer gewissen Intelligenz arbeitet, und in dem keineswegs ein wirres Durcheinanderlaufen der ihm angehörenden Gedanken stattfindet.

Aus den vorhergehenden Ausführungen geht hervor, erstens warum eine posthypnotische Suggestion ohne und gegen den Willen ausgeführt wird, zweitens warum eine posthypnotische Suggestion trotz scheinbaren Vergessens des Auftrages sich realisirt. Eine weitere Frage ist nun die, woher kommt es, dass die posthypnotische Suggestion sich in dem richtigen Moment realisirt? Die Antwort lautet verschieden je nach der Art, wie der Zeitpunkt bestimmt wird, in welchem sich die Suggestion realisiren soll. Wir sahen S. 111, dass der Zeitpunkt in mehrfacher Weise angegeben werden kann: entweder durch ein concretes äusseres Zeichen, z. B. das Schlagen der Uhr oder durch eine abstracte Zeitbestimmung oder durch Abzählen von Signalen oder Tagen.

Da, wo die Uhr schlägt, werden wir irgend welche neue psychologische Gesetze nicht finden; wir finden hier einen Process, wie wir ihn vermöge der Ideenassociation im normalen Leben auch sehr häufig finden. Grade das Schlagen der Uhr erinnert uns sehr oft daran, was wir zu der bestimmten Zeit ausführen wollten und was wir auch dann ausführen.

Wenn wir einen Knoten ins Taschentuch machen, um uns einer Sache zu erinnern, so findet derselbe Process statt. Es fällt mir jetzt ein, dass ich morgen einen Brief schreiben muss; ich nehme mein Taschentuch und mache einen Knoten, um nicht das Briefschreiben zu vergessen. Der Knoten und das Briefschreiben sind jetzt im Bewusstsein mit einander associirt. Sobald ich den folgenden Tag den Knoten im Taschentuch sehe, kommt mir die Idee des Briefschreibens ins Oberbewusstsein, während sie vorher nur im Unterbewusstsein war. Es findet hier eine Erinnerung statt durch Ideenassociation. Dasselbe sehen wir nun auch bei dem Beispiel der posthypnotischen Suggestion (S. 111). Das Schlagen der Uhr brachte hier den Gedanken in Erinnerung, die Wasserflasche zu nehmen und mit ihr auf- und abzugehen. Dieser Associationsprocess ist oft so mächtig, dass er sogar bei unpünktlicher Erledigung der Suggestion noch wirkt. Ein Herr wird am Sonnabend von mir hypnotisirt. Ich sage ihm: „Wenn Sie Dienstag früh zu mir kommen und bei mir eintreten, werde ich dreimal husten. Sobald ich dies gethan habe, werden Sie mir ihre Hand geben mit der Bemerkung: Das ist zu dumm". Der Herr kommt aber Dienstag nicht zu mir, sondern erst Donnerstag; dennoch realisirt sich die Suggestion, lediglich infolge meines Hustens.

Nehmen wir als zweiten Fall den, wo nicht ein concretes Zeichen, sondern eine abstracte Zeitbestimmung den Moment der Realisirung der posthypnotischen Suggestion bestimmt. Hier bleibt die Idee im Unterbewusstsein liegen, bis sie sich in die entsprechende That umsetzt. In dem Unterbewusstsein findet hier eine ungefähre, aber nur ungenaue Berechnung statt. Auch hierfür haben wir viele Analoga im gewöhnlichen Leben. Ich sage A.: „Erinnern Sie mich in einer Stunde daran, dass ich einen Brief schreiben will." A. beschäftigt sich mit allem Möglichen, denkt gar nicht mehr an den Brief, erinnert mich dennoch nach einiger Zeit daran. Da er aber nicht zur Uhr gesehen hat, hat er die Zeit unpünktlich bestimmt; der Fall ist ganz analog wie bei der posthypnotischen Suggestion, wo gewöhnlich keine vollkommene Pünktlichkeit stattfindet. Für die wenigen Fälle, bei denen diese auffallende Pünktlichkeit eintritt, glauben einige Leute, eine innere Zeitrechnung annehmen zu müssen, die etwa ähnlich functionire und Zeiten schätzen könne, wie auch unser Puls und die Athmung unbewusst eine grosse Regelmässigkeit zeigen. Wie dem aber auch sein mag, es giebt einzelne Leute, die im wachen Zustande im Stande sind, die Zeit ziemlich genau zu schätzen, andere, die sie auch während des Schlafes taxiren können, wie jene Leute, die, ohne dass eine Uhr schlägt, zu einer bestimmten Zeit erwachen können. Jedenfalls wäre, was die Zeitbestimmung betrifft, es keineswegs nöthig, irgend eine besondere Fähigkeit Hypnotisirter anzunehmen, die sich sonst nicht fände.

Gerade über die genaue Zeitrechnung somnambuler Personen haben auch die alten Mesmeristen, z. B. Nasse und Eschenmayer, Untersuchungen angestellt; auch bei den alten Indern wurde dieses Problem schon eifrig studirt; man bezeichnet mitunter diese Fähigkeit innerlich die Zeit genau zu schätzen als Kopfuhr (du Prel).

Ich komme jetzt zur Besprechung der dritten Art der Zeitbestimmung, nämlich auf das Abzählen von Signalen oder Tagen (vgl. S. 112). Die Erklärung, die Gurney hierfür giebt, stützt sich wiederum auf die Trennung des Bewusstseins in Ober- und Unterbewusstsein, die ich oben auseinandergesetzt habe. Während sich der Experimentator mit dem Individuum unterhält, und das Oberbewusstsein dabei thätig ist, arbeitet das Unterbewusstsein selbständig weiter. Dieses trägt den Befehl im Gedächtnisse, und während die obere Bewusstseinssphäre bei dem Gespräche beschäftigt ist, zählt die untere Sphäre die gegebenen Signale, z. B. das Scharren des Fusses. Wenn das zehnte Signal gegeben ist, wird die Suggestion realisirt, ebenso wie sonstige Suggestionen auf ein bestimmtes Signal ausgeführt werden (vgl. Beispiel auf S. 112).

In ganz ähnlicher Weise wie das Zählen der Signale, sucht nun Gurney auch manche Suggestionen auf längere Verfallszeit zu erklären. Auch diese können, wie wir sahen, mitunter so gegeben werden, dass man nicht ein bestimmtes Datum nennt, sondern eine Reihe von Tagen oder Wochen angiebt, nach deren Verlauf die Suggestion ausgeführt werden soll (S. 112). Zur Erklärung bieten sich zwei Wege. Vielleicht rechnet das Sujet sich das Datum aus, nachdem ihm die Anzahl der Tage oder Wochen bestimmt ist. Hiergegen spricht, dass derartige Personen bei Hypnosen in der Zwischenzeit das endgiltige Datum nicht angeben können. Gurney nimmt desswegen auch hier eine Thätigkeit des Unterbewusstseins an. Er meint, dass die Person ähnlich, wie wir im wachen Leben mit Bewusstsein Tage abzählen können, so mit dem Unterbewusstsein die Tage abzähle und vermöge dieser Abzählung die Suggestion erfülle. Er nimmt dies umsomehr an, als bei den zwischen den beiden Terminen vorgenommenen Hypnosen die Person im Stande ist, die Anzahl der Tage anzugeben, die verflossen sind und noch verfliessen werden, nicht aber den Endtermin anzugeben vermag.

Man ist im Stande, mittelst dieser verschiedenen Bewusstseinssphären die posthypnotischen Suggestionen, die sich bei vollkommener Amnesie realisiren, am besten zu verstehen. Denn stets ist der suggerirte Befehl aufgenommen, wenn die Versuchsperson auch infolge der Amnesie ihn nicht weiss. Die pünktliche Erfüllung eines derartigen Befehles ist nur dann zu denken, wenn ausser dem gewöhnlichen Oberbewusstsein auch das Unterbewusstsein in uns mit Intelligenz arbeitet.

Die vorhergehenden Ausführungen sollten wesentlich dazu dienen, die posthypnotische Suggestion nach Möglichkeit gewissen alltäglichen Vorgängen zu nähern. Um eine vollkommene Identificirung handelt es sich hierbei wohl nicht. Denn zweierlei unterscheidet scheinbar viele posthypnotische Suggestionen von allen bekannten Vorgängen des wachen Lebens. Es erinnert sich die Person nach Beendigung der Hypnose nicht des gegebenen Befehles; von der Idee, denselben auszuführen, ist ihr anscheinend nichts bewusst; spricht man mit der Person nach dem Erwachen davon, so kann in ihr die Idee gleichfalls nicht wachgerufen werden; dennoch aber wird diese in einem vorher bestimmten Momente lebendig, trotzdem in der Zwischenzeit die Erinnerung dadurch, dass man mit der Person davon sprach, nicht zu erzielen war. Wir vergessen auch im gewöhnlichen Leben vieles; dass aber etwas erst in einem uns vorher bestimmten Moment in Erinnerung kommt, während in der Zwischenzeit weder durch Andeutungen noch sonst wie eine Erinnerung erzielt werden kann, dass scheint mir das eine Privilegium vieler posthypnotischer Suggestionen zu sein; das zweite ist anscheinend der Umstand, dass nicht der Befehl selbst, sondern oft nur die Idee der Ausführung desselben in Erinnerung kommt.

Dennoch sind selbst diese anscheinend so auffallenden Phänomene keineswegs ein absolutes Vorrecht der Hypnose. Ich will zunächst an die oft pathologischen Zwangsvorstellungen erinnern, deren Ursprung meist unbekannt ist (v. Bentivegni). Bekanntlich können solche Vorstellungen gleichfalls den Impuls zu Handlungen geben (v. Krafft-Ebing), welche schliesslich unter Umständen der Betreffende nicht unterdrücken kann. Die Quelle der Vorstellung ist oft nicht zu ermitteln weder durch Fragen noch durch irgend etwas anderes. Wenn wir nun an Lockes Satz festhalten: „Nil est in intellectu, quod non prius fuerit in sensu," so werden wir doch annehmen müssen, dass irgend ein äusserer Vorgang den Geist des von Zwangsvorstellungen Beherrschten früher einmal beeinflusst hat, dass aber der Vorgang selbst nicht mehr in Erinnerung gebracht werden kann. Dennoch tritt die Wirkung ein, die sich bald als Zwangsvorstellung bald als eine von ihr veranlasste Handlung (Mord, Selbstmord, Brandstiftung etc.) zeigt (v. Krafft-Ebing). Es findet also hier genau wie bei der posthypnotischen Suggestion weder in der Zwischenzeit Erinnerung an den äusseren veranlassenden Eindruck, noch auch selbst beim Auftreten der Vorstellung oder Handlung Erinnerung an deren Quelle statt.

Aber nicht nur unter pathologischen Verhältnissen scheint mir der Vorgang aufzutreten, dass irgend eine von aussen in uns erweckte Vorstellung uns beeinflusst, unser Handeln, Fühlen etc. tangirt, ohne dass wir uns durch irgendwelche Hilfsmittel genauer des Zeitpunktes erinnern, wann jene Vorstellung sozusagen uns eingepflanzt wurde. Nehmen wir ein kleines Kind an, etwa im Alter von 2—3 Jahren; dasselbe kommt öfter mit 2 Personen A. und B. in Berührung; A. ist nun recht gut und zärtlich zu dem Kinde, B. hart und unfreundlich. Infolgedessen entwickelt sich allmählich bei dem Kinde eine Zuneigung zu A., eine Abneigung gegen B; nehmen wir nun ferner an, dass das Kind längere Zeit nicht mehr mit A. und B. in Berührung komme; dennoch werden noch nach langer Zeit, wenn eine zufällige Begegnung wieder stattfindet, die Zuneigung zu A., die Abneigung gegen B. sich zeigen. Die Gründe für dieses Verhalten werden dem Kinde, das nun vielleicht schon mehrere Jahre älter ist, nicht klar sein, es erinnert sich gar nicht mehr daran, wie A. und B. sich früher zu ihm benommen haben; man konnte auch weder vorher noch jetzt durch Fragen die Erinnerung wieder herstellen. Dennoch besteht die Wirkung jener dem Kinde nicht bewussten früheren Eindrücke und zeigt sich in dem Verhalten des Kindes gegenüber A. und B. Dass in resp. nach der Kindheit dieser Vorgang oft stattfindet, ist sicher. Scharfsinnige Beobachter nehmen an, dass mancher Mensch seine Vorliebe für irgend einen Beruf, z. B. die Malerei durch irgendwelche Eindrücke in der Kindheit, z. B. die Beschäftigung mit Farben erhalten habe; auch hier zeigt sich lediglich die Wirkung früherer Eindrücke, die als solche nicht mehr von dem Erwachsenen gekannt sind.

Dass übrigens ein solcher Vorgang keineswegs auf die Kindheit beschränkt ist, dass er sich auch bei Erwachsenen findet, ist sicher. Unbedeutende Aeusserungen, die wir hören, beeinflussen uns nicht selten, ohne dass wir uns später, wenn die Wirkung auch eintritt, uns jener Aeusserungen noch entsinnen könnten. Gar manchmal ist unser Verhalten gegenüber Personen, Ereignissen, Gegenständen durch frühere, nicht mehr bewusste Eindrücke bedingt.

Da wir nun wissen, dass jene hypnotischen Zustände, in denen nach dem Erwachen Amnesie besteht, keineswegs Zustände von Bewusstlosigkeit sind, dass vielmehr die aufgenommenen Eindrücke höchstens unterbewusst bleiben, so kann die Thatsache auch nicht mehr allzu räthselhaft erscheinen, dass in der Hypnose aufgenommene Eindrücke das spätere Handeln des Hypnotikers beeinflussen, nachdem er längst aus der Hypnose erwacht ist, und ohne dass er sich der Quelle des Handelns erinnert. Er wird vielmehr ebenso wie in den genannten Beispielen wacher Leute jenen äusseren Einfluss sich vollkommen assimiliren, sich desselben gar nicht mehr erinnern und später oft wie spontan handeln; oder er wird wie bei Zwangsvorstellungen gleichsam von einem Triebe beherrscht, daher nachgeben, ohne dass die äussere Ursache jenes Triebes ihm bewusst wäre.

Ich habe bisher nur von den posthypnotisch ausgeführten Bewegungen und Handlungen gesprochen, und ich habe für die wichtigsten Erscheinungen auf dem Wege der Analogie Erklärungen zu geben versucht. Ich habe nun noch einige Worte über die posthypnotischen Sinnestäuschungen zu sprechen, die sich nicht so einfach deuten lassen. Diejenigen zwar, bei denen eine neue Hypnose eintritt, scheinen kaum wesentliche Schwierigkeiten zu machen. Da wir nämlich gesehen haben, dass die Amnesie nach dem Erwachen nur scheinbar besteht, dass mithin in Wirklichkeit die Idee im Bewusstsein, wenn auch im Unterbewusstsein, bleibt, so wird es gewiss nicht Verwunderung erregen, dass die eingegebene Vorstellung zur festgesetzten Zeit sich in die Sinnestäuschung umsetzt mit neuer Hypnose, die sich an das Auftauchen der Vorstellung vermöge der Association anschliesst; wir haben dann das Auftreten der Sinnestäuschung mit dem Traumbewusstsein zu erklären, wie ich oben gezeigt habe.

Wesentlich anders liegt die Frage, wenn die Sinnestäuschung ohne neue Hypnose auftritt; ich sage z. B. jemandem in Hypnose: „Wenn ich nach Ihrem Erwachen husten werde, dann werden Sie hier eine Taube auf dem Tische sitzen sehen, Sie werden dabei vollkommen wach bleiben.“ Die Suggestion geht in Erfüllung; der Betreffende nimmt eine Taube wahr, obwohl keine vorhanden ist es gelingt aber nicht, dem Betreffenden irgend eine weitere Eingebung zu machen. Er erscheint mit Ausnahme dieses einen Punktes durchaus normal. Ob trotzdem der geistige Gesammtzustand solcher Leute ein normaler ist, worüber v. Bentivegni sehr klar sich ausspricht, wird im forensischen Theile erörtert werden. Wie können wir uns nun diese eine Sinnestäuschung erklären? Das Traumbewusstsein hier als Ursache anzusprechen, geht kaum an, da es anscheinend während der Realisirung der Suggestion nicht besteht. Wir finden aber unter anderen Verhältnissen ähnliche Vorgänge; ich will nicht an die Hallucinationen Geisteskranker erinnern, die sich gerade dadurch von jener Versuchsperson unterscheiden, dass noch andere Störungen zur Sinnestäuschung hinzukommen. Aber unter anderen Verhältnissen finden wir doch derartige Sinnestäuschungen bei Personen, die aus irgend welchen Gründen „nicht disponirt sind, die Schöpfungen ihrer Einbildungskraft zu corrigiren" wie v. Krafft-Ebing meint. Dieser Autor erinnert an die Hallucinationen vieler berühmter Männer an die von Sokrates, der sich mit seinem Dämon unterhielt, an die von Luther, der dem Teufel das Dintenfass nachwarf, u. s. w. Die Ursache derartiger Hallucinationen ist oft ein lebhaft erwarteter Effect, worüber ich schon oben sprach. Recht deutlich tritt uns dies bei spiritistischen Manifestationen entgegen, die wohl zum grossen Theil auf Hallucinationen der Anwesenden zurückgeführt werden können, die Geister oder andere Objecte zu sehen glauben infolge centraler abnormer Gehirnvorgänge. Die Hallucinationstheorie des Spiritismus ist bekanntlich von Ed. v. Hartmann genauer erörtert worden, wenn auch die Entstehung der Hallucinationen nach diesem Autor auf besondere Weise erklärt wird. Jedenfalls können ohne Hypnose bei Personen, die sonst wach sind, Sinnestäuschungen für Ohr, Auge etc. entstehen; und zwar wird deren Entstehung wesentlich durch eine besondere psychische Stimmung hervorgerufen, die bei einzelnen als Erwartungsstimmung bezeichnet werden kann. Es scheint nun, dass bei Herbeiführung von Sinnestäuschungen durch Anwendung der posthypnotischen Suggestion bei dem Auftauchen der Idee ein seelischer Zustand geschaffen wird, der mit jener Erwartungsstimmung grosse Aehnlichkeit hat, ja vielleicht ihr identisch ist. In dieser Weise liessen sich vielleicht diese Fälle von Sinnestäuschung gewissen uns schon längere Zeit bekannten Vorgängen an die Seite stellen.

Es sind bereits früher von verschiedenen Seiten Erklärungsversuche der Hypnose vom Standpunkte der Psychologie gemacht worden; dieselben haben aber gewöhnlich den Fehler, dass sie zu verschiedenartige Erscheinungen mit einem Begriffe zu erklären versuchten; dieser Begriff ist der der Aufmerksamkeit, deren Veränderung in der Hypnose am meisten auffiel. Auch ich habe früher in ähnlicher Weise die hypnotischen Erscheinungen zu deuten gesucht. Da man den verschiedenen Theorien, die hierauf Bezug nehmen, öfter begegnet, so will ich den entsprechenden Gedankengang im Folgenden noch entwickeln; die folgenden Ausführungen stehen übrigens mit dem Vorhergehenden nicht in Widerspruch, sie haben vielmehr durch dasselbe nur eine wesentliche Ergänzung gefunden, z. B. durch die schärfere Berücksichtigung des Traumbewusstseins.

Wir haben gesehen, dass die Haupterscheinung des Hypnotismus die Suggestibilität ist. Wir haben gesehen, mit welcher Leichtigkeit eine Suggestion, die dem Hypnotischen eingegeben wird, sich realisirt. Die von aussen angeregte Vorstellung einer Bewegung führt, wie wir sahen, sofort zu dieser Bewegung, die Vorstellung eines Objectes führt sofort zur entsprechenden Sinnestäuschung. So sonderbar dies auch erscheint, so paradox auch die Symptome des Hypnotismus auf den ersten Blick uns dünken, so müssen wir uns doch darüber klar sein, dass es sich hierbei nicht um einen absoluten Unterschied handelt zwischen Hypnose und nicht hypnotischem Zustand. Es scheint nämlich nach manchen neueren Erfahrungen der Psychologie, wie auch zum Theil in dem Vorhergehenden auseinander gesetzt ist, dass eine gewisse Suggestibilität auch normaliter besteht. Wenn A. zu B. sagt, dass dieser seinen rechten Arm heben werde, so hat B. an sich die Neigung, den Arm zu heben. Dies wird nun dadurch verhindert, dass B. mit seinem Willen die von aussen erweckte Vorstellung durch das Hervortretenlassen einer entgegengesetzten Vorstellung bekämpft. Vielleicht macht das folgende Beispiel dies klarer. Wenn zwei Leute sich ansehen, so entsteht nicht selten sehr schnell ein Lachen beider, wenn der eine dem anderen recht fest das baldige Eintreten des Lachens versichert. Voraussetzung zum Entstehen des Lachens ist, dass irgendwie die Idee des Lachens auftaucht; je lebhafter die Idee des Lachens, um so schneller wird das Lachen ausbrechen. Man sucht das Lachen nun dadurch zu verhindern, dass man die entgegengesetzte Vorstellung, die des Nicht-Lachens, möglichst hervortreten lässt. Wahrscheinlich hat mancher von den Lesern schon dieselbe Beobachtung gemacht, wie ich an mir: ich bin im

Stande, wenn ich in dieser Weise zum Lachen geneigt bin, das Lachen dadurch zu unterdrücken, dass ich mir einen körperlichen Schmerz zufüge, z. B. mich mit einer Nadel stark steche. Durch diesen Stich entsteht eine Schmerzempfindung, die die Idee des Lachens zurücktreten lässt und dadurch das Lachen verhindert. Wir sehen hier also ganz deutlich ein Beispiel, wo die Idee des Lachens zurückgedrängt wird durch eine entgegengesetzte Idee, die hier durch ein bestimmtes Gefühl, das des Schmerzes, erzeugt wurde.

Es scheint nun, dass im Leben ein derartiger Vorgang fortwährend statt hat, dass die in uns erweckte Vorstellung einer Bewegung sich in die Bewegung umsetzt (Joh. Müller), wenn nicht eine entgegengesetzte Vorstellung jene Idee sofort bekämpft. In- und ausserhalb der Hypnose hat also eine Bewegungsvorstellung, die in der Versuchsperson erregt wird, die Neigung, eine Bewegung hervorzurufen. Im wachen Leben wird diese Vorstellung aber sehr bald bekämpft und unwirksam gemacht durch entgegengesetzte Vorstellungen, die der Mensch selbst erzeugt, in der Hypnose nicht. Wir können also sagen: der wache Mensch ist im Stande, durch bestimmte Vorstellungen, die er willkürlich erzeugt, die Bewegung zu hindern, die ihm suggerirt ist; der Hypnotisirte ist dazu nicht im Stande. Es findet also in der Hypnose die Hemmung gewisser Vorstellungen statt und zwar sind die Hemmungsvorstellungen gehemmt. Es ist Heidenhains Verdienst, zuerst auf die Wichtigkeit der Hemmungsvorgänge in der Hypnose hingewiesen zu haben.

Es verhält sich nun ebenso natürlich mit suggerirten Lähmungen. Hier wird die Idee des Nichtbewegenkönnes eingegeben. Im gewöhnlichen Leben sind wir im Stande, eine aufgenommene Idee sofort zu bekämpfen und unwirksam zu machen durch willkürlich erzeugte entgegengesetzte Vorstellungen. Anders liegt die Sache in der Hypnose. Die aufgenommene Idee kann hier nicht durch die entgegengesetzte Idee ersetzt werden, sodass die aufgenommene Idee des Nichtbewegenkönnens sich umsetzt in eine wirkliche Unfähigkeit der Bewegung.

Untersuchen wir nun, ob wir uns den Vorgang bei den Sinnestäuschungen ähnlich denken können. Meiner Ansicht nach ist dies möglich. Wenn wir z. B. „Hier ist ein Hund" hören, so besteht in uns, wie oben gezeigt, an sich eine gewisse Neigung, das zu glauben. Unsere Sinnesempfindungen, Wahrnehmungen, sowie Erinnerungsbilder verhindern jedoch sofort die eingegebene Vorstellung zu einer Wahrnehmung zu werden; sie bewirken dadurch, dass wir an die Anwesenheit des Hundes nicht glauben. Anders in der Hypnose. In ihr werden die Sinneseindrücke nicht in Empfindungen und Wahrnehmungen verwandelt, ausser denjenigen Eindrücken, die der Experimentator zu bewussten Sinnesvorstellungen sich umgestalten lässt; es findet auch in der Hypnose nicht der normale Verlauf und die richtige Beurtheilung der Erinnerungsvorstellungen statt. Jedenfalls aber erleidet hier der normale Verlauf der Vorstellungen eine Einbusse. Diese Beschränkung in dem normalen Verlauf der Vorstellungen lässt nun die Idee des Hundes zu einer Wahrnehmung werden, weil sie nicht corrigirt werden kann. Ganz analog würde die Sache mit den negativen Hallucinationen liegen, die wir uns gleichfalls darstellen können als die Unfähigkeit, die Suggestion durch normal geleitete Vorstellungen zu bekämpfen.

Nach diesen Auseinandersetzungen können wir jede Hypnose auffassen als einen Zustand, in welchem der normale Verlauf der Vorstellungen gehemmt ist. Ob die Vorstellungen sich auf Bewegungen beziehen oder auf Sinneseindrücke, ist gleichgiltig. Stets, so sahen wir, erleidet der normale Verlauf der Vorstellungen eine Hemmung. Besonders ist es dem Individuum, wie wir sahen, nicht möglich, fremde in ihm erregte Vorstellungen durch die eigenen zurückzudrängen, die letzteren besonders hervortreten zu lassen; die fremden beherrschen vielmehr das Bewusstsein. Da wir nun psychologisch unter Aufmerksamkeit diejenige Thätigkeit verstehen, mittelst deren der Mensch im Stande ist, gewisse Vorstellungen besonders hervortreten und dadurch wirken zu lassen, seien es Bewegungsvorstellungen oder andere, so können wir sagen, dass es sich bei dem Hypnotismus um eine Veränderung der Aufmerksamkeit handelt.

Die Aufmerksamkeit kann aber eine spontane oder reflectorische sein (Ed. von Hartmann). Wenn von mehreren Vorstellungen eine durch einen Act der Willkür gewählt wird und man ihr nun die Aufmerksamkeit zuwendet, so handelt es sich um die spontane Aufmerksamkeit. Wenn aber unter mehreren Vorstellungen die eine durch ihre Intensität oder sonstwie bevorzugt ist und dadurch andere Vorstellungen zurückdrängt, resp. selbst dadurch die Aufmerksamkeit erregt, so handelt es sich um die reflectorische Aufmerksamkeit.

Nun ist aber die Aufmerksamkeit in der Hypnose nur soweit alterirt, als sie eine spontane ist, d. h. die Fähigkeit des Individuums, willkürlich Vorstellungen vor die anderen zu schieben, ist gestört, während die reflectorische Aufmerksamkeit ungestört bleibt, durch welche eben eine von aussen eingegebene Vorstellung besonders hervortritt, deren Wahl aber nicht dem Individuum überlassen wird. In dieser Weise fassen in der That auch viele Forscher den Hypnotismus auf. Durands de Gros, Liébeaults und in neuerer Zeit Beards, Richets, Schneiders, Wundts, v. Bentivegnis Ausführungen laufen im Grossen und Ganzen auf diesen einen Punkt hinaus.

Es ist übrigens zu hoffen, dass gerade über das Verhalten der Aufmerksamkeit in der Hypnose uns weitere Untersuchungen der numerischen[1]) Psychologie aufklären werden. Messungen der Reactionszeit dürften hier in erster Linie stehen; dieselben sind bisher leider nur in ungenügendem Masse vorgenommen worden. Man versteht unter Reactionszeit die Zeit, welche verfliesst von dem Moment, wo ein Sinneseindruck stattfindet und dem Moment, wo die Wahrnehmung desselben durch ein bestimmtes äusseres Zeichen registrirt wird (Wundt). Bekanntlich spielen sich während der Reactionszeit im Bewusstsein eine Menge verschiedener Processe ab. Auf sie gehe ich hier nicht ein, um so weniger, als die sonstigen Untersuchungen über die Reactionszeit während der Hypnose noch widerspruchsvoll sind. Marie und Azoulay haben nun die Reactionszeit für suggerirte Sinnestäuschungen in der Hypnose gemessen; sie fanden hierbei, dass die Reactionszeit länger sei, als bei einem reellen Object. Es rührt dies vielleicht daher, dass die Wiedererkennungspunkte (S. 79) das suggerirte Bild erst erwecken müssen, ehe dasselbe wahrgenommen wird. Die Reactionszeit[2]) kann hierbei nach meinen Erfahrungen so lange dauern, dass man — wenn ich auf das S. 79 erwähnte Experiment mit den Photographien zurückkomme — von einem Suchen nach dem Bilde sprechen kann. Der Hypnotische sucht so lange, bis er die Erkennungspunkte findet, diese bringen sofort das suggerirte Bild in Erinnerung. Dieses Suchen mag mitunter verbunden sein mit einem dunklen Bewusstsein,

---

[1]) Max Dessoir nennt in seiner Eintheilung der Psychologie den Theil „numerische Psychologie", der sich u. a. auch mit der Messung der Reactionszeit beschäftigt.

[2]) Ob man hier, streng genommen, noch von Reactionszeit sprechen kann, ist mir zweifelhaft, da dieser Ausdruck sich gewöhnlich nur auf die Wahrnehmung realer Objecte bezieht.

das dem Hypnotisirten sagt, dass das Ganze nur eine Täuschung sei. Ich muss es aber für irrig erklären, aus diesem Suchen einen Schluss auf Simulation zu ziehen.

Andere Experimentatoren haben in der Hypnose die Reactionszeit für reelle Objecte untersucht. Stanley Hall fand eine erhebliche Verkürzung derselben während der Hypnose bei reellen Objecten.

Er fand vor der Hypnose: 0,328 Secunden,
während der Hypnose: 0,193 „
1/2 Std. nach der Hypnose: 0,348 „

Hier ist also die Reactionszeit während der Hypnose erheblich vermindert; indessen sind die Untersuchungen Stanley Halls nicht bestätigt worden durch William James. Er fand im Gegentheil fast immer während der Hypnose Vermehrung der Reactionszeit und zwar zum Theil in sehr bedeutendem Masse. Einmal fand er als Durchschnittszahl

vor der Hypnose: 0,282 Secunden,
während der Hypnose sogar: 0,546 „
nach der Hypnose: 0,166 „

Da aber auch sonst manche Widersprüche in den einzelnen Untersuchungen von James sich finden, so ist dieser objectiv genug, um endgiltige Schlüsse zu unterlassen. Er glaubt im Gegentheil, die Widersprüche darauf zurückführen zu müssen, dass unter Hypnose verschiedene Zustände zusammengefasst werden, was schon Braid annahm, und dass es nöthig sei, vor Verallgemeinerungen sich bei einzelnen Beobachtungen zu schützen. Ebenso vorsichtig ist Beaunis. Er hat gleichfalls Versuche über die Reactionszeit gemacht. Der einzige Schluss, den er aus seinen einander theilweise widersprechenden Versuchen zieht, ist der, dass die Reactionszeit in der Hypnose durch Suggestion verkürzt werden kann.

Nach allen den vorhergehenden Auseinandersetzungen dürfte es schon klar sein, dass die Erscheinungen der Hypnose viel mehr Anknüpfungspunkte an das sonstige Leben zeigen, als man aus einzelnen mehr dem Sensationsbedürfnisse genügenden Erörterungen und Artikeln schliessen würde. Einzelne Erscheinungen der Hypnose, z. B. Bewegungen ohne den eigenen Willen, können nur bei der alleroberflächlichsten Betrachtung als etwas Mystisches aufgefasst werden; wir haben gesehen, dass schon die einfache Bewegungsvorstellung genügt, eine Bewegung ohne jeden Willensact zu bewirken. Durch die vorhergehenden Ausführungen, die nur einen skizzenhaften Charakter tragen konnten, um das Capitel nicht zu sehr auszudehnen, haben wir die Hypnose sowohl dem wachen Leben wie dem nächtlichen Traumzustande wesentlich genähert. Ja, jeder denkende Leser wird wohl den Eindruck gewonnen haben, dass Erscheinungen, die man als Privilegien der Hypnose aufzufassen geneigt war, z. B. Bewegungen ohne den eigenen Willen ganz spontan sehr häufig im Leben auftreten. Ich will desshalb schon hier meine Ueberzeugung aussprechen, dass jeder gut beobachtende Mensch alltäglich im Leben auch sonst „hypnotische Erscheinungen“ finden kann, die gewissermassen spontan eintreten durch eine mehr zufällige Gruppirung und Zusammenwirkung der nöthigen Ursachen. Die weiteren Analogien des Hypnotismus, welche sich aus den vorausgegangenen Erörterungen leicht entwickeln liessen, deren ausführliche Darstellung ich in einer monographischen Studie zu geben beabsichtige, dürften dann zeigen, dass **viele Symptome der Hypnose sich oft spontan im gewöhnlichen Leben darbieten** oder, was dasselbe ist, **dass das gewöhnliche Leben oft Erscheinungen zeigt, die wir in der Hypnose wiederfinden.** Die Hypnose oder wenigstens zahlreiche hypnotische Zustände sind lediglich ein Mittel, sicherer und leichter Symptome hervorzubringen, die sonst nicht leicht eintreten, weil die nothwendigen günstigen Bedingungen sich nicht immer zusammenfinden.

Wenn nun aber auch in dem bisher geschilderten Sinne, d. h. im psychologischen Sinne eine Erklärung für die Hypnose bereits theilweise gegeben, theilweise für die nächste Zeit erwartet werden kann, so glaube ich doch nicht, dass sich alle mit einer Erklärung in diesem Sinne zufrieden geben werden. Insbesondere die Physiologen stellen an eine Erklärung der Hypnose doch wesentlich andere Anforderungen. Sie verlangen hierfür die Beantwortung folgender Fragen: 1) Welches ist der Zustand unseres Centralnervensystems, resp. anderer Organe während der Hypnose? 2) Welches ist der Causalzusammenhang dieses Zustandes mit den Erscheinungen des Hypnotismus? 3) Welches ist der Causalzusammenhang dieses Zustandes mit den Mitteln, welche die Hypnose herbeiführen resp. beenden?

Leider aber ist gerade die Physiologie des Centralnervensystems auf so schwankem Boden aufgebaut, dass wir von ihr heute eine Erklärung nicht erwarten dürfen und auf lange Zeit hinaus, vielleicht für immer, wie v. Leixner meint, darauf werden verzichten müssen. Trotz aller grossen Fortschritte, welche die Physiologie gemacht hat, müssen wir uns doch darüber klar sein, dass wir über die psychischen Functionen der einzelnen Hirnelemente viel weniger Sicheres wissen, als es nach den physiologischen Lehrbüchern scheinen mag. Auch hypnotische Versuche an Thieren, worüber ich schon gesprochen habe, können hier nicht zum Ziele führen. Bei aller Genauigkeit, mit der die Thierversuche gemacht werden, ist es sehr gewagt, von Thierversuchen auf die psychische Thätigkeit der Menschen zu schliessen. Heidenhain glaubt, dass man die Aufklärung über Hypnose durch Thierversuche erzielen kann, da man Hypnose bei Thieren hervorrufen könne. Wenn man aber bedenkt, dass der ganze Hypnotismus ein wesentlich psychischer Process ist, so kann man vom Thierversuch nicht viel erhoffen. Die Untersuchung seelischer Vorgänge kann, wie wir sahen, auf doppelte Weise gemacht werden: 1) dadurch, dass man das Individuum beobachtet und 2) dadurch, dass man die Erinnerung des Individuums zu Hilfe nimmt. Das letztere würde beim Thiere schon an sich vollkommen wegfallen. Aber auch die Beobachtung selbst wäre beim Thiere sehr primitiver Natur; wir können nur selten erkennen, welches die Bewusstseinsvorgänge sind, die sich im Thiere abspielen. Aus diesen Gründen glaube ich einstweilen nicht, dass der Thierversuch uns wesentliche Aufklärungen über den Hypnotismus wird liefern können. Wir sollten uns doch ferner endlich einmal darüber ganz klar werden, dass die erfolgreiche elektrische Reizung irgend eines Gehirntheils ganz und gar nicht beweist, dass an dieser Stelle ein Willensact seinen Ursprung hat. Heidenhain hat mit Bubnoff eine Reihe Versuche gemacht über die elektrische Hirnrindenreizung bei mit Morphium vergifteten Hunden. Wenn aber die Autoren aus elektrischen Reizversuchen Schlüsse ziehen wollen auf den Willensact des Menschen, so muss ich dies so lange als irrig erklären, bis nicht bewiesen ist, dass der Willensimpuls ein elektrischer Reiz sei. Wenn nun Heidenhain diese Versuche an den Hunden zu hypnotischen Experimenten beim Menschen in Beziehung bringt, so muss ich aus den erwähnten Gründen das als einen sehr gewagten Vergleich betrachten, aus dem wir keine Schlüsse ziehen können.

Es ist übrigens mehrfach schon auf Grund der bisherigen Erfahrungen der Physiologie der Versuch gemacht worden, eine ungefähre physiologische Erklärung für den Hypnotismus zu geben.

In erster Linie ist hier Heidenhain zu nennen. Doch glaube ich, dass Heidenhains Theorie auf eine falsche Voraussetzung aufgebaut ist. Heidenhain vermuthet als Ursache des hypnotischen Zustandes eine Thätigkeitshemmung der Ganglienzellen der Grosshirnrinde, herbeigeführt durch schwache anhaltende Reizung gewisser Nerven; diese Thätigkeitshemmung der Ganglienzellen stellt sich Heidenhain analog den Reflexlähmungen vor, bei denen gleichfalls durch periphere Reize Ganglienzellen in ihrer Functionsfähigkeit beeinträchtigt werden.

Nehmen wir zunächst die Thätigkeitshemmung der Ganglienzellen als wirklich bestehend an, so würde dennoch Heidenhains Theorie nicht den Zusammenhang zwischen der Thätigkeitshemmung und den hypnosigenen Mitteln erklären. Denn 1) führt nach Ansicht der meisten Autoren das einfache Fixiren, ohne dass irgend eine Idee, eine Vorstellung damit verbunden ist, nicht zur Hypnose; auch nach Braids und Bergers Ansicht nicht ohne concentrirte Aufmerksamkeit; 2) würden jedenfalls die rein psychischen Methoden hierbei in einen Causalzusammenhang mit der Hypnose nicht gebracht sein.

Ausserdem aber geht Heidenhain bei der Annahme von der Thätigkeitshemmung der Grosshirnganglienzellen von einer falschen Prämisse aus. Er schliesst auf die Thätigkeitshemmung aus der tiefen Depression des Bewusstseins während der Hypnose. Es finden aber in der Hypnose eine Menge Aeusserungen des Bewusstseins statt. Nur scheinen die Bewusstseinsvorgänge mehr auf einem Punkt concentrirt, der vom Experimentator beliebig verschoben werden kann. Heidenhain behauptete, ähnlich wie Despine, dass den Hypnotischen die äussern Reize nicht bewusst würden. Heidenhain wurde zu dieser, heute noch von einzelnen Physiologen z. B. Landois, festgehaltenen irrigen Auffassung wesentlich durch die Nachahmungsbewegungen geführt, die anfangs sein fast ausschliessliches Beobachtungsobject waren (Vgl. S. 16 Versuch III.). Heidenhain nahm an, dass die Nachahmungsbewegungen dadurch zu Stande kommen, dass der Hypnotische von der Bewegung einen Sinneseindruck erhält und, ohne dass dieser eine bewusste Vorstellung werde, die gleiche Bewegung macht (wie bei der Fascination). Das ist aber eben das, was Heidenhain beweisen müsste. Woraus schliesst Heidenhain, dass der Sinneseindruck nicht bewusst wird? Aus der Amnesie? Er selbst giebt aber an, dass die Leute sich nachher, wenn man ihnen Andeutungen giebt, sich oft alles dessen entsinnen, was vorgegangen. Selbst wenn dies nicht der Fall, so beweist eine Amnesie nicht, dass es sich um eine ohne Bewusstsein statthabende Bewegung handle (Forel). Ausserdem erinnern sich die Hypnotisirten in derselben Hypnose gewöhnlich der Imitationsbewegungen, die sie gemacht haben; auch in späteren Hypnosen wissen sie davon. Endlich aber ist man im Stande, durch vorherige Suggestion stets die Erinnerung an das Vorgefallene auch nach dem Erwachen fortdauern zu lassen.

Schon 1880, als Heidenhain seine Anschauungen über die Nachahmungsbewegungen auseinandersetzte, erklärte O. Rosenbach, dass es sich hier um entschieden psychische Vorgänge handle, und nicht, wie Heidenhain meinte, um somatische, ohne Bewusstsein stattfindende Reflexe. Leider führte O. Rosenbach damals seine Ansichten nicht genauer aus. Viel später gaben auch andere, z. B. Berger zu, dass man es hier mit psychischen Processen zu thun habe.

Die Nachahmungsbewegungen konnte ich gleichfalls studiren. Sie finden nur dann statt, wenn sie dem Hypnotischen zum Bewusstsein kommen, und er weiss, dass er sie machen soll. Wenn es sich um Reflexe handelte, die ohne Bewusstsein statt hätten, so müsste die Person Bewegungen von allen nachmachen. Sie imitirt aber nur denjenigen, der für sie existirt, z. B. den Experimentator; und diesen imitirt sie, wie gesagt nur, wenn sie weiss, dass sie seine Bewegungen nachmachen soll. Vorbedingung hierfür ist zunächst eine klare Vorstellung von der zu machenden Imitationsbewegung. Sobald derartige Versuche öfter gemacht sind, mag vielleicht, ähnlich wie im wachen Leben ein derartiges Nachahmen später mechanisch wird, dies auch in der Hypnose später der Fall sein; dies will ich nicht bestreiten. Am Anfang jedoch ist eine klare Vorstellung nöthig; Vorstellungen aber verlegen wir in die Hirnrinde, und es ist gar kein Grund vorhanden, Vorstellungen in der Hypnose an einen anderen Theil des Gehirns zu verlegen, so dass jedenfalls von einer Ausschaltung der Hirnrinde nicht die Rede sein kann. Dies ist übrigens auch die Ansicht Forels, der bekanntlich einer der gründlichsten Kenner des Gehirnes ist. Vielleicht aber finden auch in den subsorticalen Centren psychische Vorgänge während des wachen Lebens statt, über deren Ausdehnung wir allerdings nichts wissen. Jedenfalls aber liegt keine Veranlassung vor, die psychischen Vorgänge in der Hypnose an einen anderen Ort zu verlegen, als die im wachen Leben.

Aus den erwähnten Gründen weise ich auch den Vergleich der Hypnose und der enthirnten Taube von Flourens[1]) zurück.

[1]) Flourens machte Versuche über das Verhalten von Tauben, denen er das Grosshirn entfernt hatte. Ungereizt, bleiben sie ruhig sitzen, angeregt machen sie alle möglichen zweckmässigen Bewegungen: Gehen, Fliegen etc.

Diese sitzt bekanntlich ruhig, bis sie angetrieben wird. Dann fliegt sie, läuft u. s. w. Aber es ist eine Antreibung, ein mechanischer Reiz nöthig, bei dem eine Vorstellung vielleicht nicht stattfindet. Es pflegt desshalb auch dasselbe bei allen Tauben einzutreten. Anders beim Hypnotischen. Er sieht die nachzumachende Bewegung; dieser Reiz wirkt nur dann, wenn der Hypnotische weiss, dass er die Bewegung nachmachen soll; hat er z. B. gesehen, dass ein anderer Hypnotischer die Bewegung nicht nachmacht, so macht auch er sie nicht nach, weil er den Reiz als einen Befehl, die Bewegung nachzumachen, nicht auffasst. Dass der Hypnotisirte, wenn man ihn vorwärts bewegt, oft automatisch weiter geht, ist richtig. Dies beweist aber nicht, dass die Grosshirnrinde hierbei unthätig ist. Denn er geht auch nur vorwärts, wenn er glaubt, dass er vorwärts gehen soll; wenn er die weiteren Schritte automatisch fortsetzt, so thut er dasselbe, wie wir im wachen Leben, — einmal in Bewegung, gehen wir auch weiter, ohne jeden einzelnen Schritt uns zu überlegen. Es ist mithin diese Erscheinung kein Grund anzunehmen, dass die Grosshirnrinde bei Hypnotischen weniger thätig sei, als ohne Hypnose. Ich bemerke auch noch bei dieser Gelegenheit, dass eine von mir hypnotisirte einseitig gelähmte Person, deren Capsula interna meiner Ansicht nach durch eine Apoplexie eine Läsion erlitten hatte, in der Hypnose auf der gelähmten Seite ebensowenig Nachahmungsbewegungen machte, wie sie vor und nach derselben willkürliche Bewegungen machen konnte. Hier war aber gerade der Theil ausgeschaltet, in welchem bewusste Bewegungsvorstellungen zu Stande kommen, nämlich die Hirnrinde; die ohne Bewusstsein Reflexe auslösenden Centren waren nicht ausgeschaltet. Wenn dennoch Nachahmungsbewegungen nicht stattfanden, so weist dies eben darauf hin, dass ohne diejenigen Hirntheile, welche Vorstellungen hervorbringen, eine Nachahmungsbewegung nicht stattfindet.

Ich möchte aber dennoch nicht ohne weiteres Heidenhains Behauptung von der Thätigkeitshemmung der Hirnrinde für falsch erklären. Ich wollte nur auseinandersetzen, dass Heidenhains Gründe die Theorie nicht rechtfertigen. Ich hielt diese Ausführungen um so mehr für nöthig, als Heidenhains Annahme, dass unbewusste Sinneseindrücke den Hypnotischen beeinflussten, vielfach für richtig gehalten wird. Selbst ein so hervorragender Psychiater wie Mendel hat sich hierzu verleiten lassen. Daher kommen auch die falschen Auffassungen über die Suggestion, die Haupterscheinung der Hypnose zu Stande. Keine Suggestion ohne Bewusstsein. Ob sie durch Imitation (Imitationsautomatie) oder durch den Befehl (Befehlsautomatie Heidenhains) zu Stande kommt, ist hierbei vollkommen gleichgiltig (Max Dessoir). Wenn Mendel (dessen Symptomatologie der Hypnose nach meinen Erfahrungen den Thatsachen keineswegs entspricht) behauptet, dass die Hypnose ein Zustand sei, „in dem das Bewusstsein für die während der Dauer jenes Zustandes stattfindenden Ereignisse erloschen ist," so muss ich dies als durchaus irrig zurückweisen. Man wird dies schon aus meinen Ausführungen bei Besprechung des Gedächtnisses und des Bewusstseins ersehen haben. Hier aber muss ich Mendel gegenüber betonen, dass der Kernpunkt der Suggestion der ist, dass gerade Bewusstsein für das besteht, was suggerirt ist. Denn ohne dieses Bewusstsein scheint mir eine Suggestion absolut undenkbar. Ich halte auch die Annahme von Bernheim keineswegs für richtig, der zum Vergleiche mit den Suggestionsphänomenen gewisse Functionen wie Athmung, Herzthätigkeit heranzieht, von denen wir gerade annehmen, dass sie ohne psychische Thätigkeit zu Stande kommen.

Wenn ich trotz dieser, meiner Ansicht nach irrigen Auffassung Heidenhains und Mendels dennoch des ersteren Ansicht von der Thätigkeitshemmung der Grosshirnrinde nicht vollkommen verwerfe, so geschieht dies aus folgendem Grunde. Wenn auch nicht die einzelnen Vorstellungen, die einzelnen Bewusstseinsvorgänge während der Hypnose ausfallen, so ist doch der Einfluss des Willens auf den Verlauf derselben beschränkt. Nach den heutigen Anschauungen der Physiologie wird diese Herabsetzung des Willens aber gleichfalls in einer Functionsstörung der Hirnrinde gesucht werden müssen.

Cullerre glaubt, gestützt auf Ferriers Versuche, in dem vorderen Theil der Hirnrinde eine Functionsstörung während der Hypnose annehmen zu können. Hier sei der Sitz zwar nicht von Bewegungscentren; wohl aber von Centren, die auf Bewegungscentren einen regulirenden Einfluss hätten; gerade dieser sei aber in der Hypnose aufgehoben.

Andere suchen die Willenlosigkeit des Hypnotischen nicht an einem bestimmten Bezirk zu localisiren. So z. B. Bennett, der, wie Preyer berichtet, schon 1851 eine recht interessante physiologische Theorie aufstellte. Bennett erkannte klarer, als viele heutige Forscher, dass nicht die Entstehung einzelner Vorstellungen in der Hypnose verhindert sei, sondern nur deren willkürliche Verknüpfung unter einander. Da nun die Vorstellungen selbst in den Ganglienzellen entständen, so glaubte Bennett, in den Verbindungsfasern derselben eine Functionsstörung während der Hypnose annehmen zu müssen. Es werden diese Fasern bekanntlich als Associationsfasern bezeichnet.

Auf einem ähnlichen Standpunkt steht heute Jendrássik. Wenigstens sucht er in einer Störung der Associationen das Wesen der Hypnose.

Andere Forscher gehen noch weiter; sie fragten sich nicht nur: welche Theile des Gehirns sind unthätig? Sie suchten auch die Ursache der Unthätigkeit zu erforschen. Es lag natürlich ziemlich nahe, in einer veränderten Blutcirculation des Gehirns die Ursache zu finden. Hieran dachte schon Braid, der in veränderter Blutcirculation in Hirn und Rückenmark die Ursache der Erscheinungen suchte. Carpenter nahm eine Anämie des Gehirns an, ähnlich wie Hack Tuke in neuerer Zeit einen partiellen Gefässkrampf vermuthet. Aehnlich spricht sich Rumpf aus.

Auch Heidenhain vermuthete anfangs, dass die Ursache der hypnotischen Erscheinungen eine Hirnanämie sei. Er gab diese Ansicht aber bald auf aus zwei Gründen: 1) Die ophthalmoskopischen Untersuchungen Försters vermochten während der Hypnose im Hintergrund des Auges keinerlei Veränderungen in den Gefässen festzustellen. Es zeigen sich aber hier gewöhnlich gleichzeitig dieselben Abweichungen, wie im Gehirn, wenn der Blutgehalt in diesem verändert ist. Ich kann auf Grund meiner ophthalmoskopischen Untersuchungen bestätigen, dass sich bei meinen Versuchen Abweichungen im Augenhintergrund nicht fanden. 2) Ausserdem sah Heidenhain trotz Einathmung von Amylnitrit, das Hyperämie im Gehirn veranlasst, Hypnose entstehen. Salvioli ebenso wie Bouchut wollen im Gegensatz zu den oben genannten Autoren eine Hyperämie im Gehirn während der Hypnose gefunden haben. Tamburini, Seppilli und Kaan machten gleichfalls Untersuchungen über die Blutcirculation während der Hypnose, aber nur im Anschluss an die Charcot'schen Stadien. Sie bedienten sich hierbei mehrerer Methoden: 1) der Methode Mossos, der das Volumen einer Extremität bestimmt und aus der Abnahme desselben auf einen verminderten Blutgehalt in ihr, auf einen vermehrten des Gehirns schliesst; 2) der Wirkung kalter und warmer Umschläge auf den Kopf (Kaan), die eine Anämie resp. Hyperämie herbeiführen. Aus den darauf entstehenden Veränderungen, z. B. Aufhören der Hypnose oder Modificirung derselben, wird nun auf einen Causalzusammenhang dieser mit dem Blutgehalt des Gehirns geschlossen; 3) der ophthalmoskopischen Untersuchung der Netzhautgefässe. Ich gehe auf die einzelnen Untersuchungen nicht ein, weil dieselben 1) nur für die Charcot'schen Stadien Geltung haben; 2) die Untersuchungen theilweise den Einfluss der Dressur nicht genügend berücksichtigen, z. B. bei der Wirkung kalter und warmer Umschläge auf den Kopf; 3) weil Ursache und Wirkung nicht scharf genug getrennt wird.

Der letzte Punkt wird überhaupt oft übersehen. Selbst wenn nämlich eine veränderte Circulation im Gehirn stattfindet und nachgewiesen wird, so ist es ein logischer Fehler, ohne weiteres die veränderte Circulation als Ursache der veränderten Function zu erklären. Ebenso wie ein Muskel, wenn er arbeitet, mehr Blut braucht, aber nicht desswegen mehr arbeitet, weil mehr Blut zu ihm fliesst; ebenso wie der Magen, wenn er verdaut, viel Blut an sich zieht, hingegen, wenn er unthätig ist, wenig; ebenso ist es doch gerade nicht unwahrscheinlich, dass das Gehirn, wenn es arbeitet, oder bestimmte Gehirntheile, wenn sie thätig sind, viel Blut brauchen; wenn sie unthätig sind, wenig. Also vorausgesetzt auch, dass die vasomotorischen Störungen nachgewiesen sind, so ist noch keineswegs nachgewiesen, ob dieselben Ursache oder Folge der Hypnose sind.

Cappie schlägt auch in der That den umgekehrten Weg ein. Dieser Autor meint, dass die vermehrte Thätigkeit der motorischen Centren während der Hypnose zu viel Blut an sich ziehe und dadurch Anämie anderer Hirntheile bewirke, die zum Bestehen des Bewusstseins nöthig seien. Selbstverständlich ist damit eine Erklärung nicht gegeben; abgesehen davon, dass der Autor sehr willkürlich motorische Centren den zum Bewusstsein nothwendigen Hirntheilen gegenüberstellt und abgesehen davon, dass in der Hypnose stets Bewusstsein besteht. Das Princip, von dem Cappie ausgeht, ist das von Brown-Séquard ausgesprochene. Er meint, dass der Hypnotismus sich aus einer Summe von dynamogenen und inhibitorischen Acten zusammensetze; d. h. dass die vermehrte Leistung einzelner Gehirntheile (dynamogener Act) eine schwächere Leistung anderer (inhibitorischer Act) nach sich ziehe.

Zum Schluss erwähne ich noch die Theorie von Preyer, die zwar geistreich ausgesonnen ist, aber, wie Bottey betont, durch nichts bestätigt wird, und wie Bernheim hervorhebt, die Zustände nicht erklären kann. Preyer stellt sich die Sache in folgender Weise vor. Nur einseitig angespannte Gehirnthätigkeit lässt die Hypnose eintreten; die angespannte Aufmerksamkeit beim Fixiren bewirkt in den Gehirntheilen, die dabei activ betheiligt sind, eine rasche Anhäufung von Ermüdungsstoffen; dadurch wird ein rascher örtlicher Verbrauch des zugeführten Blutsauerstoffs bewirkt. Infolge dessen tritt, begünstigt durch die mangelnde Erregung der Sinnesnerven in der gewohnten wechselvollen Weise, ein partielles Erlöschen der Thätigkeit der Grosshirnrinde ein. Das partielle Erlöschen eines Theils erkläre aber alsdann auch die Steigerung anderer, weil die Hemmung wegfiele. Bernheim wirft dagegen mit Recht ein, dass die schneller eintretenden Hypnosen dadurch gar nicht erklärt wurden, denn dass so schnell Ermüdungsstoffe sich ansammelten, ist nicht gut denkbar. Besonders aber ist auch das schnelle Aufhören der Hypnose mit der Theorie nicht in Einklang zu bringen. Das einfache Wort: „Wach!" genügt, wie wir sahen, die Hypnose momentan zu beendigen. Wir müssen also der einen Idee des Aufwachens die Fähigkeit zusprechen, momentan alle Ermüdungsstoffe wegzuführen oder unwirksam zu machen.

Ich glaube nicht, dass die bisher aufgestellten physiologischen Theorien genügen, oder auch nur annehmbar sind. So lange die Physiologen nicht den enormen Einfluss berücksichtigen, den eine Vorstellung, z. B. die durch das Wort „Wach!" erweckte, ausübt, so lange sind ihre Theorien nicht geeignet, die Erscheinungen zu erklären. Es ist hierzu durchaus nöthig, dass nachgewiesen werde, wie das eine Wort wirkt, wieso es genügt, den ganzen Zustand zu beenden. Ich glaube sogar, dass gegen die Art und Weise, wie einzelne in der Physiologie mit Worten um sich werfen, wie wenn das Räthsel des Bewusstseins nur Kinderspiel für sie wäre, auf das entschiedenste Front gemacht werden muss. Was soll denn ein Nichtmediciner von der Medicin denken, wenn mit einer die Grenzen der Wissenschaftlichkeit überschreitenden Sicherheit einzelne ihre Theorie sich zurechtmachen und mit einer Gewissheit aussprechen, wie wenn sie sie mit zwingenden logischen Gründen bewiesen hätten! Ein so objectiver Forscher wie Lotze soll einmal mit einer gewissen Ironie die Behauptung aufgestellt haben, dass, wie er sich statistisch berechnet, die grossen Entdeckungen der exacten Physiologie eine durchschnittliche Existenz von 4 Jahren besässen (Max Dessoir). Es mag dies wohl doch nicht so genau richtig sein, ich denke über die Physiologie höher. Aber wenn z. B. Mendel in Bezug auf den Hypnotismus und die Suggestionsphänomene erklärt, es handle sich hierbei um eine zu starke Reizung der Hirnrinde, wenn dann Ziemssen in Bezug auf die gleichen Zustände das absolute Gegentheil behauptet nämlich, es sei die Hirnrinde zu wenig, die subcorticalen Centren hingegen zu stark gereizt, so muss man doch bei solchen Widersprüchen stutzig werden und die Erwartung aussprechen, dass in Zukunft weniger behauptet und mehr bewiesen würde. Solche Widersprüche wie der zwischen Mendel und Ziemssen wären ganz undenkbar, wenn nicht bei den Ausführungen dieser Männer allzu viel Speculation vorhanden wäre, die gerade die Mediciner sonst der Philosophie zum Vorwurf machen.

VI. Zur Simulationsfrage.

Ich komme jetzt zur Simulationsfrage. Es ist bekanntlich noch nicht lange her, dass die Hypnose allgemein anerkannt ist. Der Skepticismus, der hier herrschte, und der ein Glück ist, sobald er nicht in Apriorismus übergeht, musste, gedrängt durch die Fülle der Thatsachen, den Hypnotismus anerkennen. Lange allerdings hat es gedauert, bis dies Resultat erreicht wurde. Nunmehr aber, wo doch allgemein zugegeben wird, dass am Hypnotismus „etwas daran ist," ist es nicht mehr nöthig, unter dem Capitel „Simulation" genauer auf die Frage einzugehen, ob es einen Hypnotismus im allgemeinen giebt. Wir haben vielmehr nur noch für den concreten Fall die Frage zu erörtern, ob es sich hier um einen hypnotischen Zustand handelt, oder um eine Simulation.

Eine ganze Zeit wurden diejenigen, welche an die Realität der Hypnose glaubten, als Betrogene oder sogar als Betrüger angesehen. Gelegentlich wurde allerdings als mildernder Umstand der angenommen, dass man bei dem Betreffenden, der sich mit Hypnotismus beschäftigte, eine Störung des psychischen Gleichgewichtes und der geistigen Gesundheit annahm, wie es z. B. einem unserer bekanntesten Forscher auf diesem Gebiete erging. Dass man durch derartige Angriffe indirect Männer wie Forel, v. Krafft-Ebing, Hirt, Mendel u. s. w. in der persönlichsten Weise beleidigen muss, liegt auf der Hand. Jedenfalls können sich andere weniger berühmte Forscher trösten, dass sie sich bei solchen Angriffen in recht guter Gesellschaft bewegen würden. Solche Angriffe, wie die, dass man die Hypnotisten als Betrogene, Betrüger oder Geisteskranke betrachtet, kehren wohl heute glücklicherweise nicht mehr wieder.

Zunächst bemerke ich nun, dass die Simulation viel seltener vorkommt, als die meisten glauben. Man hat sich zu sehr daran gewöhnt, ein oder das andere somatische Merkmal zu suchen und nach dessen Fehlen oder Vorhandensein die Simulationsfrage zu entscheiden. Und doch widerspricht dieses Verfahren vollkommen demjenigen, das wir sonst bei Beurtheilung psychischer Zustände anwenden. Wenn es sich z. B. darum handelt, in einem bestimmten Fall die Diagnose zu stellen: handelt es sich hier um Psychose oder nicht? so wird wohl kein Psychiater allein auf das Fehlen eines somatischen Merkmales hin eine Simulation annehmen. Er wird vielmehr stets das Gesammtbild berücksichtigen, er wird den Gesammteindruck erwägen. Selbst wenn jedes einzelne Zeichen für sich simulirbar ist, wird die Diagnose lediglich aus dem gegenseitigen Verhältnisse der Symptome zu einander gestellt. Wenn der Psychiater ausserdem noch ein unsimulirbares Zeichen findet, so wird er auch dieses verwerthen; aber er wird niemals durch das Fehlen dieses einen Zeichens sich bestimmen lassen, eine Simulation zu behaupten. Dadurch wird freilich die Ueberzeugung oft nur eine subjective, oder vielmehr nur für diejenigen klar werden, die sich mit den Psychosen beschäftigt haben. Der Fernerstehende kann oft den Einwand erheben, dass jedes einzelne Zeichen simulirt werden kann. Es lässt sich aber dadurch wohl kein Psychiater beeinflussen.

Wenden wir nun dasselbe auf die Hypnose an, die auch ein psychischer Zustand ist, so folgt daraus: über die Diagnose kann nur derjenige urtheilen, der praktisch sich mit dem Hypnotismus beschäftigt hat. Es hat sich zwar allmählich der Grundsatz ausgebildet, dass jeder sich berufen fühlt, über den Hypnotismus mit seinem Urtheil herauszurücken und dafür Geltung zu beanspruchen, auch wenn er vollkommener Laie im hypnotischen Experiment ist. Mit vollstem Recht bekämpfen jedoch Kron und Sperling dieses Vorgehen. Aus dem Fehlen eines bestimmten somatischen Merkmales die Simulation zu diagnosticiren, ist beim Hypnotismus nicht richtig. Selbst wenn jedes einzelne Symptom der Hypnose simulirbar ist, so wird die Summirung derartiger Symptome, ihr gegenseitiges Verhältniss zu einander den erfahrenen Experimentator die Diagnose stellen lassen. Hat er nun ausserdem ein absolut unsimulirbares Symptom, so ist dies gewiss recht angenehm; dies giebt auch einen objectiven Beweis, der selbst denjenigen überzeugt, der mit dem Hypnotismus praktisch sich gar nicht beschäftigt hat. Wir müssen uns aber ferner darüber klar sein, dass objective somatische Merkmale bei der Hypnose seltener sich finden müssen, als bei den Geisteskrankheiten. Die erstere ist ein schnell vorübergehender psychischer Zustand, der viel schwerer eine objective somatische Veränderung hervorbringen wird, als Geisteskrankheiten, die Monate und Jahre dauern.

Dennoch müssen wir natürlich auch bei der Hypnose somatische Zeichen suchen. Dies haben eine Reihe Autoren gethan, besonders Charcot. Er hat — abgesehen davon, dass er mit seinem Namen für den Hypnotismus eintrat — das Verdienst, objective Symptome gesucht zu haben. Wir müssen aber hierbei berücksichtigen, dass die Nancyer Schule hiernach gleichfalls suchte und auch objective Erscheinungen fand, aber andere als Charcot; ich erinnere an die durch Suggestion erzeugten Blasen, Hautröthungen u. s. w. Da trotzdem irrthümlicher Weise die Ansicht sich festzusetzen beginnt, dass der Differenzpunkt der beiden Schulen durch die Simulationsfrage gebildet werde, indem die Nancyer keine objectiven Merkmale hätten, so will ich an dieser Stelle den wahren Unterschied der Schulen hervorheben.

Um die Simulation auszuschliessen, suchen wir Zeichen, die durch Willkür nicht erzeugt werden können; ob diese durch Suggestion zu Stande kommen oder nicht, ist vollkommen gleichgiltig. Nun giebt es auch solche von der Willkür unabhängige Erscheinungen, die durch Suggestion hervorgebracht werden. Und hier ist die Hauptdifferenz zwischen den beiden Schulen. Die Nancyer glauben, dass alle, auch die vom Willen unabhängigen Zeichen Folge der Suggestion sind; während die Schule Charcots auch somatische Zeichen findet, die von Willen und Suggestion unabhängig sind. Der Differenzpunkt ist demnach lediglich die Suggestionsfrage.

Dass dies sich von der Simulationsfrage wesentlich unterscheidet, will ich nun zeigen. Es lehrt dies der Fall von Siemerling. Es handelte sich hier um eine Person, die eine Hemianästhesie hatte, die sich gleichzeitig auf Gefühl und Auge bezog, d. h. auf derselben Seite, wo die Haut gefühllos war, war auch das Sehvermögen beschränkt. Hier war das Gesichtsfeld concentrisch verengt, sodass Gegenstände, die in einiger Entfernung von dem gerade fixirten Punkt sich befanden, nicht gesehen wurden. In der Hypnose fand nun auf Suggestion hin eine Wiederherstellung des Gefühls auf der hemianästhetischen Seite statt. Sobald aber die Sensibilität der Haut durch Suggestion wieder hergestellt war, wurde auch ohne directe Suggestion das Auge normal. Westphal und Siemerling betrachten dies als einen objectiven Beweis für die Hypnose, und in der That glaube ich, dass man auch bei etwas hochgespannten Anforderungen sich mit einem derartigen Beweise begnügen kann, da das Sehvermögen der Patientin vom Willen unabhängig ist. Dennoch ist dieses objective Symptom nur durch die Suggestion, wenn auch indirect bewirkt. Aehnlich liegt die Sache in dem Fall von v. Krafft-Ebing; lediglich durch Suggestion kommen dort psychische Lähmungen zu Stande mit objectiven Merkmalen, wie sie übrigens bei psychischen Lähmungen gerade von der Charcot'schen Schule angegeben werden.

Es können also durch die Suggestion sehr wohl objective Zeichen zu Stande kommen. Ob diese ohne Suggestion zu Stande kommen, ist mir zweifelhaft.

Es ist auch, wie wir sahen, gar nicht nöthig, dass die Suggestion etwa das objective Zeichen direct hervorbringt; das kann durch psychische, theilweise unbekannte Einflüsse auch indirect geschehen. Siemerling sagt z. B. seiner Patientin: „Jetzt werden Sie wieder fühlen;" wenn diese Patientin dann gleichzeitig mit der Wiederkehr des Gefühls wieder normal sieht mit dem bisher mangelhaft sehenden Auge, so ist dies eine indirecte Suggestion; hervorgerufen ist dieselbe durch einen besonderen psychischen Zusammenhang zwischen der Anästhesie der Haut und der des Auges. Beide Organe hatten eine gemeinsame Functionsstörung, und diese gemeinsame Functionsstörung schwindet, wenn die eine Function durch Suggestion wieder hergestellt wird. Aehnlich liegt die Sache in dem Falle von v. Krafft-Ebing, so wie bei den von Charcots Schülern studirten psychischen Lähmungen in der Hypnose. Wenn hier der Person gesagt wird: „Ihr Arm ist gelähmt," so entstehen z. B. vasomotorische Störungen infolge irgend eines psychischen Mechanismus, dessen genauere Kenntniss uns noch entgeht. Da die Lähmung unmittelbar die vasomotorischen Störungen zur Folge hat, so ist es gar nicht anders denkbar, als dass ein psychischer Zusammenhang beide Erscheinungen auslöst.

Kehren wir nun zu den Charcot'schen objectiven Merkmalen zurück, so sehen wir, dass gewisse somatische Erscheinungen in den drei Stadien bestehen. Der Differenzpunkt zwischen der Charcot'schen und der Nancyer Schule ist nun der: sind diese somatischen Merkmale eine Folge der Suggestion oder nicht? Ich glaube, wie S. 63 und 64 ausgeführt, dass die Suggestion bei den meisten Symptomen eine wesentliche Rolle spielt, behaupte aber damit keineswegs, dass die Merkmale nicht einen objectiven Werth haben, obwohl ich auch hier misstrauisch bin; denn es können, wie S. 151 ausgeführt, ev. auch ohne Hypnose durch Uebung Erscheinungen zu Stande kommen, die auf den ersten Blick wie unsimulirbar aussehen.

Dies ist der Differenzpunkt zwischen den beiden Schulen. Ich habe ihn hier erörtert, um zu zeigen, dass objective Symptome durch Suggestion zu Stande kommen können, dass mithin die objectiven Symptome an sich jene beiden Schulen nicht trennen, wenn sie schliesslich auch theilweise verschiedene objective Symptome angeben.

Fragen wir uns nun: welches sind die Merkmale, nach denen wir uns bei der Simulationsfrage zu richten haben? In erster Linie ist der Augenschluss zu berücksichtigen, die Art und Weise, wie die Augen zufallen, und wie sie die Person zu öffnen sucht, ist wichtig. Es ist dieser Augenschluss schwer zu beschreiben. Das allmähliche Zufallen der Augenlider, die Thätigkeit der Stirnmuskeln beim Oeffnen, ganz analog dem Oeffnen der Augen eines Verschlafenen, ist werthvoll; auch ist die convulsivische Aufwärtsrotirung der Augäpfel zu berücksichtigen, die man oft findet. Hingegen haben die fibrillären Zuckungen im Augenlide keinen Werth, da sie mit und ohne Hypnose vorkommen. Sehr wichtig ist in den Fällen, wo das Auge geöffnet ist, der Ausdruck desselben. Etwas eigenthümlich Starres und Kaltes liegt in dem Blick, der maskenhafte Gesichtsausdruck, die Haltung der Person sind oft gleichfalls charakteristisch.

Mit auffallender Langsamkeit und Schwere bewegt sie auf Aufforderung hin die Glieder. Doch muss ich erwähnen, dass es einzelne Fälle giebt, besonders unter den leichten Hypnosen, bei denen diese Zeichen fehlen, und wo insbesondere auch die Bewegungen schnell und lebhaft ausgeführt werden.

Der Gesichtsausdruck bei den verschiedenen Sinnestäuschungen ist gleichfalls sehr wesentlich. Jedermann weiss, wie schwer es ist, sich so in bestimmte Situationen zu versetzen, dass der ganze Gesichtsausdruck, die Haltung und das Handeln unter dem Einfluss der einen Vorstellung stehen. Es ist die grösste Kunst für den Schauspieler, möglichst naturgetreu derartige Situationen zur Darstellung zu bringen, und jeder weiss, wie selten ein Schauspieler lediglich durch den eigenen Willen im Stande ist, die betreffende Scene gut zur Darstellung zu bringen. Noch schwieriger aber ist es, momentan die Stimmung zu ändern, sich innerhalb einiger Secunden aus einer Situation in die andere zu versetzen. Gerade dies ist für den wachen Menschen äusserst schwierig, während der Hypnotische in vollkommener Weise dies zu leisten vermag. Es ist geradezu erstaunlich zu sehen, dass dieser schnelle und vollkommene Wechsel der Bilder beim Hypnotischen Fernerstehenden simulationsverdächtig erscheint, wie seiner Zeit sogar ein Sachverständiger bei einem Wiener Process angab (vergl. S. 131). Gerade dieses ist sicherlich eine der schwierigsten Leistungen, und es wäre sonderbar, dass alle die Personen, die man desswegen für Simulanten hält, sich der undankbaren Rolle der Simulation gewidmet haben, da sie durch ihr schauspielerisches Talent eine ganz andere Carrière in Aussicht gehabt hätten. Der schmerzhafte Gesichtsausdruck bei der Suggestion von Schmerz, das Lachen bei der Suggestion der Freude, das Klappern der Zähne, das Zittern des Körpers bei der Suggestion des Frostes sind Dinge, die den Simulanten keine leichte Aufgabe stellen. Ebenso charakteristisch ist in vielen Fällen das Erwachen, das verwunderte und erstaunte Gesicht, mit dem der Betreffende sich umsieht, gleichsam als wollte er sich erst orientiren, wo er eigentlich ist. Auch sein Benehmen gegenüber den posthypnotischen Suggestionen ist wesentlich.

Der Simulant pflegt zu übertreiben, ähnlich demjenigen, der eine Geisteskrankheit simulirt. Trotz des Wechsels aller Symptome des Hypnotismus liegt doch etwas Gesetzmässiges in der Entwickelung desselben. Der Simulant lässt sich gewöhnlich mit grosser Schnelligkeit alles suggeriren, während der erfahrene Experimentator weiss, dass in der Steigerung der Suggestibilität eine gewisse Regelmässigkeit besteht. Besonders leicht wird auch die Analgesie gegen leichte Schmerzeindrücke simulirt, da sie mit Unrecht für ein häufiges Symptom gehalten wird. Eine unvermuthete Schmerzempfindung löst die bekannten Reflexe im Auge und Gesicht aus; dennoch bestreitet der Simulant, dass er den Schmerz gefühlt habe. Aehnlich liegt die Sache mit Sinnestäuschungen, die gewöhnlich in der ersten Hypnose nicht so momentan auftreten, bei denen es meistens nöthig ist, die Suggestion zu verstärken, um eine Wirkung zu erzielen. Auch hier findet man meistens, dass der Simulant zu Uebertreibungen geneigt ist.

Betrachten wir nun noch einzelne, als besonders charakteristisch angegebene objective Zeichen. Charcot und seine Schüler legen einen grossen Werth auf die Muskel- und Athmungscurven in dem kataleptischen Stadium. Ein wesentlicher Unterschied in der Zeitdauer besteht nach Charcot nicht: eine kataleptische Person hält den Arm nicht viel länger hoch, als der Simulant. Wenn man aber Curven, sowohl von dem hochgehobenen Arm, als auch von der Respiration zeichnet, so findet sich ein wesentlicher Unterschied: der Simulant zeigt sehr bald durch wesentliche Unregelmässigkeiten der Arm- resp. Respirationscurven an, dass er ermüdet; die hypnotische Person hingegen athmet von Anfang bis zu Ende ruhig und gleichmässig; ebenso zeigt der Arm keine erheblichen Zitterbewegungen.

Von anderen Seiten wiederum wird gerade berichtet, dass die kataleptische Stellung mitunter recht lange anhalte und dadurch einen gewissen objectiven Beweis liefere.

Für die Lethargie giebt Charcot als besonders charakteristisch die gesteigerte neuromuskuläre Erregbarkeit an. Es ist nicht zu leugnen, dass dies einen äusserst frappirenden Eindruck auf jeden macht, der es zum ersten Mal sieht. Es ist gar nicht anzunehmen, dass eine Person im Stande sei, willkürlich in dieser Weise die einzelnen Muskeln, auch die von einzelnen Nerven beeinflussten Muskelgruppen, in Contraction zu bringen. Doch hätten diese Contractionen nur dann Werth, wenn sie von Anfang an momentan auftreten.

Auf die durch Hautreizungen entstehenden Contracturen im somnambulen Zustande scheint Charcot nicht viel Werth zu legen, und in der That scheint mir hier eine Simulation nicht schwer.

Abgesehen von diesen für Charcots Stadien angegebenen Zeichen sind zur Beurtheilung der Simulationsfrage einzelne abnorme Leistungen von Seiten der Muskulatur zu verwerthen, z. B. das Aufhören von Schwankungen bei Tabikern, wie es Berger beschrieb, und wie auch ich es beobachten konnte, und ähnliche Erscheinungen.

Besonderer Untersuchung wurden von Seiten Binets, Férés und Parinauds noch die Sinnestäuschungen im Gebiete des Auges unterzogen. Nach diesen Autoren sollte durch das Prisma eine Verdoppelung der Hallucination ebenso zu Stande kommen, wie ein wirkliches Object durch das Prisma verdoppelt wird. Es sollten ferner Hallucinationen von Farben die Complementärfarbe als Nachbild liefern, ebenso wie wenn ein wirkliches Sehen stattfände. Die Versuche sind jedoch von Charpentier und Bernheim widerlegt worden. Insbesondere sind die Prismenversuche widerlegt, deren Richtigkeit von Anfang an auch sehr unwahrscheinlich war. Die zuletzt genannten Autoren zeigten, dass die scheinbare Verdoppelung der Hallucination auf irgend einen Anhaltspunkt zurückzuführen ist, den der Hypnotische fand. Er sieht irgend ein reelles Object und schliesst daraus, da das Object mit dem Prisma verdoppelt wird, auf die Verdoppelung der suggerirten Hallucination. Jedenfalls ist die Hauptsache die, dass das Prisma nur dann eine Verdoppelung herbeiführt, wenn durch dasselbe auch ein wirkliches Object betrachtet werden kann. Ist ein derartiger

Anhaltspunkt nicht vorhanden, ist z. B. der Experimentator im dunklen Zimmer, oder nimmt er eine ganz weisse Wand, die der Hypnotische sieht, so tritt eine Verdoppelung des suggerirten Bildes nicht ein. Ebenso sollen nach Charpentier und Bernheim die Versuche mit den Complementärfarben nicht richtig sein; ebensowenig andere Farbenversuche, die Binet und Féré machten, und aus denen sie darauf schlossen, dass suggerirte Wahrnehmungen von Farben, bei verschiedenen Mischungen der Farben, sich ebenso verhielten, wie wenn es sich um wirkliche optische Bilder handelte.

Werthvoller, als diese Farbenversuche scheint mir das auch von Binet und Féré angegebene Pupillenphänomen. Man sieht bei Erzeugung einer Hallucination, z. B. eines Vogels, dass bei suggerirter Annäherung desselben Verengerung der Pupillen stattfindet, bei Entfernung jedoch Erweiterung. Gleichzeitig findet man bei Annäherung nicht selten eine Convergenz der Augaxen, ganz wie wenn ein reelles Object vorhanden wäre. Es ist jedoch zu berücksichtigen, dass es einzelne Personen giebt, die im Stande sind, durch lebhafte willkürliche Vorstellungen dies Phänomen zu erzeugen (Hack Tuke, Budge).

Bernheim legt einen besonderen Nachdruck auf die Analgesie der Hypnotischen. Ich glaube auch, dass ein derartiges Zeichen einen hohen Werth hat. Berührt man einen vollkommen Analgetischen mit dem faradischen Pinsel, so tritt nicht die Spur einer Schmerzempfindung ein. Es giebt wohl keinen Simulanten, der im Stande wäre, bei dem stärksten faradischen Strom jede Schmerzesäusserung zu unterdrücken, zumal wenn der Stromschluss unerwartet kommt. Es ist jedoch zu berücksichtigen, dass eine derartige hochgradige Analgesie in der Hypnose sehr selten ist. Diese wirkliche Analgesie ist natürlich wohl zu unterscheiden von der simulirten Analgesie, die ich (S. 230) erwähnte. Auch die Anästhesie der Schleimhäute, z. B. der Nasenschleimhaut, Ammoniak gegenüber, ist zu prüfen.

Dass gewisse seltenere Phänomene, z. B. Thränen- und Schweisssecretionen, Hautröthungen, Veränderungen der Herzthätigkeit, eventuell organische Veränderungen, durch Suggestion bedingt, einen ausserordentlichen Werth haben, ist selbstverständlich.

Ich will noch zum Schluss auf das Fehlen einer Erscheinung hinweisen, welches gleichfalls nicht unwichtig sein kann, auf das Fehlen derjenigen Bewegungen, die ich als Langweiligkeitsbewegungen bezeichnen möchte. Bekanntlich sind die Menschen wachend nicht im Stande, irgend eine Lage längere Zeit inne zu halten, selbst wenn hierbei alle Muskeln erschlafft sind. Ist dies letztere der Fall, so kann es sich natürlich nicht um eine Ermüdung bestimmter Muskeln handeln; vielmehr tritt bei längerer Dauer derselben Lage ein lebhaftes Unlustgefühl auf, das sich innerlich als Langeweile zeigt und, wie es mir scheint, zwangsmässig zu gewissen schwer zu beschreibenden Bewegungen führt, die sich eben als Langweiligkeitsbewegungen charakterisiren. Das Fehlen derselben spricht entschieden für Hypnose und scheint mir ein äusserst wichtiges, fast gänzlich unbekanntes Symptom zu sein. Man beobachtet die Langweiligkeitsbewegungen am besten, wenn man das Sujet längere Zeit sich selbst überlässt, nicht mit ihm sich beschäftigt.

Alle erwähnten Zeichen haben jedoch in doppelter Hinsicht nur einen relativen Werth. Erstens nämlich ist das Vorhandensein derselben sehr wichtig und spricht für Hypnose, das Fehlen dieser Zeichen hat dagegen keine Bedeutung. Niemals ist aus dem Fehlen irgend eines bestimmten Symptomes ein Schluss auf Simulation berechtigt. Zweitens ist bei allen diesen Zeichen die Frage zu berücksichtigen, ob nicht durch Uebung ohne Hypnose das betreffende Symptom willkürlich erzeugt werden kann, und ob die Person die Möglichkeit hatte, diese Uebungen zu machen, oder ob nicht eine individuelle Veranlagung vorliegt für die willkürliche Erzeugung dieses Zeichens.

Ich will zunächst über den ersteren Punkt bemerken, dass es z. B. kataleptische Stellungen giebt, bei denen erhebliche Zitterbewegungen stattfinden, dass die Analgesie sehr selten ist, dass die neuromuskuläre Hyperexcitabilität nur bei sehr wenigen Fällen gefunden wird u. s. w.

Was den zweiten Punkt betrifft, so wird dessen Wichtigkeit nicht selten übersehen. Denn es ist noch gar nicht ausgemacht, ob nicht eine oder die andere Person im Stande ist, sogar alle erwähnten Erscheinungen durch Uebung ohne Hypnose zu erzeugen. Es giebt vielleicht kein festgestelltes hypnotisches Symptom, das nicht bei dem einen oder anderen auch ohne Hypnose schon beobachtet wäre. Ich erwähne z. B., dass die neuromuskuläre Hyperexcitabilität sich bei Hysterischen selbst ohne Hypnose findet, sodass dieses Zeichen auch nicht absolut genügt, die Hypnose zu erweisen. Ich erwähne, dass die künstlichsten kataleptischen Stellungen von Turnern durch Uebung erzeugt werden. Ich füge weiter hinzu, dass Fälle beschrieben worden sind, wo Leute ohne

Aenderung der Athmung die Herzthätigkeit beeinflussten; allerdings sollen sich hier nach Beaunis Differenzen finden, indem der Hypnotische momentan der Suggestion gehorcht; ausserhalb der Hypnose jedoch soll stets eine gewisse Zeit vergehen, ehe der Wille im Stande ist, den Einfluss auszuüben. Um gleich ein weiteres Extrem anzuführen, localisirte Röthungen, so erwähne ich Mantegazza. Dieser behauptet, dass er zu einer bestimmten Zeit seines Lebens im Stande war, beliebig eine Hautröthung zu erzeugen, lediglich dadurch, dass er fest an die betreffende Stelle dachte; ja er fügt hinzu, dass es zu Quaddelbildung dabei kommen konnte. Dass Leute an beliebigen Stellen schwitzen können, ist mehrfach behauptet worden. Delboeuf erwähnt, dass er im Stande ist, durch seinen Willen, resp. durch Vorstellungen die Speichelsecretion zu beeinflussen. Dass diese auch sonst unter dem Einfluss von Vorstellungen steht, die einzelne sich beliebig machen können, ist bekannt.

Absichtlich habe ich diese Bemerkungen gemacht, weil mit den objectiven Symptomen von mancher Seite viel gesündigt wird. Ich glaube desshalb, dass man zunächst stets die oben erwähnte Frage zu prüfen hat, ob durch Uebung ausserhalb der Hypnose die Person nicht dasselbe erreichen könnte. Ich weiss es sehr wohl, dass ich dadurch selbst den Werth meiner früheren Ausführungen abschwäche. Ich halte es aber doch für ehrlicher, zu sagen, dass wir über die objectiven Zeichen der Hypnose nicht genügend wissen.

Ich habe bisher wesentlich nur von solchen objectiven Symptomen gesprochen, die sich als eine körperliche Function zeigten; nach Ansicht von Pierre Janet kommt aber den körperlichen Symptomen z. B. Contracturen für die Simulationsfrage eine viel geringere Bedeutung zu, als den psychischen Symptomen und zwar besonders dem Gedächtnisse. Auch Gurney hat dem Gedächtnisse bei der Entscheidung der Simulationsfrage eine wesentliche Rolle zugewiesen. Die Annahme, von der diese Autoren ausgehen ist die, dass nach dem Erwachen aus der Hypnose Amnesie bestehe, dass mithin der Hypnotische nach dem Erwachen nichts von dem wisse, was während der Hypnose vorgegangen ist. Diese Amnesie soll nun benutzt werden, um die Simulationsfrage zu entscheiden; ich will ein Beispiel wählen, um dies klar zu machen.

X. ist von mir hypnotisirt, ich sage ihm während der Hypnose, er werde heute Abend, wenn er sich ins Bett lege, ein Handtuch nehmen, es in warmes Wasser tauchen und zweimal sich um den Hals legen. Ich erwecke den Betreffenden, er erinnert sich angeblich an nichts, was ich während der Hypnose ihm gesagt habe. Darauf wiederhole ich nach dem Erwachen dem X., er werde heute Abend, wenn er sich ins Bett lege, ein Handtuch nehmen, es in warmes Wasser tauchen und um den Hals legen. Auf meine Frage, was er heute Abend beim Schlafengehen thun würde, antwortet X.: „Ich werde heute Abend mir ein Handtuch nehmen, es in warmes Wasser tauchen und zweimal um den Hals legen". Wie jeder wohl sieht, habe ich der Versuchsperson während der Hypnose den Auftrag etwas anders gegeben, als nach dem Erwachen. Ich habe nämlich während der Hypnose zu X. gesagt, er solle das Handtuch z w e i m a l um den Hals wickeln, habe das aber nach dem Erwachen nicht mehr erwähnt; dennoch hat X. es auf meine diesbezügliche Frage gesagt.

Es würde sich hier nach der Ansicht von P i e r r e J a n e t und G u r n e y wahrscheinlich um eine Simulation handeln. Denn X., der angeblich nach dem Erwachen aus der Hypnose völlig amnestisch war, hat dennoch einen Punkt erwähnt, den er nur dann wissen konnte, wenn er sich der hypnotischen Vorgänge erinnerte. Sollen wir aber wirklich diesen Fall als Simulation deuten? Ich glaube nicht, und ich berufe mich hier auf eine ganze Reihe von Versuchen, die ich gerade an den zuverlässigsten Personen, die mir zum Theil sogar somatische objective Merkmale darboten, anstellte; ich betrachte den Vorgang nicht als Zeichen von Simulation. Eine solche Angabe, wie die erwähnte, dass die Person sich z w e i m a l das Tuch um den Hals wickeln werde, wird bei bestehender Amnesie zuweilen offenbar ganz automatisch gemacht, so dass sie selbst die betreffende Person nicht einmal bemerkt. Sie kann aber auch mit vollem Bewusstsein gemacht werden, da durch die S. 97 erwähnte Ideenassociation eine vorher amnestische Vorstellung plötzlich ins Bewusstsein treten kann.

Ich will nun der praktischen Wichtigkeit halber noch über einige Zeichen sprechen, die erfahrungsgemäss mit Unrecht von Fernerstehenden als Beweise für Simulation hingenommen werden. Ich bemerke vorher ausdrücklich, dass es nur sehr wenige Hypnosen giebt, die ein ideales abgeschlossenes Bild den Fernerstehenden bieten. Wenigstens glauben diese sehr oft, dass der anscheinend Simulirende aus der Rolle falle, wenn ein oder das andere Zeichen auftritt, das nach Ansicht dieser Fernerstehenden in einer Hypnose nicht vorkommen dürfe.

Zunächst führe ich das Lachen hypnotisirter Personen an. Es ist dies selbstverständlich, dass mancher Hypnotisirte ebenso lacht, wie der wache Mensch. Der Hypnotische ist sich in den leichten Graden der Hypnose, wie wir sahen, vollkommen bewusst, dass er eine etwas komische Rolle spielt. Er begeht Handlungen und macht z. B. die Bewegungen, wie wenn er einen Apfel ässe; er muss die Bewegungen machen, ist sich aber genau bewusst, dass er einen etwas lächerlichen Eindruck macht. Dass ein solcher Mensch lacht, ist ganz selbstverständlich. Selbst in tiefen Hypnosen aber bleibt oft ein Rest von Bewusstsein übrig; die Person theilt sich gewissermassen in zwei Theile, deren einer die suggerirte Rolle übernimmt, während der andere Theil mehr beobachtet und lacht.

Von den Zitterbewegungen Kataleptischer habe ich schon gesprochen. Ich füge hier noch hinzu, dass mitunter bei dem Hypnotischen Bewegungen vorkommen, die der Experimentator gar nicht voraussehen kann, durch welche aber die Suggestion nicht selten durchbrochen wird. Ich strecke einem Hypnotischen den Arm aus und suggerire ihm, dass er den Arm nicht bewegen könne. Dieser bleibt stehen. Kurz darauf setzt sich eine Fliege auf die Stirn der Person, im Moment wird der Arm gebeugt, und die Person kratzt sich. Ein derartiges Vorkommniss ist sehr häufig und liegt sehr nahe. Das Kratzen beim Jucken ist ein Gewohnheitsact geworden, der mit grosser Schnelligkeit und ohne weitere Ueberlegung verläuft. Ist nun die frühere Suggestion nicht mehr ganz lebhaft in Erinnerung, so wird die Stellung durch diesen momentan wirkenden Impuls geändert. Ebenso sah ich, dass Personen, die niesen, obgleich im Moment vorher die Hand durch Suggestion unbeweglich war, dieselbe dem Gesicht näherten, wie man dies normaliter thut. Ueberhaupt werden zahlreiche Bewegungen, die durch Suggestion verhindert werden, sehr oft dann möglich, wenn der Hypnotiker gar nicht daran denkt; so ist er, wenn ihm das Aussprechen von „a“ verboten ist, sehr wohl im Stande, es unbewusst zu verwenden, z. B. in Worten wie ja, kalt u. s. w.; aber er kann, sobald er daran denkt, den Buchstaben „a“ nicht aussprechen (Laverdant, Hack Tuke, Max Dessoir).

Hierher würden noch eine ganze Reihe ähnlicher Erscheinungen gehören. Ich sage dem Hypnotischen A.: „Sie sind ein Seiltänzer, Sie befinden sich jetzt auf dem Seil.“ Er glaubt nun, auf einem Seil zu sein; ich durchschneide dasselbe plötzlich angeblich, und

A. fällt hin; aber er fällt so zu Boden, dass er sich nicht schlägt. Dies beruht natürlich auf einem ganz normalen, stets in uns arbeitenden, fast unbewussten Mechanismus. Wenn wir hinfallen, so stützen wir uns automatisch so mit den Händen, dass wir uns nicht wehe thun. Dieser durch lange Gewohnheit in uns befestigte Mechanismus wirkt nun in der Hypnose ganz unbekümmert um Suggestionen. Bekanntlich fallen hysterisch Gelähmte infolge eines ähnlichen Mechanismus oft so, dass sie sich nicht schlagen. Hack Tuke suggerirt einer Person in Hypnose, sie sei todt; auch sie fällt stets so, dass sie sich nicht schlägt.

Ferner mache ich auf ein mitunter auftretendes schnelles Oeffnen der Augen aufmerksam. Ich habe dasselbe nur selten gesehen, kann es aber als sicher hinstellen, dass es bei ganz echten Hypnosen sich findet. Der Simulant öffnet auch oft die Augen, wenn er glaubt, dass er nicht beobachtet wird; bei dem Hypnotischen sah ich es aber auch mitunter eintreten; ob er sich für beobachtet hielt oder nicht, war gleichgiltig.

Ich muss auch auf diejenigen Sinnestäuschungen hinweisen, bei denen ein dunkles Traumbewusstsein zurückbleibt, das den vollen Effect jener Sinnestäuschung verhindert. Es werden dadurch mitunter Situationen geschaffen, die den Verdacht auf Simulation erregen, z. B. der (S. 146) erwähnte Fall, wo ein Hypnotischer einen Feind bekämpft, ohne ihn zu treffen.

Ich erwähne ferner, dass mitunter eine etwas complicirte Suggestion falsch aufgefasst oder ungenau im Gedächtnisse behalten wird und infolgedessen sich nur mangelhaft realisirt. Eine posthypnotische Suggestion kann z. B. nur dann reussiren, wenn sie wirklich im Gedächtnisse haftet; dies ist die erste Voraussetzung. Da nun das Gedächtniss die erste Bedingung zum Gelingen der Suggestion ist, so muss auch, je mehr das Gedächtniss einer Person ausgebildet ist (ceteris paribus), um so eher bei ihr eine posthypnotische Suggestion zu erreichen sein. Wenn aber z. B. posthypnotische Suggestionen fehlerhaft im Gedächtnisse haften, werden sie auch fehlerhaft ausgeführt, da das Gedächtniss Uebernatürliches nicht leistet. So einfach und selbstverständlich dies ist, so muss ich es erwähnen, weil ich schon Zweifel an dem Bestehen der Hypnose aussprechen hörte, lediglich weil hier Irrthümer vorkamen. Ein von mir hypnotisirter Mann erhält in Gegenwart von A., B., C., D. den Auftrag, posthypnotisch Folgendes zu thun: „Wenn A. spricht, rufen Sie ha! wenn B. spricht, he! wenn C. spricht, hi! wenn D. spricht, ho!“ Dies ist bei nur einmaligem Befehl eine keineswegs so leichte Aufgabe. Es ist nicht zu verwundern, wenn posthypnotisch eine Verwechselung vorkommt, z. B. beim Sprechen von A. he! und bei B. hi! gerufen wird. Ueber eine solche Erscheinung kann man sich nicht wundern, wenn man berücksichtigt, dass es sich um Dinge handelt, die eben nur von der Stärke des Gedächtnisses abhängig sind und von der Art, wie dieses sie aufbewahrt, resp. reproducirt.

Endlich aber erwähne ich noch das spätere Geständniss einer Person, sie habe simulirt, oder auch zu Gefallen gehandelt. Ein derartiges Geständniss ist mit sehr grosser Vorsicht zu beurtheilen. Sehr viele, die sich mit hypnotischen Experimenten beschäftigen, haben schon die Beobachtung gemacht, dass hypnotisirte Personen nach der Hypnose oft sagen, sie haben sich verstellt, während sie in Wirklichkeit unter einem Zwange standen. Ich will gar nicht erwähnen, dass es einzelne Personen giebt, die glauben, eine Willensschwäche gezeigt zu haben, als sie in die Hypnose kamen; sie sagen oft bewusst die Unwahrheit. Psychologisch interessanter ist eine andere Gruppe von Personen. Die Selbsttäuschung bei ihnen ist genau dieselbe, wie wir sie bei einzelnen Fällen von posthypnotischen Suggestionen bereits fanden. Es ist das Gefühl der betreffenden Person, sie habe anders handeln können (F. Myers). Heidenhain erzählt den Fall, wo ein Arzt nach der Beendigung der Hypnose meinte, er hätte die Augen öffnen können, wenn er gewollt hätte; der Arzt wurde aber bei jeder neuen Hypnose ebenso willensunfrei, wie anfangs. Ich selbst verfüge über eine ganze Reihe derartiger Beobachtungen. Die eine bezieht sich auch auf einen Arzt, der anfangs öfter nach der Hypnose behauptete, er habe anders handeln können. Jede neue Hypnose jedoch führte genau zu demselben Resultat der Willenshemmung. Schliesslich wurde er sich dessen auch bewusst, dass sein Wille wirklich herabgesetzt war. In einem andern Fall, X., habe ich mindestens zehn Mal eine neue Hypnose herbeigeführt, ehe der Betreffende zugab, dass die suggerirte Lähmung des Armes ihn unfähig gemacht habe, den Arm zu bewegen; X. glaubte vorher, stets zu Gefallen gehandelt zu haben.

Man wird aus alledem schon ersehen, wie schwer die Frage zu beantworten ist, ob Simulation vorliegt oder nicht. Relativ am häufigsten scheint mir die Simulation bei Kindern vorzukommen; doch sind die Uebergänge von Simulation zu wahrer Hypnose so allmählich, dass selbst ein erfahrener Beobachter unter Umständen ungewiss ist. Wenn z. B. jemand die Augen aus Bequemlichkeit schliesst, so ist dies nicht dasselbe, wie wenn er sie, um zu täuschen, schliesst; es hat jemand längere Zeit fixirt, und er spürt Ermüdung im Auge, kann aber vielleicht mit starker Willenskraft die Augen noch öffnen; dennoch lässt er sie geschlossen, weil ihm dies bequemer ist. Dies mit Simulation zu identificiren, wäre eine vollkommene Verkennung der Thatsachen. Andere wiederum handeln dem Experimentator zu Gefallen, nicht etwa in der Absicht ihn zu täuschen, sondern im Gegentheil nur in der Absicht ihm gefällig zu sein. Auch das ist keine einfache Simulation; denn wenn gewisse Erscheinungen bei einer Person auftreten, so kann man von einer Simulation nur dann sprechen, wenn die Person die Absicht der Täuschung damit verbindet.

Endlich wird die Frage dadurch noch viel complicirter, dass in der Hypnose Leute ganz ebenso simuliren, wie bekanntlich Geisteskranke simuliren. So giebt der Hypnotische an, er sehe einen suggerirten Gegenstand, ohne dass er ihn wahrnimmt. Es ist hierbei natürlich oft sehr schwer, die Frage zu entscheiden, wo die Simulation anfängt, und wo sie aufhört. Im Allgemeinen jedoch wird man durch Uebung dazu gelangen, mit einer gewissen Sicherheit den psychischen Zustand der Hypnotisirten zu beurtheilen. Dass schliesslich auch der Erfahrenste sich täuscht und täuschen kann, ist sicher; ebenso wie auch der erfahrenste Psychiater dem Irrthum ausgesetzt ist. Ebenso aber wie dieser durch Erfahrung erst der Diagnostiker wird, ebenso derjenige, der hypnotische Zustände beurtheilen will. Die Furcht vor der Simulation hat schon manchen abgeschreckt, sich mit dem Hypnotismus zu beschäftigen. Und doch wird man nur dadurch auf diesem Gebiete weiter kommen, wenn man ohne Furcht vor Simulation die Frage prüft. Man kann und soll hierbei die nothwendige wissenschaftliche Reserve sich vollkommen bewahren. Man soll und muss die Simulationsfrage streng wissenschaftlich behandeln, wie bei Geisteskrankheiten. Unmögliches darf man nicht verlangen, um die Simulation auszuschliessen; dies würde keinen Skepticismus und wissenschaftlichen Sinn beweisen; dies zeugt in Wirklichkeit für Unwissenschaftlichkeit. Habe ich doch gesehen, dass ein „Gebildeter“, der sich für einen wissenschaftlichen Skeptiker hält, beim Anblick eines Hypnotisirten erklärte: er würde an die Echtheit der Hypnose in diesem Fall nur dann glauben, wenn der Betreffende durch sonst undurchsichtige Gegenstände hindurchsehen könnte, wenn er z. B. im Stande wäre, durch einen Menschen wie durch ein Glas zu sehen!!

VII. Medicinisches.

Dass das gegenwärtige Interesse für den Hypnotismus wesentlich durch die therapeutische Verwendung desselben bedingt wird, ist sicher, wenn auch der Werth des Hypnotismus für die Experimental-Psychologie von einsichtigen Forschern nicht unterschätzt wird. Noch niemals vermochte der Hypnotismus so sehr die allgemeine Aufmerksamkeit der Aerzte zu erregen wie jetzt; trotz sonstiger Differenzen wird man sich doch in ärztlichen Kreisen immer mehr darüber klar, dass eine vorurtheilslose Prüfung nothwendig ist.

Wir haben schon oben gesehen, dass Bernheim und Liébeault das Wesen des Hypnotismus in der Suggestion finden, und sicherlich ist sie auch das Hauptagens. Die Definition für Hypnotismus, die Bernheim giebt, erleichtert das Verständniss für dessen therapeutische Bedeutung. Darnach ist die Hypnose ein besonderer psychischer Zustand, in welchem die Suggestibilität erhöht ist. Es geht daraus schon klar hervor, dass es auch ohne Hypnose Suggestibilität giebt, und dass demnach die Suggestionstherapie mit Hypnose in keinem Gegensatz steht zu der ohne Hypnose; jene bildet nur die natürliche Ergänzung zu dieser. Gerade die Nancyer haben darauf hingewiesen, dass sehr viele Suggestionen ohne Hypnose vorkommen, und sie haben am allerehesten die therapeutische Wichtigkeit der rein empirischen Suggestion erkannt.

Die Suggestivtherapie geht von der Annahme aus, dass eine Anzahl Krankheiten geheilt oder gebessert werden können lediglich dadurch, dass der Patient an den Eintritt der Besserung glaubt, dass er auf die Heilung fest vertraut, und dieser Gedanke in ihm Wurzel fasse. Jeder tüchtige Praktiker kennt diese Suggestivbehandlung, und sie ist so alt, wie die Krankheiten. Die meisten Erfolge sind hierauf zurückzuführen, die man als Wundercuren preisen hörte; wir können sie heute als die Resultate der empirischen und oft unbewussten Suggestion betrachten. Wir können wohl, zum wenigsten einen sehr grossen Theil der durch die Mesmeristen erzielten Erfolge auf die psychische Einwirkung zurückführen.

Bekanntlich hat bereits im Jahre 1784 Bailly in seinem Bericht der Einbildungskraft gedacht, der seiner Ansicht nach die bei Deslon beobachteten Erscheinungen zuzuschreiben wären. Ungefähr gleichzeitig sprach John Hunter nach eigenen Versuchen die gleiche Ansicht aus. Auch sonst sahen wir von Alters her diese psychische Einwirkung vielfach in der Therapie mit Erfolg verwerthet. Die alte Medicin, die sich theilweise in den Händen der Priester befand, und bei der vielfach religiöse Bräuche in Anwendung kamen, ist voll von psychischen Einwirkungen. Der Tempelschlaf der alten Griechen und Aegypter war ein Mittel, die Suggestion wirken zu lassen. Hier legten sich die Kranken in den Tempel, um zu schlafen, und in dem Traume wurde ihnen von dem Gotte das Heilmittel gezeigt, durch welches sie gesund werden sollten. In ähnlicher Weise finden wir vielfach noch den Einfluss der Suggestion wieder. Das Vertrauen, durch ein bestimmtes Mittel geheilt zu werden, ist stets ein mächtiger Heilfactor gewesen. Ich will nicht alle die Wunderthäter, die jedes Jahrhundert besass, anführen. Ich nenne nur noch aus der neueren Zeit den bekannten Greatrakes, dessen Curen im 17. Jahrhundert ganz England in Verwunderung versetzten. Er heilte durch Handauflegen, scheint aber die Verbalsuggestion schon angewendet zu haben. Aus dem Ende des vorigen Jahrhunderts nenne ich noch Gassner, den berühmten Teufelsbeschwörer. In welcher Weise dieser durch Suggestion wirkte, geht klar aus den Berichten hervor. Denn dass die lateinische Sprache, deren er sich bediente, kein Hinderungsgrund war für die Patienten, das zu verstehen, was Gassner meinte, ist sicher; zumal sein berühmtes „Cesset“ wurde wohl von niemandem missverstanden: jeder wusste, das dies der Befehl war, dass das Leiden, der Schmerz oder dgl. aufhören solle. Es war mir interessant, bei Sierke zu finden, dass Gassner gelegentlich eine Patientin durch Suggestion einschläferte, indem er ihr zu schlafen befahl. Er befahl ihr, im Schlafe zu gehen, dann zur bestimmten Zeit aufzuwachen, erzeugte somit nach unsern heutigen Begriffen eine ganz reguläre Hypnose.

Von den sonstigen Wunderthätern nenne ich aus dem Anfang dieses Jahrhunderts noch den Fürsten Hohenlohe, einen katholischen Geistlichen, der besonders in Bayern seit 1821 durch eine Reihe auffallender Heilungen Aufsehen erregte. Die Mesmeristen rechnen ihn zu denjenigen Menschen, die eine besondere magnetische Kraft hätten, während von anderer Seite mehr der religiöse Glaube herangezogen wird, um die Heilungen zu erklären. Eine eigenthümliche Mittelstellung nahm, wie ich hier einschalte, auch eine besondere Schule der Mesmeristen an, die

Barbarins in Ostende. Barbarin behauptete, dass nur ein rein geistiger Einfluss stattfinde und hielt es für gut, um den magnetischen Schlaf des Patienten zu erzielen, am Bette desselben zu beten (Perty). Eine ähnliche Stellung nehmen auch heute noch viele Anhänger des Lebensmagnetismus ein, die den religiösen Glauben für sehr werthvoll und nothwendig halten, wenn ein Resultat erreicht werden soll, z. B. Timmler.

Ich möchte die Beispiele der Suggestionstherapie nicht allzu sehr vermehren. Noch aus der neueren Zeit will ich auf die sicher constatirten Heilungen hinweisen, die an der Quelle von Lourdes und andern heiligen Orten vorgekommen sind. Ueberall und zu allen Zeiten gab es Mittel, in unbewusster Weise erfolgreich die Suggestion wirken zu lassen. Wenn wir nun sehen, dass zu allen Zeiten gerade diejenigen Leute die grössten Erfolge hatten, die sich der Suggestion bedienten, so liegt es doch nahe, ihr auch in der modernen Therapie eine würdige Stellung zu geben. Denn dass Gassner und viele andere, die man — wenn auch ungerechter Weise — mit Vorliebe als Schwindler bezeichnet, ihre Erfolge hatten und grössere Erfolge hatten, als mancher wissenschaftliche Arzt, ist ganz zweifellos für jeden, der unbefangen die Krankengeschichten liest. Dass es zum Theil hysterische Krankheiten waren, mag sein, es kamen aber auch viele andere Leiden dabei vor. Sicher aber ist es, dass fast alle diese Krankheitsfälle solche waren, welche durch die gewöhnliche medicamentöse Behandlung vorher nicht geheilt werden konnten.

Es handelt sich nun, wie schon auseinandergesetzt ist, bei den Suggestionserfolgen darum, dass die Idee der Heilung in dem Patienten Platz greife, dass derselbe seine Heilung erwarte, dass man ihn an die Heilung glauben lasse. Die Idee der Heilung soll in den Patienten eindringen, und das Räthel ist nur, auf welche Weise man diese in ihm sich festsetzen lässt. Derjenige Patient, der nach Lourdes geht, in der festen Erwartung, geheilt zu werden, und dessen Erwartung durch die Berichte anderer und durch seinen katholischen Glauben angefacht wird, wird dort ein anderes Resultat erzielen, als etwa jemand, der ohne den Glauben an die Heilung die Quelle benützt.

Es hat auch nicht immer der Arzt, und wenn das Vertrauen zu ihm noch so gross ist, die Macht, die Idee der Heilung in den Patienten eindringen zu lassen. Für diese Fälle eben bietet uns der Hypnotismus ein Mittel, das trotz der anfänglichen Opposition schliesslich doch wird anerkannt werden müssen. Kein Patient, und sei er noch so intelligent, kann sich der Wirkung der hypnotischen Suggestion entziehen, wenn nur die Hypnose tief genug ist. Eine Idee, die in der Hypnose eingegeben wird, wird eben so fest Wurzel fassen, wie bei den gläubigen Katholiken das Dogma. Dem Patienten aber soll eben in der Hypnose der Gedanke der Heilung eingepflanzt werden. Wenn es zugegeben ist, dass die Idee der Heilung diese selbst wesentlich in vielen Fällen befördert, so muss man auch nothwendiger Weise zugeben, dass die Hypnose ein integrirender Bestandtheil der Therapie werde.

Das Verdienst, diesen Kernpunkt der Hypnose, die Suggestion zuerst in ihrer Bedeutung für die Therapie methodisch verwerthet zu haben, gebührt unstreitig Liébeault in Nancy. Gelegentliche Verbalsuggestionen finden wir zwar schon bei den alten Mesmeristen, bei Kluge, Lausanne, Jobard und vielen anderen, wie du Prel und Pick mit Recht hervorheben. Aber das Methodische fehlte vollkommen. Es wird auch oft behauptet, dass Braid die Bedeutung der Suggestion für die Therapie erkannt habe. Es ist dies aber ein Irrthum. Braid sah zwar die Suggestion, dies ist klar, aber er erkannte sie nicht. Wer sich die Mühe nehmen will, seine Arbeiten durchzulesen, der wird finden, dass er die therapeutische Wirkung des Hypnotismus gar nicht in der Suggestion suchte. Er glaubte vielmehr, durch kataleptisirende und andere Manipulationen einen Einfluss auf die Blutvertheilung auszuüben, er hielt auch nervöse Veränderungen für wahrscheinlich. Aber so verdienstlich auch die Untersuchungen Braids sind, deren Werth aber doch von Preyer übertrieben wird, so hat derselbe doch zweifellos den Werth der Suggestion, der psychischen Einwirkung für die Therapie nicht erkannt. Dass er sie im Hypnotismus trotzdem unbewusst anwendete, ist wohl richtig. Dies hatten aber schon eine Reihe von Forschern vor ihm gethan, indem sie die magnetischen Schlafzustände mit sicheren Erfolgen therapeutisch verwertheten.

Ich will nicht vergessen zu bemerken, dass 1880 auch Friedberg und ganz besonders Berger in der Hypnose ein therapeutisches Agens vermutheten. Berger sah während der Hypnose einen Hemiplegiker Bewegungen ausführen, die ihm im wachen Zustande unmöglich waren. Er sah bei Tabikern die Schwankungen abnehmen, während und auch kurze Zeit nach der Hypnose. Freilich kam Berger nicht zu einer systematischen Anwendung der Hypnose. Es war ihm die vereinfachte Technik Liébeaults unbekannt; er kannte weder die Nancyer Methode, noch die Verbalsuggestion, noch die wesentliche Bedeutung der Suggestion. Dass man vom ärztlichen Standpunkt aus einem Zustand, in dem man nach Belieben Contracturen und Lähmungen erzeugt, um sie ebenso nach Wunsch zu nehmen, in welchem man Analgesien und Schmerzen hervorbringt, in welchem man alle Arten von Empfindungen verursachen kann, dass man einem solchen Zustand die grösste Beachtung zuwenden musste, das hatte schon vielen, die Liébeault nicht kannten, nahegelegen; aber er fand erst den richtigen Weg, während Bernheim und Forel die Methode weiter ausbildeten und den Aerzten bekannt machten. Es muss durchaus Liébeault in Nancy als der wahre Begründer der methodischen Suggestion angesehen werden.

Dass man anfänglich Einwürfe gegen die therapeutische Anwendung der Suggestion machte, kann nicht verwundern. Wenn wir die Geschichte der Medicin betrachten, so sehen wir auch selten, dass ein wesentlicher Fortschritt kampflos gemacht wurde. Jeder weiss, welche Kämpfe das Chinin, welche Angriffe die Impfung und die Brechmittel ganz besonders auch in Frankreich erfuhren. Jeder weiss, wie man einstens die Kaltwasserkur verwarf, welche Angriffe R. Remak in Deutschland fand, ehe der Galvanismus Eingang in den Heilsschatz fand. Jeder weiss, wie man sich anfangs über die Massage moquirte. Und alle diese Mittel sind dennoch durchgedrungen, keine Opposition, kein kindisches Lachen vermochte es, dauernd zu siegen.

Die Schwierigkeiten bei der Beurtheilung des therapeutischen Werthes der Hypnose werden ausserordentlich durch die nicht genau abzugrenzende Bedeutung des Begriffes „hypnotische Suggestion" gesteigert. So sehen wir, dass in der That die einen sich überhaupt gegen die Suggestivbehandlung, die anderen sich gegen die hypnotische Suggestivbehandlung wenden, während die meisten sich in ihren Ausführungen bald gegen die Suggestion überhaupt, bald gegen den Hypnotismus aussprechen, z. B. Ewald, Mendel, S. Guttmann. Ich glaube, dass die letzteren von ihrem allerdings falschen Standpunkt aus das Richtige treffen, weil in der That eine scharfe Abgrenzung von Suggestion und Hypnotismus nicht denkbar ist. Ich will nochmals an meine bereits in den Capiteln IV. und V. gemachten Erörterungen erinnern und abermals meine Ueberzeugung aussprechen, dass die Begriffe Hypnotismus und Suggestivismus allmählich miteinander verschmelzen werden, weil sich spontane, schnell vorübergehende Hypnosen im Leben sehr oft darzubieten scheinen.

Es ist öfter die Frage aufgeworfen worden, woher es wohl komme, dass so viele Autoritäten sich gegen die Suggestivtherapie ausgesprochen haben. Darauf ist dreierlei zu erwidern: 1) Auch eine Autorität kann sich irren; ja es ist in Wirklichkeit nur der eine Autorität, der nicht an seine eigene Unfehlbarkeit glaubt. 2) Viele werden für Autoritäten gehalten, ohne dass sie es sind. 3) Viele, die auf einem Gebiete Autorität sind, brauchen es desshalb nicht auf einem anderen zu sein. Betrachten wir die beiden letzteren Punkte, die für die Medicin eine ausserordentliche Bedeutung haben, etwas genauer.

Es giebt in jeder Wissenschaft neben den wahren Autoritäten Männer, die man zwar für Autoritäten hält, ohne dass sie es in Wirklichkeit sind. Es ist culturgeschichtlich von hohem Interesse, wie manche „Autorität" mehr eine Modesache ist, als eine wirkliche wissenschaftliche Grösse. Jeder hält einen solchen Mann für eine Autorität und nennt ihn so; wenn man aber einmal nach den wirklichen Verdiensten fragt, begegnet man überall einem Achselzucken, da wirkliche Verdienste eben oft nicht vorhanden sind. Solche Pseudoautoritäten sind auch gern geneigt, über Dinge zu urtheilen, ohne sie zu prüfen. Solche Pseudoautoritäten hat es zu allen Zeiten gegeben; sie sind der wahre Hemmschuh der Wissenschaft. Ihre Stellung und ihr Ansehen verdanken sie gewöhnlich einer Eigenschaft und Fertigkeit, welche kürzlich ein geistreicher Schriftsteller, Karl v. Thaler, als die Kunst der Selbst-Inscenirung bezeichnete. Das Urtheil derartiger Pseudoautoritäten hat selbstredend für uns keine Wichtigkeit.

Nun meine ich nicht etwa, dass alle diejenigen, die sich gegen die therapeutische Verwerthung des Hypnotismus gewendet haben, Pseudoautoritäten seien; im Gegentheil, es haben wahre Autoritäten (Meynert u. a.) ganz entschieden dagegen gesprochen. Hingegen muss ich doch Folgendes bemerken, und dies betrifft den dritten, eben erwähnten Punkt. Es genügt keineswegs, Autorität in einem Fach zu sein, um auch in einem anderen ein autoritatives Urtheil zu beanspruchen. Es genügt z. B. keineswegs, ein grosser Historiker oder ein grosser Astronom zu sein, um über die Therapie ein Urtheil zu fällen. Nun sind aber viele jener Autoritäten, die gegen die therapeutische Verwerthung des Hypnotismus auftraten, gerade Autoritäten auf Gebieten, die mit der Therapie zunächst nichts zu thun haben. Dieser Gesichtspunkt geht nicht nur dem Laienpublikum, sondern auch den Aerzten leicht verloren. Es kann jemand z. B. Vorzügliches in der Histologie des Gehirns geleistet haben, und er kann doch incompetent sein in Bezug auf die Therapie. Die Histologie des Gehirns steht mit der Heilkunde heute in keinem grösseren Zusammenhange als die Astronomie. Wenn ich die Heilkunde eine Wissenschaft nennen darf, so ist die Histolologie des Gehirns beispielsweise etwas, was (wenigstens heute) vollkommen ausserhalb der Wissenschaft der Heilkunde steht. Vielleicht wird es später gelingen, hier einen Zusammenhang zu finden; vielleicht wird es gelingen, die Histologie des Gehirns auch für die Heilkunde zu verwerthen, heute besteht ein solcher innerer Zusammenhang noch nicht. Ebensowenig nun, wie ich auf das Urtheil eines Astronomen über den Hypnotismus, resp. die psychische Behandlung ein grosses Gewicht legen würde, ebensowenig halte ich das Urtheil der Männer für massgebend, die in wissenschaftlichen Zweigen oder in Wissenschaften ihre Bedeutung haben, die gar keinen inneren Zusammenhang mit der Heilkunde besitzen, wie z. B. die eben genannte Histologie des Gehirns. Ich verwahre mich ausdrücklich dagegen, die Untersuchungen jener Männer etwa herabsetzen zu wollen. Im Gegentheil, die Untersuchungen beispielsweise über die Histologie des Gehirns sind nothwendig und sind äusserst verdienstvoll, aber einen Einfluss auf die Heilkunde haben sie bis jetzt nicht geübt. Ob dies später der Fall sein wird, das wird die Zukunft zeigen. Schon v. Feuchtersleben, dem gewiss niemand eine Animosität gegen die Medicin oder Anatomie nachsagen wird, der im Gegentheil ihr eifrigster Verehrer war, sprach sich dahin aus, dass man nicht allzusehr die Kenntniss der Anatomie mit der Heilkunde verwechsele.

Ich hielt die vorangehenden Bemerkungen, mit denen ich niemandem zu nahe treten möchte, für nöthig, um die so häufige Berufung auf Autoritäten in das richtige Licht zu stellen.

Eine wissenschaftliche Opposition ist übrigens stets ein Glück für den Fortschritt der Wissenschaft gewesen. Durch eine ernste, vorurtheilslose Opposition wird die wissenschaftliche Vertiefung neuer Fragen angebahnt; nur muss man eine Prüfung überhaupt zulassen und nicht etwa, wie es beim Hypnotismus von einigen Seiten geschah, die Prüfung principiell verwerfen.

Man sollte es eigentlich für selbstverständlich halten, dass jeder Forscher eine solche für unentbehrlich hält, wenn man über die Frage ein klares Urtheil gewinnen will. Dem ist aber leider doch nicht so. Als der Verfasser eine derartige Prüfung verlangte, damit man den Werth des Hypnotismus kennen lerne, wurde von mehreren wissenschaftlichen Forschern in der energischsten Weise gegen diese Forderung protestirt. Nur eine Prüfung hatte der Verfasser in mehreren Vorträgen über die therapeutische Verwerthung des Hypnotismus verlangt — ein Verlangen, zu dem man wissenschaftlichen Männern gegenüber berechtigt ist. Während aber Virchow u. a. eine Prüfung in ausgedehntestem Maase für nöthig erachteten, hatten andere bereits ihr aprioristisches Urtheil fertig, für das sie selbstverständlich auch nicht den Schatten einer Begründung anführen konnten. Aber unbekümmert um das Verdammungsurtheil der Opposition traten stets neue Beobachter für den Heilwerth des Hypnotismus, resp. der mit ihm so eng verknüpften Suggestion und psychischen Behandlung ein. Als nun dieser therapeutische Werth nicht mehr so ohne weiteres zu bestreiten war und insbesondere die anfängliche absolute Zurückweisung einer wissenschaftlichen Untersuchung als unwissenschaftlich erkannt war, da suchte man das anfängliche aprioristische Urtheil durch falsche Behauptungen zu begründen. Man legt nämlich denen, die zuerst für den therapeutischen Werth, resp. für dessen Prüfung eintraten, jetzt Falsches in den Mund, indem man sagt, sie hätten aus dem Hypnotismus ein Allheilmittel machen wollen. Es ist bedauerlich, dass selbst Männer, die doch als Vertreter der Wissenschaft die Wahrheit suchen sollten, jetzt diesen Weg einschlagen, um die anfängliche Zurückweisung anscheinend zu rechtfertigen. Diese Taktik ist bedauerlich und verdient auf das Entschiedenste gebrandmarkt zu werden. Weder die Forscher in Nancy noch diejenigen Forscher in Deutschland, in der Schweiz, oder in Oesterreich, die überhaupt als ernst in Betracht kommen, haben jemals ein Allheilmittel aus dem Hypnotismus machen wollen.

Betrachten wir nun im Einzelnen die Einwürfe, die gegen den Hypnotismus als therapeutisches Agens gemacht wurden.

Einen Haupteinwand erhob seiner Zeit Ewald in Berlin, der „ganz entschieden gegen die Bezeichnung der Suggestion als ärztliche Behandlung“ protestirte. Ewald glaubte, im Interesse der Aerzte nicht annehmen zu dürfen, dass man die Suggestion als ärztliche Behandlung bezeichne. Die weiteren Ausführungen Ewalds werden aus der Antwort, die ihm Forel ertheilte, einleuchten. Ich glaube dadurch auch Ewalds Einwände besser widerlegt, als ich es je im Stande wäre zu thun.

„Ewald protestirt gegen den Ausdruck „ärztliche Behandlung durch Hypnotismus“. Zu einer solchen gehöre ärztliche Kunst und ärztliches Wissen. Hypnotisiren könne aber jeder Schäferknecht, Schneider und Schuster; nur etwas Selbstvertrauen gehöre dazu. Ich glaube mit mehr Recht, gegen diese Art der Behandlung einer wissenschaftlichen Frage protestiren zu müssen. Hat nicht die Medicin eine Unzahl ihrer Mittel aus der rohesten Empirie, aus den Traditionen der „Schäferknechte“ u. a. m. gezogen? Kann nicht jeder Schuster Morphiumeinspritzungen machen, wenn man ihm die Spritze giebt, Klystiere und Abführmittel verordnen u. dgl. mehr? Doch verschmähen wir diese Mittel, das Massiren, die Bäder etc. nicht. Aber Herr Professor Ewald täuscht sich gewaltig, wenn er vielleicht glaubt, dass ein feines Reagens auf das Nervensystem wie die Hypnose, ein Reagens, das direct unsere höchsten und feinsten Seelenthätigkeiten trifft und modificirt, richtig und zweckmässig von den Schäferknechten gehandhabt werden kann und denselben überlassen werden soll. Zu einer richtigen und erfolgreichen therapeutischen Verwendung gehören: medicinisches Wissen und psychologische Kenntnisse, gehört vor allem die Fähigkeit, Diagnosen zu machen, gehört auch Uebung. Zwar haben Laien damit Erfolge erzielt, ebenso wie auch Kurpfuscher in allen medicinischen Gebieten Erfolge erzielt haben und täglich noch erzielen. Sollen wir ihnen desshalb die Medicin überlassen? Lange genug, ja viel zu lange, hat die Wissenschaft die bedeutungsvollen Erscheinungen der Hypnose den „Schäferknechten und Consorten“ überlassen; es ist nun allerhöchste Zeit, das Versäumte nachzuholen, und einer Erscheinungsreihe, welche im höchsten Grade unsere Anschauungen über die Psychologie, über die Physiologie des Grosshirns zu vervollständigen im Stande ist, unser volles Augenmerk und eine streng wissenschaftliche Prüfung zu widmen. Die ärztliche Therapie darf nicht zurückbleiben, nachdem unbestreitbare Erfolge vorliegen. Diese Erfolge können aber nicht ohne ein gründliches Studium der richtigen hypnotischen Methode erzielt werden."

Ich will auf die von Ewald vorgebrachten Behauptungen nicht weiter eingehen.

Ein zweiter Einwand betrifft die Gefährlichkeit des Hypnotismus. Der Verfasser dieses Buches hat vor längerer Zeit auf diesen Punkt hingewiesen und besonders davor ernstlich gewarnt, die Hypnose für etwas absolut Ungefährliches anzusehen. Erst später behaupteten andere, z. B. Mendel dasselbe, wobei allerdings die Gefahren wesentlich übertrieben wurden. Mit vollem Recht muss diesem Punkte die ernsteste Erwägung zu Theil werden. Indessen bemerke ich, dass es sich bei keinem Heilmittel darum handelt, ob es schaden kann; es handelt sich stets nur um die Frage, ob man durch richtige und gewissenhafte Anwendung den Gefahren entgehen kann. Rust behauptet, gerade mit Bezug auf den künstlichen Somnambulismus: „Das höchste Prädicat, welches man der Wirksamkeit eines Heilmittels oder irgend einer Heilmethode beilegen kann, ist, dass sie auch zu schaden vermöge. Denn was nie positiv schaden kann, kann auch nie nützen." Mag dieser Ausspruch vielleicht übertrieben sein, so hat er doch sicher grosse Berechtigung. Denn das glaube ich behaupten zu können, dass es wohl nur wenige Mittel in der Medicin giebt, die nicht bei unrichtiger und unvorsichtiger Anwendung schaden. Ja es giebt Mittel, deren Gefahren wir selbst bei der vorsichtigsten Anwendung nicht immer hintanhalten können, da wir die Bedingungen, unter denen sie schaden, keineswegs genau kennen. Ich will gar nicht von den vielen Giften reden, von Morphium, von Strychnin, von Belladonna, deren Anwendung schon mitunter ohne Ueberschreitung der Maximaldosis sehr geschadet hat. Ich will gar nicht vom Tod beim Chloroformiren sprechen, dessen Ursachen noch keineswegs aufgeklärt sind. Erst in allerneuester Zeit haben Thiem und P. Fischer mit anerkennenswerther wissenschaftlicher Offenheit einen Fall von tödtlicher Nachwirkung des Chloroforms veröffentlicht, wo am 4. Tage nach der Narkose der Tod eintrat. Die genannten

Autoren nehmen auf 1000 Chloroformnarkosen mindestens 1 Todesfall an! Ich will gar nicht die Gefahren erwähnen, die chirurgische Operationen darbieten; ich will nur darauf hinweisen, dass die anscheinend harmlosesten Mittel vielleicht schon mehr Unheil angerichtet haben, als der Hypnotismus. Viele Todesfälle sind bekannt geworden als Folge des Gebrauches von Kali chloricum, und bedauerlicherweise ist es noch immer gestattet, im Handverkauf ohne ärztliche Verordnung dieses Mittel zu verabreichen. Ich erwähne schwere Collapszustände, die nach Antipyringebrauch beobachtet worden sind. Eines der modernsten Mittel will ich noch anführen, das Sulfonal, das angeblich ein ganz unschädliches Schlafmittel sein soll. Ueber die Unschädlichkeit desselben theilt mir ein Freund und College mit, dass er einmal Erscheinungen ernstester Art nach Sulfonalgebrauch gesehen hat, und dass er es einer gewissen Art von Patienten überhaupt nicht mehr gebe, aus Furcht, dass dieses „unschädliche“ Mittel recht ernsten Schaden bringen könne. Um noch einige Beispiele anzuführen, so erwähne ich die in neuerer Zeit fast zur Mode gewordene Suspensionsbehandlung, die so sehr empfohlen wurde, und von der schon einige Enthusiasten in der That die Heilung der Tabes erwarteten. Dass nach dieser Suspensionsbehandlung nicht nur schwere Störungen, sondern sogar der Tod eintreten kann, ist jetzt festgestellt; es ist erst kürzlich ein solcher Todesfall bei der Suspensionsbehandlung veröffentlicht worden. Dass übrigens auch die Gegenwart des Arztes bei der Suspension nicht vor Unfällen schützt, zeigen mehrere publicirte Fälle. Sehen wir uns einmal die alltäglich verwendete Carbolsäure an. Erst kürzlich hat Billroth auf die grossen Gefahren der Carbolsäure aufmerksam gemacht. Wollten wir dennoch auf alle diese Mittel verzichten, so könnten wir lieber die ganze Medicin aufgeben, da es in ihr eben nichts giebt, was nicht auch schaden kann.

Ich will das Capitel von den Gefahren der Arzneimittel nicht zu sehr erweitern; denn es handelt sich nirgends, wie ich schon erwähnte, darum, ob Gefahren vorhanden sind. Es frägt sich vielmehr immer: 1) Kennen wir die Bedingungen, unter denen die Gefahren auftreten? 2) Können wir die Bedingungen der Gefahren und damit diese selbst beseitigen? und 3) Wenn wir dazu nicht im Stande sind, ist der Vortheil, den wir erwarten, grösser, als die Gefahr, die der Patient bei Anwendung des entsprechenden Mittels läuft? Die Antwort auf diese Fragen lautet für den Hypnotismus: wir kennen die Bedingungen, unter denen er schädlich wirkt, vollkommen, während die Bedingungen, unter denen einzelne Medicamente Schaden bringen, uns unbekannt sind; wir sind im Stande, im concreten Falle durch Anwendung der richtigen unschädlichen Methode diese Bedingungen und damit die Gefahren des Hypnotismus auszuschliessen; falls diese ganz harmlosen Methoden nicht zum Ziele führen, dann müssen wir uns fragen, ob wir die nicht ganz indifferenten Methoden in Anwendung bringen wollen, oder nicht. Ich glaube, dass die Unannehmlichkeiten, denen der Patient hierbei allenfalls ausgesetzt ist, ein kurz dauernder Kopfschmerz, Augenthränen, Benommensein, fast stets den Vortheilen gegenüber, die uns eine eventuelle Hypnose bringen kann, verschwindend klein sind. Die Zukunft wird auch hier ihre Entscheidung treffen; ich bemerke hier nur noch, dass fast alle jene Männer (Gilles de la Tourette, Ewald, Mendel, Rieger, Binswanger), die besonders von den Gefahren des Hypnotismus und auch sonst gegen ihn sprechen, sich keineswegs abhalten lassen, selbst zu hypnotisiren. Damit geben sie zu, dass nicht der Hypnotismus als solcher, sondern seine fehlerhafte Anwendung das Schädliche ist.

Ich werde nun im Folgenden die einzelnen Gefahren, welche der Hypnotismus in gesundheitlicher Beziehung bietet, besprechen; ich werde gleichzeitig die Ursachen der Gefahren erläutern und die Mittel, um denselben vorzubeugen.

Zunächst behaupte ich, dass in der Darstellung der Gefährlichkeit enorme Uebertreibungen stattgefunden haben. Es wurden hier Schlüsse gemacht, ähnlich wie in jener kleinen Stadt, deren Einwohner keine Kartoffelsuppe mehr assen, weil eine Frau $^1/_2$ Stunde nach dem Genuss der Kartoffelsuppe die Treppe herunter gefallen war und unglücklicher Weise das Genick gebrochen hatte. Die erschreckten Einwohner hielten das Essen der Kartoffelsuppe für die Ursache des Genickbruches; denn nach dem Genuss der Suppe fand das Unglück statt. Diese Argumentation findet man nicht selten im Leben wieder. Wenn jemand einmal hypnotisirt war und später irgend eine Beschwerde hat — flugs wird ein Causalzusammenhang mit dem Hypnotismus hergestellt. In ganz gleicher Weise müssten wir sagen: Carlsbad macht Schlaganfälle; denn 14 Tage nach seiner Rückkehr aus Carlsbad hatte Herr X. einen Schlaganfall; u. s. w. Mit solchen Beispielen liesse sich gar manches beweisen.

Kaum hätte ich es für möglich gehalten, dass man auch in ärztlichen wissenschaftlichen Kreisen in dieser Weise die Logik auf den Kopf stellen würde. Ich habe zwar schon öfter gehört, dass, wenn Patienten aus Bädern zurückkehren, ohne geheilt zu sein — was ja zuweilen vorkommen soll — dass sie alsdann mit dem Trost entlassen werden, die Wirkung der Bäder „komme nach“. Ich habe das bisher immer als einen schlechten Scherz aufgefasst, allenfalls als einen Trost für den Patienten, habe aber nicht geglaubt, dass dieses Princip bereits ernstlichen Glauben in der ärztlichen Welt fände. Wenn ein Patient aus einem Badeorte ungeheilt zurükkehrt und nach einem halben Jahre eine Besserung oder Verschlimmerung des Leidens eintritt, so würde ich nicht ohne Weiteres geneigt sein, die Besserung oder Verschlechterung auf Rechnung des Bades zu setzen, da doch in dem einen halben Jahre zahlreiche andere Momente auf den Betreffenden eingewirkt haben können. Ich muss aus dem gleichen Grunde den Causalzusammenhang, den manche, z. B. Binswanger, Ziemssen, zwischen Hypnose und den nach längerer Zeit auftretenden Beschwerden construiren, zurückweisen, wie es auch schon Pauly gethan hat. Wenn ich übrigens diese Trugschlüsse, die Binswanger, Ziemssen u. a. machen, anerkennen wollte, so wäre es mir ein Leichtes nachzuweisen, dass die ganze moderne Medicin die Menschen krank macht; denn bei welchem Mittel wären nicht schon $^1/_2$ Jahr später sehr schwere Erscheinungen aufgetreten? Welcher Arzt hat aber bisher in dieser Weise einen Causalzusammenhang gewaltsam hergestellt!

Indessen leugne ich, trotzdem ich mich gegen die Uebertreibungen wende, keineswegs, dass gewisse Gefahren beim unzweckmässigen Hypnotisiren bestehen.

Dass eine allgemeine Nervosität die Folge des Hypnotismus sei, dass nervöse Leute nervöser und nicht nervöse nervös würden, wurde von Mendel behauptet; es ist das aber wohl nur ein Irrthum, den Mendel, nach Ansicht von Forel und v. Schrenck-Notzing dadurch beging, dass er nur das Braid'sche Verfahren, nicht aber die Eingebung der Hypnose mit Worten kannte. Ich muss aus eigener Erfahrung bestätigen, dass ein langes aufmerksames Fixiren ziemlich unangenehm wirken kann. Eine gewisse nervöse Abspannung oder auch nervöse Erregung kann die Folge sein. Niemals jedoch sah ich, dass jemand „nervös“ wurde, den ich lediglich mit Worten hypnotisirte, und dem ich keinerlei erregende Suggestionen machte. Auch dieses ist wichtig (Bertrand). Wer jemals den Unterschied zwischen einem Hypnotisirten gesehen, der erregende Suggestionen empfangen hat, und einem Hypnotisirten, dem durch beruhigende Suggestionen ein psychisches Wohlbehagen verschafft wurde, der wird zugeben, dass man durch gute Suggestionen nützen, dass man aber ebenso durch unzweckmässige

Suggestionen schaden kann. Wer freilich seine Hauptaufgabe darin sieht, den Hypnotischen ohne wissenschaftlichen Zweck, bloss um die Neugier zu befriedigen, zum Spielballe von Suggestiönchen zu machen, der darf sich nicht wundern, wenn er dabei Krankheiten fabricirt. Mit vollstem Recht warnt auch desshalb Sawolshskaja vor solchen Tändeleien. Sehen wir es nicht auch, dass Leute nach aufregenden Träumen sich Tags über sehr unwohl fühlen? Ich sah Patienten, die oft an den Tagen ihre Leiden am stärksten fühlen, wenn sie des Nachts vorher schwere Träume gehabt haben. Müssen wir uns da wundern, wenn Leute, die vielleicht während eines imaginären Feuers aus der Hypnose geweckt werden, sich nachher unwohl fühlen? Man lasse diese Suggestionen ganz, oder man wende sie nur mit grösster Vorsicht an und sorge auch dann stets dafür, dass ein vollkommenes Entfernen aller Suggestionen (Desuggestionniren) noch vor dem Erwachen stattfinde, dass der Betreffende vor dem Erwachen psychisch vollkommen beruhigt werde; denn dieses ist das Wichtigste. Ich glaube, dass man selbst während der Hypnose einen oder den anderen Missgriff machen kann, wenn man nur den Hypnotischen in vollkommen richtiger Weise erweckt, wie es die Nancyer thun, und wie es alle thun, die nach den Vorschriften der Nancyer operiren. Ich möchte diejenigen, die stets von den Gefahren der Hypnose sprechen, fragen, ob sie für ein derartiges vollkommenes Erwecken stets gesorgt haben. Im Gegentheil, ich habe mich davon überzeugen können, dass ein Desuggestionniren überhaupt den meisten vollkommen unbekannt ist. Man glaubt, die Leute durch Anblasen erwecken zu müssen und ist erstaunt, dass sie sich nachher nicht wohl fühlen. Ich bin geradezu erstaunt darüber, dass bei der mangelhaften Technik nicht noch viel mehr Unheil angerichtet wurde; denn die mangelhafte Technik ist gefährlich, nicht der Hypnotismus als solcher. Wer jene nicht kennt, muss natürlich unangenehme Erscheinungen oder Folgen beobachten. Es ist nöthig, ganz ebenso den richtigen Weg zu wählen, wie man es vermeiden muss, mit dem Katheter falsche Wege zu machen.

Um gleich einen Begriff davon zu geben, in welcher Weise man dieses Desuggestionniren vorzunehmen hat, setze ich den Fall, es sei hier ein Hypnotisirter, der irgend eine psychisch erregende Suggestion erhalten hat und sich nun wesentlich erregt zeigt. Man wird einem derartigen Individuum etwa Folgendes sagen: „Alles, was Sie irgendwie erregt hat, ist jetzt weg; das war ja alles nur ein Traum, und Sie haben sich geirrt, dies für die Wirklichkeit zu halten. Werden Sie nur hübsch ruhig; wie Sie jetzt schon ruhig sind, und sich wohl fühlen; man merkt Ihnen schon ein allgemeines Wohlbefinden an.“ Nachdem man den Betreffenden in dieser oder ähnlicher Weise psychisch beruhigt und sich davon überzeugt hat, dass keinerlei Erregung zurückgeblieben ist, erst dann fordere man ihn auf, zu erwachen. Es scheint mir aber gut, womöglich auch dies nicht allzu plötzlich vorzunehmen, sondern aus theoretischen Gründen halte ich es für zweckmässig, den Betreffenden auf das Erwachen vorzubereiten (Sallis); ich thue dies gewöhnlich in der Weise, dass ich ihm sage: „Ich zähle jetzt bis 3; bei 3 wachen Sie auf;“ oder auch: „Zählen Sie bis 3 und bei 3 wachen Sie auf.“ Ich füge noch hinzu (auch dies ist sehr wesentlich): „Sie werden sich nach dem Erwachen sehr wohl fühlen, sehr munter, heiter und vergnügt sein.“

Später werde ich noch einige weitere Vorsichtsmassregeln angeben, die man vor dem Erwachen anwendet, um sich vor allen unangenehmen Folgeerscheinungen zu schützen.

Ich habe von der Nervosität hier gesprochen, die angeblich durch den Hypnotismus erzeugt würde, und ich habe es versucht, die Ursache der Nervosität nicht auf den Hypnotismus, sondern auf eine fehlerhafte Anwendung desselben zurückzuführen. Speciell sind also die anzuwendenden Vorsichtsmassregeln: 1) Möglichste Vermeidung andauernder Sinnesreize; 2) möglichste Vermeidung aller psychisch erregenden Suggestionen; 3) absolutes Desuggestionniren vor dem Erwecken. Dass man bei richtigem Vorgehen Leute nervös machen wird, ist nicht anzunehmen; der Hypnotismus ist bei richtigem Vorgehen viel weniger zu fürchten, als irgend eine andere Behandlung, z. B. die Elektricität, die wohl schon manchen „nervös“ gemacht hat. So wurde eine mir bekannte Dame, die von einem sehr gewandten Arzt im Kehlkopf elektrisirt wurde, hierbei so nervös, dass sie das Elektrisiren aufgeben musste.

Als eine besondere Gefahr des Hpynotismus wird auch angegeben, dass er Hysterie (Guinon) oder doch hysterische Krämpfe erzeuge und zwar selbst bei Personen, die noch niemals diese gehabt haben. Dass Hystero-epileptische mitunter einen hysterischen Krampf bei der Hypnose bekommen, ist nicht zu leugnen; dass aber die Hypnose die Krämpfe erzeuge, glaube ich ganz entschieden bestreiten zu müssen. Derartige Personen bekommen nämlich bei der geringsten psychischen Alteration den Krampf; sie haben ihn beim Elektrisiren ganz ebenso, sie bekommen ihn selbst bei einem Geräusch, wenn ein Buch zur Erde fällt, die Glocke schlägt und dergl. m. Es ist aber ganz verkehrt zu sagen, dass die Elektricität den Krampf hervorbringe; vielmehr wird derselbe hervorgebracht durch die psychische Erregung, die bei der Person entsteht, wenn sie sich zum Elektrisiren heransetzt; beim Elektrisiren bekommen ängstliche Patienten mitunter sogar Ohnmachten (E. Remak). Die Hauptfrage ist übrigens die, ob man dabei eine dauernde Vermehrung hystero-epileptischer Krämpfe hervorbringt oder nicht, und dies ist nach allen bisher bekannt gewordenen Erfahrungen nicht der Fall. Im Gegentheil, sobald eine gute Hypnose erreicht ist, hat man in dieser ein zuverlässiges Mittel in der Hand, eine dauernde Verminderung der hysterischen Krämpfe zu erreichen. In Wirklichkeit hat auch ein hysterischer Anfall gar nicht die Bedeutung, die man ihm beimessen könnte, wenn man ihn als eine der Hauptgefahren des Hypnotismus hinstellen sieht. Werden doch hysterische Anfälle selbst künstlich producirt lediglich experimenti oder demonstrationis causa!

Dass ein hysterischer Anfall übrigens an sich die hypnotische Behandlung nicht contraindicirt und bei richtigem Vorgehen ganz bedeutungslos ist, zeigen Fälle von Sperling und Krakauer, wo anfangs beim Hypnotisiren Anfälle entstanden, aber dennoch Heilung erreicht wurde. Ebenso zeigen diese Fälle, dass eine dauernde Vermehrung der Anfälle dabei keineswegs eintritt, selbst wenn bei dem ersten oder zweiten Hypnotisirungsversuch ein Anfall entsteht. Hätte Krakauer bei seinem Fall von hysterischer Taubheit sich dadurch abhalten lassen von weiteren Versuchen, so wäre die Patientin vielleicht heute noch ebenso taub, wie vor zwei Jahren. Uebrigens will ich noch erwähnen, dass Mesmer und Deslon die hysterischen Krämpfe (crises) sogar für nothwendig hielten, um einen Erfolg von der Magnetisirung zu erwarten; eine Ansicht, die sicher irrig ist. Dass übrigens bei einer Person, die noch niemals hysterische Krämpfe gehabt hat, bei Beachtung der oben aufgestellten Vorsichtsmassregeln Krämpfe infolge der Hypnotisirung aufgetreten seien, ist, so viel ich weiss, nicht durch einen einzigen Fall festgestellt.

Ich möchte nun aber einige kleinere Nebenbeschwerden, die mitunter nach der Hypnose sich zeigen, erwähnen, die wohl niemand als eine wahre Gefahr bezeichnen wird, und die auch mehr eine Folge der Autosuggestion sind (Forel) oder der nicht richtig geleiteten Hypnotisirung; es kann dann eintreten: eine gewisse Müdigkeit und Mattigkeit nach dem Erwachen, Schwere in den Gliedern u. s. w. Bei den tiefen Hypnosen gelingt es fast ausnahmslos durch den einfachen Befehl, nach dem Erwachen vollkommen munter zu sein, jede Müdigkeit zu beseitigen. Anders bei den leichten Hypnosen. Ich glaube zwar, dass gewöhnlich auch hier ein geschickter Operator mit der posthypnotischen Suggestion auskommen wird. In anderen Fällen aber scheint es mir besser, die Müdigkeit schon vor dem Erwachen durch Suggestion zu entfernen. Jedenfalls ist es vortheilhaft, von der ersten Sitzung an dieses Müdigkeitsgefühl verschwinden zu lassen, da es sich sonst durch Autosuggestion mehr und mehr fortbildet und schliesslich kaum noch zu bekämpfen ist. Es ist dies Müdigkeitsgefühl bei den leichten Hypnosen gerade so aufzufassen, wie dasjenige, das wir mitunter nach einem unvollkommenen Schlafe spüren. Jedenfalls sind diese Unannehmlichkeiten nach der Hypnose sehr gering und lassen sich meistens beseitigen. Wenn Drosdow aus diesen Erscheinungen eine besondere Periode des hypnotischen Zustandes macht, charakterisirt durch Kopfschmerz, Schmerzen in den Gliedern, Uebelbefinden etc., so wurde dieser Experimentator zweifellos dazu durch die damalige (1881) Unkenntniss der Technik der Nancyer Schule verleitet.

Die Hauptgefahren des Hypnotismus sind übrigens in Wirklichkeit ganz andere, als die eben angeführten, die selbst bei unzweckmässigem Verfahren relativ selten auftreten, während diejenigen, die ich jetzt erwähne, viel leichter sich zeigen, wenn nicht vollkommen nach den Regeln der Technik verfahren wird. Diese Gefahren sind: die Vermehrung der Disposition zur Hypnose und auch die erhöhte Suggestibilität im wachen Zustande, d. h. die Möglichkeit, dass sehr leicht eine neue Hypnose eintritt gegen den Willen der Person, ja vielleicht ohne dass sie es ahnt (vgl. S. 33) und die Gefahr, dass sie auch ohne Hypnose fremden Eingebungen leicht zugänglich wird. Gerade die Gefahr der zu leichten Hypnotisirbarkeit zeigt, wie vorsichtig man mit dem Braid'schen Verfahren sein soll. Denn gerade dieses ist es, das am häufigsten die Veranlassung dazu gegeben hat. Die zufällige Fixation eines Objectes ist nämlich im Stande, sehr schnell einen hypnotischen Zustand zu erzeugen, lediglich dadurch, dass die Idee der früheren Hypnose bei dem Fixiren besonders lebhaft wird.

Den zuletzt erwähnten Gefahren begegnet man damit, dass man zeitweise der Person vor dem Erwachen entsprechende Gegensuggestionen giebt, die etwa lauten: „Niemand wird Sie gegen Ihren Willen und ohne Ihre Einwilligung jemals hypnotisiren können, niemals werden Sie gegen Ihren Wunsch in Hypnose kommen, niemand wird im Stande sein, Ihnen im wachen Zustande etwas einzureden, derartige Sinnestäuschungen u. s. w., wie sie in der Hypnose vorkommen, haben Sie im wachen Zustande niemals zu befürchten, Sie sind vollkommen widerstandsfähig dagegen". Man beugt damit am sichersten diesen Gefahren vor.

Dies sind die Gefahren des Hypnotismus und die Mittel, ihnen entgegen zu treten. Man braucht sich durch sie, deren Gegengift die Suggestion ist, von der hypnotischen Behandlung nicht abhalten zu lassen. Bei richtiger Anwendung des Hypnotismus lernt man die Gefahren vermeiden.

Man könnte nun aber noch den Einwand machen, dass der Hypnotismus vielleicht zwar nicht bei kurzer, wohl aber bei jahrelanger Anwendung, resp. wiederholter Hervorrufung des Zustandes Schaden bringe. Dieser Einwurf ist ganz berechtigt. Ich möchte ihn aber auch gegenüber verschiedenen Heilmitteln erheben, von denen wir noch nicht wissen, ob sie nach längerer Anwendung nicht schwere chronische Vergiftungen hervorrufen werden. Was derartige Fragen betrifft, so giebt es nur ein Mittel zur Entscheidung; dies ist die Erfahrung. Nun sind in Frankreich von Liébeault, der schon fast 30 Jahre den Hypnotismus therapeutisch anwendet, Fälle lange Zeit beobachtet worden, ohne dass sich schlimme Folgen gezeigt hätten. Auch Forel hat ähnliche Erfahrungen gemacht, wenn auch von etwas kürzerer Zeit; ich selbst habe Personen über ein Jahr hypnotisirt ohne jede ernste Folge. Im Gegentheil, es wurde die Hypnose immer tiefer und dadurch die Suggestion leichter.

Auf rein theoretische Erörterungen über die Gefahren der Hypnose gehe ich nicht ausführlich ein. Mendel befürchtet von ihr eine Hirnrindenreizung, während Ziemssen und Meynert das directe Gegentheil befürchten, nämlich eine Herabsetzung der Hirnrindenthätigkeit. Man sieht, in wie schweren Widersprüchen sich die genannten Autoren bewegen; es gehört doch ein grosser Mangel an Ueberlegung dazu, anzunehmen, die genannten Autoren behaupteten dasselbe.

Ich habe im Vorhergehenden zwei Einwände besprochen und widerlegt, die gegen die therapeutische Anwendung der Suggestion, resp. des Hypnotismus gemacht wurden, und zwar erstens die Behauptung, dass der Hypnotismus überhaupt nicht als ärztliche Behandlung bezeichnet werden dürfe und zweitens die, dass seine Gefahren ihn kaum praktisch anwenden liessen.

Es wird gegen den Hypnotismus ferner angeführt, dass sein mystischer Eindruck die Anwendung verbiete. Benedikt behauptet dies und tritt damit offenbar Mendel entgegen, der gerade in dem mystischen Eindruck den Heilwerth sieht. Hingegen meine ich, wie ich später auseinandersetzen werde, dass der mystische Eindruck überhaupt bei dem Heilwerth eine untergeordnete Rolle spielt; ich habe wohl im theoretischen Theil auch nachgewiesen, dass der Sache nicht soviel Mystisches anhaftet, als man gewöhnlich glaubt. Abgesehen davon, wäre es für den Praktiker ganz gleichgiltig, ob ein Mittel durch seinen mystischen Eindruck wirkt oder durch Suggestion, oder durch chemisch-physikalische Einflüsse; die Hauptsache ist, dass es wirkt, nicht wie es wirkt.

Wenn Benedikt behauptet, man solle, um den mystischen Eindruck abzuschwächen, nicht auf die gewöhnliche Art hypnotisiren, sondern mittelst des Magneten die Hypnose herbeiführen, so wäre es besser gewesen, dass Benedikt, anstatt diesen Rath zu geben, lieber die Möglichkeit bewiese, ihn zu befolgen. Denn dass der Magnet Hypnose herbeiführt, ist eine Behauptung, die Benedikt durch genaue von ihm geführte Versuchsprotokolle beweisen müsste; ich habe Hunderten von Personen den Magneten angelegt und niemals eine Hypnose erzielt.

Würde ich übrigens glauben, dass in einem oder dem anderen Falle ein mystisch wirkendes Agens dem Patienten nützt, so würde ich nicht einen Moment zögern, es anzuwenden. Würde ich anders handeln, so würde ich eben meine Pflicht als Arzt verletzen, die jedem höher stehen sollte, als irgend ein wissenschaftliches Aushängeschild. Ich würde es beispielsweise auch in geeigneten Fällen für richtig halten, Patienten an irgend eine Wunderquelle z. B. nach Lourdes zu schicken, wenn sie dort ihre Heilung erwarten. Uebrigens sollen in der That aus der Salpêtrière in Paris jährlich 50—60 Patienten nach Lourdes geschickt werden (Constantin James). Jedenfalls würde, selbst wenn die Hypnose durch das Mysteriöse wirkte — was nicht der Fall ist — ihre Anwendung keineswegs contraindicirt sein.

Von den sonstigen Einwänden gegen die Suggestiv-Therapie sei noch die Behauptung erwähnt, dieselbe liefere keine dauernde Besserung oder Heilung. Darauf ist Folgendes zu erwidern. Die Erfolge, die man erzielt, sind keineswegs immer vorübergehende. Im Gegentheil, es sind eine ganze Reihe dauernder Heilungen beobachtet und veröffentlicht worden. Auch der Verfasser sah mehrere Fälle mehrere Jahre hindurch ohne Recidiv bleiben. Höhere Anforderungen braucht man wohl nicht zu stellen. Der Einwurf, den man machte, dass die Heilung nur vorübergehend wäre, würde also hier keinerlei Berechtigung haben. Aber selbst in den Fällen, wo wir dem Kranken nur eine vorübergehende Erleichterung verschaffen können, müssen wir froh sein, ein solches Hilfsmittel in die Hand zu bekommen (Purgotti, Schuster). Wenn wir einen Krankheitsfall haben, wie z. B. Menstruationsbeschwerden, so ist es ein grosser Gewinn, wenn es uns gelingt, auf einige Zeit die Schmerzen zu beseitigen. Kehren sie wieder, so kann man immer eine neue Hypnose anwenden; diese erschöpft sich nicht so leicht, und da sie meistens tiefer wird, je öfter sie ausgeführt wurde, so wird sie auch, wie Sperling mit Recht hervorhebt, viel weniger leicht (selbst bei Rückfällen) versagen als Medicamente, deren Wirkung bekanntlich sich oft rapide abschwächt. Jedenfalls ist die Therapie noch lange nicht weit genug, um das Recht zu geben, ein neues Mittel desswegen zu verwerfen, weil es nur symptomatisch und manchmal auch nur vorübergehend wirke.

Wenn wir diejenigen Mittel zurückweisen würden, welche die Krankheitserscheinungen nur für einige Zeit unterdrücken, so könnten wir den grössten Theil, vielleicht die ganze Therapie aufgeben. Bei einzelnen Behandlungsmethoden wird übrigens gar nicht mehr erwartet, als eine vorübergehende Besserung, und diese wird dennoch als Haupttrumpf hingestellt, um die Bedeutung jenes Heilmittels zu erweisen. Wie oft kommt es doch vor, dass ein Patient, der ein Jahr früher in Carlsbad, Aachen oder in einem anderen Bade war, vom Arzte oder auch von anderen bei späterer Wiederkehr der Beschwerden den Rath bekömmt: er solle wieder jenes Bad besuchen, da es ihm im vergangenen Jahre so gute Dienste geleistet habe. Man sollte doch verschiedene Heilmittel nicht mit verschiedenem Massstab messen und beurtheilen.

Ein anderer Einwand gegen die therapeutische Verwerthung des Hypnotismus ist, dass er nicht stets anwendbar sei, weil eben nicht alle Personen zu hypnotisiren seien. Ich möchte noch hinzufügen, dass sogar, selbst wenn die Hypnose erreicht wird, sie in vielen Fällen nicht tief genug ist, um ein wesentliches therapeutisches Resultat zu erzielen. Auf diese beiden Schattenseiten der hypnotischen Therapie hat der Verfasser vor mehreren Jahren hingewiesen, ohne aber ihnen eine übertriebene Bedeutung beizumessen. Der genannte Einwurf besagt nicht viel, da es uns, wie Bleuler hervorhebt, mit anderen Mitteln ganz ebenso geht. Als ein ganz vorzügliches Heilmittel gilt doch beispielsweise unter Umständen eine Reise an die Nordsee, oder eine schöne Gebirgsreise, auch vielleicht bei Collapszuständen einige Flaschen Sect. Ich glaube, dass bei unendlich viel mehr Leuten der Hypnotismus angewendet werden kann, als eine Badereise nach der Nordsee, zu der überhaupt nur wenige die Mittel haben.

Als weiterer Einwand gegen die hypnotische Suggestionsbehandlung wird angeführt, dass es auch Suggestionen ohne

Hypnose gebe. Dies ist gerade aber der Standpunkt, den der Verfasser dieses Buches sowohl wie ganz besonders die Schule von Nancy stets eingenommen haben, trotzdem, wie ich oben gezeigt habe, die Begriffe Hypnose und Suggestion oft recht schwer auseinanderzuhalten sind. Uebrigens sind wir hier gerade bei dem Kernpunkte der augenblicklichen Bewegung angelangt, die uns eben die ausgedehnte empirische Anwendung der Suggestion in der Therapie gezeigt hat. Hier ist auch der wahre Grund zu finden, wesshalb man gegen den Hypnotismus so heftig kämpft. Wir sind durch ihn auf die zahlreichen Suggestionen, die sich oft spontan im Leben und in der Praxis zeigen, hingewiesen worden. Der Hypnotismus mittelst dessen wir viele Suggestionen künstlich herstellen, zeigt uns, dass in der bisherigen Therapie oder vielmehr in deren Auffassung ein grober Rechenfehler gemacht wurde, indem man es unterliess, das psychische Element bei der Wirksamkeit einzelner Medicamente zu berücksichtigen. Man berücksichtigte immer nur deren physiologische Wirkung, vergass aber hierbei ganz und gar, dass manches Mittel nur einen suggestiven Werth hat.

Wenn jetzt einzelne behaupten, dass man ohne Hypnose Suggestionen sähe, und dass die Suggestion in der Medicin nichts neues sei, so sei daran erinnert, dass erst kürzlich Ewald die Behauptung aussprach, **dass man mit der Suggestion das Gebiet ärztlicher Behandlung überschritte und das der Psychologie beträte.** Man sieht also, dass die Gegner der Suggestion zum Theil die psychische Behandlung überhaupt nicht als einen medicinischen Factor anerkennen. Nach ihnen ist die Suggestion etwas, was den Arzt als solchen gar nichts angeht. Im Gegensatz zu ihnen behaupte ich, dass in erster Linie derjenige Arzt Erfolge hat, dass im Allgemeinen nur derjenige Arzt Gutes schaffen kann, der Psychologe ist, dass dies mindestens so wichtig ist, als das, was sonst als ärztliche Kunst und Wissenschaft bezeichnet wird.

Es giebt also, wie die Schule von Nancy gezeigt hat, zahlreiche Suggestionen ohne Hypnose; die künstlich herbeigeführte Hypnose aber bietet trotzdem in vielen Fällen eine günstigere und leichtere Möglichkeit, Suggestionen wirken zu lassen, die ohne die Hypnose nicht gelingen. Wenn also jemand die hypnotische Suggestiv-Therapie damit bekämpft, dass er sagt, es gebe auch Suggestionen ohne Hypnose, so bestätigt er in Wirklichkeit das, was die Schule von Nancy stets behauptet hat. Diese „Widerlegung“ der hypnotischen Therapie würde übrigens ungefähr dasselbe sagen, wie wenn man sagen wollte: „Wir brauchen keine

Geburtshelfer mehr, weil viele Geburten ohne Geburtshelfer und spontan recht gut verlaufen.“

Den vorübergehenden Zustand der Willenlosigkeit sieht wohl kaum jemand als einen Grund gegen die hypnotische Therapie an. Die Hauptsache bleibt immer, dass man sich einem zuverlässigen Experimentator gegenüber befinde. Ebenso lässt man sich auch nur von demjenigen chloroformiren, von dem man glaubt, dass er gewissenhaft und fähig ist, ohne Gefahr das Chloroform anzuwenden, und dass er den willenlosen Zustand nicht benützt, um den Chloroformirten gesundheitlich oder sonst zu schädigen.

Ueber die *Indicationen* zur Suggestivbehandlung lässt sich etwas ganz Sicheres noch nicht sagen. *Ewald* will gerade desshalb der suggestiven Behandlung keinen gleichen Rang mit anderen Behandlungsmethoden einräumen, z. B. mit der Elektrotherapie, mit der medicamentösen Behandlung etc. *Mendel* tritt ganz entschieden *Ewald* entgegen und meint, die Indicationen ständen bereits fest; leider hat *Mendel* aber diese nicht bekannt gegeben. Ich glaube, dass zwar die Indicationen noch nicht ganz feststehen, dass aber dies auch bei einer erst relativ kurze Zeit durchforschten Behandlungsmethode nicht zu beanspruchen ist. In *einem* Punkte aber irrt sich *Ewald* ganz entschieden, wenn er meint, dass es in der inneren Medicin sonst feste Indicationen gebe. Die innere Medicin ist zum bei weitem grössten Theile ein *Ausprobiren* der Behandlungsarten. Stricte Indicationen bestehen nur in sehr wenigen Fällen, wie man aus dem Vergleiche der verschiedenen Lehrbücher und aus den zahlreichen Widersprüchen verschiedener Aerzte deutlich ersehen kann. *Ich glaube, dass die Indicationen der Suggestiv-Therapie schon heute mindestens so genau sind,* wie die *der Elektrotherapie, der Massage, der medicamentösen Behandlung, der Balneotherapie,* die alle *angeblich* eine grosse Zahl von Krankheiten, die genau genannt werden, zu heilen im Stande sind, wenn man den oft etwas einseitig geschriebenen Lehrbüchern und Aufsätzen in Zeitschriften Glauben schenken darf. Ich meine allerdings, dass dieser Glaube ausser bei Studenten der Medicin, die meistens die Macht der Therapie wesentlich überschätzen (*Unverricht*), fast nirgends besteht. Wer in der Praxis sich nur etwas umgesehen hat, der überzeugt sich sehr bald, dass von den sogenannten stricten Indicationen leider in der Behandlung innerer Krankheiten und ganz besonders der Nervenkrankheiten nicht viel übrig bleibt. Damit steht nicht in Widerspruch, dass es einzelne Aerzte giebt, die mit genialem Blick im concreten Falle das richtige Mittel momentan finden. Dies ist kein Widerspruch; dies bestätigt vielmehr das obige und kommt daher, dass die Heilkunde viel weniger eine Wissenschaft, als vielmehr eine Kunst ist, obwohl manche Vertreter der „exacten Medicin" das erstere annehmen. Leider wird dieser in früherer Zeit öfter ausgesprochene Gedanke nicht mehr genügend gewürdigt. Um übrigens jedes Missverständniss auszuschliessen, erkläre ich ausdrücklich, dass ich für einzelne Fälle in der internen Medicin stricte Indicationen anerkenne; nur sind diese im Vergleich zu der Unzahl von Krankheiten sehr vereinzelt.

So viel man nun heute schon beurtheilen kann, so bilden im Grossen und Ganzen functionelle Neurosen das Hauptgebiet der Suggestivtherapie, d. h. die Nervenkrankheiten, die keine anatomische Grundlage haben. Man muss dies nicht ohne Weiteres mit der Hysterie oder mit der Neurasthenie verwechseln. Freilich sind diese Begriffe so verschwommen, und besonders der der Hysterie wird so mannigfach aufgefasst, dass man beinahe sagen kann: „Was man nicht definiren kann, das sieht man als hysterisch an." Der Begriff Hysterie wird in mehrfachem Sinne gebraucht; durch beliebige Anwendung des einen oder anderen Sinnes werden alsdann Trugschlüsse construirt, die selbst viele Aerzte nicht durchschauen. Ich will hier nur zwei Bedeutungen des Wortes „hysterisch" anführen.

Erstens sehen wir, dass man mit Hysterie eine Krankheit ohne anatomische Grundlage bezeichnet — und das ist der gewöhnliche Begriff in Deutschland —, die sich durch eine grosse Zahl und schnellen Wechsel der Symptome auszeichnet, wobei heute dies, morgen jenes Symptom hervortritt, wo bald Kopfschmerz, bald Ovarie, bald Stechen in der Seite, bald Schwäche in den Beinen vorwiegt. Die Patienten bezeichnet man als „hysterisch" ebenso wie die Krankheitserscheinungen. Da mitunter derartige Patienten einen etwas eigensinnigen, launenhaften Charakter haben, ferner die Neigung besitzen, sich interessant zu machen, so hat das Wort „hysterisch" in diesem Sinne einen etwas unangenehmen Beigeschmack bekommen; ja einige Autoren gehen soweit, die Neigung zur Lüge und Heuchelei für das Hauptsymptom derartiger Hysteriker zu bezeichnen. Offenbar verallgemeinern diese Autoren in ungerechtfertigter Weise. Jedenfalls ist ein Hauptcharakteristikum von „hysterisch" in diesem Sinne die Vielheit und der Wechsel der

Symptome. Ganz verschieden hiervon ist ein anderer Sinn des Wortes „hysterisch".

Zweitens nämlich wird als hysterisch von manchen Seiten jedes krankhafte Symptom bezeichnet, wenn ihm eine anatomische Basis nicht zu Grunde liegt, es also „rein nervös" ist, z. B. Kopfschmerz, Muskelschmerz, gewisse Zuckungen, manches Erbrechen etc.; selbst wenn das Krankheitssymptom durch grosse Constanz ausgezeichnet ist und überhaupt das einzige Symptom ist.

Wenn man nun hier ausser dem Krankheitssymptom auch die Patienten, die damit behaftet sind, als hysterisch bezeichnet, so haben wir für den Begriff „hysterischer Patient" zwei ganz verschiedene Bedeutungen gefunden, durch deren beliebige Vertauschung alsdann spitzfindige Sophismen zu Stande kommen. Je nach dem Bedürfnisse der Discussion wird nämlich der Begriff der Hysterie ganz beliebig aufgefasst.* So z. B. sagt ein Autor an einer Stelle, man könne durch die Hypnose nur hysterische Krankheitssymptome beseitigen, d. h. solche, die sich durch ihren spontanen schnellen Wechsel auszeichnen. Das ist ungefähr der unter I geschilderte Begriff „hysterisch". Sobald nun bei einer späteren Discussion jemand kommt und sagt, er habe eine Person, die sonst gar keine hysterische Zeichen darbot, die aber über einen starken Muskelschmerz, z. B. im Biceps klagte, von diesem Muskelschmerz durch Suggestion befreit, so wird dem Bedürfnisse der Discussion entsprechend Begriff II. für hysterisch herangezogen und nun gesagt, dass es sich doch nur um ein hysterisches Symptom handele. Dass dies aber wiederum eine Person war, die an einem ganz localisirten Schmerz litt, eine Person, die gar keine anderen hysterischen Zeichen darbot, mithin keine Hysterie im Sinne von No. I. hatte, dies wird wohlweislich verschwiegen. Man kann auf diese Weise mit dem Wort „Hysterie" alles behaupten und alles widerlegen.

Um dies gleich nochmals zu zeigen, komme ich auf einen Brief Charcots zurück, der in der letzten Zeit ein gewisses Aufsehen erregte, und in dem er behauptet, man könne nur Hysterie mit Hypnose behandeln. Wenn hiermit gemeint ist, dass man auch Hysterie im Sinne von Definition II hypnotisch behandeln kann, so wäre hiergegen nichts einzuwenden, und es würde sich sehr leicht eine Uebereinstimmung der verschiedensten Autoren erzielen lassen. In der That fasst Charcot, wie auch Nonne betont, den Begriff „Hysterie" viel weiter, als es in Deutschland gewöhnlich geschieht. So hat Charcot gerade gegenüber zwei deutschen Autoren Oppenheim und Thomsen, welche die Veränderlichkeit der Symptome für ein Charakteristikum der Hysterie hielten, erklärt, dass für ihn dieses nicht ein charakterisches Symptom der Hysterie sei.

Uebrigens verdient eine kurze Erwähnung, um irrtümlichen Ansichten vorzubeugen, dass Charcot niemals vorher — wenigstens nicht öffentlich — wesentlich für die suggestive Therapie eingetreten ist, dass er sie aber in seinem Briefe bedingungsweise zulässt. Ja Charcot erklärt geradezu, dass man bei hysterischen Erscheinungen ein gutes Resultat erhoffen könne. Diese Stelle aus Charcots Brief über die Suggestivbehandlung wurde freilich bei der Wiedergabe desselben mitunter fortgelassen, während jeder unparteiische Beobachter in diesem Passus — wenn hysterisch in dem zweiten, oben erläuterten Sinne gebraucht ist — viel mehr eine Vertheidigung als eine Bekämpfung der Suggestivtherapie erkennen muss. Während übrigens Charcot ganz entschieden für die hypnotische Behandlung der Hysterie eintritt, behauptet Ziemssen, der angeblich auf Charcots Standpunkt sich befinden soll, dass man die Hysterie durch jene Behandlung verschlimmere. Es tritt also kaum jemand Charcot mehr entgegen, als Ziemssen.

Wenn man übrigens jetzt, wenn auch irrtümlicher Weise, die Autorität Charcots anführt, um gegen die Suggestion Stellung zu nehmen, so darf nicht übersehen werden, dass man sich noch vor ganz kurzer Zeit recht aggressiv, ja moquant über Charcot aussprach, dass man sich etwas lustig über seine hypnotischen Versuche machte, dass z. B. Rieger in der allerheftigsten Weise das Hypnotisiren in der Salpêtrière bekämpfte, dass Mendel die hypnotischen Versuchspersonen Charcots als „präparirt" bezeichnete u. s. w., dass nach Ewald die Versuchspersonen Charcots allerlei Vortheile durch ihre hypnotischen Versuche hätten (ohne dass damit von Simulation die Rede sei), dass Ewald in nicht gerade sehr anerkennender Weise über Charcots Versuche mit dem Magneten sich äusserte, dass er Charcots Versuchspersonen eine nicht sehr schmeichelhafte Herkunft zuerkannte u. s. w. Es geht doch aus alle dem ganz deutlich hervor, dass Charcot zum Theil von derselben Seite, auf der man ihn jetzt als Bundesgenossen gegen die Hypnose anzurufen sucht, kaum ein Jahr vorher in der heftigsten Weise bekämpft wurde.

Nach dieser Abschweifung, deren Hauptzweck es war, uns über den Begriff „Hysterie" Klarheit zu verschaffen, komme ich auf die Frage zurück, welches die Indicationen zur Suggestivtherapie sind. Ich will dieselben im Folgenden, soweit ich selbst Erfahrungen besitze, und auch im Anschluss an zuverlässige Autoren, besonders an Forel kurz anführen. Darnach sind besonders geeignet:

Allerlei Schmerzen, die keine anatomische Grundlage haben (Kopfschmerzen, Magenschmerzen, Ovarie, rheumatische Schmerzen, neuralgische Schmerzen),

Schlaflosigkeit,

Hysterische Störungen, besonders Lähmungen der Extremitäten, Aphonie,

Menstruationsstörungen,

Spontaner Somnambulismus,

Unruhige Träume,

Appetitlosigkeit,

Alkoholismus und Morphinismus,

Neurasthenische Beschwerden,

Stottern (v. Corval, Ringier, Wetterstrand, Pauly),

Nervöse Sehstörungen (Forel, Möllerup, Chiltoff),
Enuresis nocturna,
Pruritus cutaneus nervosus,
Conträre Sexualempfindung, wenn nicht angeboren (v. Krafft-Ebing, v. Schrenck-Notzing, Ladame),
Ohrensausen,
Verschleppte Fälle von Chorea,
Railway-Spine und Emotions-Neurosen (Hirt),
Agoraphobie (de Jong),
Schreibkrampf (wo centrale Ursache).

Was die Hysterie (im Sinne von Definition I) betrifft, so ist dies eine Krankheit, die an sich nicht leicht heilbar ist. Hingegen bemühen wir uns gerade hierbei, so viel wie möglich, symptomatische Besserungen zu erzielen. Es scheint nach den bisherigen Erfahrungen, dass hier für symptomatische Besserungen der Hypnotismus und die Suggestion mindestens so günstig wirkt, wie irgend eine andere Therapie. Es hängt manches von der Tiefe der Hypnose, von dem Grade der Suggestibilität ab u. s. w. Dass Hysterische allerdings oft viel weniger suggestibel sind, als nicht Hysterische muss ich ganz entschieden behaupten. Forel meint, dass es überhaupt nöthig sei, mit einem gesunden Gehirn in der Hypnose zu arbeiten; je gesünder dieses sei, um so eher könne man auf einen Erfolg hoffen. Bei Hysterischen ist das Gehirn oft keineswegs gesund. Aus dem gleichen Grunde sind auch die Geisteskrankheiten für hypnotische Behandlung wenig geeignet. Indessen sind auch hier bei einigen leichteren Psychosen, z. B. von Melancholie, Manie, Besserungen erzielt worden (Forel, Burckhardt, A. Voisin, Séglas, Dufour.) Im Allgemeinen aber sind die Erfolge hier geringer, als bei den Neurosen. Es liegt dies zum Theil auch daran, dass gerade Geisteskranke wenig geeignet sind zur Hypnose (A. Voisin). Selbst wenn aber die Hypnose eine tiefe ist, so sind Wahnideen, Sinnestäuschungen viel schwerer zu beseitigen, als verschiedene nervöse Beschwerden, wie Schlaflosigkeit, Kopfschmerz, die sich sehr häufig in Begleitung der Psychosen vorfinden (Forel). Wenn es auch zuweilen organische Veränderungen sein mögen, welche die Geistesstörung bedingen, und durch welche der Widerstand gegen Suggestionen erklärlich wird, so ist der Hauptgrund doch wohl in der Festigkeit zu suchen, mit der die krankhaften Ideen haften. Wir können diese oft mit vollem Recht als Autosuggestionen bezeichnen. Uebrigens wollen A. Voisin und Repond auch bei einigen schweren Geistesstörungen Erfolge gesehen haben, die aber Forel nicht beobachten konnte.

Die therapeutischen Erfolge, die der Hypnotismus bei Neurosen bringt, sind von so vielfachen Seiten bestätigt worden, dass ein Zweifel bei der Zuverlässigkeit der Quellen schwer möglich ist. Ich nenne hier nur Forel, v. Krafft-Ebing, Obersteiner, Hirt, Bernheim. Diejenigen, die die Erfolge bestreiten, thun das gewöhnlich aus Apriorismus und nicht, nachdem sie in gewissenhafter Weise und mit Geduld die Sache geprüft haben.

Die Behauptung, dass nur solche Krankheitsfälle gebessert würden, die auch auf andere Weise zu bessern wären, ist irrig. Wenigstens muss ich nach eigenen Erfahrungen für eine Reihe von Krankheitsfällen dies bestreiten, bei denen alle möglichen Curen, Kaltwasserbehandlung, Massage, Elektricität, chirurgische Operationen, Medicamente erfolglos applicirt wurden, während die Suggestion und besonders die hypnotische Suggestion Erfolg hatte.

Uebrigens muss man, selbst wenn eine der anderen genannten Heilmethoden einen Erfolg herbeiführt, sehr vorsichtig mit der Schlussfolgerung sein, dass die Suggestion keinen Erfolg gebe, da zahlreiche Heilmittel eben nur suggestiv zu wirken scheinen, indem ihre Wirksamkeit lediglich darauf beruht, dass der Patient an sie glaubt, wie selbst Mendel, einer der entschiedensten Gegner der Suggestivtherapie, zuzugeben genöthigt wurde. Dass man durch Medicamente, selbst wenn sie nur suggestiv wirken, mitunter mehr erreicht, als durch Verbalsuggestion, liegt in der Natur der Sache, weil eben mancher sich durch anscheinend somatische Einwirkungen leichter beeinflussen lässt, als durch Worte. Ja es giebt einzelne sehr objective Forscher (v. Krafft-Ebing u. a.), die bei gewissen Krankheiten, z. B. Neurasthenie und Hysterie, überhaupt den Medicamenten nur einen suggestiven Werth beimessen.

Was organische Erkrankungen betrifft, bei denen wir im Gegensatz zu den functionellen Leiden anatomische Veränderungen in den Organen treffen, so liegen eine Reihe durchaus beglaubigter Beobachtungen vor, aus denen folgt, dass ganz erhebliche functionelle Besserungen ermöglicht wurden; d. h. es konnten die Folgen der Krankheit zum Theil durch die Hypnose beseitigt werden. So können trotz Bestehens einer Tabes dorsalis die hier auftretenden heftigen Schmerzen bekämpft werden (Lloyd-Tuckey). Man kann freilich den Einwurf machen, dass die Diagnose verfehlt war, dass dieselbe auf anatomische Läsion gestellt war, es sich in Wirklichkeit aber um eine functionelle Krankheit handelte. Dem widersprechen einmal Sectionsbefunde. So sah Bernheim eine

Apoplexie mit Lähmung lediglich unter dem Einflusse der Suggestion rapide sich bessern. Ein später auftretendes schweres Lungenleiden führte den tödtlichen Ausgang herbei. Die Obduction zeigte nun auch den früheren Krankheitsherd. Ausser dieser Bestätigung durch die Section haben wir doch aber noch Mittel, um gelegentlich eine zweifellose Diagnose zu stellen.

Wenn wir z. B. einen chronischen Gelenkrheumatismus haben mit bedeutenden sichtbaren und fühlbaren Gelenkanschwellungen, so ist ein Zweifel an der Diagnose nicht möglich. Wenn es nun durch die Suggestion gelingt, hierbei den Schmerz zu beseitigen, so haben wir eine ganz wesentliche Besserung erzielt bei einer organischen Erkrankung. Derartige Fälle sind aber mehrfach veröffentlicht. Ich bin in der Lage, aus eigener Erfahrung dies gerade für den Gelenkrheumatismus zu bestätigen.

Unter anderen mit anatomischen Läsionen einhergehenden Erkrankungen sah ich ein sehr schmerzhaftes Ekzem des Ohres bei einem 8jährigen Kinde durch posthypnotische Suggestion vollkommen schmerzlos werden. Ich machte die Beobachtung an diesem Kinde gemeinsam mit meinem Freunde und Collegen Friedemann in Cöpenick, durch dessen bereitwillige Unterstützung, für die ich ihm an dieser Stelle meinen Dank sage, ich eine Anzahl interessanter Erfahrungen auf dem Gebiete des Hypnotismus sammelte. Jenes Kind hatte ein so schmerzhaftes Ekzem, dass die geringste Berührung deutliche Schmerzesäusserung hervorrief. Der in der ersten Hypnose gegebene Befehl, dass dasselbe schmerzlos sein werde, bewirkte nach dem vollen Erwachen eine so vollkommene Unempfindlichkeit der kranken Stelle, dass nicht nur Berührungen, sondern starker Druck ohne jedes Unbehagen vertragen wurde.

Welches sind die Contraindicationen gegen die hypnotische Behandlung? d. h. welches sind die Bedingungen, welche die Anwendung des Hypnotismus verbieten? Ich wüsste nicht eine Contraindication zu nennen. Allenfalls können sich Contraindicationen aus einzelnen Fällen ergeben, wenn man z. B. gewisse autosuggestive Nebenerscheinungen der Hypnose gar nicht entfernen kann. Wenn wir ein therapeutisches Resultat erlangen wollen, so ist dasselbe aber, verglichen selbst mit einem hysterischen Anfall oder anderen Nebenerscheinungen, gewöhnlich so unendlich viel höher stehend, dass wir dadurch im Allgemeinen uns nicht abhalten lassen dürfen. Jedenfalls lassen sich allgemeine Contraindicationen ebensowenig wie bei vielen anderen Behandlungsarten geben.

Wie haben wir uns die Erfolge des Hypnotismus zu deuten? Einige meinen, dass der Hypnotismus schon als solcher heilend und wohlthätig wirke (Beaunis). Die gewöhnliche Anschauung aber ist die, dass die Suggestion das therapeutische Princip sei. Dass diese das Wesentliche ist, glaube auch ich annehmen zu müssen.

Um die Sache einigermassen klar zu machen, will ich ein einfaches Beispiel wählen: eine Person mit Kopfschmerz. Es handelt sich darum, den Kopfschmerz dadurch zu beseitigen, dass man in ihr die Idee erweckt, der Kopfschmerz sei fort. Im wachen Zustande werden die meisten gegen die Einimpfung dieser Idee unempfänglich sein, weil die spontane Reflexion sie bekämpft. Anders liegt die Sache in der Hypnose. Hier kann man, wie wir sahen, bestimmten Vorstellungen viel leichter Eingang verschaffen. Nimmt nun die Person in der Hypnose die Eingebung an, dass der Schmerz fort sei, so sind wir zunächst sicher, dass die Person in der Hypnose sich frei von Schmerzen fühlt. Dass die Person diese Idee annimmt, kann nicht verwundern, nachdem wir oben gesehen, dass man dem Hypnotisirten die verschiedensten Ideen eingeben kann. Er besitzt eine gewisse Neigung, alles zu glauben, was der Experimentator ihm sagt, zumal in der tiefen Hypnose. Es handelt sich nun darum, den Schmerz auch nach dem Erwachen zu beseitigen. Zwei Wege schaffen die Möglichkeit hierzu. Erstens die posthypnotische Fremdsuggestion, zweitens die Autosuggestion. Wir können eine bestimmte Idee durch Eingebung in der Hypnose auch nach dem Erwachen fortbestehen lassen, wie oben bei der posthypnotischen Suggestion gezeigt wurde. Es ist mithin nicht wunderbar, dass wir auch die Idee, der Schmerz sei weg, nach dem Erwachen fortexistiren lassen. Selbstverständlich braucht und soll diese Idee keine bewusste sein in dem Sinne, dass der Patient sich ihrer erinnere. Im Gegentheil, je weniger dies der Fall, um so intensiver wirkt sie, weil sie durch keine Reflexionen bekämpft werden kann (Forel). Der zweite Weg, der die Schmerzlosigkeit nach dem Erwachen bestehen lässt, ist die Autosuggestion. Der Patient, der in der Hypnose sich ohne Schmerz befindet, gewinnt dadurch die intuitive Ueberzeugung, dass er ohne Schmerz sein kann, und diese Ueberzeugung, dass der Schmerz nicht eine unumgängliche Folge seines Zustandes ist, kann unter Umständen mächtig genug wirken, um die Wiederkehr des Schmerzes zu verhindern.

Je leichter man im Stande ist, eine Idee in die Person einzupflanzen, um so eher kann man einen therapeutischen Effect erzielen. Je tiefer die Hypnose ist, um so leichter kann man aber der Person Vorstellungen eingeben. Es wird mithin, je tiefer die Hypnose ist, um so besser der therapeutische Erfolg werden. Ich kann v. Schrenck-Notzing nicht beistimmen, wenn er meint, dass die tiefen Grade im Allgemeinen unnöthig wären; im Gegentheil, je tiefer die Hypnose ist, um so besser. Freilich folgt daraus nicht, dass man die leichten Grade unberücksichtigt lassen soll. Abgesehen davon, dass die leichteren hypnotischen Zustände nicht selten sich erst später in tiefere verwandeln, so sind auch die leichteren mitunter, besonders wenn es sich um motorische Störungen handelt, therapeutisch recht wohl zu verwerthen. Es hängt hier vieles von der Individualität ab. A. ist z. B. schon in leichter Hypnose so suggestibel, wie B. in der tiefen Hypnose. Dennoch ist nicht zu bestreiten, dass beim einzelnen Individuum die Suggestibilität mit der Tiefe der Hypnose zunimmt.

In dieser methodischen Suggestion liegt der Schlüssel der hypnotischen Therapie. Wenn der Patient die Suggestion nicht annimmt, wenn er sie in der Hypnose zurückweist, was vorkommt, dann kann der mystische Eindruck noch so gross sein; kaum jemals wird ein therapeutisches Resultat erzielt sein. Ich habe Personen hypnotisch behandelt und mit Erfolg behandelt, die keineswegs die Sache mystisch auffassten. Man beeinflusst Leute hypnotisch oder suggestiv, die gar nicht glauben, dass sie hypnotisirt sind; sie sind oft ganz erstaunt, nachher zu hören, dass sie hypnotisirt waren. Dass in einzelnen Fällen es der mystische Eindruck ist, der eine gewisse Wirkung hat, will ich damit nicht bestreiten; keineswegs ist dies aber Regel.

Ebenso wenig ist es das Vertrauen an sich, dem der Erfolg zuzuschreiben ist. Freilich spielt dieses eine sehr grosse Rolle. Es ist aber gerade das Misstrauen gegen die hypnotische Behandlung durch irrthümliche Darstellung so sehr geweckt worden, dass von Vertrauen bei uns einstweilen nicht die Rede sein kann. Aber es zeigt sich gerade hier recht klar die grosse Macht der hypnotischen Suggestion, dass sie in einer ganzen Reihe von Fällen dem grossen Misstrauen gegenüber doch noch Erfolge hat; denn Misstrauen ist eine grosse Autosuggestion; die Autosuggestion aber ist der grösste Feind der Fremdsuggestion. Die Erfolge der hypnotischen Behandlung werden um so grösser werden, je mehr das Misstrauen schwindet, und wenn man erst erkannt haben wird, dass der richtig angewendete Hypnotismus ebenso unschädlich ist, wie die richtig angewendete Elektricität, dann erst werden wir ein objectives Urtheil gewinnen können über die Macht der hypnotischen Therapie. Wie das Urtheil ausfallen wird, ist mir wenig zweifelhaft. Der Hypnotismus und die Suggestion werden manches Heilmittel überleben, dessen Ruhm heute die Spalten medicinischer Blätter füllt.

Um Missverständnissen vorzubeugen, gebe ich hier noch kurz an, in welcher Weise man sich die Besserung bei anatomischen Krankheiten durch hypnotische Suggestion zu erklären hat (nach Bernheim). Ich erwähne dies nur, weil Binswanger und Seeligmüller es irrthümlicher Weise so darstellen, als hätte Bernheim durch Suggestion den anatomischen Krankheitsherd wiederherzustellen behauptet (v. Corval). Ich nehme das Beispiel der Apoplexie. Wenn ein Theil a im Gehirn zerstört worden ist, dann können die von a versorgten Nerven nicht mehr functioniren. Nun ist es aber eine bekannte Erfahrung, dass die Zerstörung eines Theiles a oft eine functionelle Beeinträchtigung anderer Hirntheile, z. B. von b herbeiführt. Dadurch werden auch die von b versorgten Nerven ausser Function treten; b selbst ist jedoch nicht anatomisch zerstört; nur die Function ist gehemmt. Die Suggestion ist nun im Stande, diese Function herzustellen. Sie kann mithin eine functionelle Besserung auch bei einer organischen Krankheit hervorbringen. Jedenfalls braucht man nicht anzunehmen, dass die Suggestion einen unmittelbaren Einfluss auf die organische Läsion habe, um die functionelle Besserung bei organischen Krankheiten zu erklären. Bernheims Erklärung kann mutatis mutandis auch für andere Fälle herangezogen werden. Sperling glaubt, dass auch die Elektricität bei Apoplexien, nur dadurch günstig wirkt, dass sie anatomisch erhaltene Theile, die in ihrer Function gehemmt sind, wieder functionsfähig mache. Sperling, der bekanntlich auf dem Gebiete der Hypnose und der Elektrotherapie eine gleichgrosse Erfahrung und Competenz besitzt, wie wohl nur wenige andere, glaubt nicht daran, dass etwa bei einer Apoplexie der zerstörte Theil durch die Elektricität wiederhergestellt würde.

Im einzelnen für die hypnotische Behandlung Regeln aufzustellen, würde zu weit führen. Baierlacher, Bernheim, Forel haben dies schon gethan. Ich bemerke nur, dass man vorbereitende und therapeutische Versuche unterscheiden kann. Die persönliche Uebung wird im concreten Falle die Entscheidung treffen lassen, ob die Hypnose tief genug ist, um therapeutische

Versuche zu machen, oder ob noch einige weitere Vorversuche nöthig sind, um die Empfänglichkeit für therapeutische Suggestionen zu erhöhen. Meistens sind einige Vorversuche nöthig. Die ersten Versuche setze man nicht lange fort; nur einige Minuten etwa. Kommt man damit nicht zum Ziel, dann hat man immer noch Zeit, die forcirten Methoden, z. B. das lange Fixiren anzuwenden.

Da ferner lebhafte Schmerzen eine Hypnose anfangs oft unmöglich machen, ist es angezeigt, zu den ersten Versuchen womöglich eine schmerzfreie Pause zu wählen. Spätere Hypnosen werden dann auch bei den heftigsten Schmerzen mit Leichtigkeit eintreten. Es ist ferner nach der Heilung oder Besserung gewöhnlich nöthig, noch zeitweise die Suggestion zu wiederholen, um Rückfällen vorzubeugen.

Jedenfalls glaube man nicht, dass der Hypnotismus stets rapide Erfolge herbeiführen müsse. Ist eine tiefe Hypnose da, so wird man allerdings oft mit der grössten Schnelligkeit ein Resultat erreichen; in anderen Fällen muss man langsamer und methodisch vorgehen, man muss auch gewisse Rücksichten nehmen auf die Dauer der Krankheit. Je mehr die Idee des Schmerzes Wurzel gefasst hat, um so schwieriger wird er bekämpft.

Es ist mir unerklärlich, wesshalb man den Hypnotismus mit ganz anderem Massstabe misst als andere Behandlungsmethoden. Bei der Elektrotherapie ist der Arzt oft zufrieden, wenn er nach vielen Wochen oder Monaten ein Resultat erreicht. Eine Anstaltsbehandlung muss oft viele, viele Monate fortgesetzt werden, wenn ein Resultat erreicht werden soll. Und doch, wie oft bleibt es sogar trotz monatelangen Ausharrens der Patienten aus! Warum soll denn an die Suggestivtherapie die Anforderung gestellt werden, dass sie in einem Tage Erfolg geben müsse! Oft wird dieser nur durch Geduld von Seiten des Arztes und des Patienten erreicht.

Ich kann es auch nicht zugeben, dass man den Hypnotismus grundsätzlich als letzten Versuch bei der Behandlung von Krankheiten betrachte. Diese pflegen um so schwieriger geheilt zu werden, je länger sie dauern, je mehr die Vorstellung von der Krankheit sich festgesetzt hat. Wer zugiebt, dass der Hypnotismus bei richtiger Anwendung unschädlich sei, dessen Pflicht ist es, ihn anzuwenden, sobald die Indication vorliegt, dessen Pflicht ist es, dieses Heilmittel zu versuchen, ehe es zu spät ist. Denn es giebt Krankheiten, die lediglich dadurch unheilbar werden, dass die richtige Therapie im A n f a n g versäumt wird. Die Krankheit wird zu einer Autosuggestion, die der Patient sich macht, und die nicht mehr beseitigt werden kann. Je länger und je mehr jemand

Gelegenheit hat, an einen Schmerz zu denken, je weniger es gelingt, im Anfang seine Aufmerksamkeit von ihm abzuziehen, um so mehr setzt sich der Schmerz fest, und um so weniger ist es später möglich, ihn zu beseitigen. Man könnte allenfalls schwanken, ob man längere Zeit vorbereitende Versuche machen soll, um eine Hypnose bei schwer hypnotisirbaren Personen zu erzielen (Grasset). Jedenfalls verlange ich, dass wenn die Hypnose selbst leicht herbeizuführen ist, und wenn eine Indication vorliegt, dass man dann zur hypnotischen Therapie seine Zuflucht nehme, ehe 100 andere Mittel vergebens angewendet werden, deren Probirstein abzugeben, dem Patienten keine angenehme Aufgabe stellt.

Es ist die Frage aufgeworfen und erörtert worden, ob durch den Hypnotismus, resp. die mit ihm ganz innig verknüpfte Suggestion der Heilkunde ein grosser Dienst geleistet wird. Wir müssen diese Frage dadurch zur Entscheidung bringen, dass wir erörtern, ob durch Anwendung der Suggestion eine wesentlich grössere Zahl von Patienten geheilt resp. gebessert wird, als bei ausschliesslicher Anwendung physikalischer und chemischer Einwirkungen. Hier ist die Entscheidung nicht leicht zu treffen. Ich habe oben die functionellen Neurosen als Hauptfeld der Suggestivtherapie gekennzeichnet, und ich will desshalb an dieser Stelle nur von ihnen sprechen. Wenn wir annehmen, dass durch die nichtsuggestive Therapie 50 % aller Patienten gebessert oder geheilt werden — was aber keineswegs der Fall ist — und wir nehmen an, dass durch die suggestive Behandlung noch 2 % geheilt oder gebessert werden, so würde selbstverständlich diese Zahl nicht viel besagen, da alsdann die Zahl der gebesserten Personen von 50 nur auf 52 % steigen würde. Wenn wir hingegen annehmen, dass durch die nichtsuggestive Therapie nur 1 % aller functionellen Neurosen gebessert oder geheilt wird — was der Wahrheit schon näher käme — und wir nehmen an, dass durch die suggestive Therapie wiederum 2 % gebessert oder geheilt werden, so würde dies einen enormen Fortschritt bedeuten, da wir hier von 1 % sofort auf 3 % kommen würden; d. h. wir würden die Zahl der erfolgreich behandelten Patienten sofort verdreifachen. Ich habe hier zwei Extreme gewählt, um zu zeigen, wie wenig leicht die Frage zu entscheiden ist. Ich meine nun allerdings, dass von den vielen Neurosen — und diese will ich zunächst nur berücksichtigen — nur sehr wenige durch nicht psychische Einwirkung geheilt oder gebessert werden; vielleicht ist ein Procent noch zu hoch gegriffen.

Freilich sind derartige Fragen nur schwer zur Entscheidung zu bringen, weil wir eben nicht mit festen Grössen rechnen. Ich habe absichtlich nicht bloss von

Heilung, sondern auch von Besserung gesprochen, weil der Begriff der Heilung recht verschieden aufgefasst wird. Mendel bezeichnet ein Schwinden der Krankheitssymptome als Heilung, ohne Rücksicht auf die Zeit, wie lange die Symptome geschwunden sind. So z. B. erklärte er einen hypnotisch behandelten, periodisch taubstummen Menschen für vollkommen geheilt, als dieser einige Tage sprach und hörte — ohne Rücksicht darauf, dass schon wenige Tage später ein Rückfall eintrat. Die meisten Praktiker würden dem vielleicht beistimmen. Ich würde den Begriff der Heilung wesentlich davon abhängig machen, dass auch die Disposition zum Widerauftritt der Krankheit geschwunden ist. Doch ist dies ein mehr wissenschaftlicher theoretischer Begriff, während der erstere eben dem praktischen Bedürfnisse entspringt.

Jedenfalls glaube ich, dass bei wenigen functionellen Neurosen ohne suggestive Einwirkung ein wesentliches Resultat erreicht werden kann; v. Krafft-Ebing, F. Müller u. a. sprechen sich ähnlich aus. Desshalb halte ich die Suggestion nach dieser Richtung hin für einen ausserordentlich grossen Fortschritt, sowohl die Suggestion ohne als auch die mit künstlich herbeigeführter Hypnose, die oft dann noch die Suggestion wirken lässt, wenn die Suggestion ohne Hypnose nicht hinreicht. Ich glaube, dass der Fortschritt, der durch die methodische Suggestion in der Behandlung der Neurosen gemacht wurde, recht bedeutend ist, und dass für die Heilkunde — von der Chirurgie abgesehen — kaum eine der neuesten Entdeckungen in der Medicin eine solche Wichtigkeit hat, wie das Studium der Suggestion. Ich werde in einer späteren Arbeit dies noch genauer nachweisen. Jedenfalls ist die Annahme berechtigt, dass weder der Hypnotismus noch die Suggestion wieder von der Bildfläche in der Medicin verschwinden werden. Es ist diese Hoffnung umsomehr begründet, als wir in Deutschland eine Reihe objectiver, von jedem Enthusiasmus entfernter Aerzte haben, die die Suggestion studiren und die nicht wie manche andere nach Momentserfolgen und Aufsehen erregenden „wunderbaren" Heilungen haschen, die sorgsamer, als mancher Gegner der Suggestion ihre Krankheitsfälle beobachten und verfolgen, um auch über die Recidive ein Urtheil zu gewinnen. Dies ist der einzig richtige und wissenschaftliche Weg, den gerade die lautesten Gegner nicht immer gegangen sind.

Nothwendig ist es natürlich, ebenso wie bei jeder andern Therapie, richtig zu individualisiren. Ebenso wenig wie ein Mensch dem andern körperlich gleicht, eben so wenig findet sich eine Gleichheit im psychischen Verhalten. Ja, ich glaube, dass die psychischen Differenzen viel grösser und viel wichtiger sind, als die körperlichen. Es kann uns daher nicht verwundern, wenn Aerzte mit psychologischen Kenntnissen und Berücksichtigung der Psychologie Resultate erzielen, die andere durch das unglückliche schablonenhafte Behandeln nicht erreichen. Was für Resultate durch geschickte Anwendung der Suggestion erzielt werden können, zeigen uns die Untersuchungen vieler Autoren, die selbst prognostisch sehr ungünstige Krankheitsfälle hypnotisch sehr gut beeinflussen konnten. Ganz besonders zeigen uns dies aber die Veröffentlichungen von Forel, dessen therapeutische Erfolge als ausserordentliche zu bezeichnen sind. Freilich wird auch nicht jeder im Stande sein, in der Weise zu experimentiren, wie Forel. Ich muss es aber als unwissenschaftlich bezeichnen, nach eigenen Misserfolgen die Erfolge anderer zu bestreiten. Vielleicht ist es gut, hier daran zu erinnern, dass ein hervorragender schwedischer Psychiater Oedmann erklärt, er erkenne die Erfolge der Suggestivbehandlung bei Alkoholismus an; da er aber nicht im Stande sei, sie selbst zu erreichen, so sende er die betreffenden Patienten zu Wetterstrand (v. Corval).

Dass übrigens Erfahrung der beste Lehrmeister sei, ist zweifellos. Es ist geradezu unverständlich, wie einige den therapeutischen Werth des Hypnotismus lediglich desswegen leugnen, weil sie selbst nach wenigen Versuchen Resultate nicht sahen. Es liegt hier die Sache ähnlich wie mit jedem Instrument. Der geübte Operateur heilt mit demselben Instrument den Patienten, mit dem der andere, der keine Uebung hat, verstümmelt. Ebenso wird der geübte und gewissenhafte Hypnotist Krankheiten durch Suggestion entfernen, der ungeübte durch mangelhaftes Experimentiren erzeugen. Dass Personen, die leicht zu hypnotisiren und suggestibel sind, von jedem beeinflusst werden können, ist sicher. Wenn aber die Sache etwas schwieriger liegt, dann wird der mit psychologischen Kenntnissen und Erfahrungen ausgestattete Arzt zu Resultaten kommen, die anderen unerreichbar sind.

Natürlich ist es keineswegs nöthig, bei Anwendung des Hypnotismus andere therapeutische Mittel fortzulassen (Sperling); im Gegentheil, man muss sich in dem speciellen Falle ganz nach den Indicationen richten. Kein Heilmittel wird durch den Hypnotismus verdrängt werden, vorausgesetzt, dass es sich in praxi bewährt hat. Die Suggestion wird die sonstige Therapie nicht ersetzen, sondern ergänzen (Bourdon).

Selbstverständlich muss bei der Suggestiv-Therapie alles vermieden werden, was die Prognose verschlechtern und die Suggestion unwirksam machen könnte. Hierher gehört vor allem die Furcht vor der Hypnose. Dass diese viel schädlicher ist und viel eher ungünstige Folgen herbeiführt, als die Hypnose selbst, ist zweifellos. Es ist desshalb auch anzurathen, Hypnose so lange nicht einzuleiten, wie der Patient erregt ist und Angst vor derselben hat;

auch Tokarski spricht sich ähnlich aus. Aber auch andere psychische Erregungen sollen möglichst vermieden werden. Der Fall von v. Krafft-Ebing zeigt sehr deutlich, dass stärkere Erregungen die Suggestion unwirksam machen können.

Ich glaube ferner, dass das Studium des Hypnotismus auch in anderer Weise unseren Gesichtskreis wesentlich erweitern wird. Wir werden jetzt manches Räthsel lösen können, das uns bisher grosse Schwierigkeiten bereitet hat. Nachdem jetzt experimentell festgestellt worden ist, dass man sogar organische Veränderungen lediglich durch Suggestion produciren kann, sind wir dazu gezwungen, auch im normalen Leben den psychischen Einwirkungen eine ganz andere Bedeutung beizumessen, als bisher. Ich glaube, nicht fehl zu gehen, wenn ich heute schon behaupte, dass die Krankheiten, die man als eingebildete bezeichnet, viel häufiger sind, als man annimmt. Ich glaube, dass durch Ungeschicklichkeit der Umgebung viele Krankheiten erzeugt oder verstärkt werden. Es giebt nur wenige Leute, auf die es nicht einen gewissen Eindruck macht, wenn ihnen ihr krankes Aussehen von verschiedenen Seiten recht oft versichert wird, und ich glaube, dass in dieser Weise durch einen accumulativen psychischen Process schon mancher ebenso schwer geschädigt worden ist, wie durch chemische Gifte. Ebenso wie wir sahen, dass die Suggestion Schmerzen nimmt und Beschwerden beseitigt, ebenso werden diese durch Suggestion geschaffen oder verstärkt. Es ist ein geringer Trost, wenn man diese Schmerzen alsdann als eingebildete bezeichnet, ein Ausdruck, der ausserdem noch einen schlechten Beigeschmack hat. Wenn aber der Schmerz auch „nur" eingebildet ist, so belästigt er den Patienten ebenso, wie ein nicht eingebildeter.

Ausserdem glaube ich, dass dieser Ausdruck „eingebildeter Schmerz", den man nicht nur bei Laien, sondern auch bei Aerzten findet, wissenschaftlich falsch ist. Es sind die „eingebildeten Schmerzen" von einem Autor ganz treffend einmal mit den Hallucinationen verglichen worden. Wir können nun wohl sagen, dass der Gegenstand der Hallucination eingebildet ist, es ist aber falsch zu sagen, dass die Wahrnehmung eingebildet ist; diese ist centralen Ursprungs. Ganz unabhängig davon, ob das Object nur eingebildet ist oder nicht, bleibt er derselbe. Ebenso besteht der Schmerz nur dann, wenn er empfunden wird, d. h. wenn ein bestimmter centraler Process stattfindet. Es ist aber ganz gleichgiltig, ob dieser centrale Vorgang durch einen peripheren Reiz, z. B. einen Stich ausgelöst wird, oder ob er durch Suggestion, durch einen primären psychischen Act hervorgerufen wird. Der Schmerz als solcher besteht in beiden Fällen und ist nicht eingebildet. Sollte in dem letzteren Falle derjenige, welcher den Schmerz hat, ihn auf einen peripheren Vorgang beziehen, so wäre dieses eine Täuschung, aber der Schmerz selbst kann als eine subjective Empfindung nicht eingebildet sein.

Mag man nun einen solchen Schmerz ohne objective Symptome nennen, wie man will; man muss sich jedoch darüber klar sein, dass ein derartiger Schmerz eine Folge centraler Vorgänge ist, dass er nothwendig aus ihnen hervorgehen muss. Ebenso wie ein eingetretener Dorn zur nothwendigen Consequenz den Schmerz hat, ebenso gewisse subjective Vorstellungen. Die Bekämpfung und Entfernung dieser ist ganz ebenso Sache des Arztes, wie das Herausziehen des Dornes aus dem Fuss.

Wie weit übrigens psychische Einwirkungen ohne Hypnose gehen können, zeigt v. Krafft-Ebings Fall. Die Patientin befand sich hier, vollkommen wachend, in dem irrigen Glauben, an einer Stechapfelvergiftung zu leiden. Es entstand ein äusserst gefährlicher Collaps, den schliesslich nur die hypnotische Suggestion beseitigen konnte.

Es wird uns aber die Suggestion nicht nur den Schlüssel liefern für die Entstehung und Verschlimmerung von Krankheiten, sie wird uns auch aufklären über die Wirkung von Arzneimitteln. Wenn dieselben Medicamente, von verschiedenen Aerzten verordnet, verschiedene Wirkung haben, so brauchen wir nicht nur in einer chemischen Wirkung den Unterschied zu finden. Wir müssen uns vielmehr fragen, ob nicht die Art der Verordnung, der Eindruck des Arztes und andere psychische Momente hier mitwirken, deren grosser Einfluss in vielen Fällen bereits nachgewiesen ist. Jeder Arzt wendet die Suggestion an, nicht nur bewusst, sondern oft, ohne es zu wissen und zu ahnen. Der Einfluss dieser unbewussten Suggestion wird in Zukunft in ganz anderem Masse berücksichtigt werden müssen, als bisher. Ganz kurz sei hier noch hingewiesen auf die zuweilen einen enormen psychischen Einfluss ausübenden chirurgischen Operationen, den besonders L. Landau zu wiederholten Malen hervorgehoben hat; es sei hingewiesen auf den durch die Elektricität ausgeübten psychischen Einfluss, den Möbius betont. Wenn einige heute die Wirksamkeit der Homöopathie in der Suggestion finden — wogegen Roth entschieden protestirt —

so glaube ich, dass auch die allopathische Behandlung viele Erfolge und Misserfolge auf das Conto der Suggestion zu setzen hat.

Wenn aber erst die praktische Bedeutung der psychischen Einwirkungen allgemein anerkannt werden wird, dann werden wir Aerzte auch die Wichtigkeit der Psychologie ganz ebenso zugeben müssen, wie die der Physiologie. Die Psychologie ist für den Arzt eine ebenso nothwendige Grundlage seines Wirkens, wie die Physiologie. Die Psychologie resp. Psychotherapie wird die Basis geben müssen für eine rationelle Therapie der Neurosen. Um die Psychotherapie werden die anderen Heilmittel sich gruppiren müssen; sie wird das Centrum werden, sie wird nicht immer das Aschenbrödel bleiben, zu dem sie herabgewürdigt wurde durch eine sehr einseitige wissenschaftliche Richtung, die nur den Einfluss des Körpers auf den Geist, nicht aber den des Geistes auf den Körper und den Geist anerkennen wollte.

Die chirurgische Verwerthung des Hypnotismus habe ich schon oben erwähnt. Die Anwendung desselben zur Herbeiführung der Analgesie ist nicht neu; ja ein findiger Kopf glaubt sogar, annehmen zu müssen, dass, als Gott Adam die Rippe nahm, dies wohl nur in einem hypnotischen Zustande geschehen konnte, da Adam schlief, er aber aus dem natürlichen Schlafe zweifellos erwacht wäre. Methodisch scheinen die ersten chirurgischen Operationen im magnetischen Schlafe 1821 begonnen zu haben. In diesem Jahre führte Récamier schon chirurgische Operationen im magnetischen Schlafe aus. Unter Leitung des Baron du Potet wurden damals in mehreren Pariser Hospitälern öfter derartige Operationen gemacht. Man sieht alsdann zeitweise immer wieder zu diesem Zwecke den Mesmerismus verwerthet. 1829 macht Cloquet derartige Operationen. In der französischen medicinischen Akademie theilt Cloquet seine Erfahrungen mit, wird aber von Lisfranc, dem berühmten Chirurgen, für einen Betrüger oder einen Betrogenen erklärt. Auch Oudet findet 1837 in derselben Akademie keine günstige Aufnahme, als er über Zahnextractionen im magnetischen Schlaf berichtet. Um 1840 sehen wir Esdaile im Mesmeric Hospital zu Kalkutta eine Menge chirurgischer Operationen mit mesmerischer Analgesie machen. Es sollen übrigens die Wunden auch auffallend schnell geheilt sein. Auf die schnelle Heilung der bei arabischen Büssern in hypnotischem

Zustande hervorgerufenen Wunden weist auch v. Hellwald hin. In London ist es Elliotson, der den Mesmerismus gleichfalls hierfür verwerthet. Auch Braid, den Esdailes Resultate sehr frappirten, wendete den Hypnotismus für die Chirurgie an. Uebrigens hörte man schon damals die Ansicht aussprechen, die auch heute noch einzelne Vertreter hat, dass mesmerische Striche vielleicht sicherer Analgesie herbeiführten, als der Hypnotismus resp. Braidismus. Von Braid kam dann die hypnotische Analgesie, wie wir S. 10 gesehen haben, durch Azam nach Paris, von hier auch nach Deutschland, konnte sich aber keinen grossen Anhang verschaffen. Wie Preyer mittheilt, scheinen übrigens öfter Militärärzte und andere empirisch hypnotisirende Methoden angewendet zu haben, um bei kleineren Operationen, z. B. beim Zahnziehen, Analgesie herbeizuführen. In neuerer Zeit machten chirurgische Operationen mit hypnotischer Analgesie u. a. Forel, v. Voigt, Tillaux, le Fort.

Die Bedeutung des Hypnotismus zur Herbeiführung der Schmerzlosigkeit ist nicht allzugross. Wir haben gesehen, dass es nur sehr selten möglich ist und auch dann oft erst nach längeren Versuchen, eine vollkommene Analgesie zu erzielen. Die Aufregung vor der Operation wird die Hypnotisirung noch mehr erschweren. Die Fälle, wo man den Hypnotismus brauchen kann, um schmerzlos eine grössere chirurgische Operation auszuführen, sind jedenfalls sehr selten; man sieht dies auch schon daraus, dass jeder derartige vorkommende Fall sorgfältig von der Tagespresse registrirt wird. Zudem haben wir heute so sichere Mittel, Analgesie zu erzeugen, Aether, Chloroform, das allerdings mitunter den zu Operirenden in den Todesschlaf hinüberleitet, dass wohl der Hypnotismus hierzu kaum noch Verwendung finden dürfte. Wenn zufällig es einmal sich findet, dass ein sehr empfängliches Individuum operirt wird, und man diese Empfänglichkeit für Hypnotismus kennt, so wird gewiss nichts dagegen einzuwenden sein, dass man die Hypnose benützt. Ganz besonders aber meinen Hack Tuke und Forel, wäre es bei einzelnen Fällen angezeigt, den Hypnotismus statt des Chloroforms anzuwenden, in denen dessen Anwendung eine Lebensgefahr in sich schliesst. Forel glaubt übrigens nicht, dass die zur Operation nöthige Analgesie so selten eintritt, wie ich annehme; ich halte es übrigens auch nicht für ausgeschlossen, dass ein gewandter Hypnotist nach dieser Richtung hin viel bessere Resultate erreicht wie ich.

Einmal habe ich einen Furunkel in der Hypnose geöffnet, die ich in der Absicht, Schmerzlosigkeit zu erzeugen, einleitete. Diese erreichte ich nun zwar nicht, wohl aber eine absolute Unmöglichkeit des Patienten, stärkere Bewegungen zu machen, so dass ich in voller Ruhe die kleine Operation vornehmen konnte.

Ein mehr theoretisches Interesse beanspruchen Fälle, bei denen man durch posthypnotische Suggestion die Analgesie erzeugte und nun im wachen Zustand ungestört die Operation vornahm (Boursier).

Aehnlich wie mit der Verwerthung des Hypnotismus in der Chirurgie liegt die Sache in der Geburtshilfe. Von den Mesmeristen haben Lafontaine und Fillassier Geburten im magnetischen Schlaf vorgehen lassen. Auch Liébeault that dies im hypnotischen Zustande. In neuerer Zeit sind eine Reihe von Fällen in dieser Richtung veröffentlicht worden (Pritzl, Mesnet, Secheyron, Auvard, Thomas, Varnier, v. Voigt, de Jong). Die Resultate waren nicht ungünstig. Es fanden sich regelmässige und starke Wehen, die man oft durch Suggestion beeinflussen und auch schmerzlos machen konnte. Interessant ist die Angabe Freyers, dass ein bedeutender Geburtshelfer aus dem Anfang dieses Jahrhunderts, Jörg, es für unmöglich hielt, dass im magnetischen Schlaf ohne schnelles Erwachen aus ihm eine Geburt vorkommen könne, eine Ansicht, die jetzt als widerlegt gelten darf.

Es ist auch über die pädagogische Verwerthung des Hypnotismus gesprochen worden. Indessen schlagen die hierher gehörigen Fälle wohl schon in das Gebiet der Pathologie, wenn auch derartige Trennungen ziemlich willkürliche sind. Nehmen wir z. B. ein Kind, das dadurch an Chorea erkrankt, dass es anderen daran leidenden Kindern die Bewegungen nachmacht. Wann hier die üble Angewohnheit aufhört, und wann die Krankheit beginnt, ist nicht leicht zu sagen. Wenn nun Bérillon verschiedene kleine Unarten und üble Angewohnheiten bei Kindern durch hypnotische Suggestion bekämpft, so könnten wir diese Fälle schon in das Gebiet der Krankheiten rechnen. Ob man nun hier davon spricht, dass man den Hypnotismus zur Behandlung der Krankheit anwendet oder im Interesse der Erziehung, ist ziemlich gleichgiltig; die Hauptsache ist, dass wir wissen, was gemeint ist. In dieser Weise haben aber die ernsten Beobachter es stets gemeint. Sie wollten keineswegs, dass man den Hypnotismus in der Schule einführe, sondern dass z. B. bei Kindern mit schlechten Trieben ein Arzt durch suggestive Behandlung diese bekämpfe. Nur ein Autor, Decroix, trat unter allseitigem Widerspruch dafür ein, dass auch Nichtärzte solche Suggestionen machen dürften; die einstimmige Opposition von Forel, Dekhtereff u. v. a. zeigt deutlich die Richtigkeit meiner Ausführungen. Wenn ein deutscher Anonymus[1]) glaubt, die Frage ins Lächerliche ziehen zu dürfen, oder auch die französischen Autoren damit zu widerlegen, dass er den Hypnotismus aus der Schule verbannen will, so hat er etwas widerlegt, was jene nie behauptet haben. Auch andere Autoren haben sich der überflüssigen Mühe unterzogen, nie aufgestellte Behauptungen zu widerlegen; wahrlich, eine leichte Arbeit! Die französischen Autoren (Bérillon, Hément, Netter, Leclerc, A. Voisin, Collineau) haben niemals anders die Anwendung des Hypnotismus in der Pädagogik verstanden, als dass sie gewisse Fehler von Kindern, die nach den Ansichten vieler und auch nach der meinigen bereits in das Gebiet der Pathologie fallen, durch ärztliche hypnotische Suggestionen bessern wollten, zumal wenn andere Heilmittel sich als erfolglos erwiesen hätten.

Die mehrfach gemachten Einwürfe (Blum, Seeligmüller), dass man dadurch die Kinder in Maschinen verwandeln würde, nicht in selbständige Wesen, sind irrig. Es findet bei der hypnotischen Suggestion vielmehr ganz ebenso wie bei der nichthypnotischen stets das gleiche Ziel statt, den Willen der betreffenden Person einseitig zu determiniren. Sie soll das Gute thun, nicht indem sie es unbewusst, mechanisch thut, sondern indem sie mit Bewusstsein, aber mit dem Willen dieses thut, der einseitig beschränkt wurde durch die hypnotische Suggestion oder durch die nichthypnotische Erziehung. Die einseitige Determinirung des bewussten Willens findet bei der hypnotischen Suggestion ebenso statt wie bei der Erziehung.

Die Erziehung ist nur dann gut, wenn das, was anerzogen wird, zu einer Autosuggestion wird, d. h. im concreten Fall soll die gut erzogene Person mit Bewusstsein, aber mit dem durch die Erziehung nach der guten Seite hingelenkten Willen das Gute thun. Die hypnotische Suggestion ist aber auch dann nur eine gute, wenn sie zur Autosuggestion wird (Forel), d. h. es findet genau dasselbe statt, wie ohne Hypnose. Auch hier zeigt sich wieder, dass die falschen Ansichten daher kommen, dass die hypnotische Suggestion für einen Vorgang gehalten wird, der ohne Bewusstsein vorgeht, eine Annahme, die ich (S. 218) schon widerlegt habe.

In dieses Gebiet würden wohl auch die Fälle von chronischem Alkoholismus gehören, der mit Erfolg von mehreren Experi-

---

[1]) In der Schrift: „Der Hypnotismus in der Pädagogik," Heusers Verlag.

mentatoren (Forel, A. Voisin, Ladame, Widmer, Wetterstrand, v. Corval) durch hypnotische Suggestion bekämpft wurde.

Zweifellos wird man auch hier ein Urtheil nur durch ernste Prüfung gewinnen, wie es die zuletzt genannten Männer thaten.

Ueber den sonstigen wissenschaftlichen Werth des Hypnotismus will ich mich kurz fassen. Er wird zweifellos eine hohe Bedeutung für die Psychologie gewinnen, obgleich bei uns in Deutschland die Psychologen noch wenig geneigt scheinen, der Sache näher zu treten. Im Ausland existiren schon eine Reihe Arbeiten, die das psychologische Gebiet betreffen und den Hypnotismus zur Grundlage haben. Beaunis geht so weit, zu behaupten, dass der Hypnotismus für den Psychologen das bedeute, was für den Physiologen die Vivisection sei; ähnlich sprechen sich Forel und v. Krafft-Ebing aus. Ganz besonders hat auch Max Dessoir mit treffenden Ausführungen die hohe Bedeutung des Hypnotismus für die Psychologie öfter dargethan.

In der That glaube ich, dass einige der bereits constatirten Thatsachen von ausserordentlichem Interesse sind; ich erinnere z. B. an die vermeintliche Willensfreiheit hypnotisirter Personen bei posthypnotischen Handlungen. Der Psychologe findet in dem Hypnotismus eine Fundgrube für seine Forschung. Ist doch, wie wir gesehen haben, die ganze Hypnose nur ein psychischer Zustand. Wenn man bedenkt, dass von jeher die Psychologen in erster Linie den Traum benützt haben, um das Seelenleben zu erforschen; wenn man ferner bedenkt, dass ganz anders, als im Schlaf, experimentelle Untersuchungen während der Hypnose gemacht werden können, da sie beliebig regulirbar ist, dann darf man dem Hypnotismus eine eminente Bedeutung für die Psychologie nicht absprechen; v. Krafft-Ebing hat erst in allerneuester Zeit auf den hohen Werth des Hypnotismus zur Erforschung des Bewusstseins hingewiesen.

Ich will nicht weiter auf die Vortheile, die andere Wissenschaften vom Hypnotismus erhoffen können, eingehen. Ich hoffe zuversichtlich, dass das Studium desselben uns über bisher dunkle Gebiete des Seelenlebens aufklären wird, dass es uns von dem Alp des Aberglaubens befreien, nicht aber diesen vermehren wird.

VIII. Forensisches.

Wenden wir uns nun zur Besprechung der Fragen, die ein besonderes forensisches Interesse bieten. Schon einzelne der alten Anhänger des thierischen Magnetismus haben die forensische Bedeutung der Frage erkannt, allerdings z. Th. unter anderem Gesichtspunkte als wir. Auch gab eine Commission, die seinerzeit bei Deslon Untersuchungen anstellte, ausser dem officiellen Gutachten noch einen Privatbericht an den König ab, der, wie es scheint, durch die französische Revolution an die Oeffentlichkeit kam; man hob besonders die Gefahren, die der Sittlichkeit drohten, hervor. Auch die Mesmeristen in Deutschland, z. B. Kieser, berührten die forensische Frage des Magnetismus. In neuerer Zeit hat sich Charpignon mit dieser Frage beschäftigt, seine Erörterungen haben indess für Deutschland keinen Werth. Sodann hat Liébeault in Nancy schon 1866 in seinem Buche ausführlich die Frage erörtert, und seine Ausführungen sind auch heute noch von grosser Wichtigkeit. In allerneuester Zeit haben ausser Gilles de la Tourette und Liégeois besonders Forel, Reden, v. Lilienthal, v. Bentivegni die forensische Seite des Hypnotismus bearbeitet.

Wir wollen zunächst das Verhältniss des Hypnotismus zum Verbrechen besprechen. Es sind sowohl die Verbrechen, welche an Hypnotisirten begangen werden, als auch die, welche durch Hypnotisirte begangen werden, zu erörtern. Betrachten wir zunächst die ersteren.

Selbstverständlich kann man an Hypnotisirten alle Verbrechen begehen, die man auch an anderen begehen kann, Diebstähle u. s. w; doch haben diese keinerlei besondere forensische Bedeutung. Wichtig sind jedoch die Sittlichkeitsverbrechen, deren Opfer Hypnotisirte werden können; es sind bisher nur wenig Fälle zur gerichtlichen Kenntniss gekommen. Möglicherweise sind es desswegen nur wenige, weil bei vielen infolge der Amnesie Unkenntniss des Verbrechens bestand; dies nimmt F. C. Müller an. Wahrscheinlicher dünkt mir jedoch Forels Annahme, dass darum criminelle Handlungen an Hypnotischen nur selten vorkommen, weil die Experimentatoren genau wissen, dass die Amnesie nur eine zeitweise ist, dass der Hypnotisirte unvermuthet sich aller früheren Erlebnisse während der Hypnose erinnern kann. In Deutschland wurden zur Zeit, wo der thierische Magnetismus blühte, eine Anzahl von an Magnetisirten begangenen Sittlichkeitsverbrechen zur gerichtlichen Kenntniss gebracht.

Einen solchen veröffentlichte 1821 Wolfram. Es handelte sich um einen Arzt, der den magnetischen Schlaf zu einem Nothzuchtsact benützt haben sollte. Die darauf folgende Schwangerschaft suchte jener durch einen künstlichen Abortus zu beenden; dies führte ihn vor Gericht, wo aber Freisprechung erfolgte.

Aus der neueren Zeit sind mehrere Fälle aus Frankreich am bekanntesten geworden. Eine genauere Litteraturzusammenstellung findet man in dem Buche von Liégeois (De la Suggestion etc.). Der eine Fall betrifft einen Heilmagnetiseur in Marseille, der 1853 gegen ein von ihm behandeltes Mädchen einen Nothzuchtsact im magnetischen Schlaf beging. Die Sachverständigen Coste und Broquier, deren Urtheil sich die bekannten Aerzte für gerichtliche Medicin, Devergie und Tardieu anschlossen, gaben ihr Gutachten in dem Sinne ab, dass gegen ihren Willen, event. ohne Bewusstsein von dem Act, eine magnetisirte Person genothzüchtigt werden kann.

Bekannter ist der Fall Castellan, den Prosper Despine berichtet, und der 1865 spielte. Es handelte sich um einen Fall von Nothzucht im offenbar hypnotischen Zustande, der übrigens sicherlich kein Zustand der Bewusstlosigkeit war. Liégeois sucht den Fall auf Suggestion zurückzuführen: Castellan, der Attentäter, habe der von ihm missbrauchten Person, Joséphine H. die Suggestion gegeben, ihn zu lieben, ihm zu vertrauen etc. Castellan wurde auf das Gutachten von Roux und Auban, das durch die Aerzte Hériart, Paulet und Théus bestätigt wurde, zu 12jährigem Zuchthaus verurtheilt.

Interessant ist noch der Fall Lévy, der im Jahre 1879 spielte. Es handelte sich um einen Zahnarzt Lévy, der in Rouen ein Mädchen im magnetischen Schlafe nothzüchtigte. Der Fall ist dadurch sehr merkwürdig, dass die Mutter des Mädchens gegenwärtig war während des Nothzuchtsactes, diesen aber nicht bemerkte. Lévy hatte seinen Untersuchungsstuhl so gestellt, dass er ungesehen sein Verbrechen ausführen konnte. Der Fall wurde seiner Zeit durch Brouardel gerichtlich begutachtet; der Attentäter wurde zu 10jähriger Freiheitsstrafe verurtheilt.

Kurz erwähnt sei noch ein Fall, den Bellanger berichtet, wo eine Frau im magnetischen Schlafe von einem Arzte genothzüchtigt und geschwängert wurde, sowie ein Fall, den Ladame in Genf 1882 begutachtete; der vermeintliche Attentäter wurde freigesprochen, da eine bewusste fälschliche Anschuldigung für möglich gehalten wurde. Luys erwähnt einen Fall, wo sogar syphilitische Infection der weiblichen Person bei dem Nothzuchtsacte erfolgte.

Einige andere Fälle findet man bei Liégeois, in Goltdammers Archiv 1863, sowie in F. C. Müllers Buch „Die Psychopathologie des Bewusstseins". Die Litteratur könnte noch ein wenig vermehrt werden, wenn einzelne autosomnambule Zustände gleichfalls hierher gerechnet würden.

Die gerichtliche Beurtheilung derartiger Fälle würde, wenn die Sachlage klar wäre, keinerlei Schwierigkeiten begegnen. Es würden dieselben Strafparagraphen in Anwendung kommen, die beispielsweise gegen Missbrauch in der Chloroformnarkose bestehen.

Es sind dies die folgenden Paragraphen des Straf-Ges.-B. § 176, Abs. 2:

Mit Zuchthaus bis zu 10 Jahren wird bestraft, wer:

2) eine in einem willenlosen oder bewusstlosen Zustand befindliche, oder eine geisteskranke Frauensperson zum ausserehelichen Beischlaf missbraucht.

§ 177 des Straf-Ges.-B.:

Mit Zuchthaus wird bestraft, wer durch Gewalt oder durch Drohungen mit gegenwärtiger Gefahr für Leib oder Leben eine Frauensperson zur Duldung des ausserehelichen Beischlafes nöthigt, oder wer eine Frauensperson zum ausserehelichen Beischlaf missbraucht, nachdem er sie zu diesem Zweck in einen willenlosen oder bewusstlosen Zustand versetzt hat.

§ 178 des Straf-Ges.-B.:

Ist durch eine der im § 176 und § 177 bezeichneten Handlungen der Tod der verletzten Person verursacht worden, so tritt Zuchthausstrafe nicht unter 10 Jahren oder lebenslängliche Zuchthausstrafe ein.

Dass diese Paragraphen vollkommen genügen würden, ist keine Frage. Es sind hier Nothzuchtsacte, die an Personen, die in einem willenlosen oder bewusstlosen Zustande sich befinden, mit Strafe bedroht. Es würde sich nur darum handeln, ob wir den hypnotischen Zustand hierunter subsumiren können. Wir haben allerdings gesehen, dass es sich in Wirklichkeit nur um eine Bewusstseinsstörung handelt, und dass auch die Willenlosigkeit ihre Grenzen hat. Wir müssen uns aber hier an den Sprachgebrauch des Strafgesetzbuches halten, der von dem psychologischen erheblich abweicht. Nach der Auffassung, die Casper, Liman dem Begriff Willenlosigkeit geben, würden sich Schwierigkeiten nicht herausstellen.

Danach will das Gesetz durch Anwendung dieses Begriffes gerade Personen schützen, die vermöge ihres geistigen Zustandes das strafrechtliche Unterscheidungsvermögen für die qu. Handlung nicht besitzen. Hierunter würden mit grosser Leichtigkeit Personen zu subsumiren sein, die sich in hypnotischem Zustande befinden. Die Willenlosigkeit, die in diesen Paragraphen gemeint ist, bezieht sich wesentlich auf einen psychischen Zustand. Sollte übrigens der Begriff der Willenlosigkeit nicht genügen, so wäre der der Bewusstlosigkeit zu berücksichtigen, da auch in dem gleich zu erwähnenden § 51 des Straf-Ges.-B. (wenn auch irriger Weise) unter Bewusstlosigkeit lediglich Bewusstseinsstörung verstanden wird.

Von sonstigen Verbrechen, denen Hypnotisirte besonders ausgesetzt sind, wären noch zu erwähnen: absichtliche Gesundheitsschädigungen, die durch posthypnotische Suggestion in einzelnen Fällen erzeugt werden können. Wir sahen oben, dass man auf diese Weise alle Arten von Lähmungen, Amnesien u. s. w. herbeiführen kann, ja dass es sogar einzelne Lähmungen mit objectiven Symptomen giebt: die S. 48 genannten psychischen Lähmungen. Dass diese posthypnotischen Suggestionen jemals forensische Bedeutung erreichen, ist nicht gerade wahrscheinlich; noch unwahrscheinlicher erscheint mir die Annahme von Lafforgue, dass etwa jemand, um dem Militärdienst zu entgehen, sich würde eine Krankheit suggeriren lassen. Eventuell würden diejenigen Paragraphen des Straf-Ges.-B. zur Anwendung kommen, welche die vorsätzliche Körperverletzung behandeln.

Dass auch fahrlässige Körperverletzung bei Ausserachtlassung der nothwendigen Cautelen möglich ist, brauche ich kaum auszuführen; ebensowenig die Frage der Freiheitsberaubung, die bei gegen den Willen des Sujets herbeigeführten Hypnosen vorliegen würde.

Es ist, wie ich beiläufig hinzufüge, auch die Frage aufgeworfen worden, (Roux-Freissineng), ob nicht jemand durch Suggestion sogar zu einem Selbstmord veranlasst werden könnte; eine Frage, die ich ohne Weiteres mit „ja“ beantworten würde, wenn die Suggestion geschickt gemacht wird.

Gerade nicht unmöglich ist es, dass jemand den hypnotischen Zustand dazu benütze, um sich einen rechtswidrigen Vermögensvortheil zu verschaffen. Hypnotisch und posthypnotisch kann man durch Suggestion jemanden zwingen, einen Schuldschein, eine Schenkungsurkunde u. dergl. zu unterschreiben. Ich habe bei Gelegenheit eines Vortrags im preussischen Medicinalbeamtenverein einen Herrn vorgestellt, der in dieser Weise posthypnotisch dem Verein eine Schenkung versprach und ausdrücklich schriftlich erklärte, dass er dies aus freien Stücken thäte, nachdem ich ihm die Suggestion vorher gegeben hatte, das Gefühl der Willensfreiheit zu haben. In ähnlicher Weise könnte man die Abfassung von Testamenten beeinflussen.

Die civilrechtliche Bedeutung derartiger Acte werde ich später im Anschluss an v. Bentivegni ausführlich besprechen. Ob man strafrechtlich in solchen Fällen einschreiten würde, wage ich nicht zu entscheiden.

Was nun die Verbrechen betrifft, die man durch Hypnotisirte ausführen lassen kann, so bestehen über die Bedeutung dieser Frage wesentliche Meinungsdifferenzen. Liégeois, der in wissenschaftlicher Weise auf die forensische Bedeutung des Hypnotismus hingewiesen hat, hält die diesbezüglichen Gefahren für sehr gross, während Gilles de la Tourette, Pierre Janet, Benedikt u. a. sie ganz und gar leugnen.

Dass man im Studirzimmer durch Suggestionen alle möglichen imaginären Verbrechen hervorbringen kann, ist zweifellos. Ich selbst habe in dieser Hinsicht nur wenig eigene Erfahrungen; ich habe fast gar keine derartigen Suggestionen gemacht. Einmal ist das fortwährende Wiederholen derselben Suggestionen überflüssig. Wenn man nicht die Versuchsbedingungen ändert, ist ein derartiges Nachtreten, das lediglich den Zweck hat, feststehende Thatsachen zu bestätigen, überflüssig. Und von diesen criminellen Suggestionen wurde ich speciell dadurch abgeschreckt, dass dieselben einen nicht ganz angenehmen Eindruck machen. Ich glaube zwar nicht, dass durch sie dem moralischen Gefühl des Betreffenden ein Schaden zugefügt würde; ich bin vielmehr überzeugt, dass man durch richtiges Desuggestionniren die Sache in Vergessenheit gerathen lassen kann, sodass ein dauernder Schaden nicht hervorgerufen wird. Sicherlich aber beweisen diese im Laboratorium angestellten Versuche nichts, da hierbei gewöhnlich ein Rest von Bewusstsein besteht. Dasselbe sagt dem Hypnotischen sehr oft, dass das Ganze doch nur eine Comödie sei (Franck, Delboeuf); dadurch wird der Hypnotische naturgemäss viel weniger Widerstand entgegensetzen; er wird mit einem Stück Papier einen Mordversuch viel leichter ausführen, als mit einem wirklichen Dolch, da eben, wie oben gezeigt wurde, fast stets ein dunkles Empfinden für die wahre

Situation auch bei dem tief Hypnotisirten besteht. Diese im Studirzimmer von Liégeois, Foureaux u. a. angestellten Versuche können demnach einen Beweis für die Gefahren nicht bieten.

Hingegen hat Liégeois einige diesbezügliche Versuche mit allen äusseren Zeichen des Ernstes, selbst mit Betheiligung von Gerichtsbeamten angestellt. Er hat derartige Versuche sowohl hypnotisch, wie posthypnotisch und sogar durch Suggestion im wachen Zustande ausführen lassen. So sah er, dass ein Mädchen einen Revolver, den es für geladen hielt, gegen die eigene Mutter abschoss; dass eine andere ein vermeintliches Arsenikpulver einer Verwandten ins Wasser that. Es lässt sich demnach die Möglichkeit, dass in dieser Weise einmal ein Verbrechen begangen werde, gar nicht bestreiten, wie Liégeois und Forel betonen. Ich glaube auch aus theoretischen Gründen, eine derartige Möglichkeit für einzelne Personen annehmen zu müssen. Dass manche Uebertreibung vorliegen mag, ist wohl richtig. So sind z. B. nur wenige Personen ohne wiederholte Hypnotisirung so suggestibel, dass man ihnen eine criminelle Snggestion geben kann. Dass viele selbst nach langer Dressur das Verbrechen nicht ausführen würden, ist auch richtig (Delboeuf). Gilles de la Tourette betont ausserdem, dass der Verbrecher, der eine criminelle Suggestion giebt, dadurch vor der Entdeckung nicht leichter geschützt wäre, als wenn er selbst das Verbrechen ausführen würde. Sicherlich ist ja ein Hypnotiker gerade kein bequemes und vortheilhaftes Instrument, um ein Verbrechen ausführen zu lassen. Es kommt ferner hinzu, dass, wer auf hypnotische Suggestion hin ein Verbrechen beginge, gewöhnlich schon nicht den ehrenhaftesten Charakter besitzen dürfte, da entschieden ethisch defecte Personen eher dazu gebracht werden können, als Personen mit festen sittlichen Grundsätzen (Forel). Dennoch ist aber die Möglichkeit crimineller Suggestionen nicht vollständig ausgeschlossen. Forel hält übrigens mit Recht für die grösste Gefahr die, dass der Hypnotiseur gleichzeitig mit der criminellen Suggestion die Eingebung machen kann, dass die Versuchsperson an ihren freien Willensentschluss glaube, dass sie den Zwang gar nicht bemerke. Freilich dürfte gerade dieses nur bei ethisch defecten Personen möglich sein.

Liegt nun einmal forensisch ein derartiger Fall vor, so würde sich der Sachverständige nach folgenden Ausführungen zu richten haben. Wie oben erwähnt, können alle Suggestionen, und ebenso natürlich auch die criminellen, hypnotisch und posthypnotisch eingegeben werden, und es würde danach auch die gerichtliche Beurtheilung verschieden sein.

Wird, was wohl schwerlich je der Fall sein dürfte, das Verbrechen durch hypnotische Suggestion ausgeführt, so würde der § 51 des Str.-Ges.-B. in Betracht kommen:

Eine strafbare Handlung ist nicht vorhanden, wenn der Thäter zur Zeit der Begehung der Handlung sich in einem Zustand der Bewusstlosigkeit oder krankhafter Störung der Geistesthätigkeit befand, durch welchen seine freie Willensbestimmung ausgeschlossen war.

Unter Bewusstlosigkeit ist hier nach Schwartzer, Casper, Liman Bewusstseinsstörung zu verstehen, da in einem Zustande der Bewusstlosigkeit eine strafbare Handlung überhaupt nicht begangen werden kann. Es war gerade die Absicht des Gesetzgebers, gewisse Zustände unter Bewusstlosigkeit zusammenzufassen, die sich nicht ohne Weiteres als krankhafte Störung der Geistesthätigkeit auffassen lassen, also Rauschzustände, gewisse Affecte, somnambule Zustände u. dgl. (Casper, Liman), so dass nicht die geringste Schwierigkeit sich ergiebt, wenn wir auch den Hypnotismus darunter rechnen. Ich habe ausserdem S. 164 schon die Gründe auseinandergesetzt, wesshalb die Hypnose nicht leicht als Geistesstörung, resp. krankhafte Geistesstörung zu bezeichnen ist.

Wird jedoch die strafbare Handlung durch posthypnotische Suggestion ausgeführt, so läge die Sache anders. Wir haben S. 113 gesehen, dass der psychische Zustand, in welchem posthypnotische Suggestionen sich realisiren, verschieden ist; entweder ist es ein vollkommen normaler Zustand oder es ist ein abnormer. Ob wir diesen abnormen Zustand als eine gewöhnliche Hypnose betrachten, ob wir ihn auffassen als einen besonderen Zustand, wie Liégeois, Beaunis, Gurney, ist vollkommen gleichgiltig für die forensische Bedeutung, da jederzeit der § 51 Anwendung finden könnte.

Ob für diejenigen Fälle, in denen die Suggestion sich in wachem Zustande realisirt, der § 52 des Str.-Ges.-B. ausreichen würde, der Handlungen für nicht strafbar erklärt, wenn der Thäter durch unwiderstehliche Gewalt dazu genöthigt wurde, die Entscheidung darüber überlasse ich den Juristen. Es scheint mir jedoch, dass principielle Bedenken hier nicht entgegenstehen würden.

Ich habe hier und auch früher (S. 114) denjenigen Zustand, bei dem die posthypnotische Suggestion sich realisirt, ohne dass mit Ausnahme dieses einen Punktes eine Abweichung des psychischen Zustandes erkennbar wäre, als wachen Zustand angenommen. Ich that dies aber nur, um die Erörterungen nicht zu sehr zu compliciren; man ging früher über diesen Punkt ziemlich gleichgiltig hinweg; doch hat v. Bentivegni in neuerer Zeit ihm besondere Aufmerksamkeit zugewendet. Ich will desshalb jetzt die Frage besprechen, ob es denn einen psychischen Zustand giebt, den man als normalen Zustand gelten lassen kann, wenn er in einem Punkte eine Abweichung zeigt, wie es etwa bei in anscheinend normalem, wachem Zustande realisirter posthypnotischer Suggestion der Fall wäre.

Nehmen wir zunächst einen einfachen Fall, wo ich zu X. in Hypnose sage: „Nach dem Erwachen werden Sie dem anwesenden A. einen Stoss in den Bauch geben.“ X. erwacht und führt triebartig die anbefohlene Handlung aus. Er erinnert sich ihrer nachher genau; weder vor, noch während oder nach Ausführung derselben gelingt es, X. irgend eine weitere Suggestion zu machen. Es scheint demgemäss, dass X. mit Ausnahme dieses einen Punktes ganz normal ist. Die moderne Psychiatrie und besonders auch die forensische Psychopathologie bestreitet aber ganz entschieden, dass jemand in einem Punkte psychisch abnorm, sonst aber normal sein könne; vielmehr ist nach ihr eine geistige Störung, die sich in einem Punkte zeigt, lediglich Symptom einer allgemeinen geistigen Störung (v. Krafft-Ebing, v. Bentivegni, Morel, Maudsley). Es würde sich demgemäss, auch bei scheinbarem normalen Zustande während der Realisirung der posthypnotischen Suggestion, in Wirklichkeit um einen abnormen Geisteszustand handeln, wie v. Bentivegni betont. Nun meint aber dieser Autor weiter mit Recht, dass man trotzdem dies keineswegs für jede posthypnotische Suggestion annehmen könne; man müsste sonst schliesslich auch jeden, der eine therapeutische posthypnotische Suggestion erhalten hat, für psychisch anormal erklären, während er diese realisirt. Nehmen wir folgenden Fall: Y. ist in meinem sehr warmen Zimmer hypnotisirt und erhält von mir den Befehl, in einer halben Stunde mir zu sagen: „Es ist furchtbar warm in Ihrem Zimmer.“ Vorausgesetzt nun, dass es wirklich so warm in meinem Zimmer ist, würde diese Angabe, d. h. die Erfüllung jener posthypnotischen Suggestion in keiner Weise genügen, um desshalb einen neuen abnormen Zustand während der Realisirung der posthypnotischen Suggestion anzunehmen.

Wir haben also gesehen, dass diese — es sind nur die Fälle berücksichtigt, wo sonst kein Zeichen eines neuen abnormen Zustandes eintritt — bald mit einer Veränderung des gesammten psychischen Zustandes, bald bei vollkommener Normalität desselben sich realisirt. Es frägt sich nur, wonach sollen wir die Entscheidung treffen, welche dieser beiden Eventualitäten eintritt. Es ist schwer, ein festes Kriterium hierfür zu finden; indessen will es mir scheinen, dass das von v. Bentivegni angegebene, so vage es auch sonst ist, das einzige ist, nach dem wir uns für heute richten können. v. Bentivegni sagt: „Es kann der Zustand während der Realisirung einer posthypnotischen Suggestion nur dann als normal gedacht werden, wenn die hierbei entwickelte Motivationskraft der Suggestion sich auch aus den normalen Anlagen des Individuums erklären lässt, und wenn sie sich nicht derart mit der Wirklichkeit in Widerspruch setzt, dass derselbe von dem normalen Individuum sofort entdeckt und berichtigt werden muss.“ Nach diesem letzteren Passus würden posthypnotische Sinnestäuschungen selbst ohne neue Suggestibilität ohne Weiteres einen abnormen Seelenzustand begründen; nach dem ersten Passus würde für zahlreiche posthypnotisch ausgeführte Acte gleichfalls ein abnormer Bewusstseinszustand angenommen werden müssen, selbst wenn keine neue Suggestibilität auftritt. Freilich ist das Urtheil darüber im einzelnen Falle oft kaum abzugeben, ob ein Individuum die Motivationskraft des posthypnotisch ausgeführten Actes seinen normalen Anlagen entnimmt oder nicht. Dennoch haben wir durch v. Bentivegni doch einen Anhaltspunkt zur Beurtheilung jener zweifelhaften posthypnotischen Zustände gefunden.

Ich wende nun auf die beiden oben gewählten Beispiele das zuletzt Gesagte an. Die eine posthypnotische Suggestion bezog sich darauf, dass X. nach dem Erwachen dem A. einen Stoss in den Bauch geben sollte. Nehmen wir nun an, dass X. ein friedfertiger Mensch ist, der gegen A. gar keine bösen Gedanken hat, so würde X. bei Ausführung der Suggestion den Act aus seinen normalen Anlagen nicht motiviren können; mithin würde nach v. Bentivegni dieser posthypnotische Zustand ein abnormer sein. Anders in dem Falle, wo Y. (S. 288) nach dem Erwachen sich über die grosse Hitze wundert. Es ist nicht gerade unnatürlich, dass Y. zu einer derartigen Aeusserung veranlasst wird, vorausgesetzt, dass es wirklich so warm ist. Mithin läge hier keinerlei Grund vor, aus dem posthypnotisch ausgeführten Act auf einen allgemeinen abnormen Seelenzustand zu schliessen. Dass in vielen Fällen die Frage dennoch schwer zu entscheiden ist, unterliegt keinem Zweifel, weil eben der Begriff „normale Anlagen des Individuums“ kein leicht zu bestimmender ist. Dennoch hat v. Bentivegni uns in der Beurtheilung posthypnotischer Zustände einen grossen Schritt weiter gebracht.

Nachdem wir in dieser längeren Abschweifung die Beurtheilung posthypnotischer Zustände, bei denen Zeichen neuer Hypnose nicht auftreten, kennen gelernt haben, kehren wir zur strafrechtlichen Bedeutung solcher Fälle zurück. Wir haben gesehen, dass posthypnotische Verbrechen in scheinbar normalem Zustande begangen werden können, und wir sahen, dass wahrscheinlich der § 52 des Str.-Ges.-B. derartige Personen vor Strafe schützen würde, da sie durch unwiderstehliche Gewalt dazu genöthigt wurden. Nach den Ausführungen v. Bentivegnis könnte aber auch unter Umständen der § 51 des Str.-Ges.-B., den ich oben citirt habe, strafausschliessend für solche Fälle wirken. Denn auch hier könnte man im Sinne des Strafgesetzbuches unter Umständen einen Zustand von Bewusstlosigkeit, resp. Bewusstseinstörung annehmen, wie wir soeben gesehen haben.

Derjenige, der die criminelle Suggestion gegeben, würde unter Umständen als Anstifter zu beurtheilen sein.

Desjardins in Frankreich spricht übrigens die sonderbare Ansicht aus, es solle jeder, wenn er durch hypnotische oder posthypnotische Suggestion ein Verbrechen vollführt, strafbar sein, weil er die Möglichkeit dieser Suggestion habe voraussehen müssen. Doch ist ein derartiger Standpunkt nach v. Lilienthal vollkommen unhaltbar. Es wäre wohl jedenfalls eine auffallende Gerichtsbarkeit, die jemanden bestraft, der ein Verbrechen in willensunfreiem Zustand begangen hat, ohne das Verbrechen zu beabsichtigen.

Anders läge die Frage, wenn der Hypnotische lediglich, um sich die criminelle Suggestion geben zu lassen, die Herbeiführung der Hypnose verlangt hat, etwa in der Absicht, mehr Muth bei Ausführung des Verbrechens zu haben. In diesem Falle wäre nach v. Lilienthal der Hypnotische strafbar. Die Selbstbestimmungsfähigkeit war eine normale im Augenblick des Entschlusses. Die Verursachung des Erfolges beginnt aber mit der Herbeiführung der Hypnose, infolge dessen müsse Bestrafung des Hypnotischen erfolgen (v. Lilienthal).

Campili, der ausführlich die verschiedenen forensischen Fragen, die sich an den Hypnotismus knüpfen, erörtert, trennt hierbei den Standpunkt der 2 Schulen: der klassischen und der anthropologischen.[1] Nach jener sei Strafbarkeit in dem letzterwähnten Fall nicht vorhanden, da bei Ausführung des Verbrechens keine Ueberlegung bestand; nach dieser müsse Bestrafung eintreten wegen der Gefährlichkeit derartiger Personen.

Selbstverständlich würde nicht jedem, der in der Hypnose eine criminelle Suggestion erhalten hat und diese realisirt, der Schutz der §§ 51 und 52 zukommen. Es wäre wesentlich, dass die Tiefe der Hypnose hinreichte, um dem Relativsatz des § 51 zu genügen, d. h. es müsste die Hypnose so tief sein, dass dadurch die freie Willensthätigkeit ausgeschlossen war; andererseits würde bei Anwendung des § 52 zu berücksichtigen sein, dass die Gewalt wirklich eine unwiderstehliche war. Ein leichter hypnotischer Zustand würde hier keineswegs genügen, ebensowenig wie eine leichte Angetrunkenheit genügt, um ohne Weiteres strafausschliessend zu wirken.

Würde man übrigens die Hypnose als Geisteskrankheit betrachten, dann müssten alle in irgend einem hypnotischen Zustand ausgeführte Handlungen straffrei bleiben. Es wäre wenigstens ein Novum, wenn eine im geisteskranken Zustand ausgeführte Handlung strafbar wäre. Dem widerspricht der heutige Brauch, wenn auch nach dem Buchstaben des Gesetzes ein Hinderungsgrund nicht vorläge.

Die civilrechtliche Bedeutung der Hypnose ist früher gar nicht ernstlich untersucht worden. Die meisten Forscher gingen über diese Frage in der Annahme hinweg, dass der Hypnotismus forensische Bedeutung nur mit Bezug auf das Strafrecht gewinnen könne. Doch hat v. Bentivegni in einer sehr ausführlichen Arbeit dargethan, dass unabhängig vom Strafrecht der Hypnotismus sehr wohl auch eine civilrechtliche Bedeutung erlangen könne. Ich bin leider zu wenig Fachmann, um mir in dieser Frage ein Urtheil zu erlauben. Die Hauptpunkte, die in Folgendem besprochen werden,

[1]) Es sei kurz bemerkt, dass in Italien diese 2 Schulen sich schroff gegenüberstehen; die klassische Schule erkennt vollkommen die Willensfreiheit an, die anthropologische nicht. Dennoch lässt auch diese Schule eine Bestrafung zu, aber nur desswegen, weil das betreffende Individuum gemeingefährlich ist, nicht aber, weil es das Verbrechen selbst in willensfreiem Zustande ausgeführt hat.

sind desshalb der Arbeit v. Bentivegnis entlehnt, die übrigens auch sonst in Bezug auf den Hypnotismus zahlreiche neue Gesichtspunkte darbietet.

Es unterscheidet v. Bentivegni bei der civilrechtlichen Bedeutung des Hypnotismus die Geschäftsfähigkeit und die Delictsfähigkeit. Jene bezeichnet denjenigen Grad von Willensfreiheit, der erforderlich ist für die Handlungsfähigkeit mit Bezug auf Rechtsgeschäfte; die Delictsfähigkeit umfasst denjenigen Grad von Willensfreiheit, welcher die Verantwortlichkeit für unerlaubte Handlungen herbeiführt.

Was die Geschäftsfähigkeit anlangt, so genügt nach v. Bentivegni schon das Bestehen der hypnotischen Suggestibilität, um die Geschäftsfähigkeit auszuschliessen, da hier das Vermögen mit Vernunft und Ueberlegung zu handeln fehlt. Freilich kommt nach v. Bentivegni auch der Grad der Hypnose in Betracht, da ein ganz leichter hypnotischer Zustand kaum genügen würde, um die Geschäftsfähigkeit auszuschliessen. Wichtig ist, dass nach v. Bentivegni im Gegensatz zu früher bestehenden Ansichten nicht nur diejenigen Geschäfte ungiltig sind, die durch hypnotische Suggestion abgeschlossen werden, dass vielmehr das Bestehen der hypnotischen Suggestibilität unter Umständen allein genügt, um jede Geschäftsfähigkeit zu beseitigen, auch insofern sie nicht suggerirte Geschäfte anlangt.

Ganz ebenso liegt nach v. Bentivegni die Sache für manche posthypnotische Suggestion, für welche er mehrere Fälle unterscheidet. Alle jene Geschäfte, welche in einem posthypnotischen Zustande abgeschlossen werden, bei dem die hypnotische Suggestibilität von neuem eingetreten ist, sind ungiltig. Auch schliesst der Zustand bei Erfüllung einer posthypnotischen Suggestion, der mit nachheriger Amnesie des posthypnotisch ausgeführten Actes verbunden ist, ohne bestehende Suggestibilität, nach v. Bentivegni die Geschäftsfähigkeit aus. Wir haben aber ferner S. 114 gesehen, dass eine Person anscheinend vollkommen wach sein kann und trotzdem eine posthypnotische Suggestion sich realisirt, selbst ohne dass jene es merkt, ohne dass sie in neue Hypnose kommt und so dass sie ganz ruhig dabei ihre begonnenen Gespräche fortsetzt. Es fragt sich nun, ob derartige posthypnotische Suggestionen die Geschäftsfähigkeit beeinflussen; v. Bentivegni beurtheilt dies nach dem Charakter der posthypnotischen Suggestion. Wenn die Erfüllung der posthypnotischen Suggestion sich lediglich auf Bewegungen oder Thätigkeiten erstreckt, welche die Person auch sonst ganz automatisch ausführt, so liegt keine Veranlassung vor, die Geschäftsfähigkeit zu bezweifeln. Es giebt z. B. Personen, die die

Gewohnheit haben, auf Papier zu kritzeln. Wenn die Person nun solche Bewegungen posthypnotisch ausführt, so ist nach v. Bentivegni eine Geschäftsunfähigkeit nicht vorhanden. Diese tritt aber ein, sobald eine Thätigkeit suggerirt wird, welche die Person unter normalen Verhältnissen nicht ausführen würde. Sehr schwierig ist nach v. Bentivegni die Frage dann, wenn die posthypnotische Suggestion in anscheinend vollkommen wachem Zustande ausgeführt wird, d. h. ohne jede Suggestibilität und ohne jede Amnesie. Nach v. Bentivegni kommt, wie wir S. 288 schon sahen, es hierbei ganz und gar auf den Charakter der posthypnotischen Suggestion an. Es frägt sich: ist der Inhalt derselben ein solcher, dass sich ihre Aufnahme in das Bewusstsein und ihre Motivationskraft mit dem übrigen Bewusstseinsinhalt der Person verträgt, oder ist dies nicht der Fall? v. Bentivegni erzählt folgende zwei Beispiele, um Eventualitäten zu zeigen. 1) A. ist B. 500 Mark schuldig, hat es aber vergessen; in der Hypnose wird A. der Befehl ertheilt, B. bei nächster Gelegenheit die geschuldeten 500 Mark zurückzugeben. A. kommt diesem posthypnotischen Befehl nach. 2) Dem C., der sich in schlechten Vermögensverhältnissen befindet, wird in der Hypnose befohlen, nach dem Erwachen dem ihm unsympathischen D. sein gesammtes Mobiliar zu schenken. C. erwacht, die suggerirte Vorstellung taucht in ihm auf, sobald er den D. sieht; er sträubt sich anfangs gegen dieselbe, unterliegt aber schliesslich und führt den erhaltenen Befehl in aller Form aus. Im Beispiel I. ist nach v. Bentivegni weder die Zurechenbarkeit der einzelnen Handlung noch die Geschäftsfähigkeit im Allgemeinen anzuzweifeln, weil die Suggestion hier alle Elemente bereits im Bewusstsein antraf, welche sie zu ihrer Motivation bedurfte. Anders im Beispiel II. Hier musste in dem Bewusstsein des C. eine gewaltige Umwälzung vorgehen, ehe er die seinen Interessen so sehr widersprechende Suggestion erfüllte. Hier ist nach v. Bentivegni die Geschäftsunfähigkeit mindestens für die einzelne Handlung anzuzweifeln.

In anderen Fällen geht die Geschäftsunfähigkeit noch viel weiter, da man Personen durch posthypnotische Suggestion eine Wahnvorstellung suggeriren kann, und da doch diese zweifellos, so lange sie besteht, Geschäftsunfähigkeit herbeiführt, ähnlich wie Wahnvorstellungen bei Geisteskranken; es schlägt v. Bentivegni vor, einstweilen anzunehmen, dass die Geschäftsfähigkeit einer Person, die im wachen Zustande von einer posthypnotisch suggerirten Vorstellung beherrscht ist, dann ausgeschlossen werden muss, wenn diese Vorstellung bei spontanem Auftreten partiell oder ganz die Geschäftsfähigkeit beseitigen würde.

Endlich bespricht v. Bentivegni ausser den posthypnotischen Suggestionen, welche das Bewusstsein nicht störend beeinflussen, und denen, welche das Bewusstsein nach Art der Wahnvorstellung umgestalten, noch eine dritte Kategorie von Suggestionen. Eine solche wäre z. B. die jemandem in Hypnose gegebene unwahre Suggestion, dass ein gewisser Stahlstich ein Oelgemälde sei. Hier würde rechtlich der Irrthum in Betracht kommen, d. h. die Unkenntniss des wirklichen Sachverhaltes. Es ist aber ferner die Frage wichtig, ob ein suggerirter Irrthum entschuldbar ist; im Allgemeinen nach v. Bentivegni wohl. Wenn der Irrthum ein entschuldbarer ist, so würde Schadenersatzpflicht nicht bestehen.

Ausser der Geschäftsfähigkeit erörtert v. Bentivegni die Delictsfähigkeit. Delict ist zurechenbares. Unrecht, seine Begehung verpflichtet den Thäter civilrechtlich zum Schadenersatz. Nach dem Preussischen Landrecht sind alle beschädigenden Thätigkeiten unzurechenbar, welche in einem Zustande ausgeübt wurden, während dessen jemand seiner Vernunft nicht mächtig war, daher nicht in der Lage war, seine Handlungen normal zu gestalten, willkürlich zu handeln. Es gelten mithin die Resultate, die wir nach v. Bentivegni über die Geschäftsunfähigkeit kennen lernten, auch für die Delictsunfähigkeit. Sie besteht für alle Thätigkeiten während des Bestehens einer hypnotischen Suggestibilität, wie sie bei der tiefern Hypnose und einigen posthypnotischen Zuständen mit Suggestibilät auftritt, ferner für die posthypnotischen Zustände, an die sich Amnesie schliesst. Ist durch eine posthypnotische Suggestion eine derartige Spaltung entstanden, dass unabhängig von der normalen Thätigkeit ein anderer suggerirter Act ausgeführt wird; also ein suggestionnirtes Sujet nach der Hypnose, aber unter dem Einfluss einer posthypnotischen Suggestion einer andern Person einen Schaden zufügt, so wird das Sujet dann nicht ersatzpflichtig, wenn es nach den vorigen Auseinandersetzungen nicht geschäftsfähig ist. Es muss aber derjenige, der sich in die Hypnose lediglich desshalb versetzen lässt, um in diesem Zustand ungestraft zu delinquiren, für jeden Schaden aufkommen, wie sich aus einer Bestimmung des Allgemeinen Landrechts ergiebt (v. Bentivegni).

Endlich weist v. Bentivegni noch auf die folgenden Paragraphen aus dem Allgemeinen Landrecht hin:

Wer eines anderen unwillkürliche Handlung, wodurch derselbe sich selbst oder einem Dritten schädlich geworden ist, aus Vorsatz, grobem oder mässigem Versehen veranlasst hat, haftet für den dadurch verursachten Schaden.

Wer wissentlich etwas geschehen lässt, was er zu verhindern schuldig und vermögend gewesen, hat eben die Verantwortung, als ob er solches befohlen hätte.

Darnach kann der Hypnotiseur für den, vom Hypnotisirten während der Hypnose oder deren Folgezustände angerichteten Schaden unter Umständen ersatzpflichtig werden. „Die straffe Handhabung jener beiden Paragraphen würde eventuell ein sehr wirksames Mittel gegen die Unzuträglichkeiten sein, welche aus dem leichtsinnigen Hypnotisiren und aus der etwaigen Verwerthung der Hypnose als Gesellschaftsspiel entstehen können" (v. Bentivegni).

Ich konnte selbstverständlich nicht auf alle Punkte hier eingehen; ich habe, wie man schon aus den vielen Citationen ersieht, alle Hauptpunkte, welche von der civilrechtlichen Bedeutung der Hypnose handeln, der tiefgründigen Arbeit von v. Bentivegni „Die Hypnose und ihre civilrechtliche Bedeutung" entnommen. Wer sich eingehend über die Frage unterrichten will, dem sei diese Arbeit empfohlen.

Eine grosse Wichtigkeit haben forensisch die retroactiven Hallucinationen. Sie können verwendet werden, um Zeugenaussagen zu fälschen. Man ist dadurch im Stande, Leute glauben zu machen, dass sie gewisse Scenen, event. auch Verbrechen gesehen haben, u. s. w. Ebenso wie ich oben bereits auf die Analogie dieser retroactiven Suggestion mit manchen Erscheinungen des normalen Lebens hinwies, ebenso thue ich es hier nochmals. Das Abrichten von Zeugen glaubt v. Lilienthal als eine ähnliche Erscheinung deuten zu müssen, ebenso wie Forel die Bearbeitung gerichtlicher Parteien durch die Anwälte. Aehnlich spricht sich über diese Frage auch Max Dessoir aus. Bernheim und Motet glauben, dass der Tisza-Eszlarer Process das Product einer derartigen retroactiven Suggestion war, die bei Moritz Scharff ohne Hypnose hervorgerufen wurde. Bekannt ist, dass vor Gericht und auch im sonstigen Leben oft zwei Parteien absolut Entgegengesetztes behaupten, dass sie dies aber, ohne bewusst eine Unwahrheit zu sagen, thun. „Der Wunsch ist der Vater des Gedankens" lautet ein altes Wort; und jede Partei stellt sich die Sache so dar, wie sie sie zu sehen wünscht. Daraus geht dann allmählich eine wirkliche Erinnerungstäuschung hervor.

Bernheim giebt ausdrücklich einige Vorsichtsmassregeln an, durch die es verhindert werden soll, falsche Aussagen vor Gericht in Zeugen hinein zu examiniren. Er meint besonders, dass es gut sei, die Suggestibilität des Zeugen zu prüfen, man könne dies dadurch thun, dass man absichtlich in ihn eine Antwort hineinexaminirt, deren Unrichtigkeit leicht erwiesen werden könne. Dieser auch von Forel unterstützte Rath mag an sich sehr selbstverständlich scheinen, ist aber wichtig. Er hat jedenfalls einen eminenten praktischen Werth. Wie leicht unter dem Einflusse der psychischen Erregung vor Gericht Irrthümer vorkommen können, liegt auf der Hand. Jeder Erregungszustand vermindert an sich die kaltblütige Ueberlegung, die für einen zuverlässigen Erinnerungsact nothwendig ist.

Es ist Bernheims Verlangen gewiss nicht so unbegründet, wenn man bedenkt, dass er selbst eine ganze Reihe von Versuchen gemacht hat, in denen es ihm gelang, durch Suggestion ohne Hypnose vollkommene Erinnerungstäuschungen zu erzeugen, das Gedächtniss von Personen direct so zu beeinflussen, dass diese glaubten, Zeugen bei Ereignissen, z. B. bei Diebstählen gewesen zu sein, die nur in der Einbildung bestanden und in der Wirklichkeit keinen Boden hatten.

Ich komme nun zu der Frage: kann der Hypnotismus vor Gericht irgendwie praktisch verwerthet werden? So fernliegend manchem die Frage scheinen mag, so ist gar nicht in Abrede zu stellen, dass dieselbe jeden Moment praktische Bedeutung erlangen kann. Ist nun eine Hypnotisirung vor Gericht unter heutigen Verhältnissen zulässig? Sicher zu bestimmten Zwecken und unter gewissen Bedingungen (v. Lilienthal).

Die gelegentlich aufgeworfene Frage, ob man den Hypnotismus verwerthen dürfe, um Zeugenaussagen zu erhalten, die ein Angeklagter oder Zeuge im wachen Zustande nicht geben will, ist allerdings nach der heutigen Strafprocessordnung zu verneinen.

Was übrigens den praktischen Werth eines derartigen Verfahrens anlangt, so sind hier viele Uebertreibungen verbreitet. Zunächst sind, wie (S. 33) auseinandergesetzt wurde, nur wenige Personen gegen ihren eigenen Willen zu hypnotisiren, zumal wenn sie die nöthigen Bedingungen nicht erfüllen. Dass aber ein nicht geständiger Verbrecher sich dazu hergeben würde, die Bedingungen zu erfüllen, ist gerade nicht anzunehmen.

Ausserdem aber ist es nach meinen Erfahrungen ein Irrthum zu glauben, dass der Hypnotische ohne Weiteres seine Geheimnisse ausplaudere. Dies ist eine falsche Annahme, die aus einem Buch in das andere übergeht, die aber dadurch nicht richtig wird. Man stützt sich immer auf einige wenige Fälle, die in dieser Richtung bekannt geworden sind, u. a. den von Giraud-Teulon und Demarquay, die eine Dame aus der Hypnose wecken mussten, weil dieselbe anfing, Geheimnisse auszuplaudern, sowie einen Fall von Brierre de Boismont, der Aehnliches von einer durch einen Arzt mehrfach magnetisirten Dame erzählt. Ohne die Realität einzelner derartiger Fälle bestreiten zu wollen, muss ich betonen, dass jedenfalls ein solches spontanes Ausplaudern eine seltene Erscheinung ist. Ich habe es nie beobachtet. Der Hypnotisirte behält nach meiner Erfahrung auch in der Hypnose seine Individualität bei; Dinge, über die er nicht sprechen will, verschweigt er. Die weitere Frage, ob man den Hypnotischen durch Suggestion zum Sprechen veranlassen kann, ist wohl für einzelne Fälle mit „ja" zu beantworten. Ich besitze in dieser Richtung fast gar keine eigenen Erfahrungen. In einem Falle sah ich einen heftigen Kinnbackenkrampf eintreten, als der Hypnotische fürchtete, dass ihm ein Wort entschlüpfen möchte. Der Krampf war so stark, dass es nicht möglich war, ihn künstlich zu lösen.

Viel leichter, als durch eine einfache Suggestion kommt man jedenfalls auf Umwegen zum Ziel und zwar ähnlich, wie wir (S. 128) schon besprochen haben, dadurch, dass man eine falsche Prämisse suggerirt. Man suggerire z. B. dem Hypnotischen die Anwesenheit einer Person, der er die Sache ausplaudern würde, oder die Abwesenheit von Personen, vor denen er eine Auskunft nicht geben will. Auf diese Weise kommt man in vielen Fällen sicher zum Ziele.

Doch muss man alle derartigen Angaben mit grosser Vorsicht aufnehmen. Denn das eine kann ich mit Sicherheit behaupten, dass hypnotisirte Personen ganz ebenso lügen, als wenn sie wach wären, dass die raffinirtesten Lügengewebe in der Hypnose ersonnen werden. Lombroso hat bei einem Falle den Versuch gemacht, in der Hypnose das Geständniss des erwiesenen, aber stets geleugneten Verbrechens zu erhalten. Doch war sein Versuch erfolglos. Dasselbe Lügengewebe wie im wachen Zustande wurde ihm dargeboten. Aehnliches berichten Algeri und Laurent. Jedenfalls also würde man Aussagen in der Hypnose nur mit grosser Vorsicht aufnehmen müssen; man würde in ihnen nur einen Hinweis, niemals aber einen Beweis erblicken dürfen.

Ich habe jedoch einzelne Versuche noch in einer anderen Richtung gemacht. Angeregt durch die automatischen Schreibversuche von Herrn Dr. Max Dessoir, suchte ich auf diesem Wege ein Resultat zu erreichen. Ich machte die Versuche mit einer Person, deren Einwilligung ich vorher erhalten hatte. Ich gab ihr einen Bleistift in die Hand und setzte denselben auf einen Bogen Papier; ich befahl ihr, bestimmte Fragen zu beantworten; jedoch wurde ihr aufgetragen, nicht etwa absichtlich zu schreiben. Hierbei zeigte sich nun die auffallende Erscheinung, dass die Person alles schrieb, was ich ihr gebot, jede Frage beantwortete, jedes Geheimniss verrieth; sie theilte mir auf diese Weise, ohne es zu wollen und ohne es zu merken, zahlreiche Familiengeheimnisse mit. Während sie schrieb, merkte sie nicht, dass sie schrieb. Auf die Einzelheiten dieser Versuche gehe ich nicht ein, da es zu weit führen würde.

Eine weitere Möglichkeit, den Hypnotismus forensisch zu verwerthen, läge dann vor, wenn es sich darum handelte, die Hypnotisirbarkeit einer Person festzustellen, oder Aussagen zu erhalten, die der Angeklagte oder Zeuge im wachen Zustande nicht geben kann. Ein derartiger Fall kann sehr wohl eintreten und hat auch thatsächlich schon praktische Bedeutung gehabt.

Aussagen in einer derartigen Hypnose würden darauf beruhen, dass Hypnotisirte sich in späteren Hypnosen alles dessen entsinnen, was in früheren Hypnosen vorgefallen ist. Liegt nun der Verdacht vor, dass jemand in der Hypnose das Opfer oder das Werkzeug eines Verbrechens geworden ist, es fehlt aber im wachen Zustand die Erinnerung daran, sowie sonstige Zeugenaussagen, dann liegt eine Hypnotisirung vor Gericht sicherlich sehr nahe. Denn es würde bei einer derartigen Untersuchung eine Hypnotisirung am ehesten zu einer Aufklärung führen können.

Freilich liegt nun hier wieder nach v. Lilienthal eine wesentliche gesetzliche Beschränkung vor. Nach ihm ist die Hypnotisirung eines Zeugen oder Angeklagten gesetzlich gestattet, wenn von diesem die Einwilligung ertheilt wird. Aber es ist die Hypnotisirung nur gestattet, um die Hypnotisirbarkeit festzustellen, während nach seiner Ansicht eine Vernehmung in der Hypnose gesetzlich ausgeschlossen ist. Doch scheinen mir keineswegs die Bestimmungen der Strafprocessordnung hierüber so klar zu sein, um nicht im concreten Falle auch eine Aussage in der Hypnose im Beweisverfahren zu verwerthen; sicher würde unter Umständen eine solche Aussage recht wichtig sein. Denn mit der Feststellung der Hypnotisirbarkeit wäre bei der grossen Zahl empfänglicher Personen wenig gewonnen. Nach v. Lilienthals Ansicht ist eine derartige Vernehmung unzulässig, weil die Vernehmung eines unvereidigten Zeugen nur in bestimmten Fällen zu gestatten sei, einen Hypnotisirten zu vereidigen gehe aber nicht an. Ebensowenig sei es möglich, ihn nach dem Erwachen auf die Aussagen zu vereiden, die in der Hypnose gemacht wurden. Ein Angeklagter dürfe in der Hypnose ebensowenig vernommen werden, da er wider seinen Willen zu Aussagen nicht angehalten werden dürfe. Hierbei scheint mir jedoch v. Lilienthal den Umstand zu übersehen, dass es schliesslich nicht eine Aussage wider seinen Willen ist, wenn ein Angeklagter, der sich im wachen Zustande an die criminelle Suggestion nicht erinnert, eine Hypnose verlangt, um in ihr Aussagen zu machen, die er im wachen Zustande nicht machen kann. Es ist dies keine Aussage wider Willen, sondern höchstens eine ohne seinen Willen. Ob dem juristische Bedenken entgegenstehen, wage ich nicht zu entscheiden. Ebenso will ich über die Frage, ob die Aussagen von Zeugen in der Hypnose gesetzlich unzulässig sind, ein Urtheil nicht abgeben, da ich mich hierzu nicht competent fühle.

Die Streitfrage der Hypnotisirung zu forensischem Zwecke rief schon einmal eine Discussion vor Gericht hervor zwischen Vertheidiger und Staatsanwalt bei einem Process, der vor 26 Jahren in Verona spielte, worüber Goltdammer berichtet. Es handelte sich um einen Nothzuchtsact im magnetischen Schlaf. Im wachen Zustand war Amnesie vorhanden. Der Vertheidiger widersprach dem Antrage des Staatsanwalts, eine Magnetisirung der genothzüchtigten Person vorzunehmen, doch gab der Gerichtshof dem Staatsanwalt nach, da er die Herbeiführung des magnetischen Schlafes lediglich als ein Beweismittel betrachtete. In dem nun herbeigeführten künstlichen Schlafe machte die betreffende Person wichtige Aussagen, auf Grund deren eine Verurtheilung erfolgte.

Erörtern wir nun, nachdem wir die Frage der Hypnotisirung vor Gericht kennen gelernt haben, welcher Weg einzuschlagen wäre, wenn von dem Angeklagten der Einwand gemacht wird, er hätte das Verbrechen durch hypnotische oder posthypnotische Suggestion ausgeführt, oder wenn jemand behauptet, er wäre in der Hypnose das Opfer eines Verbrechens geworden. Ohne solchen Einwand wird wohl die Hypnose vor Gericht niemals in Betracht kommen. Die bedenkliche Seite ist freilich, und darauf weist — wie erwähnt — Forel hin, dass man jemanden zur Begehung eines Verbrechens durch Suggestion bringen und ihm gleichzeitig die Eingebung machen kann, zu glauben, er habe in willensfreiem Zustande das Verbrechen ausgeführt. So sehr auch ein derartiger Fall möglich ist, so würde heute eine Berücksichtigung desselben zu den ungeheuerlichsten Consequenzen führen. Wenn man darauf Rücksicht nehmen wollte, so wäre es nöthig, bei jedem einzelnen Straffall die Möglichkeit zu berücksichtigen, dass das Verbrechen die Folge einer hypnotischen Suggestion sei. Theoretisch liegt die Möglichkeit stets vor, besonders wenn der Angeklagte von dem Verbrechen keinen Vortheil erwarten konnte (Delboeuf). Von der praktischen Seite betrachtet aber ist augenblicklich — ob mit Recht oder Unrecht, bleibe dahingestellt — gar nicht daran zu denken, dass dieser Punkt stets vor Gericht erwogen werde. Wir müssen desshalb bei dem Falle bleiben, dass der erwähnte Einwand erhoben worden sei, der allerdings für manchen Angeklagten sehr bequem sein kann (Riant).

Nehmen wir an, ein Angeklagter erhebe den Einwand, er habe die qu. Handlung durch Suggestion begangen; er habe bei Begehung des Verbrechens einen inneren Zwang gespürt, er sei auch öfter hypnotisirt worden, er erinnere sich aber nicht, die Suggestion erhalten zu haben.

Gerichtlich wäre nun festzustellen, 1) ob der Betreffende wirklich hypnotisirt war, 2) ob ihm in diesem Zustand eine criminelle Suggestion gegeben wurde, 3) der Urheber der Suggestion, 4) der Grad der Suggestibilität (Max Dessoir).

Wenn nun durch Zeugenangaben hierauf ein Schluss nicht zu machen ist, so liegt eine Hypnotisirung nahe. Wie man aber schon sieht, würde natürlich mit der Hypnotisirung gar nichts gewonnen sein. Ich setze nun den Fall, dass gesetzlich die Erlaubniss für Aussagen und Versuche in der Hypnose besteht. Die Erinnerung in der Hypnose benützend, wäre zunächst zu fragen, ob, event. von wem in der Hypnose die criminelle Suggestion gegeben wurde. Wird hierüber eine Angabe nicht gemacht, da von dem Urheber der Suggestion Amnesie des Urhebers suggerirt sein kann, so wendet man ein mehr indirectes Verfahren an, wie es Liégeois angegeben hat, indem man durch bestimmte Associationen den Urheber zu ermitteln sucht, wenn man einen bestimmten Verdacht hat. Man giebt z. B. dem Hypnotisirten die Eingebung, beim Anblick des Urhebers oder der Photographie desselben oder beim Hören des Namens desselben zu husten, zu lachen etc. Ich halte es für höchst wahrscheinlich, dass man auf diese Weise den Urheber stets ermitteln würde. Hier aber handelt es sich schon um Anhaltspunkte, da bereits ein bestimmter Verdacht bestehen muss.

Besteht gar kein Verdacht auf jemanden, so läge noch die Möglichkeit, sogar die Wahrscheinlichkeit vor, auf andere Weise, z. B. durch automatisches Schreiben, den Namen des Urhebers zu ermitteln.

Dass man auf diese Weise trotz aller suggerirten Amnesie durch fortgesetzte Suggestionen schliesslich seinen Zweck erreichen würde, halte ich für sicher; denn eine suggerirte Amnesie wird, wenn in der Hypnose fortwährend entgegengesetzte Suggestionen gemacht werden, schliesslich schwinden. Endlich aber, sagte ich, wäre noch der Grad der Suggestibilität zu ermitteln. Dies könnte nur durch neue Suggestionen geschehen, denen in der Hypnose der weiteste Spielraum gegeben ist.

Ein wirklich bedenklicher Fall würde übrigens vorliegen, wenn Unmöglichkeit der Hypnotisirung durch andere von dem Autor des Verbrechens suggerirt wäre; das könnte, wie wir S. 124 sahen, geschehen. Trotzdem aber hierüber endgiltige Versuche noch nicht vorliegen, ist es mir nach meinen bisherigen Erfahrungen doch sehr wahrscheinlich, dass durch häufig erneute Hypnotisirungsversuche die entgegenstehende Suggestion unwirksam gemacht werden könnte, vorausgesetzt, dass man die Wiederholung der letzteren verhindert.

Ganz ebenso würde die Frage liegen, wenn jemand angiebt, dass er das Opfer des Verbrechens gewesen sei; auch hier würde eventuell eine neue Hypnotisirung vorzunehmen sein, und bei bestehender Amnesie wäre es nöthig, durch Aussagen in der Hypnose die Sache aufzuklären, die gesetzliche Erlaubniss vorausgesetzt.

Aus alle dem ersieht man schon die grossen Schwierigkeiten, die sich ergeben würden, wenn einmal die Hypnose forensische Bedeutung erlangte. Man würde stets auch durch den Versuch der Hypnotisirung nur bis zu einem gewissen Wahrscheinlichkeitsbeweise kommen, da, wie wir gesehen haben, in der Hypnose 1) absichtlich gelogen wird, 2) durch frühere Suggestionen die Aussagen beeinflusst sein können, 3) sehr leicht die Antworten durch die Fragestellung beeinflusst werden, 4) wie wir sehen, eine Hypnose selbst durch Suggestion sehr schwierig werden kann.

Aus alle dem folgt, dass Aussagen in der Hypnose nur auf einen bestimmten Weg leiten, niemals aber einen Beweis liefern können. Danillo hält die Aussagen sogar für so unglaubwürdig, dass er vorschlägt, principiell darauf zu verzichten.

Dass man alle Einzelheiten selbstverständlich ebenso berücksichtigt, wie sonst, sowohl die That selbst, wie die Frage, wer von dem Verbrechen eventuell Vortheil erwarten konnte, ferner ob die qu. Person oft hypnotisirt war, ist selbstverständlich. Dies würde auch der einzige Untersuchungsweg sein, wenn die Person, die vermuthlich unter dem Einfluss einer Suggestion einen Act vollführte, schon todt ist, wie es bei Abfassung eines Testaments denkbar wäre; dieser Fall scheint mir übrigens keineswegs ausgeschlossen und kann unter Umständen ebenso bedenkliche Folgen haben, wie die Aufklärung des Sachverhaltes schwer wäre.

In allen Fällen würde selbstverständlich bei einer forensischen Hypnotisirung stets auch an die Simulation zu denken sein, wie auch an absichtliche falsche Beschuldigungen (Ladame). Bei der Simulationsfrage würden jedoch keineswegs die von der Charcot'schen Schule angegebenen somatischen Merkmale ausschliesslich allein in Betracht kommen, da diese relativ selten sind. Gilles de la Tourette misst vom forensischen Standpunkt den Charcot'schen Stadien und deren Symptomen eine Bedeutung bei, die ihnen keineswegs zukommt.

Zum Schluss sei noch die Ansicht Forels erwähnt, der für weit gefährlicher, als diese directen criminellen Handlungen unter Benützung der Hypnose die indirecte Ausbeutung derselben hält, die einem übelwollenden Experimentator nicht so schwer wäre, ohne dass er mit dem Straf-Gesetzbuch in Conflict käme.

Mit Rücksicht auf die Gefahren, die der Hypnotismus sowohl vom gesundheitlichen wie sittlichen Standpunkte aus in sich birgt, sind öfter Vorschläge gemacht worden, um allen ungünstigen Folgen vorzubeugen. Delacroix in Frankreich verlangt eine gesetzliche Regelung in der Richtung, dass nur Aerzte hypnotisiren dürften, aber auch nur, wenn ihrer mindestens zwei zugegen sind. Friedberg verlangte schon 1880, dass nur in Gegenwart eines Arztes hypnotische Versuche gemacht werden dürften;[1]) Grasset u. a. schliessen sich dem an.

[1]) Nach einer kurzen Notiz der D. Med. Ztg. ist in einem Theile Russlands jedem Arzt, der hypnotisiren will, befohlen worden, noch 2 andere Aerzte hinzu-

Es wäre sicherlich sehr wünschenswerth, dass man mit einem Gesetz allen Gefahren vorbeuge. Es werden sich aber erhebliche Schwierigkeiten schon dadurch ergeben, dass der Begriff „Hypnotismus" ein sehr vager ist und kaum genau definirt werden kann. Ausserdem aber würde eine gesetzliche Regulirung auch desswegen Schwierigkeiten bereiten, weil mancher sich selbst hypnotisiren kann (Preyer).

Es ist aber andererseits der Hypnotismus auch gar nicht so gefährlich, wie man aus dem einen oder anderen Roman, dessen Verfasser sich natürlich die seltenen und möglichst sensationellen Erscheinungen zum Stoffe sucht, annehmen sollte. Es giebt in der That Dinge, die vom hygienischen Standpunkt doch wichtiger sind, als der Hypnotismus. Ich würde es beispielsweise für sehr verdienstlich halten, wenn Aerzte und Nichtärzte, die mit nachweislich diphtheritiskranken Kindern zu thun haben, genaue gesetzliche Vorschriften über die eigene Desinfection erhalten, und wenn man die Nichtbefolgung der Vorschriften auf das Strengste ahnden würde. Ich will nicht genauer auf diesen Punkt eingehen, er scheint mir unendlich wichtiger, als die hygienische Bedeutung des Hypnotismus. Wie viele Menschen durch mangelhafte Desinfection Dritter bereits mit Diphtheritis und anderen Krankheiten angesteckt, wie manches Familienglück bereits dadurch zerstört wurde, ohne dass man den Schuldigen dem Strafrichter überantwortet hätte, entzieht sich allerdings der Berechnung!

Für unumgänglich nöthig halte ich es, dass die Wissenschaft sich des Hypnotismus bemächtige. Man wird dadurch am leichtesten allem Missbrauch vorbeugen. Wenn ich sage, die Wissenschaft solle sich des Gegenstandes bemächtigen, so meine ich selbstverständlich sowohl die Medicin, als auch die Psychologie. Denn ohne wissenschaftliche psychologische Basis kann der Hypnotismus ein medicinischer Factor nicht werden. Ebenso wie das chemische Studium nöthig ist, um unsere Arzneimittel zu prüfen, ebenso wie

---

zuziehen. Dieser Vorschlag — Genaueres fand ich über ihn nicht — zeigt als Herkunftsort recht deutlich den grünen Tisch, an dem die praktische Erfahrung fehlt. Ich könnte auf Grund meiner Erfahrungen diesem Vorschage gegenüber eine Anzahl Fragen aufwerfen, begnüge mich aber mit den folgenden: 1) Wer bezahlt denn die 2 Aerzte, die lediglich als Zuschauer fungiren? 2) Soll vielleicht der hypnotisirende Arzt, wenn er einen Unbemittelten behandelt, ausser der unentgeltlichen Behandlung noch 2 Aerzte bezahlen? 3) Wenn in dem betreffenden Ort nur 1 Arzt wohnt, soll er dann erst in 1 oder 2 andere Orte schicken, um eine Hypnose einzuleiten, die vielleicht täglich wiederholt werden muss?

die Physik nöthig ist, um den elektrischen Strom zu untersuchen, ebenso ist die Psychologie nöthig, um seelische Zustände zu erforschen. In gleicher Weise aber, wie die Medicin die Erforschung der chemischen und physikalischen Reagentien theilweise den Vertretern anderer Wissenschaften überlassen musste, ebenso werden wir die Durchforschung des Hypnotismus auch den Psychologen nicht nur gestatten, sondern diese geradezu darum ersuchen müssen. Ebenso aber, wie es nöthig ist, um rationell die Arzneimittel zu verordnen, gewisse physikalische und chemische Kenntnisse zu haben, wird es für den Arzt nöthig sein, gewisse psychologische Kenntnisse zu besitzen, um den Hypnotismus auszuüben. In einer Zeit, wo die stolzen Säulen der angeblich auf die exacte Medicin aufgebauten Therapie immer mehr zusammenbrechen, wo die angeblichen festen Indicationen — die manche für ein Privilegium der nicht psychischen Therapie halten — immer mehr Angriffe erfahren, wo Männer wie Unverricht, Arndt, Hugo Schulz die Irrthümer, die Irrwege und Trugschlüsse der angeblich von sicheren Indicationen geleiteten Therapie aufdecken, wo die „exacte" Fiebertherapie der letzten Jahrzehnte immer mehr verlassen, und die Fieberlehre auf den Standpunkt des Hippokrates zurückzuführen scheint, da sollte man doch der Psychologie gegenüber nicht so feindselig sein. Heute, wo die ohne sichere Grundlage aufgebaute Therapie immer mehr Anfeindungen nicht nur bei Laien, sondern auch bei Aerzten erfährt, da sollte man nicht, wie es erst kürzlich geschah, die Behauptung aufstellen: „Wer psychisch behandelt, verlässt das Gebiet der Medicin, weil bei psychischer Behandlung feste Indicationen fehlen." Es ist vielmehr die Psychotherapie ein integrirender Bestandtheil der ärztlichen Behandlung, und da die hypnotischen Studien ein Gebiet der Psychologie sind, so sollte man jene nicht vornehm zurückweisen; man sollte vielmehr auch in ärztlichen Kreisen den Hypnotismus als ein wissenschaftliches Gebiet betrachten, wie irgend ein anderes.

Von diesem Gesichtspunkt aus sollten Medicin und Psychologie sich zusammenthun zu gründlichem Studium der Frage. Jedenfalls ist der Weg schon gebahnt. Die öffentlichen Schaustellungen haben zwar einerseits die Wissenschaft auf jene Zustände aufmerksam gemacht, andererseits auch manchen abgehalten, sich mit ihnen näher zu beschäftigen, so lange eben die Sache einen etwas charlatanhaften Anstrich hatte. Aus diesem Grunde ist auch das Verbot der Schaustellungen, wie es in Preussen auf ministerielle Veranlassung erfolgte, mit Freuden zu begrüssen. Es liegt nichts mehr im Wege, der Sache jetzt wissenschaftlich näher zu treten. Den Vogel Strauss spielen und den Hypnotismus nicht sehen wollen, geht nicht mehr an.

Ich will hiermit die Verdienste derer, die durch öffentliche Schaustellungen die Aufmerksamkeit auf diese hypnotischen Zustände lenkten, nicht herabsetzen. Ebenso wenig wie ich in das allgemeine Verdammungsurtheil gegen Mesmer einzustimmen vermag, ebenso bemühe ich mich, auch Leuten wie Hansen, Böllert u. a. gegenüber meinen objectiven Standpunkt zu bewahren. Mögen diese Männer durch egoistische Motive zu ihren Schaustellungen getrieben worden sein, wie ich selbst annehme — es ist sicher, dass sie der Wissenschaft durch sie einen grossen Dienst geleistet haben, da ohne sie diese eigenthümlichen Zustände uns wahrscheinlich heute noch ganz unbekannt wären. Zur Ehrenrettung der Genannten, denen man allenfalls noch Donato anreihen könnte, sei ausdrücklich erwähnt, dass sie alle drei in ehrlichster Weise sich den Vertretern der Wissenschaft behufs wissenschaftlicher Untersuchungen zur Verfügung stellten. Heidenhain, Michael, Wernicke, Morselli und viele andere haben dies ausdrücklich anerkannt. Dennoch muss ich mich aus dem genannten Grunde gegen derartige Schaustellungen aussprechen, und ich kann die Annahme Delboeufs, dass gerade öffentliche Schaustellungen das beste Mittel seien, um die Kenntniss des Hypnotismus zu verbreiten und dadurch dessen Gefahren zu vermindern, nicht so viel Werth beimessen, um die Schaustellungen zu rechtfertigen.

IX. Thierischer Magnetismus etc.

Zweck des folgenden Capitels ist es, dem Leser einen Begriff von einigen Erscheinungen zu geben, die oft im Zusammenhang mit dem Hypnotismus genannt werden, trotzdem meistens jeder sachliche Connex fehlt; dieser ist vielmehr nur durch die historische Entwickelung gegeben. Die zu besprechenden Erscheinungen sind meiner Ueberzeugung nach Resultate von falsch gedeuteten Beobachtungen. Da dieselben aber oft citirt werden, und es nöthig ist, die Begriffe wenigstens zu kennen, so will ich diese in dem folgenden Abschnitt erläutern. Ich glaube nicht, dass die an die Beobachtungen geknüpften Schlüsse richtig seien, bin aber durchaus der Ansicht, dass man alles vorurtheilslos prüfen muss. Durch wissenschaftliche Widerlegung leistet man der Wahrheit einen grösseren Dienst, als durch principielle Negation; einige der zu erwähnenden Dinge sind übrigens von ganz bedeutenden Beobachtern mitgetheilt worden. Ebenso wie Virchow einst die Erscheinungen bei der Louise Lateau untersuchen wollte, wenn die nöthigen Bedingungen erfüllt würden, ebenso ist hier eine Untersuchung am Platze. Das, was wir Naturgesetz nennen, sagt Virchow, ist veränderlich gemäss unseren täglichen neuen Erfahrungen.

Die Erscheinungen, die ich hier besprechen will, sind: 1) der thierische Magnetismus, 2) die übersinnliche Gedankenübertragung, Telepathie (Suggestion mentale), 3) gewisse übernatürliche Leistungen im Somnambulismus, 4) die Wirkung des Magneten auf den Hypnotisirten, 5) die Wirkung von Medicamenten bei Berührung oder Annäherung derselben.

Bei dem thierischen Magnetismus spielt die Hauptrolle ein persönlicher Einfluss, den ein Mensch A. auf den anderen B. ausübt, ohne dass jedoch dieser Einfluss durch die Suggestion zu Stande käme. Folgende Beispiele werden dies deutlicher machen.

A. sagt zu B.: „Sie können nicht mehr sprechen," B. hört dies und ist stumm; dies ist nichts als eine Suggestion. Wenn A. einige mesmerische Striche an dem Arm von B. macht — und hier tritt nun eine Analgesie ein — so kann dies gleichfalls auf dem Wege der Suggestion geschehen. B. weiss, dass A. Striche macht, und es kann hier also auf dem psychischen Wege, durch die Einbildungskraft von B. das Resultat erreicht werden. Nehmen wir nun an, es kommt eine Person C., macht gleichfalls Striche an dem Arm von B., und es tritt Analgesie nicht ein. Dies kann auch durch die Suggestion erklärt werden. B. glaubt, dass nur A. Analgesie erzeugen kann, daher tritt bei A.s Manipulationen Analgesie auf, B. glaubt, dass C. ihn nicht beeinflussen kann, infolge dessen entsteht keine Analgesie. Dies sind Erscheinungen, die von vielen beobachtet, die heute natürlich durch die Suggestion erklärt werden müssen. Anders liegt die Sache, wenn B. nicht weiss, ob A. oder C. die Striche macht. Nach Ansicht der Anhänger des thierischen Magnetismus, den sogenannten Mesmeristen, tritt alsdann dennoch bei Magnetisirung durch A. Analgesie ein, nicht aber bei Magnetisirung durch C. Es meinen nun die Mesmeristen, dass A. einen persönlichen Einfluss ausübe, der nicht durch die Suggestion erklärt werden kann. Dieser Einfluss soll durch eine nur gewissen Personen innewohnende Kraft zu Stande kommen, und nur diese Personen sollen im Stande sein, gewisse andere zu magnetisiren. Ich habe dieses Beispiel gewählt, um den Lesern einen Begriff davon zu geben, was man unter thierischem Magnetismus (Lebensmagnetismus, Biomagnetismus, Zoomagnetismus) oder Mesmerismus heute versteht.

Nach Ansicht der Mesmeristen ist derjenige, der eine solche Kraft besitzt, fähig, durch dieselbe lokale oder allgemeine Analgesie, Contracturen zu erzeugen. Er soll aber auch fähig sein, Krankheiten auf diese Weise zu heilen, eben vermittelst seiner Kraft. Insbesondere soll er im Stande sein, auch kleine Kinder, sogar unter einem Jahre, zu magnetisiren und therapeutisch zu beeinflussen. Liébeault, der Begründer der Nancyer Schule, der Begründer der Suggestionsmethode, der 1866 jeden magnetischen Einfluss bestritt, ist später ein überzeugter Anhänger desselben geworden; 1883 veröffentlichte er ein Buch, in welchem er die Heilung von Krankheiten bei kleinen Kindern unter drei Jahren berichtete; gerade durch sie hat er sich zu seinen jetzigen Anschauungen bekehrt. Wenn auch das meiste, so meinte Liébeault, durch die Suggestion zu erklären sei, so bleibe doch noch ein Rest übrig, der eine besondere Erklärung verlange, und hierfür zieht er den thierischen Magnetismus oder Zoomagnetismus — ein Name, den Bartels schon im Anfang unseres Jahrhunderts brauchte — heran. In neuester Zeit scheint Liébeault vom Glauben an den thierischen Magnetismus wieder zurückgekommen zu sein.

Ausser den genannten Wirkungen: Erzeugung von Analgesie, von Contracturen, Heilung von Krankheiten, Beeinflussung kleiner Kinder, werden noch andere Effecte dieser angeblichen magnetischen Kraft angegeben, und gerade die hat man oft als Hauptstütze für das Vorhandensein der Kraft selbst angeführt. So giebt du Prel, ein entschiedener Anhänger des thierischen Magnetismus, folgende Wirkungen desselben an. Erstens ist man im Stande, mittelst desselben Thiere zu magnetisiren, bei denen nach seiner Ansicht sicherlich die Suggestion fortfällt. Ich verweise jedoch mit Bezug auf diesen Punkt auf die geschilderten hypnotischen Versuche an Thieren. Ein wirkliches Vorhandensein einer Kraft kann aus solchen Thierversuchen in keiner Weise geschlossen werden. Einmal ist es gar nicht ausgeschlossen, dass Thiere suggestibel sind; wesshalb soll ein Thier, das man z. B. eine zeitlang festhält, nicht daraus die Vorstellung ableiten können, dass es fest gebannt sei, selbst nachdem man es schon in Wirklichkeit losgelassen hat, eine Annahme, die übrigens hervorragende Experimentatoren ausgesprochen haben; ferner können sehr wohl durch gewisse Reize auf Hautnerven Bewegungen unmöglich gemacht werden, ohne dass dieser Hautreiz irgend welcher besonderen Kraft seinen Ursprung verdankt. Auch der fascinirende Blick, den die Klapperschlange beispielsweise auf gewisse Vögel ausübt, kann nicht als ein Beweis in du Prels Sinne gedeutet werden, ebenso wenig wie wir bei dem fascinirenden Blick eines Menschen ohne Weiteres auf eine bebesondere ihm innewohnende physikalische Kraft schliessen können. Zweitens giebt du Prel magnetische Versuche an, die an Schlafenden vorgenommen wurden, d. h. an Personen, die doch nicht merkten, dass sie magnetisirt werden. Indessen muss hier betont werden, dass Schlaf nicht gleichbedeutend mit absoluter Bewusstlosigkeit ist, mithin eine Suggestion im psychologischen Sinne durch den Schlaf allein nicht ausgeschlossen wird. Ebenso wie schlafende Personen kann man aber auch nach demselben Autor drittens Personen magnetisiren, ohne dass sie etwas davon wissen, z. B. aus der Entfernung, wobei gleichfalls die Suggestion ausgeschlossen sein soll. Viertens ist man nach du Prel sogar im Stande, Pflanzen zu magnetisiren und dadurch einen Einfluss auf ihr Wachsthum auszuüben, wie auch von den Fakiren (vgl S. 174) berichtet wird. Fünftens könne die magnetische Kraft sogar todten Gegenständen mitgetheilt werden, die alsdann ebenso wirkten, wie der Magnetiseur. Sechstens führt du Prel die gleich zu besprechende übersinnliche Gedankenübertragung als einen Beweis für den thierischen Magnetismus an.

Vermittelt wird der magnetische Einfluss durch gewisse Manipulationen, die bereits oben genannten mesmerischen Striche, auch wohl durch Berührung oder gegenseitige Fixation, Anhauchen (Baréty), sowie nach Ansicht einiger auch durch Concentration der Gedanken und des Willens auf das zu erreichende Resultat (Puységur, Nasse).

Am häufigsten sieht man die magnetischen oder mesmerischen Striche, wie ich sie S. 15 beim zweiten Versuch beschrieben habe, anwenden, um den magnetischen Rapport zu erreichen und dadurch den Einfluss zu gewinnen. Man findet in den Büchern der Mesmeristen eine Menge Angaben über die Richtung der Striche. Je nachdem dieselben aufwärts oder abwärts gemacht werden, je nachdem man den Handrücken oder die Handfläche nimmt, soll die Wirkung verschieden sein, ohne dass die Suggestion dabei eine Rolle spiele. Auch die rechte und die linke Seite sollen nicht gleich wirken. Ueberall findet man die Anlehnung an die Polarität des mineralischen Magneten. Diese Polarität wurde in der That auch für den Menschen angenommen von Fludd, Hell, Mesmer. In neuerer Zeit sehen wir ganz ähnliche Behauptungen aufgestellt von Chazarain, Dècle, Durville und de Rochas; in ähnlicher Weise spricht sich Baréty aus. Indessen finde ich über die Vertheilung der Pole bei den verschiedenen Forschern so entgegengesetzte Angaben, dass ich bis auf Weiteres die angebliche Polarität für eine Folge der unbewussten Dressur halte.

Es sind von den Mesmeristen eine ganze Anzahl Theorien aufgestellt worden, um diesen persönlichen Einfluss zu erklären. Ich übergehe die meisten, da es zu weit führen würde. Ich will aber hier die Theorie von Mesmer erwähnen, weil über dieselbe viele falsche Ansichten verbreitet sind. Das ganze Universum ist ausgefüllt von einem Fluidum, das feiner ist, als der Lichtäther; ebenso wie dieser feiner ist, als die Luft und ebenso wie diese feiner ist, als das Wasser. Dieses Fluidum überträgt Bewegungen ebenso wie der Aether, die Luft und das Wasser. Sowie die Bewegungen des Lichtäthers das Licht, die der Luft die Töne fortpflanzen, so werden durch Bewegungen jenes allgemeinen Fluidums andere Erscheinungen hervorgebracht. Der gegenseitige Einfluss, den unbestrittenermassen die Himmelskörper aufeinander und auf die Erde ausüben, wird bewirkt durch Bewegungen in diesem Fluidum. Durch Bewegungen dieses Fluidums wirkt ein thierischer Körper auf einen andern, und eben diese Bewegung wird von Mesmer für den thierischen Magnetismus gehalten.

Diese Fluidumstheorie Mesmers wird oft verwechselt mit einer anderen Fluidumstheorie. Mesmer dachte an ein überall verbreitetes Fluidum. Eine andere Theorie nimmt an, dass nur in den Nerven ein Fluidum sich befinde, das durch Bewegung nach aussen befördert würde. Diese Behauptung stellte Albrecht von Haller auf, der berühmte Physiologe des vorigen Jahrhunderts, der sogar gegenüber Mesmer Prioritätsrechte geltend machte, obwohl ihre Theorien keineswegs mit einander identisch sind. Schon daraus dürfte man ersehen, dass es sich keineswegs hier um Dinge handelt, die nur bornirte Köpfe oder Schwindler vertheidigt oder erfunden haben. Dass die sensible Nervenfaser eine fernwirkende, wenn auch nicht auf sehr grosse Entfernung wirkende Kraft besitzt, nahmen viele bedeutende Köpfe an, z. B. A. v. Humboldt. Aehnlich sprach sich auch der bekannte Kliniker und Anatom Reil aus. Jedenfalls können sich die Mesmeristen hierbei auf die Aussprüche hervorragender Gelehrter stützen, die ein Nervenfluidum supponirten, das den Menschen umgebe. Auch in neuester Zeit hat der Mesmerismus noch unter den hervorragendsten Gelehrten einzelne Anhänger behalten, wie oben schon erwähnt ist. So ist auch Ed. v. Hartmann ein überzeugter Anhänger desselben und gründet seine Anhängerschaft u. a. auf persönliche Erfahrungen.

Andere Theorien, die zur Begründung des thierischen Magnetismus aufgestellt wurden, übergehe ich; es sei nur erwähnt, dass viele überhaupt nicht an ein Fluidum glaubten (Nasse, Barbarin).

Die Mesmeristen behaupten, dass es nicht nöthig sei, immer einen Schlafzustand zu erzeugen, um Personen magnetisch zu beeinflussen; dieselben könnten dabei vollkommen wach bleiben, und dies unterschiede den Mesmerismus von dem Hypnotismus. Indessen bemerke ich, dass auch ein wirklicher Schlaf beim Hypnotismus keineswegs immer vorhanden ist. Die leichteren hypnotischen Zustände waren übrigens offenbar den Mesmeristen von jeher wohlbekannt und wurden auch von ihnen als magnetische Zustände bezeichnet. Ebenso bedienten sich die Mesmeristen keineswegs bloss persönlicher Mittel, sondern auch todter Gegenstände zum Magnetisiren, wie das Baquet von Mesmer, sowie der von Puységur mit Vorliebe benützte magnetisirte Baum beweisen. Freilich, so meinten sie, müsse das Object vom Magnetiseur die magnetische Kraft vorher erhalten. Aber auch sonst sind die Mesmeristen nicht verlegen. Wenn kein Magnetiseur das Object in der Hand gehabt hat, wie bei Anwendung des Braid'schen Verfahrens, dann werde, so meint Moricourt, beim Fixiren das eigene Fluidum der Versuchsperson an dem fixirten Object reflectirt, und die Person werde durch ihr eigenes Fluidum beeinflusst.

Eine praktische Bedeutung hat der sogenannte thierische Magnetismus in der Verwerthung durch Heilmagnetiseure gefunden, die angeblich damit Krankheiten zu heilen im Stande sind. Bei der ausserordentlichen Kritiklosigkeit jener, die keine wissenschaftliche Discussion aufkommen lässt, muss ich darauf verzichten, eingehend hierüber zu sprechen, obwohl meiner Ueberzeugung nach noch kein einziger von den Heilmagnetiseuren wissenschaftlich den Beweis geliefert hat, dass er wirklich über eine besondere Kraft verfüge, die nicht suggestiv wirke. Es sind im Gegentheil von einer ganzen Reihe von Autoren, z. B. von Göler v. Ravensburg, die gröbsten Fehlerquellen nachgewiesen worden, so dass wahrhaft kindlicher Glaube nöthig wäre, um die Behauptungen jener Leute ernst zu nehmen.

Dem thierischen Magnetismus nahestehend und oft mit ihm zusammengeworfen sind die Erscheinungen der übersinnlichen Gedankenübertragung, Suggestion mentale, Telepathie, oder wie sie Mayerhofer passend nennt, Telästhesie. Man versteht unter Telepathie die Uebertragung der Gedanken, Gefühle, Empfindungen etc. einer Person A. auf eine Person B., ohne dass jedoch hierbei B. durch eine der anerkannten Perceptionsarten die Gedanken von A. kennen lerne. Es sind mithin ausgeschlossen die (S. 42) als Gedankenlesen geschilderten Erscheinungen, da hierbei die eine Person die Gedanken der andern durch die gefühlten Muskelzuckungen erräth, d. h. durch eine anerkannte Perceptionsart. Es steht übrigens die Telepathie in einem gewissen Zusammenhang mit dem Mesmerismus (Ochorowicz).

Die Versuche werden oft in der Weise gemacht, dass B., der die Gedanken errathen soll, zunächst von A. mesmerirt wird, damit ein mesmerischer Schlafzustand entstehe, der die Gedankenübertragung erleichtern soll. Einige englische Experimentatoren, besonders Guthrie haben Versuche in vollkommen wachem Zustande beider Personen vorgenommen. Die Uebertragung der Gedanken soll gewöhnlich lediglich durch starke Gedankenconcentration A.s auf den zu übertragenden Gedanken entstehen. Ebenso sollen Sinneswahrnehmungen A.s auch von B. aufgenommen werden. B. solle durch einen Act der Sympathie Stiche, die A. empfindet, gleichfalls empfinden; wenn A. einen salzigen Geschmack hat, soll B. auch einen salzigen Geschmack haben u. s. w. Es solle aber auch A. den B. zu Handlungen bringen können, lediglich dadurch, dass er seine Gedanken auf die auszuführende Handlung concentrirt. Andere legen den Hauptwerth auf die Concentration des Willens; der Wille von A. soll im Stande sein, B. zu Handlungen zu bringen. Perronnet behauptet sogar, dass es möglich sei, durch derartige Willensanstrengungen telepathisch den Puls zu beeinflussen und ebenso vasomotorische Veränderungen hervorzubringen. Je näher A. sich B. befindet, um so eher soll die Gedankenübertragung möglich sein; doch soll dieselbe auch auf die Entfernung von mehreren Kilometern hin beobachtet sein. Ja es ist angeblich sogar möglich, auf grosse Entfernungen einzelne Personen durch Gedankenconcentration zu hypnotisiren, wie es bei den Versuchen in le Havre gelungen sein soll. Von Autoren, die für die Realität der Telepathie eintreten, und deren Experimente Beachtung verdienen, erwähne ich Charles Richet, Ochorowicz, Pierre Janet, Gibert, F. Myers, A. Myers, Gurney, Birchall, Guthrie, Max Dessoir. Dennoch lässt sich auch an diese Versuche manches Bedenken knüpfen. Die von du Prel, v. Schrenck-Notzing, v. Mensi, Welsch veröffentlichten Versuche über Telepathie enthalten so wenig Angaben über die Versuchsbedingungen, dass sie bei einer Beurtheilung der Frage schwer zu verwerthen sind.

Ferner erwähne ich das Hellsehen (clairvoyance), sowohl das zeitliche, wie das räumliche. Der Glaube daran ist so alt, wie die Geschichte reicht; du Prel erinnert an die Orakel. Die Weissagung der Pythia in Delphi giebt Zeugniss dafür ab, dass man schon damals daran glaubte. Aus den geschichtlichen Ueberlieferungen scheint auch hervorzugehen, dass der Zustand der Pythia tiefen hypnotischen Zuständen ähnlich war, wenn vielleicht auch bei der Pythia toxische Wirkungen stattfanden; Kluge, Ed. v. Hartmann u. a. rechnen in der That den Zustand der Pythia zu dem Somnambulismus. Aehnlich liegt die Sache mit der Sibylle in Cumae.

Die Mesmeristen halten das Hellsehen und die gleich zu besprechende Sinnesverlegung für eine Erscheinung, die sich bei magnetisirten Personen findet. Ob Mesmer selbst die Erscheinungen kannte, steht nicht fest; es scheint mir aber aus einem Briefe Mesmers hervorzugehen (den du Potet veröffentlicht), dass er die Dinge kannte, aber auf sie nicht näher einging, weil sie ihm unerklärlich erschienen. Erwähnen will ich, dass die sehr häufig vorgenommenen Untersuchungen von Commissionen über das Hellsehen meistens misslangen, dass aber viele grosse Geister, z. B.

Schopenhauer, daran glaubten. Selbst Braid, über dessen Ansichten so grundfalsche Meinungen verbreitet sind, glaubte an die Realität des Hellsehens. Es sei dies desswegen besonders erwähnt, weil aus Preyers Darstellung der Lehren Braids der Schluss gezogen werden muss, dass Braid das Hellsehen bestritt. Ich muss diese Stelle in dem Buche Braids (Neurypnology S. 22) in durchaus entgegengesetztem Sinne deuten. Preyer hat offenbar jene Stelle missverstanden. Braid hielt das Hellsehen für bewiesen, trotzdem er es nicht selbst gesehen hatte und nicht selbst erzeugen konnte; aber er hielt einen Theil von jenen, die für die Realität des Hellsehens eintraten, für wahrheitsliebend und wissenschaftlich genug, um ihnen Glauben zu schenken; er erklärt dies an jener Stelle ausdrücklich, und es ist gar kein Zweifel darüber möglich. Die magnetischen Zustände, bei denen sich derartige Erscheinungen, wie Hellsehen, Gedankenübertragung u. s. w. finden, werden von Mesmeristen mitunter als Somnambulismus[1]) bezeichnet.

Das zeitliche Hellsehen soll darin bestehen, dass die betreffende Person zukünftige Dinge voraussieht, das räumliche Hellsehen besteht darin, dass die Person Dinge sieht, die den räumlichen Umständen nach nicht gesehen werden können, sei es, dass dieselben sich hinter einer undurchsichtigen Wandung befinden, sei es, dass sie weit genug entfernt sind, um nicht gesehen zu werden. Zu dem räumlichen Hellsehen gehört auch die in Paris häufig sich findende Benützung somnambuler Personen, um Krankheitsdiagnosen zu stellen. Ein sehr häufig vorgenommenes Experiment ist besonders dies, dass somnambule Personen ihre eigene Krankheit diagnosticiren, deren Verlauf voraussagen und die zur Heilung nothwendigen Medicamente angeben.

Als weitere Erscheinung führe ich die Sinnesverlegung (transposition des sens) an. Es sollen hierbei Reize, die normaliter nur ein bestimmtes Sinnesorgan erregen, in gleicher Weise einen anderen Körpertheil erregen. So z. B. sollen Buchstaben mit der

[1]) Wir haben mithin das Wort Somnambulismus in mehrfachem Sinne kennen gelernt: 1) bezeichnet man damit oft ein Stadium der Charcot'schen Eintheilung (S. 58); 2) die Nancyer nennen Somnambulismus diejenigen hypnotischen Zustände, wo nach dem Erwachen Amnesie besteht (S. 36); 3) Einige identificiren Hypnotismus und Somnambulismus; 4) ist Somnambulismus ein mit vielen Bewegungen resp. Handlungen einhergehender Schlaf (S. 184); 5) nennt man Somnambulismus die oben geschilderten Zustände der Mesmeristen.

Haut gelesen werden können, statt mit dem Auge, ohne dass es sich nur um eine Steigerung des Tastsinns handelt, etwa wie bei Blinden. Im Gegentheil, auch wenn keinerlei Hyperästhesie des Gefühls vorhanden sei, soll eine Reizung des betreffenden Hautbezirkes durch die Lichtstrahlen statthaben, sogar ohne directe Berührung. Dadurch unterscheidet sich die angebliche Sinnesverlegung von der Hyperästhesie des Tastgefühls. Eine der häufigsten Erscheinungen, die angegeben wird, ist die, dass Personen mit der Magengrube lesen können oder auch mit dem Magen hören. Ich sah eine Person, die angeblich mit den Nasenflügeln lesen konnte und zwar in der Entfernung von mehreren Fuss. Wenn die Nasenflügel mit Watte bedeckt waren, so misslang der Versuch; es ist wohl ziemlich sicher, dass die Person mit dem Auge sah. Denn trotzdem dasselbe ziemlich stark mit Watte bedeckt schien und einen Verband trug, so mache ich darauf aufmerksam, dass nach Braid alle derartigen Verbände einen nur sehr zweifelhaften Werth haben.

Ich will bei dieser Gelegenheit einige Versuche Heidenhains erwähnen, die vielfach missverstanden wurden und allerdings leicht missverstanden werden können. Heidenhain behauptete, dass seine Versuchspersonen in Hypnose bei Reizung des Magens das, was er ihnen vorsage, nachsprechen; man muss eben nur gegen den Magen sprechen, um ihn zu reizen. Heidenhain giebt sogar an, dass man den Bezirk genau abgrenzen könne, und dass er genau der Magengegend entspreche. Der Nervus vagus sollte nach Heidenhain Schallschwingungen aufnehmen und das phonetische Lautcentrum reizen, woselbst ein Ton ausgelöst würde, der vollkommen jenem, der gehört wurde, entspräche. Aber es wurde nach Heidenhain der Ton durch das Ohr gehört und nicht etwa durch den Magen; dessen Nerven sollten nur das Lautcentrum reizen und daher das Nachsprechen von dem durch das Ohr Gehörten vermitteln. Aus manchen Darstellungen von Heidenhains Versuchen müsste man schliessen, Heidenhain habe geglaubt, dass seine Versuchspersonen mit dem Magen hörten; dies lag Heidenhain ganz fern. Auch Preyer scheint hier Heidenhain misszuverstehen. Dass übrigens Heidenhain sich in seiner Annahme wahrscheinlich geirrt hat, ist bereits S. 65 erwähnt.

Es wäre mit der Sinnesverlegung das Gesetz von der specifischen Energie der Sinnesorgane [1]) verletzt. Indessen glaube

---

[1]) Nach diesem Gesetz werden die einzelnen Sinnesorgane nur durch einen specifischen Reiz erregt, nicht aber durch einen anderen, während dieser specifische Reiz andere Körpertheile nicht erregt; z. B. wird durch Licht nur das Auge erregt, nicht aber der Tastsinn oder der Magen.

ich, dass die Versuche der Sinnesverlegung nicht beweisend sind.

Ich komme jetzt zu der Wirkung des Magneten, speciell während der Hypnose. Der Glaube an die Einwirkung des Magneten auf die Menschen ist sehr alt. Schon die alten Magier im Orient wendeten den mineralischen Magnetismus zur Heilung von Krankheiten an. Bei den Chinesen und Indiern war er vor langer Zeit schon im Gebrauch. Albertus Magnus im 13. Jahrh. und später Paracelsus, van Helmont, Kircher bedienten sich des mineralischen Magnetismus. Dasselbe that Ende des 18. Jahrh. der Astronom und frühere Jesuitenpater Maximilian Hell in Wien. Bei ihm soll Mesmer die Wirkung des Magneten auf den Menschen kennen gelernt haben. Wir sahen (S. 4), dass Mesmer ihn anfangs anwendete. Auch erwähne ich, dass schon damals viele Aerzte, z. B. Deimann in Amsterdam, die therapeutische Wirkung des Magneten leugneten, und wie andere heute behaupteten, Messingplatten thäten dasselbe. Später wendet Reil, der bekannte Kliniker, den Magneten therapeutisch an; 1845 tritt Reichenbach mit der Behauptung auf, es gäbe sensitive Personen, die gewisse Empfindungen hätten, wenn man sie mit dem Magneten bestriche. Ebenso behauptete er, dass an den Polen des Magneten gewisse Personen Lichterscheinungen wahrnähmen, das sogenannte Odlicht; eine Behauptung, die zwar für widerlegt gilt, aber vor kurzer Zeit in London von Barrett von Neuem ausgesprochen wurde. In neuerer Zeit ist es besonders Maggiorani in Italien gewesen, der für die therapeutische Verwerthung des Magneten eintrat (Belfiore). In der allerneuesten Zeit ist es ferner die Schule Charcots, die den Einfluss des Magneten auf einzelne Menschen hervorhebt.

Von der Anlegung des Magneten, um Hypnose herbeizuführen, habe ich oben gesprochen, ebenso von der Wirkung des Hypnoskops.

Was nun die Einwirkung des Magneten während des hypnotischen Zustandes betrifft, so sind zu erwähnen: erstens die Erscheinungen des Transfert. Nach Charcots Schule versteht man unter Transfert die Ortsveränderung gewisser Erscheinungen, wie sie speciell unter dem Einfluss ästhesiogener Mittel, besonders des Magneten stattfinden soll. Es ist bekannt, dass Charcot das Vorkommen derartiger Erscheinungeu bei Hysterischen behauptet hat. So sollten unter dem Einfluss des Magneten Contracturen von der rechten Seite auf die linke verlegt werden können. Charcot hält diese Transfererscheinungen durch den Magneten für absolut bewiesen; ebenso eine Reihe anderer Experimentatoren, darunter Preyer, während sonst in Deutschland von Anfang an mehr das psychische Moment in den Vordergrund gedrängt wurde. Man nahm an, dass nicht sowohl der Magnet, als die Erwartung der Person, dass der Transfert eintreten solle, diesen bewirkte, dass genau dasselbe wie der Magnet, z. B. (nach Westphal) Siegellack, Knochen u. s. w. leisteten, vorausgesetzt nur, dass die Person den Effect erwartet. Dieselben Transfererscheinungen wie im wachen Zustand sollen nun nach Angabe der Charcot'schen Schule auch in der Hypnose eintreten. Die Gesetze, die hierüber Binet und Féré aufgestellt haben, sind folgende. Hat man durch Schluss des einen Auges halbseitige Lethargie und halbseitige Katalepsie hervorgebracht, dann entsteht bei Annäherung des Magneten an die lethargische Seite auf dieser Katalepsie, auf der bisher kataleptischen Seite Lethargie. Ebenso soll, wenn halbseitig Somnambulismus und halbseitig Katalepsie, resp. Lethargie besteht, der Magnet gleichfalls einen Transfert zu Stande bringen. Es sollen aber auch in jedem besonderen hypnotischen Stadium einseitige Symptome durch den Magneten auf die andere Seite übertragen werden, z. B. die einzelnen Contracturen in der Lethargie, bestimmte Gliederstellungen in der Katalepsie. Im Somnambulismus sollen in dieser Weise durch Transfert verlegt werden sowohl die Contracturen, wie halbseitige Hallucinationen und Hemianästhesien. Nach der Behauptung von Binet und Féré sollen Hypnotisirte unter dem Einfluss des Magneten, wenn sie rechts schreiben, eine Umdrehung der Schriftrichtung zeigen bei gleichzeitig entstehendem Schreiben mit der linken Hand.

Eine zweite Beeinflussung durch den Magneten ist als Polarisation beschrieben. Sie besteht in der Umwandlung eines functionellen Zustandes (Belfiore). Der Magnet soll im Stande sein, z. B. eine durch Suggestion erzeugte Contractur zu lösen (motorische Polarisation). Er soll eine suggerirte Hallucination zum Verschwinden bringen: es sollen die Bilder von Farben durch Annäherung des Magneten in die der entsprechenden Complementärfarbe umgewandelt werden. Wenn jemand „blau“ zu sehen glaubt, soll ihm, indem der Magnet ihm genähert wird, die Farbenempfindung „gelb“ erscheinen (sensorielle Polarisation). Der Magnet soll eine freudige Stimmung in eine traurige umwandeln (psychische Polarisation). Wenn geradezu eine Umkehrung des bisherigen Zustandes stattfindet, wenn z. B. „blau“ in „gelb“ verwandelt wird, d. h. in die Complementärfarbe, dann spricht man wohl auch von

Polarisation im engeren Sinn und nennt dann eine beliebige Veränderung des Zustandes, z. B. die Verwandlung von „gelb“ in „roth“ Disporalisation (Lombroso, Ottolenghi). Die Versuche der Polarisation stammen von Binet, Féré und wurden bestätigt von Bianchi und Sommer, deren Experimente jedoch keine Gewähr bieten, dass genügende Vorsichtsmassregeln getroffen waren. Wenigstens habe ich in den Publicationen hierüber nichts finden können. Auch haben Lombroso und Ottolenghi das Vorhandensein der Polarisationserscheinungen gleichfalls behauptet.

Die Erscheinungen der psychischen Polarisation wurden von einer besonderen Commission des Aerzte-Congresses in Pavia genauer untersucht. Die Erscheinungen wurden jedoch nicht bestätigt; wenigstens konnten sie nicht auf die Magnetwirkung bezogen werden. Besonders wendet sich auch Tanzi dagegen und glaubt, alles auf unbewusste und unbeabsichtigte Suggestion zurückführen zu müssen.

Venturi und Ventra machten einen therapeutischen Versuch im Anschluss an diese Erscheinungen. Sie wollen eine fixe Idee, eine Autosuggestion im wachen Zustand mit dem Magneten bekämpft haben (?). In dieses Gebiet gehören auch einige Versuche von Raggi, der behauptet, dass in der Hypnose durch Annäherung des Magneten manchmal ein subjectives Unwohlsein herbeigeführt werde. In anderen Fällen soll der Magnet die Hypnose beendet haben.

Eine dritte Möglichkeit, mit dem Magneten den Hypnotischen zu beeinflussen, wurde von Tamburini und Seppilli angegeben. Es sollte nach ihrer Ansicht durch den Magneten eine Beeinflussung der Athembewegung zu Stande kommen, wenn der Magnet an die Magengrube genähert würde. Später fand Tamburini gemeinsam mit Righi, dass der Magnet nicht allein wirke, dass andere metallische Körper dasselbe herbeiführten; die Grösse des Effects sei aber abhängig von der Grösse des Metallkörpers. Der Elektromagnet soll ganz gleich wirken, ob der Strom geöffnet oder geschlossen ist; Tamburini vermuthete selbst später, dass nur die Temperatur des Magneten wirksam sei, dass die magnetische Kraft vielleicht ohne jeden Einfluss sei.

Zum Schluss erwähne ich noch die Versuche Babinskis, die auf einer Verbindung des thierischen Magnetismus mit dem Mineralmagnetismus beruhen. Nimmt man eine hypnotisirte Person und setzt eine kranke Person dos-à-dos gegen die erste, so sollen, bei Annäherung des Magneten zwischen beiden Personen, Krankheitserscheinungen der zweiten auf die hypnotisirte Person übertragen werden. In dieser Weise sind hysterische Stummheit, Contracturen übertragen worden. Aber auch Symptome von organischen Erkrankungen, z. B. von multipler Sclerose, sollen dadurch auf die hypnotisirte Person übergehen. Selbstverständlich sollen die Erscheinungen nicht durch die gewöhnliche Suggestion zu Stande kommen. Es soll die hypnotische Person keine Ahnung davon haben, welches die Krankheitssymptome der anderen Person sind. Aehnliche Versuche wurden von Luys mit gleichem Erfolge gemacht.

Alle diese Einwirkungen des Magneten sind sehr räthselhaft und meiner subjectiven Ueberzeugung nach irrthümliche Beobachtungen. Eigenthümlich ist es gewiss, dass von so vielen verschiedenen Autoren und zu den verschiedensten Zeiten die Magnetwirkung stets behauptet worden ist.

Ueber die Art, wie man sich die Wirkung zu erklären hat, wird wenig Sicheres angegeben. Obersteiner vermuthet die Möglichkeit eines besonderen magnetischen Sinnes, der bei manchen während der Hypnose in Thätigkeit trete, und der vielleicht lokalisirt ist in gewissen Endorganen, deren Function heute noch unbekannt ist.

Ich komme jetzt zu den Erscheinungen, die man als Fernwirkung der Medicamente bezeichnet. Sie gilt augenblicklich für widerlegt, wird aber von einzelnen Autoren aufrecht erhalten. Auch diese Dinge sind nicht ganz neu. Es bestand z. B. schon früher vielfach der Glaube, dass einige Personen mittelst der Wünschelruthe Quellen finden oder auch Erzlager entdecken könnten, vermöge eines fernwirkenden Einflusses des Wassers, resp. der Metalle. Die Metalloskopie und Metallotherapie von Burq, bei der allerdings eine directe Berührung durch Metalle stattfand, zeigt uns etwas Aehnliches. Auch hier sollten einzelne Leute durch bestimmte Metalle, z. B. durch Kupfer, besonders beeinflusst werden; ja es sollten durch Berührung mit diesen Metallen Krankheitssymptome verschwinden. Die neueren Untersuchungen über die Fernwirkung der Medicamente bewiesen angeblich, dass gewisse Stoffe, ev. in hermetisch verschlossenen Röhren, bei einfacher Annäherung an den Menschen Wirkungen hervorbrachten, die ihrer physiologischen Wirkung bei innerer Verabreichung entsprechen. So sollte Strychnin Krämpfe auslösen, Ipecacuanha zu Erbrechen, Opium zu Schlaf, Alkohol zur Berauschung führen. Die Versuche wurden zuerst vorgenommen von Grocco in Italien, von Bourru und Burot in Rochefort. Diese führten die Versuche bei Personen im wachen und hypnotischen Zustande aus; Luys und Dufour wiederholten die Versuche bei hypnotisirten Personen und bestätigten die Resultate jener Experimentatoren, ebenso wie Duplouy und Alliot. Luys ging noch weiter; er fand Differenzen, je nachdem er z. B. Ipecacuanha rechts oder links anwendete. Bekanntlich sind die Versuche von vielen anderen Seiten, z. B. Jules Voisin, Forel, Seguin, Laufenauer, ohne Erfolg wiederholt worden; Luys brachte in der Pariser medicinischen Akademie die Frage zur Sprache; dieselbe ernannte eine Commission (Brouardel, Dujardin-Beaumetz u. m. a.), welche die Luys-schen Versuche in dessen Gegenwart prüfte, aber zu einem entgegengesetzten Resultat kam, als Luys. Eine viel bessere und wissenschaftliche Widerlegung jener Versuche hat Seeligmüller gebracht, und zwar auf einem Wege, der mir der einzig richtige zu sein scheint, um über etwas zu urtheilen. Er besteht darin, dass man die Versuchsbedingungen prüft; Commissionsberichte haben keinen besonderen Werth. Wenn man die Geschichte des thierischen Magnetismus betrachtet, so findet man stets, dass Commissionen das finden, was sie finden wollen; dass stets das Resultat erzielt wird, das die Commissionen erwarten. Commissionen stehen ganz besonders unter dem Einfluss von Autosuggestionen.

Wenn ich in diesem Capitel eine Reihe Erscheinungen besprochen habe, die an das Räthselhafte grenzen, so that ich es nicht, weil ich etwa die Realität derselben behaupten wollte; ich verwahre mich ausdrücklich nochmals dagegen. Ich glaube aber bei dem historischen Zusammenhang, in dem sie mit der Geschichte des Hypnotismus stehen, sie kurz erwähnen zu müssen, damit jeder weiss, was damit gemeint ist. Ich that es aber ferner ganz besonders desshalb, um auf die mannigfachen Fehlerquellen bei diesen Untersuchungen hinzuweisen, und gerade was diese betrifft, so sind jene Experimente grösstentheils recht mangelhaft.

Als wichtige Bedingung bei derartigen Untersuchungen möchte ich die hinstellen, dass ein jedes Wort, das gesprochen wird, auf das Sorgfältigste von einer eigens dazu angestellten Person niedergeschrieben wird. Ein Wörtchen, und sei es noch so unbedeutend, kann genügen, um dem Haupteinwand gegen alle jene Versuche Geltung zu verschaffen, dem der Suggestion.

Auch sind die Versuche zum Theil geradezu kritiklos zu nennen.

Wenn eine Person geschlossene Bücher liest, von denen nicht nachgewiesen ist, dass sie nie davon Kenntniss gehabt hat, so scheint es doch mehr als naiv, hier von einem Hellsehen zu sprechen; wenn der Magnet den Transfert herbeiführt bei Personen, die genau wissen, dass der Magnet Transfert-Erscheinungen macht, so beweise man, dass die Person die Annäherung des Magneten mittelst der anerkannten Sinnesorgane nicht bemerkt. Wenn man mit dem Magneten die Empfindung „blau" in „gelb" verwandelt, so zeige man erst, dass die Person die Annäherung des Magneten nicht merkt. Denn dass die Annäherung des Magneten ihre Farbenempfindung verändern soll, weiss die genügend dressirte Person. Wenn man behauptet, dass Medicamente in verschlossenen Röhren eine Wirkung ausüben, so mache man Versuche mit Bernheims Bedingungen, deren wichtigste die ist, dass niemand im Zimmer sei, der Kenntniss von dem Inhalt des Gläschens hat. Wenn man behauptet, dass einzelne Personen besondere Kräfte besitzen, mittelst deren sie im Stande seien, andere zu magnetisiren und zu beeinflussen, so schliesse man die Suggestion aus. Der Eindruck, den A. auf B. macht, ist oft ganz unberechenbar, und wenn A. im Stande ist, B. zu beeinflussen, C. aber den B. nicht beeinflussen kann, so zeige man, dass der Erfolg eintrete, ohne dass B. wisse, wer ihn magnetisirt. Dies ist natürlich sehr wesentlich. Denn dass einzelne Leute durch die Art des Auftretens und durch bessere Kenntniss der Technik der Suggestion Personen beeinflussen und hypnotisiren können, die für andere refractär sind, ist sicher. Dies involvirt aber keineswegs eine besondere magnetische Naturkraft, die dem einen inne wohnt; dies ist vielmehr auf die Suggestion zurückzuführen.

Die Hauptfehlerquellen, die bei den in dem letzten Capitel beschriebenen Versuchen zu berücksichtigen sind, wären folgende:

1) Die absichtliche Simulation der Versuchsperson mit oder ohne Hypnose. Die Simulation der Hypnose ist hier offenbar viel weniger zu fürchten, da es schliesslich gleichgiltig wäre, ob eine Person, die ohne Vermittelung der Augen sehen würde, in Hypnose ist oder nicht; die Hauptsache wäre das erstere, nicht die Hypnose. Dass aber, wenn diese auch vorhanden ist, der Experimentator vor Simulation des Sujets nicht geschützt ist, unterliegt keinem Zweifel, da eben auch selbst in tiefer Hypnose simulirt und gelogen wird.

2) Die unabsichtliche Simulation, wenn ich diesen eigentlich unrichtigen Ausdruck gebrauchen darf. Die Person nimmt z. B. äussere Eindrücke durch das Ohr wahr, ohne sich

dieser Eingangspforte des Sinnesreizes bewusst zu sein, wie es bei Personen der Fall ist, die Töne durch den Magen zu hören scheinen und das selbst glauben. Oder es tritt, um ein anderes Beispiel anzuführen, bei Annäherung des Magneten eine Transferterscheinung auf, nachdem das Sujet infolge der Dressur dahin gebracht worden, stets bei Annäherung des Magneten den Transfert darzubieten. Die Person achtet gar nicht mehr auf diese und ist sich derselben gar nicht mehr genau bewusst; dennoch tritt die Wirkung ein. Ebenso lernt bei den Versuchen der Gedankenübertragung das Sujet die Gedanken des anderen durch irgendwelche Zeichen wahrnehmen, ohne sich selbst dessen genau bewusst zu sein. Eine Hauptsache scheinen mir hierbei immer die Muskelzuckungen zu sein, die jeder, der die Gedanken stark concentrirt, unwillkürlich macht, und die dem Sujet die Gedanken verrathen; eine Fehlerquelle, auf die ganz besonders auch Wernicke hingewiesen hat.

Auch beim Hellsehen ist diese Fehlerquelle genau zu berücksichtigen, da oft Personen gegenwärtig sind, die das „ohne Augen zu sehende Ding“ kennen und unwillkürlich durch Muskelzuckungen etc. dem Sujet einen Anhaltspunkt gewähren. Selbst Göler v. Ravensburg, der sonst so objectiv ist, erkennt die Wichtigkeit dieses Punktes nicht genügend an.

3) Die Grösse der Wahrscheinlichkeit. Da viele Versuche misslingen, so ist darauf zu achten, ob die Zahl der gelungenen Versuche höher ist, als die Wahrscheinlichkeitsrechnung ergiebt.

4) Die Coincidenz. Ein gedachter Befehl wird z. B. ausgeführt lediglich, weil durch Zufall oder auch äussere Einflüsse Experimentator und Sujet denselben Gedanken haben. Hierfür ist charakteristisch, dass der erste Befehl bei der Telepathie fast stets der ist, den rechten Arm zu heben. Diese Fehlerquelle ist ebenso gross wie interessant. Insbesondere ist sie in neuester Zeit von einigen Mitgliedern der American Society for Psychical Research genauer untersucht worden, z. B. von C. S. Minot. Es hat sich hierbei die interessante Thatsache herausgestellt, dass jede Person gewisse Lieblingszahlen etc. hat, die bei ihr auffallend oft trotz anscheinend freier Wahl wiederkehren. Würde es sich nun um einen telepathischen Versuch handeln, bei dem A. an eine Zahl fest denkt, die B. errathen soll, ohne durch eine der bekannten Perceptionsarten hierzu zu gelangen, so muss nach Minot die Frage aufgeworfen werden, ob nicht beide Personen dieselben Lieblingszahlen, denselben number-habit haben. Auch bei Kartenversuchen, wo, wie mir scheint, auffallend oft an Coeur-As gedacht wird etc., wäre diese Fehlerquelle zu berücksichtigen. Man sieht

wohl hieraus schon, wie vorsichtig man mit Schlussfolgerungen sein muss, und wie uns das Studium auch „mystischer“ Vorgänge auf hochwichtige Gesetze hinführt.

5) Die Hyperästhesie der Sinnesorgane ist zu berücksichtigen, die es den Sujets erlaubt, Dinge wahrzunehmen, die anderen entgehen.

6) Die erhöhte Fähigkeit, Schlüsse zu machen, von der ich schon gesprochen habe, muss gleichfalls in Betracht gezogen werden.

Die Annahme von Münsterberg, dass bei den Versuchen der Gedankenübertragung die übertragende Person durch die Concentration der Gedanken in Hypnose käme und im hypnotischen Zustand, ohne nachher sich dessen zu erinnern, einfach alles der anderen Person mittheilt, diese Annahme halte ich nach zahlreichen Versuchen, denen ich beigewohnt, und die ich selbst gemacht habe, nicht für richtig. Ebenso zweifelhaft scheint mir die Annahme Wernickes, wonach verschiedene Gedanken, verschieden riechende Hautausdünstungen verursachten — ohne dass Wernicke sich sonst auf G. Jägers Standpunkt stellt — aus denen schliesslich das genügend dressirte Sujet die Gedanken des Uebertragenden errathen lerne.

Wenn man nun bei allen veröffentlichten derartigen Experimenten den Masstab der Kritik anlegt, wie ich sie eben angedeutet habe, so bleiben nur wenige übrig, die sehr ernster Beachtung werth sind. Es sind dies besonders einige Versuche über die Gedankenübertragung (Telepathie), angestellt von Guthrie und Birchall in England, die von der Society for Psychical Research veröffentlicht wurden. Was diese telepathischen Versuche betrifft, so vermochte ich Fehlerquellen in den Veröffentlichungen nicht zu entdecken. Da ein bewusster Betrug doch ausgeschlossen ist, so ist die Annahme, dass absichtlich die Versuche anders veröffentlicht seien, als sie stattfanden, durchaus zu verwerfen. Indessen vermisse ich auch hier einen regelmässigen Protokollführer. Aber auch sonst habe ich die subjective Ueberzeugung, dass Fehlerquellen bei jenen Versuchen übersehen wurden, und dass die Suggestion doch irgendwie im Spiele war. Ich möchte gerade desswegen die Aufmerksamkeit der Leser auf jene Versuche hinlenken. Wahrscheinlich wird es dem einen oder andern gelingen, irgend welche Fehlerquellen zu entdecken, die mir entgangen sind. Uebrigens sind die Mitglieder jener Gesellschaft viel zu wissenschaftlich und ehrlich, um nicht Fehlerquellen anzuerkennen, wenn dieselben nachgewiesen werden.

An sich ist gar nichts dagegen zu sagen, dass man gewisse heute unerklärliche Dinge untersucht. Fast alle grossen Fortschritte in der Naturwissenschaft sind lediglich dadurch zu Stande gekommen, dass der eine oder der andere den Muth fand, gegen bestehende Ansichten anzukämpfen, selbst auf die Gefahr hin, sich selbst den Fluch der Lächerlichkeit zuzuziehen. Harvey hat viele Jahre gegen die Vorurtheile seiner Collegen ankämpfen müssen, ehe der von ihm entdeckte Blutkreislauf allgemein anerkannt wurde. Lange Zeit wurde das Herabfallen von Meteoren, die von andern Himmelskörpern stammen, bestritten. Es wurde die moderne Anatomie von einem Manne begründet, von Andreas Vesal, der (oft mit unlauteren Mitteln) gegen das Vorurtheil seiner Zeit ankämpfte. Der Umstand, dass etwas bestehenden Gesetzen widerspricht, darf von der Prüfung nicht abhalten. Der Widerspruch ist oft nur ein scheinbarer, und die Naturgesetze selbst ändern sich, wie Virchow sagt und wie oben schon hervorgehoben ist, Tag für Tag. Theorien sind niemals vor den Thatsachen vorhanden; erst kommt die Beobachtung, und nach ihr macht man die Theorie. Der elektrische Strom bringt Muskeln nicht zur Zusammenziehung, weil es im Buch steht; es steht vielmehr im Buch, weil der Strom die Contraction bewirkt. Stets kommt zuerst die Erfahrung, wie H. Spencer ausführt, und dann die Theorie.

Es mag nicht nach jedermanns Geschmack sein, diesen erwähnten Dingen näher zu treten. Aber man verdenke es andern nicht, wenn sie nach dem Principe einer vorurtheilslosen Prüfung sich mit ihnen beschäftigen. So lange die Wissenschaft nicht vorurtheilslos und objectiv alles prüft, wird der masslose Schwindel, dem der thierische Magnetismus u. s. w. dient, fortbestehen. Wenn es einer vorurtheilslosen Prüfung gelingt, die Fehlerquellen nachzuweisen, dann wird der Charlatanismus seine Hauptunterstützung verloren haben. Diese Hauptstütze des Charlatanismus ist von jeher die Indifferenz der Vertreter der Wissenschaft gewesen. Die Hauptstütze des Betruges und Schwindels ist die Furcht vieler, Dinge zu untersuchen, die man in schlechter Gesellschaft findet; und doch wie viel mehr leistet derjenige, der objectiv dieselben studirt und der auch das Unwahrscheinlichste prüft, um es event. zu widerlegen! Die wahre Aufklärung des Volkes wird nur auf diesem Wege erreicht werden.

Es ist mir geradezu unverständlich, dass selbst Männer der Wissenschaft diejenigen, die sich mit dem Hypnotismus beschäftigen, als wundersüchtig bezeichnen. Wer sich ernstlich mit ihm beschäftigt, der wird im Gegentheil finden, dass gar manches sonst für wunderbar und übernatürlich gehaltene Phänomen durch die neueren hypnotischen Untersuchungen aufgedeckt und in natürlicher Weise erklärt worden ist. Ich erinnere nur an die Stigmatisationen; ich erinnere an die oben geschilderten Versuche über das automatische Schreiben, das in den meisten wissenschaftlichen Kreisen fast gänzlich unbekannt zu sein scheint, und das eben infolge dieser mangelhaften wissenschaftlichen Durchforschung dem Aberglauben, dem Spiritismus eine mächtige Stütze wurde. Die Spiritisten halten das automatische Schreiben für den Beweis dafür, dass eine fremde Macht schreibt, weil eine so zweckmässige geistige Arbeit, die unabhängig von der Kenntniss des schreibenden Individuums stattfindet, nur durch eine fremde Macht, einen Geist producirt werden könne. Es ist jetzt aber Dank den Untersuchungen von Taine, F. Myers, Gurney, Pierre Janet, Max Dessoir das automatische Schreiben in ganz anderer Weise erklärt, ähnlich wie einst das Tischrücken durch Faraday. Ebenso geht es mit vielen anderen bisher dem Aberglauben dienenden Phänomenen.

Wer die Schriften der Heilmagnetiseure und der Spiritisten liest, der wird sehen, wie gross deren Erbitterung gerade gegen diejenigen ist, die sich mit dem Hypnotismus beschäftigen, wie sehr die Magnetiseure gerade gegen die Forscher auf dem Gebiete der Suggestion wüthen, die ihrem Treiben den Boden zu entziehen droht (Forel).

Die wahrhaft grossen Männer suchen sich auch stets trotz allen wissenschaftlichen Zweifels von Dogmen und Apriorismen fern zu halten. Wenn sie auch nicht selbst alles prüfen können, so halten sie eine wissenschaftliche Prüfung auch des Unwahrscheinlichsten für richtig. Nur ein Beispiel, das Delboeuf anführt, sei erwähnt. Darwin wollte, so erzählt man, einst den Einfluss der Musik auf das Pflanzenwachsthum prüfen, da ihm gegenüber von einem solchen Einfluss gesprochen wurde; er beauftragte infolgedessen jemanden, mehrere Tage hindurch vor Bohnenkörnern, die in die Erde gepflanzt waren, Fagott zu spielen. Wenn diese Anekdote vielleicht auch nicht wahr ist, so ist sie sicherlich gut erfunden. Die Prüfung auch der mystischen Phänomene wird die Bekämpfung des Aberglaubens viel wirksamer werden lassen, als aller Apriorismus. Die Wissenschaft unterscheidet sich eben dadurch vom blinden Glauben, dass sie ein Dogma nicht anerkennt; es ist aber ein Dogma, wenn man die Unmöglichkeit von Thatsachen behauptet, weil sie in Widerspruch stehen mit anerkannten Naturgesetzen.

Andererseits bemühe man sich aber, niemals in den Fehler zu verfallen, übernatürliche Kräfte für sich selbst zu beanspruchen und anderen abzusprechen. Wenn mir — wie es vorkam — ein sonst ernst zu nehmender wissenschaftlicher Mann in Berlin, X., sagt, Forels resp. Bernheims Versuchspersonen simulirten, wenn X. dies sagt, ohne es zu beweisen und ohne die letzteren gesehen zu haben, so verfällt der Betreffende hierbei in den Fehler, für sich die Fähigkeit des räumlichen Hellsehens zu beanspruchen, das er trotzdem sonst grundsätzlich bestreitet. Wie oft habe ich ähnliche Inconsequenzen beobachten können!

Die Kenntniss der Naturgesetze steckt noch in den Kinderschuhen. Hat uns schon jemand aufgeklärt, in welcher Weise der elementarste psychische Vorgang zu Stande kommt? Hat uns schon jemand darüber aufgeklärt, warum das befruchtete Ei, das ohne Seele ist, sich zu einem beseelten Wesen entwickelt? Hat uns schon jemand aufgeklärt, in welcher Weise das Gehirn durch die Nerven die Muskelfaser zucken lässt? Hat uns schon jemand aufgeklärt, warum der Apfel zur Erde fällt? Ueberall, wohin wir blicken, sind uns die elementarsten Vorgänge unerklärlich; und sie scheinen den meisten nur desshalb nicht unerklärlich, weil sie sie täglich sehen. Es hat ein Autor mit Recht behauptet, dass man die Träume ebenso als Schwindel darstellen würde, wie man lange den Hypnotismus als solchen bezeichnet hat, wenn sie nicht täglich vorkämen.

Trotz der sehr grossen Fortschritte, die gerade die exacten Wissenschaften gemacht haben, müssen wir uns doch darüber klar sein, dass der innere Zusammenhang zwischen dem Körper und den seelischen Vorgängen uns gänzlich unbekannt ist. Unter diesen Umständen sollte man auch die Prüfung von unerklärlich Scheinendem nicht von der Hand weisen. Freilich stelle man strenge Bedingungen; durch keine Autorität lasse man sich hinreissen, Thatsachen ohne Beweise anzuerkennen.

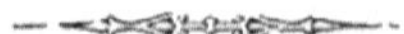

I. Sachregister.

Die fettgedruckten Zahlen bezeichnen die Hauptstellen.

II. Namenregister.

Für Zusendung von Berichtigungen oder Ergänzungen zu den folgenden kurzen biographischen Notizen würde ich jedem dankbar sein.

Eine einzelne Jahreszahl in dem Register bezeichnet das Jahr, in welchem die auf den Hypnotismus bezügliche Arbeit oder Hauptarbeit des Autors erschien; zwei Jahreszahlen bedeuten die Lebenszeit des Betreffenden. Die Autoren, denen keine Jahreszahl beigefügt ist, veröffentlichten fast sämmtlich ihre Arbeiten innerhalb der letzten 10 Jahre.

Die fettgedruckten Zahlen beziehen sich auf die Hauptpunkte.

Einige Litteraturangaben.

Da ich fast alle von mir citirten Autoren im Original gelesen habe, würde eine ausführliche Litteraturangabe einen sehr grossen Raum beanspruchen; aus diesem Grunde verzichte ich auf sie. Für einzelne Perioden findet man genaue Verzeichnisse: von Möbius in Schmidts Jahrbüchern für die Bewegung von 1880, in Max Dessoirs Bibliographie 1888, für die neuere Periode; die Fortsetzung der Bibliographie findet sich in der periodisch erscheinenden Revue de l'Hypnotisme. Um den Wünschen einiger entgegenzukommen erwähne ich im Folgenden einige besonders empfehlenswerthe Werke.

Belfiore, L'Ipnotismo. Napoli 1887. (Enthält zahlreiche historische Angaben, deren Mangelhaftigkeit in den meisten französischen Werken auffällt.)

v. Bentivegni, Die Hypnose und ihre civilrechtliche Bedeutung. Leipzig 1890.

Bernheim, De la Suggestion et de ses applications à la thérapeutique. Paris 1888. (Zeigt die weittragende Bedeutung der Suggestion mit und ohne Hypnose, für Aerzte geschrieben.)

Binet et Féré, Le Magnétisme animal. Paris 1887. (Behandelt den Hypnotismus vom Standpunkt der Schule Charcots.)

Dessoir, Max, Das Doppel-Ich. Leipzig 1890. (Kurze psychologische, theilweise auf hypnotischen Experimenten beruhende Studie.)

Ennemoser, Der Magnetismus. Leipzig 1819. (Enthält zahlreiche historische Notizen über den thierischen Magnetismus.)

Forel, Der Hypnotismus. Stuttgart 1889. (Kurze, sehr klar geschriebene Arbeit, aus der die allgemeine Bedeutung der Suggestion hervorgeht.)

Gurney, Pecularities of certain post-hypnotic states; Abhandlung in den Proceedings of the Society for Psychical Research, Volume IV, 23. April

1887. (Die Arbeit enthält musterhafte Versuchsprotokolle, wie fast alle Arbeiten Gurneys und seines Freundes Frederic Myers.)

Janet, Pierre, L'automatisme psychologique. Paris 1889. (Sehr ausführliche psychologische Untersuchung über das menschliche Bewusstsein; seine Zerlegung durch die Hypnose etc.)

v. Krafft-Ebing, Eine experimentelle Studie auf dem Gebiete des Hypnotismus. II. Auflage. Stuttgart 1889. (Enthält eine eingehende Darstellung vieler somatischer und psychischer Symptome in der Hypnose; anknüpfend an einen interessanten Fall.)

Liébeault, Du Sommeil. Paris 1866. Neue Auflage 1889. (Psychologische Analyse des gewöhnlichen und des hypnotischen Schlafes. Zahlreiche casuistische Mittheilungen.)

Liégeois, De la Suggestion et du somnambulisme dans leurs rapports avec la jurisprudence et la médecine légale. Paris 1888. (Etwas breitgeschriebene, aber viel Anregendes enthaltende Arbeit.)

v. Lilienthal, Der Hypnotismus und das Strafrecht. Sep. Abdruck a. d. Zeitschrift für die ges. Strafrechtswissenschaft 1887. (Die Arbeit basirt ganz auf der Charcot'schen Schule.)

Morselli, Il Magnetismo animale. Torino 1886. (Interessantes, vom Standpunkt eines Deterministen geschriebenes Buch.)

Ochorowicz, De la Suggestion mentale. Paris 1887. (Obwohl das Buch nicht überzeugend die Telepathie nachweist, ist es doch mit wissenschaftlichem Ernst, viel Geist und sehr anregend geschrieben).

Berichtigung.

Seite 106, Zeile 2, lies Dumesnil statt Dumenil.

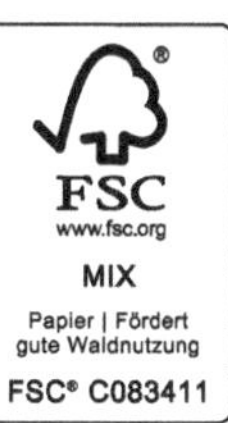

Zeitfracht Medien GmbH
Ferdinand-Jühlke-Straße 7
99095 Erfurt, Deutschland
produktsicherheit@kolibri360.de